全国优秀教材二等奖

"十四五"职业教育国家规划教材

国家卫生健康委员会"十三五"规划教材

全 国 高 职 高 专 规 划 教 材

供眼视光技术专业用

接触镜验配技术

第2版

主　　编　谢培英　王海英

副 主 编　姜　珺　冯桂玲　李延红

编　　委（以姓氏笔画为序）

王　丹　北京远程视觉视光眼科门诊
王海英　天津职业大学
韦　严　上海交通大学医学院附属新华医院
田　欣　强生眼视光学院
冯桂玲　唐山职业技术学院
任凤英　厦门医学院
齐　备　中国眼镜协会
许　薇　金陵科技学院
李延红　上海第二工业大学
杨　晓　中山大学中山眼科中心
迟　蕙　北京大学医学部
姜　珺　温州医科大学
董　毅　沧州医学高等专科学校
谢培英　北京大学医学部

编写秘书　王彦君

数字资源负责人　王海英

人民卫生出版社

图书在版编目(CIP)数据

接触镜验配技术/谢培英,王海英主编. —2版. —北京:人民卫生出版社,2019

ISBN 978-7-117-29205-4

Ⅰ. ①接…　Ⅱ. ①谢… ②王…　Ⅲ. ①角膜接触镜－眼镜检法－医学院校－教材　Ⅳ. ①R778.3

中国版本图书馆CIP数据核字(2019)第250615号

人卫智网	www.ipmph.com	医学教育、学术、考试、健康,购书智慧智能综合服务平台
人卫官网	www.pmph.com	人卫官方资讯发布平台

接触镜验配技术

第2版

主　　编: 谢培英　王海英
出版发行: 人民卫生出版社(中继线 010-59780011)
地　　址: 北京市朝阳区潘家园南里19号
邮　　编: 100021
E - mail: pmph @ pmph.com
购书热线: 010-59787592　010-59787584　010-65264830
印　　刷: 北京顶佳世纪印刷有限公司
经　　销: 新华书店
开　　本: 889×1194　1/16　**印张:** 18
字　　数: 483千字
版　　次: 2012年4月第1版　2019年12月第2版
2024年10月第2版第11次印刷(总第19次印刷)
标准书号: ISBN 978-7-117-29205-4
定　　价: 99.00元
打击盗版举报电话: 010-59787491　E-mail: WQ @ pmph.com
质量问题联系电话: 010-59787234　E-mail: zhiliang @ pmph.com

全国高职高专院校眼视光技术专业
第二轮国家卫生健康委员会规划教材（融合教材）修订说明

全国高职高专院校眼视光技术专业第二轮国家卫生健康委员会规划教材，是在全国高职高专院校眼视光技术专业第一轮规划教材基础上，以纸质为媒体，融入富媒体资源、网络素材、慕课课程形成的“四位一体”的全国首套眼视光技术专业创新融合教材。

全国高职高专院校眼视光技术专业第一轮规划教材共计13本，于2012年陆续出版。历经了深入调研、充分论证、精心编写、严格审稿，并在编写体例上进行创新，《眼屈光检查》《验光技术》《眼镜定配技术》《眼镜维修检测技术》和《眼视光技术综合实训》采用了“情境、任务”的形式编写，以呼应实际教学模式，实现了“老师好教，学生好学，实践好用”的精品教材目标。其中，《眼科学基础》《眼镜定配技术》《接触镜验配技术》《眼镜维修检测技术》《斜视与弱视临床技术》《眼镜店管理》《眼视光常用仪器设备》为高职高专“十二五”国家级规划教材立项教材。本套教材的出版对于我国眼视光技术专业高职高专教育以及专业发展具有重要的、里程碑式的意义，为我国眼视光技术专业实用型人才培养，为促进人民群众的视觉健康和眼保健做出历史性的巨大贡献。

本套教材第二轮修订之时，正逢我国医疗卫生和医学教育面临重大发展的重要时期，教育部、国家卫生健康委员会等八部门于2018年8月30日联合印发《综合防控儿童青少年近视实施方案》（以下简称《方案》），从政策层面对近视防控进行了全方位战略部署。党中央、国务院对儿童青少年视力健康高度重视，对眼视光相关工作者提出了更高的要求，也带来了更多的机遇和挑战。我们贯彻落实《方案》、全国卫生与健康大会精神、《“健康中国2030”规划纲要》和《国家职业教育改革实施方案》（职教20条），根据教育部培养目标、国家卫生健康委员会用人要求，以及传统媒体和新型媒体深度融合发展的要求，坚持中国特色的教材建设模式，推动全国高职高专院校眼视光技术专业第二轮国家卫生健康委员会规划教材（融合教材）的修订工作。在修订过程中体现三教改革、多元办学、校企结合、医教协同、信息化教学理念和成果。

本套教材第二轮修订遵循八个坚持，即①坚持评审委员会负责的职责，评审委员会对教材编写的进度、质量等进行全流程、全周期的把关和监控；②坚持按照遴选要求组建体现主编权威性、副主编代表性、编委覆盖性的编写队伍；③坚持国家行业专业标准，名词及相关内容与国家标准保持一致；④坚持名词、术语、符号的统一，保持全套教材一致性；⑤坚持课程和教材的整体优化，淡化学科意识，全套教材秉承实用、够用、必需、以职业为中心的原则，对整套教材内容进行整体的整合；⑥坚持“三基”“五性”“三特定”的教材编写原则；⑦坚持按时完成编写任务，教材编写是近期工作的重中之重；⑧坚持人卫社编写思想与学术思想结合，出版高质量精品教材。

本套教材第二轮修订具有以下特点：

1. 在全国范围调研的基础上，构建了团结、协作、创新的编写队伍，具有主编权威性、副主编代表性、编委覆盖性。全国15个省区市共33所院校（或相关单位、企业等）共约90位专家教授及一线教师申报，最终确定了来自15个省区市，31所院校（或相关单位、企业等），共计57名主编、副主编组成的学习型、团结型的编写团队，代表了目前我国高职眼视光技术专业发展的水平和方向、教学思想、教学模式和教学理念。

2. 对课程体系进行改革创新，在上一轮教材基础上进行优化，实现螺旋式上升，实现中高职的衔接、高职高专与本科教育的对接，打通眼视光职业教育通道。

3. 依然坚持中国特色的教材建设模式，严格遵守“三基”“五性”“三特定”的教材编写原则。

4. 严格遵守“九三一”质量控制体系确保教材质量，为打造老师好教、学生好学、实践好用的优秀精品教材而努力。

5. 名词术语按国家标准统一，内容范围按照高职高专眼视光技术专业教学标准统一，使教材内容与教学及学生学习需求相一致。

6. 基于对上一轮教材使用反馈的分析讨论，以及各学校教学需求，各教材分别增加各自的实训内容，《眼视光技术综合实训》改为《眼视光技术拓展实训》，作为实训内容的补充。

7. 根据上一轮教材的使用反馈，尽可能避免交叉重复问题。《眼屈光检查》《斜视与弱视临床技术》《眼科学基础》《验光技术》，《眼镜定配技术》《眼镜维修检测技术》，《眼镜营销实务》《眼镜店管理》，有可能交叉重复的内容分别经过反复的共同讨论，尽可能避免知识点的重复和矛盾。

8. 考虑高职高专学生的学习特点，本套教材继续沿用上一轮教材的任务、情境编写模式，以成果为导向、以就业为导向，尽可能增加教材的适用性。

9. 除了纸质部分，新增二维码扫描阅读数字资源，数字资源包括：习题、视频、彩图、拓展知识等，构建信息化教材。

10. 主教材核心课程配一本学习指导及习题集作为配套教材，将于主教材出版之后陆续出版。

本套教材共计13种，为2019年秋季教材，供全国高职高专院校眼视光技术专业使用。

第二届全国高职高专眼视光技术专业
教材建设评审委员会名单

刘科佑　深圳职业技术学院
刘院斌　山西医科大学
毛欣杰　温州医科大学
齐　备　中国眼镜协会
任凤英　厦门医学院
沈梅晓　温州医科大学
施国荣　常州卫生高等职业技术学校
王　锐　长春医学高等专科学校
王翠英　天津职业大学
王海英　天津职业大学
王淮庆　金陵科技学院
王会英　邢台医学高等专科学校
王立书　天津职业大学
谢培英　北京大学
闫　伟　济宁职业技术学院
杨　林　郑州铁路职业技术学院
杨丽霞　石家庄医学高等专科学校
杨砚儒　天津职业大学
叶佳意　东华大学
易际磐　浙江工贸职业技术学院
尹华玲　曲靖医学高等专科学校
于　翠　辽宁何氏医学院
于旭东　温州医科大学
余　红　天津职业大学
余新平　温州医科大学
张　荃　天津职业大学
张艳玲　深圳市龙华区妇幼保健院
赵云娥　温州医科大学
朱嫦娥　天津职业大学
朱德喜　温州医科大学
朱世忠　山东医学高等专科学校

秘书长

刘红霞　人民卫生出版社

秘　书

朱嫦娥　天津职业大学
李海凌　人民卫生出版社

第二轮教材（融合教材）目录

眼科学基础（第2版）	主　编　贾　松　赵云娥 副主编　王　锐　郝少峰　刘院斌
眼屈光检查（第2版）	主　编　高雅萍　胡　亮 副主编　王会英　杨丽霞　李瑞凤
验光技术（第2版）	主　编　尹华玲　王立书 副主编　陈世豪　金晨晖　李丽娜
眼镜定配技术（第2版）	主　编　闫　伟　蒋金康 副主编　朱嫦娥　杨　林　金婉卿
接触镜验配技术（第2版）	主　编　谢培英　王海英 副主编　姜　珺　冯桂玲　李延红
眼镜光学技术（第2版）	主　编　朱世忠　余　红 副主编　高玉娟　朱德喜
眼镜维修检测技术（第2版）	主　编　杨砚儒　施国荣 副主编　刘　意　姬亚鹏
斜视与弱视临床技术（第2版）	主　编　崔　云　余新平 副主编　陈丽萍　张艳玲　李　兵
低视力助视技术（第2版）	主　编　亢晓丽 副主编　陈大复　刘　念　于旭东
眼镜营销实务（第2版）	主　编　张　荃　刘科佑 副主编　丰新胜　黄小明　刘　宁

获取融合教材配套数字资源的步骤说明

1 扫描封底红标二维码，获取图书“使用说明”。

2 揭开红标，扫描绿标激活码，注册/登录人卫账号获取数字资源。

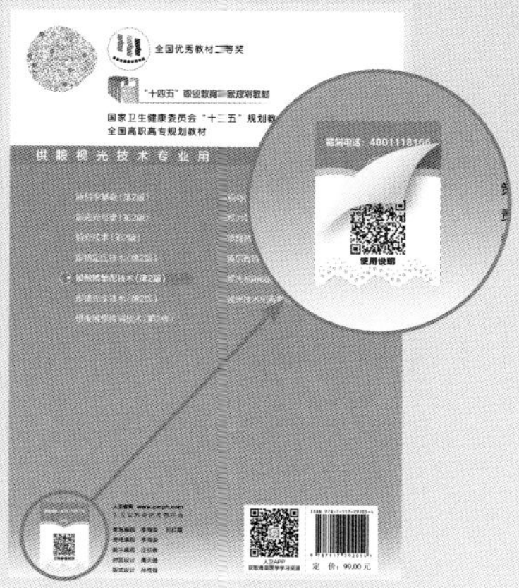

3 扫描书内二维码或封底绿标激活码随时查看数字资源。

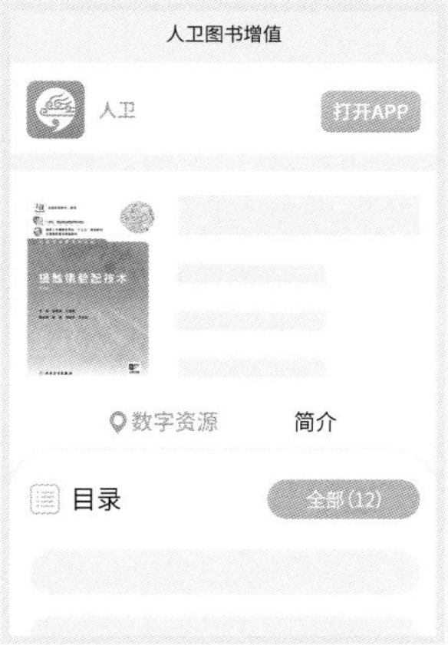

4 登录 zengzhi.ipmph.com 或下载应用体验更多功能和服务。

扫描下载应用

客户服务热线 400-111-8166

关注人卫眼科公众号
新书介绍　最新书目

前　言

本教材是对2012年出版的《接触镜验配技术》进行的修订。在修订过程中，编写团队充分听取了广大师生和读者的反馈意见和建议，对本书的部分章节和配套学习资源进行了适当调整和补充。突出了“教、学、做”相结合的教学模式改革要求，各章节的设计以接触镜验配岗位不同的工作任务为载体，按真实的工作过程组织理论和技能学习内容；学习内容的设计，遵循了“由简单到复杂”的认知规律，契合了“以能力培养为中心”的现代高职教育理念。

第2版教材在内容上减少了与系列中其他教材内容重叠的部分。按照最新的教改成果完善了“学习目标”和“实训项目及考核标准”，对于工作内容和技术要点的描述更加精练、细致，图文并茂，突出了工作步骤和操作要点。同时，为了便于学生更好的学习，本教材采用彩图印刷，增加了数字融合资源。

本教材共分九章。迟蕙老师与王海英老师修订了第一章，冯桂玲老师与王丹老师修订了第二章，田欣老师与李延红老师修订了第三章，王海英老师修订了第四章，齐备老师与许薇老师修订了第五章，韦严老师与姜珺老师修订了第六章，谢培英老师修订了第七章，田欣老师与任凤英老师修订了第八章，杨晓老师与董毅老师修订了第九章。

在本教材的修订编写过程中，北京远程视觉视光眼科门诊、天津职业大学、上海交通大学医学院附属新华医院、强生眼视光学院、唐山职业技术学院、厦门医学院、中国眼镜协会、金陵科技学院、上海第二工业大学、中山大学中山眼科中心、温州医科大学、沧州医学高等专科学校及北京大学医学部给予了全力的支持。编写秘书王彦君老师在本书的组织联络、编写整理等方面做了大量工作，在此谨致以诚挚的感谢。

由于水平与时间所限，且材料和技术日新月异，难免有疏漏不妥之处，恳请使用和关心本教材的同道和读者多提宝贵意见，以便再版修订完善。

谢培英　王海英

2019年8月

目录

第一章　接触镜相关基础知识

第一节　接触镜发展简史

500多年前艺术家达•芬奇，把自己的脸浸在一个装满了水的半球形玻璃缸里透过水面向下望时，发现了一个奇怪的现象，由于光的折射作用，原来看不清楚的东西变得清晰了。达•芬奇根据自己的亲身体验，绘制出了一份草图，画面上，有一个包括虹膜和晶状体的眼睛，画中人把头浸入水中，用来表示屈光矫正系统和眼睛接触的概念。因此，达•芬奇被认为是第一个描述接触镜的人，这张被称为手稿的草图，至今仍保留在法国的一家研究所里。380年后达•芬奇的发现被瑞士的眼科医师奥根菲克付诸实现，他根据眼睛的形状，磨制出了直径为14mm的玻璃镜片，把它放置在患者的眼球上，用来矫正散光和提高视力。由于镜片直接与眼球接触，所以他给这个小玻璃镜片起名叫接触镜（contact lens），这个名称一直沿用至今。之后的时间里，科学家们不断对接触镜进行改进，但由于材料的局限性发展很慢。20世纪50年代，随着高分子化学的发展接触镜在材质方面取得了突破性的进展，科学家将聚甲基丙烯酸甲酯（PMMA）材料用于接触镜，第一代的硬性接触镜诞生了。在PMMA材料的使用过程中，一些因缺氧引起的并发症逐渐显现出来。20世纪60年代末70年代初，科学家们经过10多年的努力，将水凝胶材料（HEMA）引入接触镜，使接触镜更加柔软，配戴更加舒适。水凝胶材料通光性好，结构稳定，加工的接触镜度数稳定并有一定的透氧性，但是长期使用还是会因为缺氧引起角膜损害。人们通过不断调节材料含水量来加强镜片的透氧，但仍不能达到满意的效果。在不断地探索中材料学家们发现在PMMA材料中加入硅元素后材料的透氧性就会大幅度提高，完全可以满足配戴者的需要，20世纪70年代中期透气性硬性接触镜（rigid gas permeable contact lenses，RGPCL）诞生。RGPCL因其护理烦琐、配戴不舒适和高额费用等因素很难被大多数患者接受和/或坚持持续使用。科学家将硅引入水凝胶材料中，发现其透氧性也增高很多，在20世纪90年代末期硅水凝胶镜片诞生。但硅的加入也带来了一些不利的因素，镜片会变得比水凝胶镜片要硬，配戴的舒适度要差，硅添加得越多，镜片越疏水，湿润性就越差，镜片脂质沉淀增多，使护理难度增加。为了克服这些缺点，科学家们又改进了材料的比例，选择最适合的硅的比例，使镜片既有足够的透氧又有足够的柔软度，不需要做镜片表面处理，镜片材料也有足够的亲水性，选择频繁更换或抛弃的配戴方法可以减少镜片沉淀的影响，这样就有了目前最新的硅水凝胶镜片。至今镜片的材料逐渐向着合理透氧、舒适、没有并发症方向发展。

临床医师在镜片使用的过程中发现，镜片使用的时间越长，镜片上变性蛋白质沉淀越多，角膜缺氧及并发症发生率就越高。20世纪80年代末更换型镜片出现，随着材料的进步、加工工艺的改进和加工成本的下降，20世纪90年代中期推出了抛弃型（1-Day抛弃）镜片。同期又推出了接触镜全功能护理液使镜片得到全面护理。目前抛弃型镜片在一些国家已经普遍应用。

在解决了镜片透氧和使用周期的问题后，科学家们又去探索改进镜片设计，逐渐改进

notes

视觉质量(非球面设计等),增加舒适度,探索发明了各种不同功能镜片,如:散光矫正镜片,老视镜片,美容镜片(彩色镜片、虹彩镜片等),控制近视镜片(角膜塑形镜,离焦软镜等),治疗用镜片(圆锥角膜镜片、绷带镜片、缓释镜片、虹彩镜片等),军事用镜片(带有芯片),抗紫外线功能镜片(国际标准为至少阻挡99%UVB和90%UVA),具有锁水的保湿功能的镜片等。

总之,接触镜的历史就是与缺氧和并发症的斗争史,接触镜事业的终极目标是清晰、舒适、操作方便、经济、没有并发症。

第二节 接触镜相关眼表解剖与生理

学习目标

1. 掌握:接触镜相关角膜的解剖、组织结构及生理特点。掌握泪液膜的组成、功能和泪液膜动力学。
2. 熟悉:接触镜相关的结膜解剖、组织结构及生理特点。
3. 了解:接触镜相关的眼表血管、神经结构。

接触镜配戴在眼球的前表面,与接触镜相关的眼表结构包括结膜、角膜和泪膜。了解正常眼表解剖和生理有助于发现眼表异常,并能及时察觉接触镜配戴引发的眼表损害,早发现、早治疗。

一、结膜解剖、生理

(一)结膜解剖

结膜是一层薄而透明的黏膜,柔软、光滑,结膜下是疏松结缔组织,用裂隙灯观察其透明性比角膜差。结膜覆盖于角膜以外的眼球前表面,上、下穹窿部及上、下眼睑的最内层,泪点处与鼻黏膜、睑缘处与眼睑皮肤、角巩膜缘处与角膜相接壤,覆盖在眼睑内面和眼球前表面。

结膜覆盖于眼表,以上、下睑缘为其外口,形成一囊状结构,称为**结膜囊**(图1-1)。

结膜可分为睑结膜、穹窿结膜和球结膜三部分。

1. 睑结膜　覆盖于眼睑内表面延续至睑缘,与睑板紧密连接,表面光滑,不能移动。

2. 穹窿结膜　是睑结膜和球结膜的移行部,为结膜最松弛的部分。由于其宽广而松弛,可以移动,使眼球能自由并且独立地转动。穹窿结膜内含静脉丛和大量淋巴细胞。

3. 球结膜　球结膜薄而透明覆盖于眼球前部巩膜表面。球结膜和巩膜之间有疏松结缔组织,略可移动,在角膜缘处与下面的巩膜紧密连接。球结膜薄而透明,可透见白色的巩膜。结膜囊靠近内眦处称为**泪湖**,在泪湖内有一小隆起,叫**泪阜**,高约5.0mm、宽约3.0mm,呈黄红色,其表面为特殊的皮肤组织,有细毛。

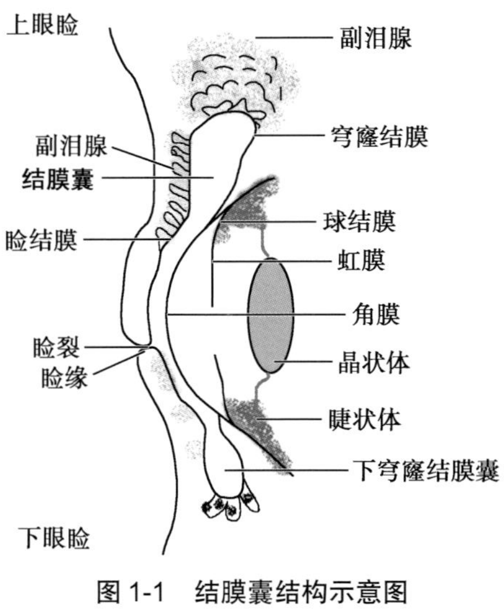

图1-1　结膜囊结构示意图

(二)结膜生理

1. 结膜的功能　结膜表面光滑,质地透明,覆盖于眼睑内表面及眼球表面。结构完整的结膜对眼球具有保护和屏障的作用，可防止病原微生物的侵袭，清除和处理结膜囊内的异物；结膜腺体的分泌物对结膜和角膜具有湿润和保护作用；结膜具有较强的免疫防御功能；松弛的穹窿结膜在眼球运动中起着重要的作用。由于结膜与外界相沟通，所以各种各样的微生物、外来异物和尘埃、紫外线等均可以引起结膜的疾病。

2. 结膜的创伤修复　结膜的修复简单地分为3个阶段：炎性期、增生期和重塑期。

（1）炎症期的主要特点是炎症反应，伴随有中性粒细胞、单核细胞浸润和组织淤血。

（2）增生期主要是结膜的再上皮化和成纤维细胞活性提高，数量增加，伴随着新生血管的形成和肉芽组织增生。最多在创伤后4天内，由血浆纤维素原产生的纤维素在伤口形成连接“桥”，随之新的基质和肉芽组织沉积，新生血管长入。

（3）重塑期是成纤维细胞起主要作用，参与伤口的收缩、新基质沉积与合成，参与创伤修复后的修饰。成纤维细胞产生具有蛋白分解活性的酶促作用，保障移动进入临时性的胶原基质中，这些酶称为基质金属蛋白酶，可以分解细胞外基质，参与伤口的收缩。

二、角膜解剖、组织结构和生理

（一）角膜的形态

角膜是一高度屈光和清晰透明的组织，是接受视觉信息的最前端，位于眼球纤维膜的前1/6。从后面看，角膜为圆形，从前面看，角膜外形因上下不透明的角巩膜缘而略呈椭圆形，略向前凸，角膜直径水平为11.0～12.0mm（平均11.7mm），垂直为10.5～11.0mm（平均10.6mm），男性比女性略大，女性大约小0.1mm，3岁以上儿童，角膜直径已接近成人。

角膜表面积约1.3cm^2，占全眼球1/14。角膜的中央厚度为0.5～0.6mm，周边厚度约1.0mm。

角膜前表面水平方向曲率半径为7.8mm，垂直方向为7.7mm，后表面呈较小的球形，曲率半径为6.2～6.8mm（平均6.5mm）。角膜中央4.0mm范围近似球形，突度最大，表面各点曲率半径基本相等，是屈光的主要部分，称为**光学区**，角膜向周边渐变平坦，特别是鼻侧更为明显。通常角膜在垂直径线上比水平径线上的曲率半径小，这种正常的偏差是由晶状体的相反曲率差来纠正。角膜是眼球屈光装置中的重要部分，其前表面的屈光力约为+48.8D，后表面约为−5.8D，总屈光力约为+43.0D，占眼球屈光力的70%。角膜的矢量深度是2.6mm，并且取决于角膜曲率半径。角膜折射率（$n_{角膜}$）是1.376（忽略泪膜）。

角膜曲率从中央到周边逐渐变平坦且每条子午线上的曲率均不相同，这个变异显示角膜不是光学、几何或任何轴向上的立体旋转对称体，眼球是活动的，但眼球运动不可能有一个固定的旋转中心。较大角膜散光是在角膜主要轴向上曲率半径的不同增加。

（二）角膜的组织结构

角膜组织结构有5层：上皮细胞层、前弹力层、基质层、后弹力层和内皮细胞层（图1-2）。

角膜无血管，组成简单，纤维排列规则、精密，透明。

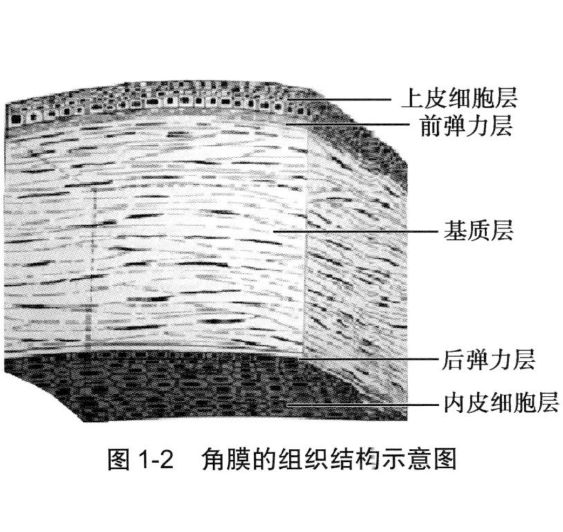

图1-2　角膜的组织结构示意图

1. 上皮细胞层　厚50.0～70.0μm，占整个角膜厚度的10%。中央由5～6层细胞组成，周边部增厚，由8～10层上皮组成。上皮细胞层为复层上皮，其特点为：厚度均一，光滑湿润并规则，表面弯曲，成为眼表的主要屈光组成部分，是泪膜的衬底，电子显微镜下可见上皮的表面有微褶襞和微绒毛，增加了表面积，有利于泪膜的黏附，使泪膜稳定。

角膜上皮细胞层由3种细胞组成，分别是鳞状细胞、翼状细胞和基底细胞。外表面为2层扁平的鳞状细胞，薄而重叠多角形，无角化；中间为翼状细胞，2～3层多角形，覆盖在基底层表面，呈“翼状”突进基底细胞间，两侧呈“翼状”与毗邻细胞相连接；内基底细胞位于最深层，为单层矮圆柱状细胞，栅状排列，半球形前表面，核卵圆形，另外基底层还有黑色素细胞（在周边角膜）、巨噬细胞、淋巴细胞。细胞的更新时间，即基底细胞分裂至移动到表面大约需要7天。

基底膜是上皮基底细胞和Bowman膜之间的界面，中心较薄、周边较厚。前表面规则，而后表面不规则且和Bowman层结合。

2. 前弹力层　又称Bowman膜，是一层无细胞的组织，透明均质状，厚度为8.0～14.0μm（其厚度比后弹力层厚且终身不变），周边1/3较厚且在角巩膜缘附近变薄，终止于角膜缘。主要由胶原纤维组成，密度也比基质纤维小。此膜与上皮层界限不清，由角膜基质浅层特殊分化而成，不易与基质层分开，前弹力层上有许多小孔，为角膜神经穿过所致。此膜不是真正的弹力膜，无再生修复能力，损伤愈合后只能由不透明的瘢痕填充，留下永久的瘢痕。但对于外来的机械性或细菌性的损伤，前弹力层还是具有相当的抵抗力。

3. 基质层　与巩膜基质层相连续，位于角膜中央，约0.5mm厚（约占角膜全厚度的90%），除少量弹力纤维外，由胶原纤维组成（约有200～250个板层），更换周期是12个月或更长。各板层有规律地相互重叠，胶原纤维相互平行排列（也平行于角膜表面），屈光指数相等，保持角膜透明。

基质中含有2%～3%角膜成纤维细胞和大约1%的基础物质。角膜细胞分布在基质胶原板层各层之间，薄而扁平，直径为10.0μm，并且有长的细胞突起。这些突起联系其他的角膜细胞，形成一个2D网络，角膜细胞间有5.0～50.0μm的距离。基质的亲水性高，有利于形成精确的纤维间隔和角膜的细水压。基质层内还偶见梭形的角膜细胞及少量游走细胞，大吞噬细胞、淋巴细胞和多核白细胞。

4. 后弹力层　又称Descemet膜，无结构、稍微有弹性，是由角膜内皮细胞分泌而成的基底膜，虽然内皮细胞通过很少的特殊结构和基底膜相连接，它的排列是有规则的。后弹力层中央厚约5.0～7.0μm，周边为8.～10.0μm，呈均质状，前面与基质层界限清楚。

5. 内皮细胞层　来源于出生前发育早期的神经嵴细胞。由40万～50万个多角形（主要是六角形）细胞单层排列而成，细胞厚约5.0μm，直径为19.0～20.0μm，内皮细胞核是扁平的，直径为7.0μm，核位于细胞中央。内皮细胞无分裂能力，不能再生，细胞损伤以后，由邻近的细胞增大、扩展、变薄和延伸来填补、覆盖受损区，以保持内皮屏障功能并维持角膜透明。另外内皮细胞与年龄相关，随年龄的增大，内皮细胞减少。

综上所述，角膜由5层结构构成，但从发生学来看，角膜由3层组织向前延续构成：角膜上皮细胞层和前弹力膜层均与结膜毗连；角膜基质层与巩膜毗连；角膜后弹力膜层和内皮细胞层均与葡萄膜毗连。从病理学角度来看，这种结构关系极为重要，因为结膜病可向角膜上皮层蔓延；巩膜病很容易连累到角膜实质；葡萄膜病可向后弹力膜层和内皮细胞层蔓延，反之，角膜病变也可向毗连的组织扩展。

（三）角膜血管和神经

1. 周边角膜血管　正常角膜是透明的，没有血管深入，血管终止在角膜缘，形成血管网，营养成分由此扩散进入角膜。组成血管网的血管来自睫状前动脉，颈内动脉入眶后发出眼动脉，眼动脉的肌动脉肌支（供应眼外肌）发出睫状前动脉。睫状前动脉在肌腱止端处分出较小的巩膜上支，前行至角膜缘，组成角膜缘血管网，并发出小支至前部球结膜，为结

notes

膜前动脉。这些血管对角膜营养起次要作用。

2. 角膜神经分布 角膜是身体中感觉神经分布最丰富的部位之一，感觉敏锐，遇外伤或异物等可迅速感知，并引起反射性瞬目，借以保护眼球，尤其在角膜中央5.0mm直径的圆形区域内敏感度最高。角膜的神经主要来自三叉神经上颌支的眼支（第Ⅴ对脑神经，N5）。当角膜水肿时，可见到神经纤维。

角膜如果失去神经支配，可以使眼睛瞬目减少，角膜伤口愈合减慢，破坏角膜上皮细胞完整性。

3. 角膜神经髓鞘变化 有大约30支神经进入角膜，在角巩膜缘附近有轴索包裹。角膜神经在进入角膜后的第一分叉（通常是树枝样分叉）前失去它们的轴索包裹（髓磷脂鞘）。

（四）角膜生理

1. 角膜生理功能

（1）角膜与巩膜一起保护眼球、维持眼球的形状和眼压。

（2）角膜可折射并透过光线，角膜的屈光指数为1.376。

（3）角膜具有屏障功能，可以隔离外界环境，阻挡有害物质进入眼内。

2. 角膜的化学成分

（1）水：角膜的含水量是75%～80%。

（2）蛋白质：占角膜的18%～20%，其中胶原蛋白约15%，其他蛋白质约5%。胶原蛋白占角膜干重的75%。

（3）酶：角膜内含有多种酶，例如淀粉酶、磷酸酯酶、三磷腺苷酶、胶原酶、胆碱酯酶等，这些酶在角膜上皮和内皮细胞中的含量比角膜基质内多，说明角膜上皮和内皮的代谢比角膜基质旺盛。

（4）黏多糖：角膜中的黏多糖由50%硫酸角蛋白、25%软骨素和25%硫酸软骨素A组成，存在于胶原纤维的间隙中起水合作用。黏多糖代谢紊乱时可引起角膜混浊。

（5）无机盐：角膜也含有少量无机盐，如钠、钾、钙、镁和锌等。同时也含有氯化物、磷酸盐、硫酸盐、乳酸盐和抗坏血酸等。

3. 角膜的营养与代谢 角膜缘毛细血管网、泪液和前房水是角膜营养物质的主要来源，其中前房水是最主要的来源。营养物质到达角膜之后，通过一系列的代谢过程维持角膜的透明性和脱水状态。

葡萄糖和氧气是参与角膜营养代谢的主要物质。角膜内葡萄糖的代谢有两种途径：一种是在氧气充足条件下的有氧代谢，通过三羧酸循环释放出较多的ATP（36～38个ATP分子）；另一种是在无氧条件下的无氧代谢，通过糖酵解产生乳酸和丙酮酸，同时仅产生2～4个ATP分子（图1-3）。

角膜所需要的氧气80%来自外界空气，15%来自角膜缘毛细血管网，5%来自房水。空气中的氧不能直接进入角膜参与角膜的代谢，氧溶于泪液中依靠泪液循环到达角膜上皮层，当泪液不足或泪液循环不好时会影响角膜的正常代谢。在闭眼时氧由睑结膜和角膜缘毛细血管弥散而来，其氧分压约为55mmHg。角膜基质深层和内皮所需的氧来自前房水。

二氧化碳（CO_2）的排泄主要通过角膜前表面向大气中直接扩散。与上皮相比房水中含有较高CO_2浓度，在非离子状态下它是脂溶性的，很容易由内向外扩散。在闭眼时CO_2通过房水排出。角膜每消耗5.0mL/（cm^2·h）的氧气需要排出215.0mL/（cm^2·h）的CO_2。

4. 角膜的透明性 正常角膜是透明的，这一特性对角膜是极其重要的，一旦受到破坏，必将影响物体在视网膜上成像的清晰度。

角膜的透明性依赖多个条件：上皮和内皮细胞结构和功能的完整；角膜基质胶原纤维排列整齐和含水量的稳定；基质无新生血管。

notes

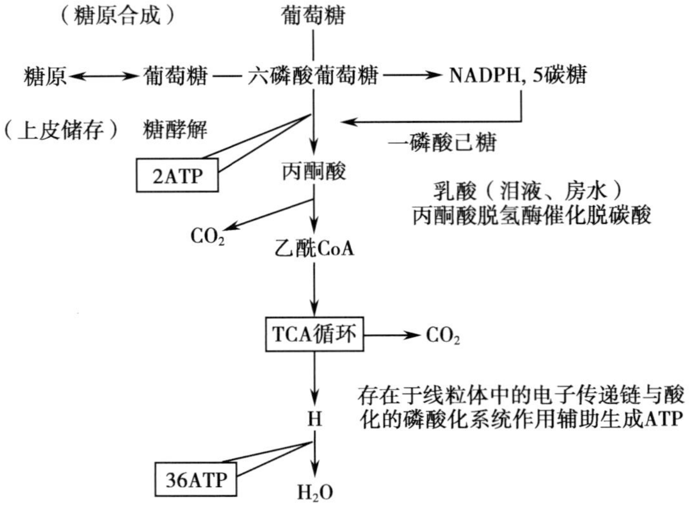

图 1-3　角膜的葡萄糖代谢途径

角膜透明性的维持除了要求有其特殊的结构之外，还要有完整的上皮和内皮，同时需要电解质与渗透压的平衡、正常的物质代谢、正常的眼压以及正常的眼球表面水分蒸发。

5. 角膜的渗透性与运输功能　由于药物要通过不同特性的障碍层，因此理想的渗透性药物应该具有双相溶解性，即既有水溶性，又有脂溶性。

角膜的渗透性，不管从生理角度还是从药物治疗角度都有其重要意义。由于角膜没有血管，其营养物质的供给均有赖于从周围液体中扩散渗透而来。临床上局部用药，也大都借此特性使药物到达角膜的病变区或眼内。当然，除此之外还有许多其他因素，如药物本身的性质和角膜各层特性等也都在不同程度上影响着药物进入角膜和眼内的程度。

角膜像其他生物膜一样，小分子量的水溶性物质和离子容易透过角膜上皮渗透扩散进入眼内，大的分子对角膜的渗透性受化学结构、物理性质、药液浓度以及 pH 的影响。Potts 认为最适宜角膜上皮溶液的渗透压是 1.35% 氯化钠溶液，因为它接近于泪液的张力。

减少表面张力的物质能增加角膜的通透性，这种物质称为表面活性剂，是通过扰乱上皮屏障使药物从上皮细胞间透过。增加药物的黏稠度或制成油膏，能使药物接触时间延长，亦有利于药物的透入。

上皮和内皮细胞富含脂质，脂溶性和非极性物质易于通过，而基质层则较易被水溶性及极性物质通过。滴入结膜囊内的药物，无论何种制剂，在它们到达角膜上皮表面之前，首先要克服水溶性泪膜，而完全脂性物质是难以通过这层泪膜的。

上皮构成角膜的屏障，一旦除去上皮或上皮发生炎症时，将增加许多药物的渗透能力。在有炎症的角膜，即使上皮完整无缺，药物也能透过角膜进入前房。

6. 角膜的感觉　角膜含有丰富的感觉神经末梢，是人体最敏感的部位。

角膜有三种感觉：冷热觉、痛觉和触觉（压觉）。司冷热觉的神经是从结膜进入角膜的，多分布在角膜的周边部。当应用局部麻醉剂时，痛觉和触觉先消失、冷热觉则较慢。痛觉和触觉由暴露的末梢神经纤维主管，最敏感的部位是角膜中央。

角膜的感觉在早晨较低，晚上较高，其原因可能是经过一夜的眼睑闭合，或者是由于眼压的变化，早晨角膜上皮常有非常轻度的水肿。

角膜的感觉随年龄而下降，角膜的刺激阈值在儿童时期为 10.0～15.0mg，60 岁时为 40.0～50.0mg。女性比男性的角膜知觉稍敏感。当眼科手术在角膜缘作切口时，术后 6～9 个月，神经末梢可以再生，但在穿透性角膜移植术后，角膜移植片的感觉常常不能完全恢复。

7. 角膜各层的生理功能和损伤修复　角膜在组织结构上可分为上皮细胞层、前弹力层、基质层、后弹力层和内皮细胞层，其生理功能也各不相同。

（1）角膜上皮

1）角膜上皮的功能：角膜上皮具有屏障和屈光的双重功能。

角膜上皮通过与泪膜的相互作用，形成光滑的屈光表面。因而角膜上皮干燥、水肿和缺损都可导致严重的视力下降。

角膜上皮可阻止水溶性物质、细菌和真菌入侵（对病毒无阻挡作用），起屏障作用。在外界环境和角膜基质之间形成屏障称为上皮屏障，上皮屏障可以阻止泪液向基质层渗透，保护角膜和内眼免受外来因素的侵袭。

2）角膜上皮的更新和损伤后的修复：角膜上皮由5～6层细胞组成，最表层为扁平形无角化。大部分表层上皮细胞表面的微绒毛由多糖蛋白质复合物覆盖，其与泪膜中的黏蛋白层相互作用，使角膜表面光滑，增加湿润，从而获得清晰视力。

基底细胞迁移发生在损伤后5h，以60～80μm/h的速度迁移到伤口周围，直到伤口愈合。在伤口愈合过程中，角膜上皮细胞的迁移包含了许多重排和合成过程。

上皮修复的初期，细胞排列不整齐，细胞间的结合不紧密。上皮细胞基底膜、半桥粒也未完善，细胞与基底膜的连接还不牢固，很容易剥脱或被水肿所托起。一般在数周之后，上皮细胞才与基底膜牢固结合。由于上皮可以再生，单纯上皮损伤不留下瘢痕。

（2）角膜前弹力层：前弹力层由疏松排列的胶原纤维和基质组成，无细胞成分，胶原类型尚不清楚，但至少存在I型胶原。前弹力层的前表面光滑与上皮基底膜相毗邻，后表面与基质层相融合。前弹力层无再生能力，若受外伤或缺损时，由成纤维细胞所充填，所以它的创口愈合之后，能留下一些永久性的角膜瘢痕。

（3）角膜基质

1）角膜基质的功能：角膜基质的健康完整维持着角膜的厚度，保持角膜的透明性和屈光作用，维持眼球的形状。

2）角膜基质层损伤后的修复：在基质层外伤时，创口处立刻水肿、隆起，创缘周围出现中性粒细胞和巨噬细胞，这些细胞来自泪液和角膜缘毛细血管网，与此同时，创缘角膜细胞失去突起，出现核小体，酶活性亢进，原来稳定的纤维细胞变成成纤维细胞，伤口处出现不规则的前胶原和胶原纤维，（由于角膜上皮细胞分裂较快，迅速填满创口，这时可以给人一个假象，似乎创口已经愈合，但是由于上皮细胞不能产生胶原组织和给予创口很强的张力，此时如不注意，创口很容易哆开。）随后，炎症反应下降，创口进入重建阶段，纤维组织逐渐填满缺损，新的胶原纤维排列很不规则，在临床上留下不同程度的瘢痕。新形成的瘢痕其抗张力需不断加强，一般需要在数月之后，其抗张力才逐渐接近于正常。

（4）角膜后弹力层：后弹力层由内皮细胞分泌的胶原形成，主要是Ⅳ型胶原，胶原特点是羟脯氨酸含量高，螺旋形多肽区数目多，碳水化合物含量高，电子显微镜下无定形。后弹力层坚固有一定的弹性，对化学物质和病理损害的抵抗力强，当角膜基质化脓破溃时后弹力层仍可以保持完好，这样就出现了后弹力层膨出的现象。

后弹力层可以再生，当损伤撕裂时可由内皮细胞分泌胶原修复。后弹力膜破裂损伤后，其创缘常常卷曲，附近角膜内皮开始变大、移行，遮盖内皮缺损区。新的内皮细胞开始分泌，1～6个月后重新形成一层新的后弹力膜，卷曲的后弹力膜可以残留终生。

（5）角膜内皮

1）角膜内皮的功能：角膜内皮是由位于角膜最内层的单层细胞组成，具有分泌、屏障和泵样功能。

①分泌功能：在胚胎期可分泌透明质酸，有利于角膜的水化作用，可分泌硫酸角质素和

硫酸软骨素等。基质中的蛋白多糖成分也可以分泌胶原形成后弹力层。

②角膜内皮屏障：角膜内皮细胞可以限制水或溶剂向高渗性的基质运动。角膜内皮屏障归属为通透屏障，而角膜上皮则是紧密屏障。角膜内皮每平方厘米有45～60Ω电阻，而角膜上皮每平方厘米有6～10kΩ电阻。因此，水和溶液更容易通过内皮。在正常角膜中，房水以低而恒定的速率通过角膜内皮进入基质，为基质提供糖、氨基酸和其他营养物质。

③内皮泵：由于液体可以不断进入基质，保持角膜厚度和透明就依赖于进入基质的物质能够主动泵出。当进入基质的液体流和通过内皮泵出的液体相等时，角膜厚度能够保持稳定。

2）角膜内皮的更新和损伤后修复：角膜内皮细胞不能再生，修复过程较上皮修复过程稍慢，约在伤后3天才能靠细胞移行增大将创口覆盖。大面积的内皮细胞受损则造成永久性损害。

三、泪器解剖、泪膜结构和生理功能

（一）泪器的解剖

泪器包括泪液的分泌系统和排出系统。前者由泪腺和副泪腺组成，后者由泪小点、泪小管、泪总管、泪囊和鼻泪管组成（图1-4）。

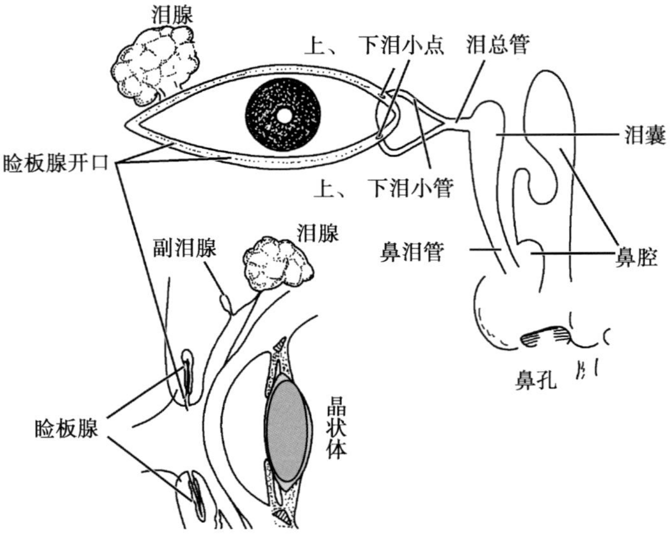

图1-4　泪器的解剖结构示意图

1. 泪液的分泌系统

（1）**泪腺**：是分泌泪液的器官，由细管状腺和导管组成，位于额骨和眼球之间的泪腺窝凹陷中，眼眶缘上颞侧部，每侧各一个。泪腺被上睑提肌分上、下两部，上部为较大的眶部，有2～5条泪管，开口于上睑结膜；下部为较小的睑部，有6～8条泪管，开口于上睑结膜。

（2）**副泪腺**

1）Krause腺：位于结膜上、下穹窿部，约有20个在上眼睑，8个在下眼睑，多数在侧面，主要功能是供给泪液中的水分。

2）Wolfring腺：和泪腺在结构上相似，位于上睑板上缘中央部，主要功能是供给泪液中的水分。

3）Zeiss腺：属于油脂腺，和睫毛囊相通，提供泪液的部分脂质层。

4）杯状细胞：位于结膜上皮，提供泪液的黏液层。

2. 泪液的排出系统

（1）**泪小点**：为泪道的起始部，位于距内眦约 6.5mm 的睑缘上。上下各一个，分别称上泪小点和下泪小点。泪点开口面向泪湖。

（2）**泪小管**：始于泪小点，开始时垂直于睑缘，约 1.0～2.0mm，然后转水平向鼻侧进行，最后上下泪小管连合成**泪总管**再与泪囊相接（有时不会合而直接与泪囊连接）。

（3）**泪囊**：位于泪骨和上颌骨的额突形成的泪囊窝内，泪囊内侧为骨壁，前面与颞侧为内眦韧带和部分眼轮匝肌纤维覆盖。泪囊大部分位于内眦韧带水平以下。

（4）**鼻泪管**：与泪囊直接相连续，位于骨管之内，向下开口于下鼻道。泪囊和鼻泪管为连续的膜性管，上宽，向下渐窄，二者无明显分界。

（二）泪膜结构及构成

1. 泪膜结构　在角膜和结膜的表面，有一层相对不流动的泪液层，称为**泪膜**。其功能与接触镜的配戴有很重要的关系，泪液分泌和组成成分的改变均可导致角膜的损害。

泪膜厚 7.0～10.0μm，体积约 1.0μL。泪膜居于眼表而不易被察觉，滴用 0.5% 荧光素钠溶液可使泪膜着染呈鲜艳的绿色（钴蓝光下）。

2. 泪膜的构成　正常泪膜由外向内分为三层：表层为脂质层，厚度 0.1μm，由睑板腺、Zeiss 腺分泌，主要功能是延缓水样层的挥发，形成光滑、规则的角膜前光学面；中层为水样层，厚度 6.5～7.5μm，由泪腺和副泪液腺分泌，功能为保持角膜、结膜湿润，提供角膜上皮正常代谢的营养物质；深层为黏液层，较薄，厚度 0.04μm，覆盖结膜和角膜上皮，由结膜杯状细胞分泌，功能为清除泪膜中颗粒物质，填补角膜上皮间的缝隙，减少散光，提高光学性能（图 1-5）。

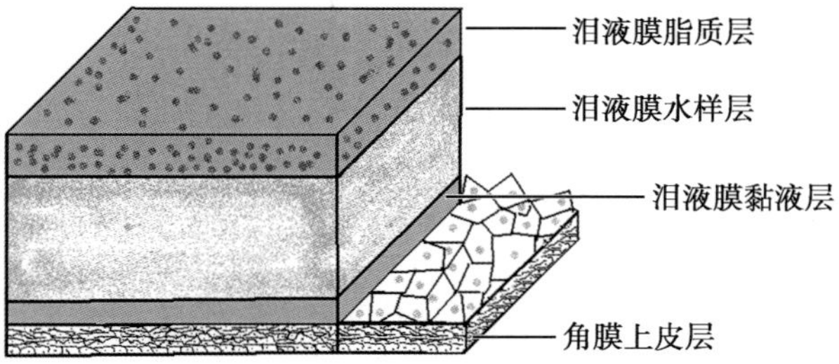

图 1-5　泪膜的构成示意图

（三）泪液及泪膜的生理功能

泪液对眼表具有清洁、润滑、营养和抗感染的作用，泪膜具有黏弹性，可以减轻瞬目时眼睑对球形眼表形成的压力，保护上皮不受损害。

1. 泪液的功能

（1）冲洗润湿结膜及角膜。

（2）泪膜可提高角膜的光滑度和屈光性能。

（3）泪液中的溶菌酶有抗菌能力。

（4）有助于空气中的氧气通过泪膜被角膜吸收。

（5）泪液中的营养成分如葡萄糖等可参与角膜代谢。

2. 泪液的特性　眼球表面由 Kraus 副泪腺（67%）和 Wolfring 副泪腺（33%）分泌的泪液来湿润。泪腺分泌泪液。周期性的瞬目使泪液分布在眼球表面，并对泪液引流系统起到泵的作用。正常结膜囊内容纳 3～7μL 的泪液，超过 25μL 时发生溢泪。泪液略呈碱性，pH 值 7.6，泪液中的葡萄糖浓度低，电解质含量与血液相似，蛋白含量较高，平均 7μg/mL，蛋白质浓度随年龄的增长而下降，泪液蛋白是泪液系统的缓冲物。

泪新月位于上下睑缘后缘，分别称为上睑缘泪新月与下睑缘泪新月。泪新月与泪膜的形成密切相关，其中下泪新月的容量最为重要，其宽度约为 0.2～0.4mm，小于 0.2mm 则应考虑泪液分泌功能低下，患干眼时泪新月变窄、残缺或消失。

3. 泪膜　在角膜和结膜的表面，有一层相对不流动的泪液层，称**泪膜**。点荧光素钠后，在裂隙灯钴蓝光下可以看到完整的泪膜。通过镜面映照法可以观察到泪膜表层的脂质层。泪膜与空气界面对眼的屈光系统影响很大。泪膜的产生与更新对维持眼表健康至关重要。

（1）泪膜的功能可概括为六方面：①使角膜表面光滑，成为理想的光学界面；②湿润角膜；③冲刷异物、细胞碎屑及细菌；④构成角膜与空气进行气体交换的媒介；⑤泪液含有葡萄糖，营养角膜上皮；⑥泪液含有溶菌酶，保持角膜表面相对无菌状态。

（2）泪膜的脂质层可以延缓水层的蒸发，形成光滑、规则的角膜前光学面。活体上油脂总是呈液体状态。因为睑板腺将油脂分泌至腺管口，它不参与泪液流。当眨眼时它受到推挤，靠眼睑迅速开启扩散于泪膜表面。油脂的覆盖可以减少液体层的蒸发，并预防泪液溢出。水液层含有无机盐、葡萄糖、尿素、蛋白质和糖蛋白等成分，功能是保持角膜、结膜的湿润，提供上皮正常代谢的营养物质。黏液层居泪膜的最深层，成分为黏蛋白。黏液层亲水，附着在上皮细胞表面，并对抗油脂的沾污使上皮保持湿润，黏液层还靠其表面活性作用稳定泪膜，这是因为充裕的黏液溶解在泪膜的水液层中，降低其表面张力，因此使它成为一较好的湿润剂。黏液层填补角膜上皮之间的缝隙，减少散光，提高角膜的光学性能。泪膜中还含有一重要成分为溶菌酶，它是泪腺分泌的。溶菌酶破坏细菌细胞壁的完整性，保持角膜表面的无菌状态。免疫球蛋白补体通路也存在于泪膜中。

4. 泪液动力学　包括以下 4 个过程。

（1）泪液的生成：泪液由泪腺和副泪腺分泌。泪液质和量的异常可导致泪膜异常而发生干眼，泪膜中 3 种不同成分的异常均可发生干眼。

（2）泪液的分布：泪液均匀分布的机制：①瞬目：每次正常和自主性瞬目都使角膜表面重新分布泪膜，把泪液分布在角膜和结膜上，而脂质层分布在水层表面，增加了泪膜厚度和稳定性，瞬目动作有赖于瞬目反射弧的完整，包括正常的角膜知觉、眼睑解剖结构和第Ⅴ、Ⅶ脑神经的支配；②眼球运动。

泪液量的分布：角膜前 1.0μL、泪新月 3.0μL、下穹窿 4.0μL。

（3）泪液的蒸发：黏蛋白层随眼睑运动展开，上皮的湿润由更新的黏蛋白层而增加；蒸发作用使得泪液变薄，油脂和黏液混合，该处上皮不湿润出现泪膜破裂，即干燥斑。脂质层的作用是延缓和防止泪液的蒸发。

泪膜破裂时间（break-up time，BUT）是指正常眼一次瞬目与最早出现泪膜干燥斑所需时间。通常此时间比两次连续瞬目间隔时间长些，常人 BUT 为 15～40s，而瞬目动作间隔约 5s，10～12 次 /min，所以泪膜一般能保证完整而很少出现破裂现象即不出现干燥斑，这对发挥泪膜的生理功能和成功配戴接触镜是十分必需的。临床上 BUT 大于 10s 被视为正常。

（4）泪液的清除：眼睑闭合运动时泪液向内眦方向流动，眼轮匝肌收缩时的眼睑向鼻侧运动，眼睑闭合时向内眦部推进泪液。

泪液泵作用：眼睑闭合时泪囊的上部分由眼轮匝肌收缩而扩张，引起负压吸附泪液进入排水系统，而在眼睛睁开时则相反。毛细管作用和重力在泪液排出中也起到一定的作用。泪液的更新率大约是每分钟 16%。

泪液的清除过程：①泪液经由上下泪小点进入上下泪小管；②泪液经由上下泪小管汇合至泪总管然后进入泪囊；③泪液通过鼻泪管，最后进入鼻腔；④鼻泪管的开口由 Hasner 阀门控制；⑤眼睑的正常活动可激活 Hasner 阀门，眼睑闭合后关闭 Hasner 阀门。

即：泪液→上下泪小点→上下小泪管→泪总管→泪囊→鼻泪管→鼻腔。

第三节　接触镜与氧通透性

学习目标

1. 掌握：配戴接触镜时角膜氧供的来源及 *Dk* 值和 *Dk/t* 值的意义。
2. 熟悉：缺氧引起的最早期角膜改变，镜片的含水量和厚度与透氧性能的关系。
3. 了解：如何减少接触镜对角膜供氧的影响。

接触镜是戴在角膜表面并漂浮在泪膜中的，接触镜遮盖了整个角膜，而角膜正常生理代谢所需要的氧分子又主要来源于外界空气，因此接触镜材料氧分子的通透性就成了眼视光医师和接触镜研究者们最为关注的问题。这一小节中我们将简单介绍角膜氧的来源、接触镜的透氧性能和如何减少接触镜对角膜供氧的影响。

（角膜的氧代谢将在角膜生理的相关章节中介绍）

一、角膜的氧供

角膜没有血管，它需要从周围环境中来获取氧。

（一）睁眼的情况下

角膜暴露在空气中，此时角膜表面的氧水平约为 21%，角膜的氧供应 80% 来自外界空气，15% 来自角膜缘血管网，5% 来自房水（图 1-6）。

（二）闭眼的情况下（睡眠时）

眼睑遮挡住了来自空气中的氧，角膜表面的氧水平约为 7%，泪液中的氧主要来源于角膜缘血管网和睑结膜血管，泪膜中氧的含量约为睁眼时的 1/3（图 1-7）。

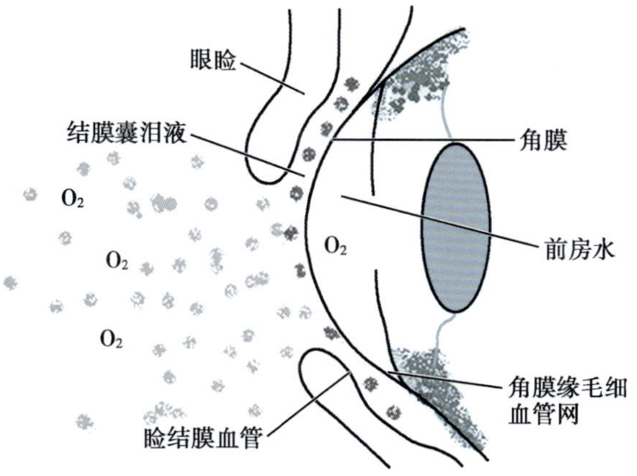

图 1-6　睁眼时角膜的氧供应示意图

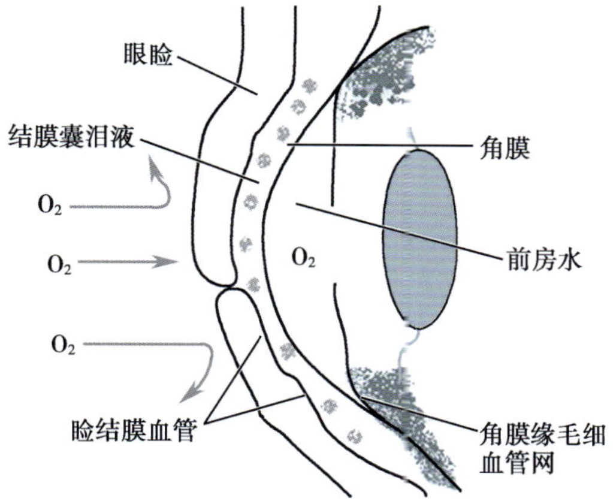

图 1-7　闭眼时角膜的氧供应示意图

（三）戴接触镜情况下

接触镜是位于角膜和氧之间的屏障，氧可以通过以下 2 个途径到达角膜。

1. 氧通过镜片直接弥散（图 1-8）。

2. 氧溶解于泪液中，通过泪液泵的作用在瞬目时被泵到角膜与接触镜之间给角膜供氧。对于硬镜，通过泪液泵的作用，每次瞬目可以更换 14%～20% 的镜片下的泪液。对于软镜，每次可以更换 1%～5% 的泪液。

接触镜片下的泪液更换不仅可以为角膜提供氧气还可以清除角膜的代谢产物（如：二氧化碳、乳酸等）和脱落的上皮细胞等（图 1-9）。

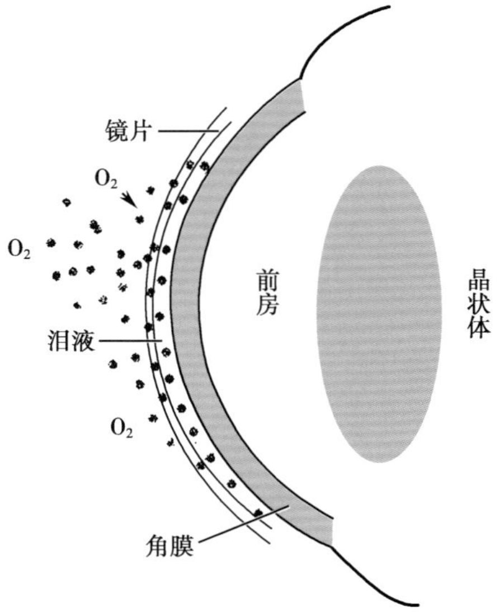

图 1-8　氧通过镜片直接弥散途径示意图

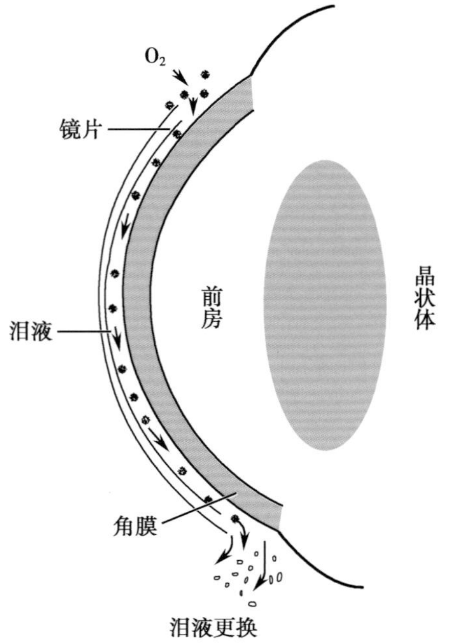

图 1-9　泪液泵的作用示意图

二、接触镜的透氧性能

（一）镜片的透氧性

1. 气体通透性　气体通透性是指气体能够通过其他物质（如：接触镜）的程度。气体弥散是指气体通过某种物质（如：接触镜）的过程。气体弥散运动的方向总是从高浓度区域向低浓度区域方向进行。

通透性受物质分子组成的内在因素（如：接触镜材料、接触镜含水量等等）影响，也受外在因素的影响，如：浓度、温度、压力、屏障因素等等。

往往以渗透系数来表示物质的通透性，用 *Dk* 表示。

2. 接触镜的 *Dk* 值　接触镜的 *Dk* 值是衡量镜片材料透氧性能的指标，称为透氧系数，是指氧气通过接触镜的能力，特指镜片材料在单位时间内容许氧气通过的能力。*Dk* 值的单位是 $\times10^{-11}(cm^2/s)[mLO_2/(mL\cdot hPa)]$。渗透系数等于弥散系数（*D*）和溶解系数（*k*）的乘积。

3. *Dk/t* 值　*Dk* 值只能评估某种镜片材料的透氧能力，不能反映镜片厚度对镜片透氧能力的影响，用 *Dk* 值除以镜片的厚度 *t* 来计算一定厚度的镜片单位时间内容许氧气透过的能力，用 *Dk/t* 来表示，称为透氧量。在计算中 *t* 的单位取厘米（cm），通常取镜片的平均厚度。

4. EOP 值　由于 *Dk* 和 *Dk/t* 均为镜片材料或镜片的物理性能指标，为离体试验的测试值。故测定镜片的等氧率（EOP）则更能反映镜片的生物学特性。EOP 为介于镜片和角膜之间氧水平的百分率。通常将空气中的氧体积百分比 21% 作为角膜可能获得的最高氧水平。

（二）影响镜片透氧性能的因素

1. 材料特性和镜片厚度　相同材料的新镜片在相同的环境条件中，影响其透氧能力的主要因素为厚度，镜片的厚度与其 *Dk/t* 值呈负相关。

对于水凝胶镜片（软镜），*Dk* 是含水量的函数，通常是线性的，镜片的含水量与其 *Dk* 值呈正相关，*Dk* 值随含水量的增加而增加（图 1-10）。

2. 镜片的设计、配适状态、老化程度和环境　镜片材料的弹性、镜片以及镜片边缘形态的设计等会影响到泪液泵的功能，镜片的配适状态也会对镜下泪液的量及交换速度产生影响。

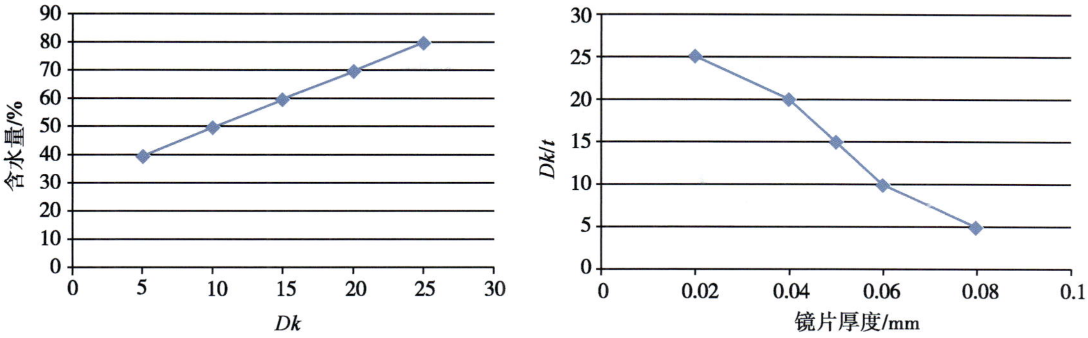

图 1-10　镜片的含水量和厚度与透氧性能的关系

如：镜片边缘过平，没有足够的抬高，泪液就不容易进到镜片下而影响镜片下的泪液交换。镜片配适过紧，镜片与角膜之间没有足够的空隙，泪液不能进到镜片下而影响镜片下的泪液交换。

镜片材料老化、镜片变形、镜片上的沉淀物以及环境的温度、湿度和海拔等的变化也都会改变镜片的透氧能力。

三、如何减少接触镜对角膜供氧的影响

（一）生理状态下角膜对缺氧的反应

在空气中氧的比例是 21%，在睁眼情况下角膜表面的氧等于空气中的氧应该是 21%。

闭眼时角膜的理论平均获氧量为 6%～7%，角膜在缺氧的情况下会出现角膜水肿、厚度增加。

通常情况下睡眠时眼睑闭合角膜供氧减少，角膜会出现水肿，角膜增厚 5%～6%，睁眼后，角膜水肿消退，角膜恢复正常。通常情况下，角膜短时水肿增厚 5% 在临床上属于生理性改变，不会引起角膜损害。

（二）缺氧对角膜的影响

缺氧可以引起角膜水肿，角膜新生血管，角膜内皮细胞减少等等严重的并发症，角膜水肿是最早发生的角膜改变。具体的角膜影响将在并发症一章中详细讲解。

（三）减少接触镜对角膜供氧的影响

1. 临床观察　临床眼视光医师和研究人员在大量的临床观察中发现，配戴接触镜时，角膜水肿是最早发生的角膜缺氧改变，当配戴接触镜后短时间内发生角膜水肿、或角膜水肿长时间超过 5% 时角膜就会出现其他显著的并发症。

基于以上的观察，1984 年 Holden 和 Mertz 在一项研究中制定了一套标准（表 1-1）用来表明如何控制角膜需氧水平和避免角膜缺氧。

表 1-1　氧性能标准

	标准	*Dk/t*	EOP
安全日戴	戴 1 天无角膜水肿	$(24.1\pm2.7)\times10^{-9}$	9.9%
安全常戴	夜间角膜水肿≤4%	$(87.0\pm3.3)\times10^{-9}$	17.9%

2. 方法　通过观察人们发现理想状态下，睁眼时角膜表面氧为 21%，闭眼时角膜表面的氧为 7% 就可避免缺氧。如果改进镜片材料，改进配戴方法等使戴接触镜时角膜表面氧的量达到以上水平就可以保证角膜健康。

（1）通过改进材料的透氧性，增加 *Dk* 值、选择适当的镜片厚度。

如：增加水凝胶材料镜片的含水量，以增加镜片的透氧性；将传统材料中加入硅元素增

notes

加材料的 *Dk* 值（RGP 材料、硅水凝胶材料）等。

（2）改进镜片的配戴方法，如：频繁更换、抛弃型、减少戴镜时间，“越短越健康”等。

第四节　接触镜光学

学习目标

1. 掌握：泪液透镜屈光度的换算和顶点屈光度换算；框架眼镜和接触镜的处方转换。
2. 熟悉：接触镜的放大效应、接触镜屈光力和接触镜矫正散光。
3. 了解：接触镜的视野和配戴接触镜时的调节。

接触镜由高分子聚合材料制成，有良好光学性能和生物相容性，配戴在角膜前与泪膜、角膜、房水和晶状体组成完美的透镜组合。为了更好地使用接触镜首先要熟知与它相关的基础光学特性和理论。在这一部分让我们共同探讨接触镜相关的光学知识和它与角膜、泪膜共同组成的透镜的特性。

一、接触镜的屈光力

（一）接触镜与角膜的透镜组合

配戴接触镜后改变了原有角膜的屈光结构，新的透镜组合由镜片、镜片下的泪液、角膜和房水组成（图 1-11）。该新的透镜组合具有 6 个屈光界面和 4 个层次的屈光介质。

1. 屈光界面

（1）镜片前表面

（2）镜片后表面

（3）泪液前表面

（4）泪液后表面

（5）角膜前表面

（6）角膜后表面

2. 屈光介质及折射率

（1）镜片材料（1.37～1.45）

（2）泪液（1.336）

（3）角膜（1.376）

（4）房水（1.336）

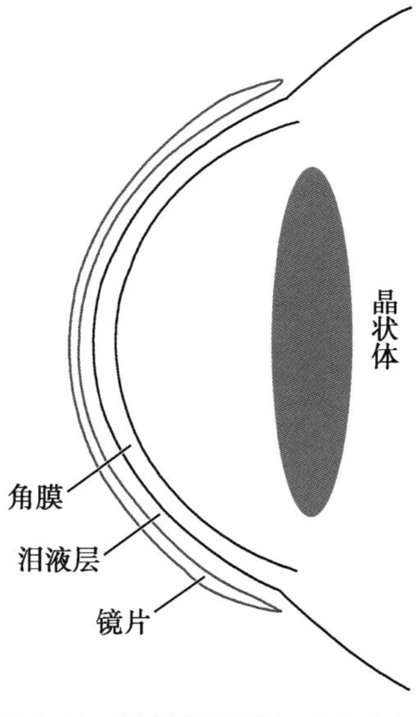

图 1-11　接触镜透镜组合示意图

（二）接触镜屈光力计算

配戴接触镜后新的接触镜透镜组合的屈光力包括角膜、房水、镜片和泪液透镜的屈光力，计算方法如下：

$$D=D_l+D_t+D_c \quad \text{（式 1-1）}$$

式中 D 为综合屈光度，D_l 为镜片屈光度，D_t 为泪液透镜屈光度，D_c 为角膜和房水原有的屈光度。

由于镜片和泪液透镜很薄，通常可忽略其厚度因素的屈光作用，屈光度可计算为：

$$D=D_1+D_2 \quad \text{（式 1-2）}$$

式中 D 为薄透镜屈光度，D_1 为薄透镜前表面屈光度，D_2 为薄透镜后表面屈光度。

透镜的前表面屈光度和后表面屈光度，可分别计算为：

$$D_1=\frac{n-1}{r_1} \quad （式 1-3）$$

$$D_2=\frac{1-n}{r_2} \quad （式 1-4）$$

式中 r_1 为透镜前曲率半径，r_2 为透镜后曲率半径。

薄透镜的屈光度可计算为：

$$D=D_1+D_2=\frac{n-1}{r_1}+\frac{1-n}{r_2} \quad （式 1-5）$$

设：镜片的折射率为 n_1、泪液的折射率为 n_2、房水的折射率为 n_3。

镜片的前曲率半径为 r_1，镜片的后曲率及泪液透镜的前曲率半径为 r_2，泪液的后曲率半径和角膜的前曲率半径为 r_3。

则配戴接触镜后新的透镜组合的屈光力可计算为：

$$\begin{aligned} D&=D_l+D_t+D_c\\ &=(D_{l1}+D_{l2})+(D_{t1}+D_{t2})+D_c\\ &=(\frac{n_1-1}{r_1}+\frac{1-n_1}{r_2})+(\frac{n_2-1}{r_2}+\frac{1-n_2}{r_3})+\frac{n_3-1}{r_3}\end{aligned} \quad （式 1-6）$$

二、泪液透镜

（一）形态分析

镜片后表面与角膜前表面之间的泪液构成的液态透镜被称为泪液透镜。通常依形态的不同分为 4 种（图 1-12）。

1. 前后曲率半径一致，厚度极薄。
2. 前后曲率半径一致，有一定厚度。
3. 前后曲率半径不同，厚度极薄。
4. 前后曲率半径不同，有一定厚度。

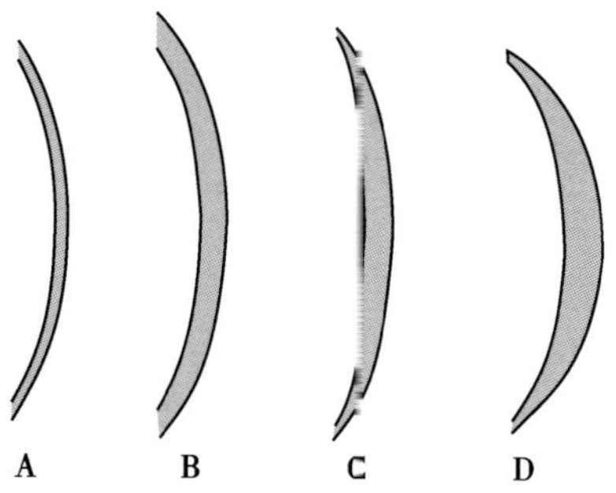

图 1-12　不同形式的泪液透镜示意图

A. 前后曲率半径一致，厚度极薄
B. 前后曲率半径一致，有一定厚度
C. 前后曲率半径不同，厚度极薄
D. 前后曲率半径不同，有一定厚度

（二）泪液透镜的屈光力分析

1. 前后曲率半径一致，厚度极薄，其屈光力可以忽略。

2. 前后曲率半径一致，有一定厚度，其屈光力可计算为

$$D=-\frac{t}{n}D_1D_2 \quad （式 1-7）$$

将式 1-3 和 1-4 代入式 1-7，其中 $r_1=r_2=r$，可得：

$$D=-\frac{t}{n}\times\frac{n-1}{r}\times\frac{1-n}{r}=\frac{t}{n}\times(\frac{n-1}{r})^2 \quad （式 1-8）$$

例题 1-1：

设：泪液折射率为 1.336，前后曲率半径为 8.0mm（0.008m），泪液的中心厚度为 0.1mm（0.000 1m）。

求：泪液透镜的屈光度。

$$D=\frac{0.000\,1}{1.336}\times(\frac{1.336-1}{0.008})^2=0.13(\text{D})$$

由此可知大约每 0.1mm 泪液厚度约具有 0.13D 的正屈光度。

3. 前后曲率不同，厚度极薄，其屈光度可由式（1-5）计算。

例题 1-2：

设泪液折射率为 1.336，前曲率半径为 8.1mm，后曲率半径为 8.0mm，求泪液透镜的屈光度。

$$D=D_1+D_2=\frac{n-1}{r_1}+\frac{1-n}{r_2}=\frac{1.336-1}{0.0081}+\frac{1-1.336}{0.008}=-0.52(D)$$

由此可知前后曲率每相差 0.1mm，泪液约具有 0.50D 屈光度。

4. 前后曲率不同，有一定厚度，其屈光度可计算为：

$$D=\frac{D_1}{1-\frac{t}{n}D_1}+D_2 \qquad \text{（式 1-9）}$$

例题 1-3：

当泪液透镜的中心厚度为 0.1mm，余数据同例题 1-2，求泪液透镜屈光度。

$$D=\frac{\frac{1.336-1}{0.0081}}{1-\frac{0.0001}{1.336}\times\frac{1.336-1}{0.0081}}+\frac{1-1.336}{0.008}=-0.39(D)$$

三、接触镜矫正散光的光学原理

接触镜，特别是球面硬性接触镜矫正散光效果很好，通常是通过泪液透镜来完成的。

（一）球面接触镜

1. 泪液透镜的矫正原理　泪液透镜可在一定程度上矫正角膜散光。球面接触镜的内表面光学区为球面形，散光眼的角膜表面为球柱面形，当镜片戴在角膜表面时，镜片与角膜之间不匹配的区域被泪液填充，泪液受镜片的内曲面和角膜前表面的塑形，呈类似交叉柱镜的透镜，即为泪液透镜。泪液透镜可以形成如下的光学界面：

（1）镜片的前表面为凸球面。

（2）镜片的后表面为凹球面。

（3）泪液的前表面为凸球面。

（4）泪液的后表面为凹球柱面。

（5）角膜的前表面为凸球柱面。

这样整个透镜组合呈现凸球面透镜状态，不显示散光（图 1-13）。

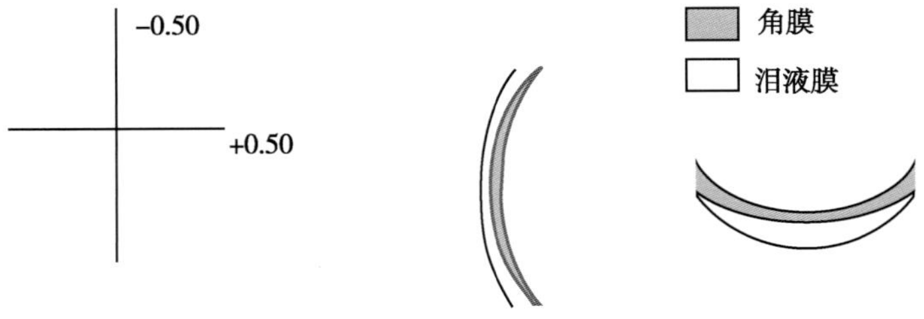

图 1-13　泪液透镜类似交叉圆柱透镜

2. 泪液透镜的实际应用　在实际应用中泪液透镜的形成有赖于配戴眼和镜片两方面条件。若配戴眼的散光以角膜散光为主，同时接触镜的弹性模量较大则泪液透镜的形成则较为充分。在实际应用中已知利用泪液透镜矫正角膜散光的结果为：硬性接触镜优于软性接触镜，厚的软性接触镜优于薄的软性接触镜，低含水的软性接触镜优于高含水的软性接触镜。从工艺的角度分析切削工艺的镜片效果最优。铸模工艺稍差，旋转工艺的效果最差。

如：当角膜散光较高，软性接触镜又偏薄、偏软时，镜片就根据角膜的形态塑造自身形态，使角膜表面的球柱面形态转移到镜片表面，使散光的矫正不彻底。

3. 泪液透镜对眼整体屈光的影响 眼的整体散光可分为角膜性散光和非角膜性散光（眼内散光）。接触镜戴镜状态下眼的屈光状态可通过检影验光和角膜曲率的测定结果来做定量分析。

（1）当角膜曲率仪测定的角膜散光与检影验光测定的屈光性散光的轴位和屈光度相一致时，说明眼的屈光性散光主要由角膜因素所致，可望通过泪液透镜获得部分或全部矫正。

例如：角膜曲率仪测定结果水平向为 8.0mm（42.25D），垂直向为 7.8mm（43.25D），散光为 −1.00×180°，实际检影验光的结果也是 −1.00×180°，则戴球面接触镜可望获得较好的矫正效果。

（2）当角膜曲率仪测定的角膜散光与检影验光测定的屈光性散光的轴位和屈光度不相一致时，说明屈光性散光为角膜性散光和非角膜性散光共同诱发，泪液透镜只能使其获得有限的矫正。

（3）当角膜曲率差值为 0，而检影验光的结果有散光时，说明屈光性散光主要为非角膜性散光，泪液透镜无望使其矫正。

（4）当角膜曲率的检测结果有散光，而检影验光的结果无散光，说明角膜性散光与非角膜性散光屈光度相同，轴向相互垂直，二者恰好抵消。泪液透镜的介入，由于矫正了角膜性散光，可使原来无散光的眼显示出非角膜性散光。

（二）环曲面接触镜

当球面接触镜不能完全矫正眼睛的整体散光时，我们可以选择环曲面接触镜来矫正散光。环曲面接触镜利用附加于镜片表面的圆柱来透镜弥补眼的各子午径线的屈光差异，使入眼的平行光线能汇聚成一个焦点，矫正眼的散光。

四、接触镜的放大倍率

（一）框架眼镜的放大倍率

框架眼镜的放大倍率计算：

$$M=\frac{1}{1-dD} \qquad \text{（式 1-10）}$$

式中 M 为戴镜后放大倍率，d 为镜片至眼主点的间距，D 为镜片屈光度。

（二）接触镜与框架眼镜放大倍率的比较

把接触镜至眼的主点的间距忽略不计时，接触镜的放大倍率与框架眼镜的放大倍率的比率可计算为：

$$\frac{M_c}{M_s}=\frac{1}{\dfrac{1}{1-d_sD_s}}=1-d_sD_s \qquad \text{（式 1-11）}$$

式中 M_c 为接触镜的放大倍率，M_s 为框架眼镜的放大倍率，d_s 为框架眼镜的镜眼距，D_s 为框架眼镜的屈光度。

从式（1-11）可看出当近视镜 D_s 为负值时，接触镜与框架眼镜的放大倍率比值大于 1，接触镜所见的物像应较框架眼镜大。相反，当远视镜 D_s 为正值时，接触镜所见的物像应较框架眼镜为小。因此通常近视戴镜者称戴接触镜所见的物像较戴框架眼镜大（图 1-14）。

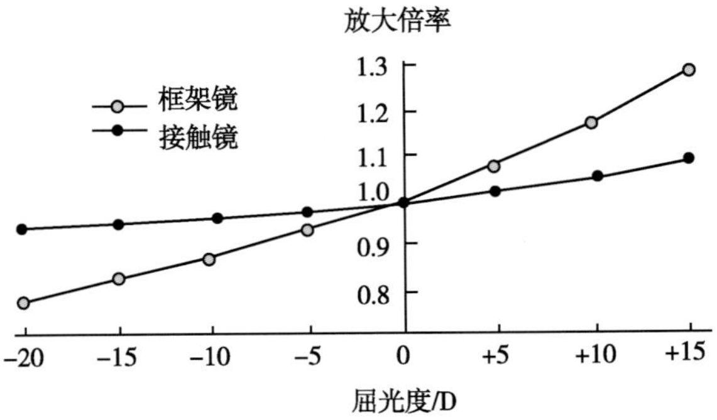

图 1-14　接触镜与框架眼镜放大倍率的比较

例题 1-4：

设：框架眼镜的镜眼距为 12mm。接触镜的镜眼距为 0.15mm。

分别求：−10.00D 的框架眼镜和接触镜的相对放大倍率。

计算：

$$M_s=\frac{1}{1-d_sD_s}=\frac{1}{1-0.012\times(-10.00)}=0.893$$

$$M_c=\frac{1}{1-d_sD_s}=\frac{1}{1-0.0015\times(-10.00)}=0.985$$

框架眼镜的相对放大率为：(0.893−1)×100% = −10.7%

接触镜的相对放大率为：(0.985−1)×100% = −1.5 %

五、接触镜顶点屈光度换算

（一）接触镜与框架眼镜屈光状态的差异

框架眼镜与角膜的距离一般是 10～15mm，接触镜到角膜的距离可以忽略不计，相对于同一个验光结果框架眼镜的处方与接触镜的处方就有所不同。验光所得的结果相当于框架眼镜的处方，在根据验光的结果选择接触镜时须进行屈光度的调整换算，近视镜片屈光度需相应降低，远视镜片屈光度需相应增高，因接触镜的后顶点与框架眼镜的后顶点位置不同而需要的换算，称为接触镜的顶点屈光度换算。

框架眼镜矫正屈光不正的途径可理解为在无调节的情况下，眼镜使像侧的焦点与患眼的远点相重合。接触镜矫正屈光不正的途径可理解为接触镜修正了角膜原有的屈光状态，通过镜片、泪液和角膜的透镜组合使患眼的远点移到无限远。

（二）光学镜片的后顶点屈光度换算（图 1-15）

如图 1-15 所示，设在同一只眼上接触镜与框架眼镜后顶点之间的距离为 d，框架眼镜的光度为 D，焦距为 f，接触镜的光度为 D'，焦距为 f'，则：

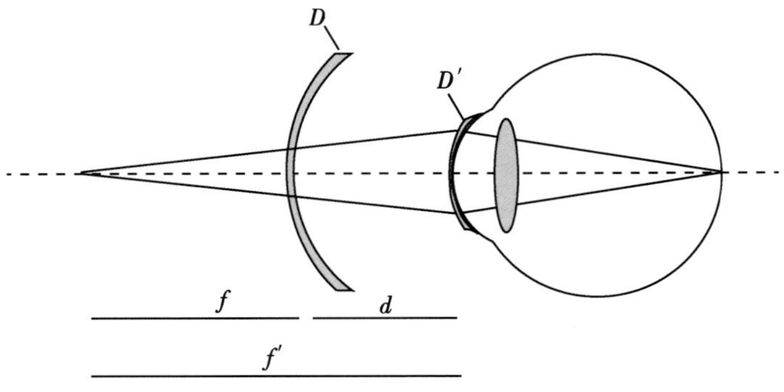

图 1-15　接触镜与框架眼镜后顶点之间的距离

$$\because D=-\frac{1}{f} \qquad \text{（式 1-12）}$$

$$\therefore f=-\frac{1}{D} \qquad \text{（式 1-13）}$$

$$D'=-\frac{1}{f'} \qquad \text{（式 1-14）}$$

$$f'=f+d \qquad \text{（式 1-15）}$$

将式 1-15 和 1-13 代入式（1-14）

$$D'=-\frac{1}{f'}=\frac{1}{-(f+d)}=\frac{1}{-(-\frac{1}{D}+d)}=\frac{D}{1-dD} \qquad \text{（式 1-16）}$$

例题 1-5：

设：验光结果为 −10.00D，验光试片至角膜前顶点距离为 12mm。

求：接触镜的光度。

计算：

$$D'=\frac{-10.00}{1-0.012\times(-10.00)}=-8.93(\text{D})$$

即当框架眼镜光度为 −10.00D 时，接触镜只需要 −8.93D。

例题 1-6：

设：验光结果为 +10.00D

求：接触镜的光度。

计算：

$$D=\frac{10.00}{1-0.012\times10.00}=11.36(\text{D})$$

即当框架眼镜光度为 +10.00D 时，接触镜则需要 +11.36D。

六、接触镜的视野

（一）镜片的边缘范围

当眼睛处于静止状态时，框架眼镜的视野取决于镜片边缘与瞳孔的相对位置，当眼球转动时，框架眼镜的视野范围被限制在镜片的边缘范围之内，当视线指向镜片范围以外时，则不能获得良好的矫正视力，接触镜的光学区覆盖配戴眼的整个瞳孔区，可保持配戴眼的视野范围与正视眼的视野范围相同（图 1-16A，图 1-16B）。

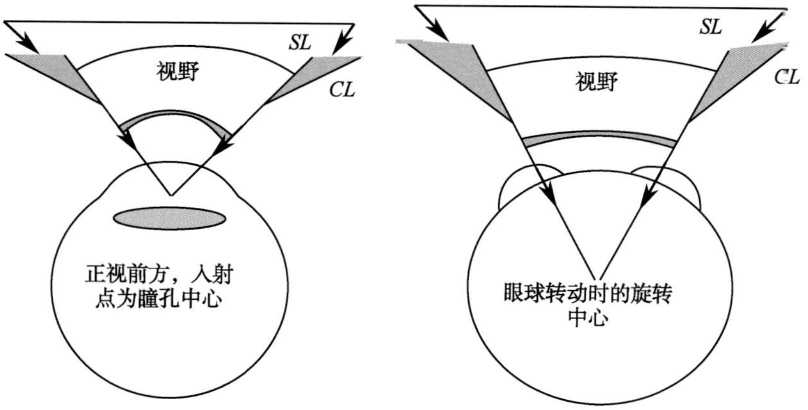

图 1-16A　近视眼的视野

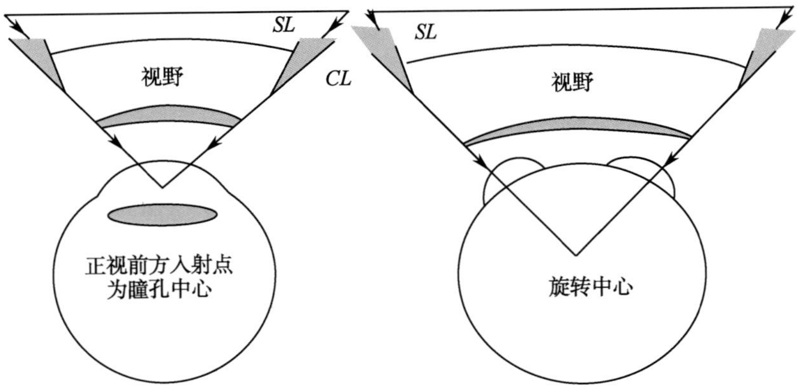

图 1-16B　远视眼的视野

（二）框架眼镜镜片边缘的棱镜效应对视野的影响

1. 正框架眼镜的环形盲区（图 1-17A）　当配戴眼的视线指向正框架眼镜的边缘时，由于镜片的棱镜效应，目标 O_1 成像于 O_1'，而紧靠 O_1' 的 O_2 又被镜片外的视线直接看到，因而内光界 PO_1 至外光界 PO_1' 之间形成环形盲区。

2. 负框架眼镜的环形复像区（图 1-17B）　当配戴眼的视线指向负框架眼镜的边缘时，由于镜片的棱镜效应，镜片外的目标 O_1 成像于 O_1'，而 O_1 仍被镜片外的视线直接看到，因而内光界 PO_1' 至外光界 PO_1 之间形成环形复像区。

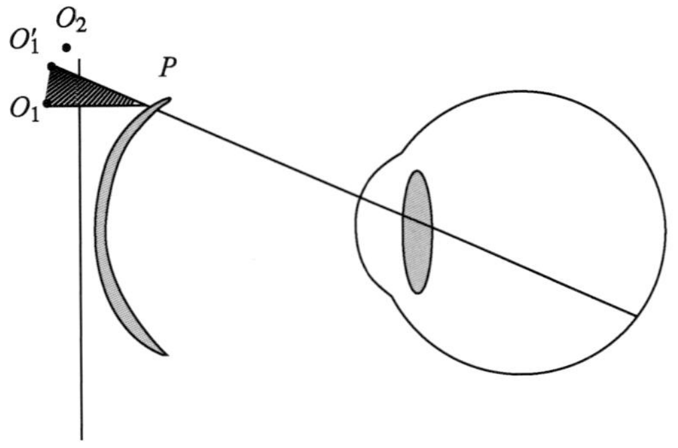

图 1-17A　正框架眼镜边缘的棱镜效应对视野的影响

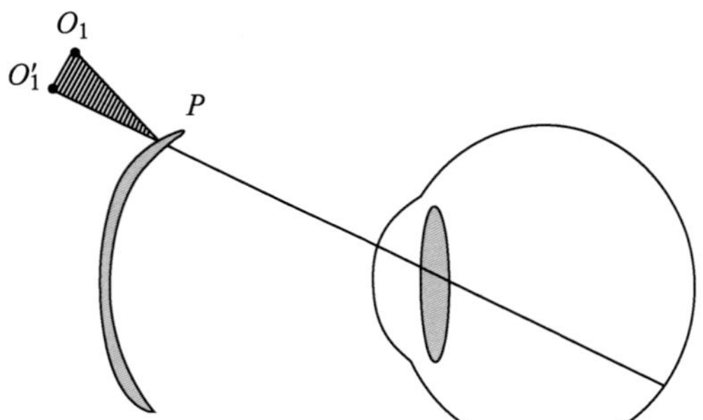

图 1-17B　负框架眼镜边缘的棱镜效应对视野的影响

七、戴接触镜时的调节与集合

在看近物时眼睛需要一定的集合和调节才可以看清，由于框架眼镜离角膜顶点有一定的距离，在看近时受顶点距离的影响，接触镜与角膜间的距离很小，不受顶点距离的影响，所以配戴框架眼镜和配戴接触镜看近时所需要的调节、集合都不相同。

因为接触镜距角膜主点的距离很小（可以忽略），所以在配戴接触镜看近时与正视眼看近的调节基本相同。

同样接触镜距角膜主点的距离很小（可以忽略），当眼球转动时接触镜随眼球的转动而转动，所以在看近时的集合需求与正视眼相同。

对于框架镜，近视眼比远视眼调节少。对于接触镜，近视眼调节大，远视眼调节小。

总结这一节，我们介绍了接触镜屈光力、泪液透镜、接触镜矫正散光、顶点屈光度换算、接触镜的放大效应、接触镜视野以及配戴接触镜时的调节与集合等相关内容。要求掌握接触屈光力的相关知识、泪液透镜屈光度的换算、顶点屈光度换算，了解接触镜的放大效应、接触镜的视野以及配戴接触镜时的调节，并能在实际工作中运用。

第五节　接触镜材料、设计与基本加工工艺

学习目标

1. 掌握：接触镜材料的基本特性，接触镜的基本设计参数的意义和接触镜加工工艺的基本流程。
2. 熟悉：接触镜材料的分类，材料含水量与镜片透氧的关系。
3. 了解：接触镜材料的优缺点和不同接触镜设计的用途及未来发展。

接触镜材料、设计和基本加工工艺是随着更清晰、更健康、更舒适、更实用而发展的。较早期的接触镜材料聚甲基丙烯酸甲酯（PMMA）就是由于它的透氧性差、引起角结膜并发症多、配戴不舒适而被淘汰，早期的单纯球面设计镜片因其试用范围窄、合并不适症状多、视觉效果差等也被新的设计取代。在这一节中我们将介绍接触镜材料的特性、优点和缺点，接触镜的设计和不同类型镜片的基本加工工艺。

一、接触镜材料

（一）分类

- 接触镜
  - 硬性接触镜
    - 硬性材料
    - 硬性透气性材料
  - 软性接触镜
    - 水凝胶材料
    - 硅水凝胶材料

（二）基本特性

不同接触镜材料不仅有共同的特点也有各自不同的特性，下面让我们来了解接触镜相关的物理特征。

透明度：是指镜片的清晰度，是镜片材料的化学纯度、水合作用以及其他因素的综合体现。没有一种物质是完全透明的，因为当光线通过这种物质时总有一些被反射、折射、吸收和散射。通常运用特定波长的光线通过镜片的透过百分比来表示镜片的透明度，大部分的无着色接触镜的透明度为92%～98%。

硬度：材料硬度对硬性材料镜片的影响比软性材料镜片更大，通常使用的有代表性的测量方法分别是“肖氏硬度”和“洛氏硬度”。肖氏硬度较常用，主要用于测试镜片表面抵抗刮痕能力。洛氏硬度是用一个圆头探针对镜片毛料施加压力，多用于确定镜片材料所能承受的压力和材料的弹性。

韧度：是接触镜材料的柔韧性，接触镜镜片的韧度反映镜片的耐用程度和柔韧程度，柔韧性好的镜片在镜片配戴初期好操作，配戴者感觉舒适，但不能矫正角膜散光。韧度对软镜材料的影响比硬镜更大。

抗张强度：是材料在被牵拉断裂之前，所能承受的最大拉力值。与抗张强度关系密切的材料性能是断裂点的伸长百分比，它表示材料样品在材料断裂之前被拉伸的程度。抗张强度高的材料具有良好的耐久性，能够耐受在接触镜操作过程中受到的力（如：清洗、揉搓、

notes

戴入等)。

弹性模量: 是一个常数,表示镜片材料在承受压力时保持形态不变的能力。弹性模量低的材料对压力抵抗能力小,弹性模量高的材料能更好地抵抗压力,保持原形态,提供更好的视力效果。

比重: 在一定温度下的空气中,相同体积的镜片材料与水的重量的比率(水的比重为 1.0)。

折射率: 镜片材料的折射率是光通过空气中的速度与光通过该材料中的速度之比率,又称屈光指数。镜片的折射率越高,使入射光线产生折射的能力越强。接触镜材料的含水量与折射率呈反比。即含水量越低,折射率越高;含水量越高,折射率越低(图 1-18),故在镜片的屈光设计中应充分考虑到镜片水合后折射率的变化。

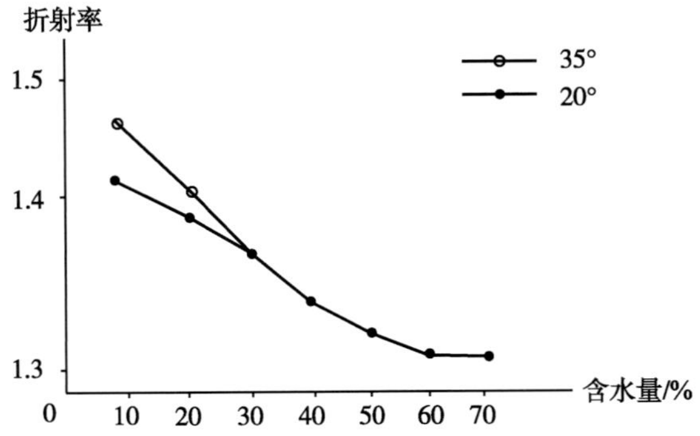

图 1-18　含水量与折射率的相关曲线

可塑性: 材料依照环境的因素塑造自身形态的能力称为可塑性。弹性模量低的镜片可塑性强,柔软,配戴后感觉舒适,但由于镜片的形态随角膜形态而改变,使可塑性强的镜片矫正散光不够理想(泪液透镜过薄)。

亲水性: 材料的水合能力称为亲水性,通常用含水的重量百分率来评估。由于接触镜在实际应用中始终浸在泪液里,所以总是处在充分水合的状态中。

湿润角: 标准盐溶液、被测材料和空气间所形成界面切线的夹角。

湿润性: 材料容许水分覆盖表面的能力称为湿润性。材料的湿润性可通过湿润角来评估。湿润性好的镜片表面泪膜稳定,配戴舒适,视力清晰。疏水材料的湿润角约为 130°,亲水性软镜材料的湿润角小于 30°,介于二者之间的 PMMA 材料湿润角约为 60°(图 1-19)。

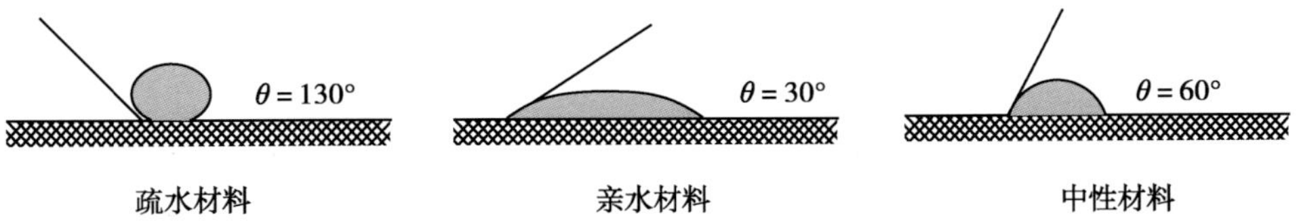

图 1-19　材料表面的湿润角

极性: 材料表面的离子数量称为镜片的极性。离子数量的多寡由材料中带负电荷的基团数量来决定。极性强的镜片称为活性镜片,湿润性好,但也容易吸引泪液中的沉淀物;极性弱的镜片称为惰性镜片,不容易吸附沉淀物,湿润性差。

透氧系数(*Dk* 值): 在规定条件和单位压力差作用下,氧气通过镜片单位面积、单位厚度的速度。是气体溶解系数和扩散系数的乘积。

透氧性: 镜片材料容许氧气通过的性能称为透氧性。

(三)镜片材料

接触镜的材料是高分子化合物的聚合产物是由强键组合在一起的一种或多种单元组成

notes

的物质。聚合过程中单体之间相互作用形成重复单元链，这些链通过交叉连接进一步相互作用形成大分子聚合物，制作接触镜的材料就是这样大分子的聚合物。

1. 硬性接触镜材料

（1）聚甲基丙烯酸甲酯（PMMA）：最早用来制作接触镜的材料，质轻，透明，有良好的透光性，稳定性好，耐用，无毒，不含水，抗沉淀性好，成形性好，用它制作的接触镜易配戴，易清洗，耐磨，容易加工。聚甲基丙烯酸甲酯原料来源充足，价格低廉，但材料透氧性差，作为接触镜材料，长期配戴会引起一系列的因角膜缺氧而引发的并发症。

（2）硅氧烷甲基丙烯酸酯（SiMA）：甲基丙烯酸甲酯和含有硅氧烷集团的不同单体的共聚物。这种聚合物延续了甲基丙烯酸甲酯的优点，结合了硅之后使材料的透氧性大幅度增加，克服了甲基丙烯酸甲酯不透氧的缺点，但由于硅的弱点，破坏了镜片的稳定性、持久性和可复制性，影响了材料的湿润性，使加工好的镜片上容易沉积蛋白质等。

（3）氟硅丙烯酸酯：将氟的单体加入硅氧烷甲基丙烯酸酯的材料中，使材料具有高的透氧性同时又改善了镜片的湿润性，并使镜片具有抗沉淀的能力。

2. 软性接触镜材料

（1）水凝胶材料：软镜镜片的基本材料是聚甲基丙烯酸乙酯（PHEMA），由许多含有亲水集团的聚合物组成，这些亲水集团有活性，对水分子的吸引力很强，使镜片柔软并具有透氧性。这种材料干燥时硬而透明，浸入水中充分吸收水分后成为柔软、富有弹性的镜片。

镜片的含水量是镜片经充分水合后含水重量的百分比。镜片含水量随不同多聚化合物的多少而有很大的不同，为3%～85%不等。

水是氧透过水凝胶材料的传导媒介，氧分子溶于泪液中，透过镜片传导至角膜。亲水性软镜材料的透氧性是其特有的特性，透氧性与含水量成正相关。对于亲水性软镜材料由于泪液泵作用很小，镜片的氧的通透是由外界直接穿过镜片传导至角膜的。

软镜含水量与镜片组成相关，同时也受环境因素的影响。亲水性与环境渗透压有一定关系，通常高含水软镜（>50%），镜片的含水量越高透氧性能就越好，就越柔软，戴在眼睛里的移动度就越小，越能提供舒适清晰的视觉效果，越有利于角膜的代谢。但含水量高的镜片需水量也多，蒸发水分快，容易脱水，易引起眼干涩，发痒，镜片上容易沉积沉淀物。高含水镜片材料密度低，折射率低，镜片脆弱，强度差，易损坏，适合于更换型和抛弃型镜片。低含水镜片与高含水镜片相反，材料密度高，稳定，折射率高，弹性好，成形性好，耐用，不易脱水，光学性能好，适合于矫正伴有轻度角膜散光的患者（表1-2）。

表1-2　不同含水量SCL和Dk/t

含水量/%	$Dk/\times10^{-11}$（cm^2/s）[mLO_2/（mL·hPa）]	最小厚度/mm	$Dk/t/\times10^{-9}$（cm/s）[mLO_2/（mL·hPa）]
38	9	0.03	30
55	18	0.06	30
70	36	0.12	30

（2）硅水凝胶材料：虽然含水量增高可以使透氧性增加，但仍不能满足角膜的氧需求，因此科学家们将氟化硅氧烷加入水凝胶材料中，制造出了高透氧的硅水凝胶镜片材料。这种材料就像字面的理解一样，在水凝胶的原浆里增加了硅和氟元素。硅可以吸收空气中的氧，然后穿透镜片材料将氧分子带到角膜表面。但硅的加入也带来了一些不利的因素，镜片会变得比水凝胶镜片要硬，配戴的舒适度要差，硅添加得越多，镜片越疏水，湿润性就越差，镜片脂质沉淀增多，使护理难度增加。为了克服这些缺点，科学家们又改进了材料的比例，选择最适合的硅的比例，不通过镀膜工艺使硅水凝胶材质具有亲水性。通过长链大分子将硅与水凝胶完美结合，使镜片同时具备水凝胶和第一代硅水凝胶镜片的优点，不仅镜

notes

片透氧性提高，不易脱水，蛋白质沉淀少；同时镜片还具备水凝胶镜片般的柔软、丝滑，配戴非常舒适。新一代硅水凝胶镜片的开发使透氧和舒适可以兼得，给配戴者平衡全面的健康舒适体验。

3. 美国食品和药物管理局（FDA）将含水量低于50%的材料定为低含水材料，含水量高于50%的材料定为高含水材料。

根据材料的表面离子性将其分为4个类型，分类方法如下：

Ⅰ类：低含水非离子性材料

Ⅱ类：高含水非离子性材料

Ⅲ类：低含水离子性材料

Ⅳ类：高含水离子性材料

（四）优缺点

1. 硬性接触镜（表1-3）

表1-3　硬性接触镜材料各项性能

特点	硬性材料	硬性透气性材料
光学性能	好	好
物理稳定性	好	好
抗沉淀性	好	差
可加工性（研磨修正）	好	较好
生物相容性	好	好
可操作性	好	好
透氧性	差	较好，好，很好
配戴舒适度	差	较差
视力矫正	好	好
视力稳定性	较好	较好，好
视觉质量	好	好，很好
镜片直径	小	小，较小，大
镜片脱落	易	易，不易
验配难度	大	大
引起眼部并发症	多	少
戴镜过夜	不能	可以
价格	低	高

2. 软性接触镜（表1-4）

表1-4　软性接触镜各项性能

特点	水凝胶材料	硅水凝胶材料
光学性能	好	好
物理稳定性	好	好
抗沉淀性	好	第一代差，新一代较好
可加工性	好	好
生物相容性	好	好
材料强度	低	较低
透氧性	差	较好，好，很好
软硬度	柔软	有一定硬度

notes

续表

特点	水凝胶材料	硅水凝胶材料
防紫外功能	有	有
配戴舒适度	好	较好
视力矫正	好	好
视力稳定性	较好	较好，好
视觉质量	好	好，很好
可操作性	与镜片含水量和厚度相关	好
异物感	小	较大，新一代较小
镜片脱落	不易	不易
验配难度	易	易
引起眼部并发症	多	少
美容镜片、彩色镜片	有	无
戴镜小睡	不能	可以
价格	低	高

二、接触镜设计

自人们有了接触镜的想法以来，接触镜的设计就在不停地向着健康、经济、实用、多元化等方向发展，接触镜设计的目标是多功能、超视力、没有并发症。

（一）设计参数

接触镜镜片主要根据眼表特征、镜片材料特征和镜片用途来设计，特别是角膜的生理需求，其次也要考虑镜片的光学性能、加工能力和生产成本。

接触镜主要由三部分组成，分别是镜片光学区、周边区和镜片边缘（图 1-20）。

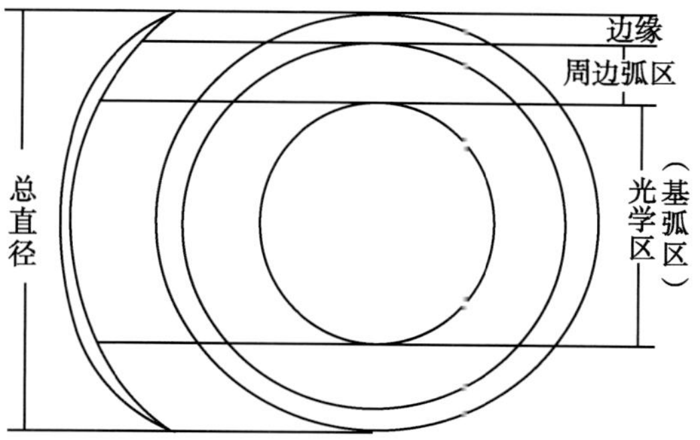

图 1-20　镜片各部位名称

接触镜的屈光度由镜片外表面（前表面）决定，接触镜的定位由镜片内表面（后表面）决定，镜片下的泪液循环则由镜片边缘形状维持。

1. 接触镜内表面　正常的角膜直径平均 11.0mm，中央 4.0～6.0mm 区域基本为球面，周边则逐渐平坦呈非球面，最理想的接触镜是其后表面与角膜前表面充分吻合以避免镜片局部对角膜产生压力，引起角膜的局部损伤。

（1）球面：镜片弧面上任意两点的曲率半径值均相等

（2）非球面：镜片中心顶点至边缘的曲率半径值越来越长（图 1-21）。

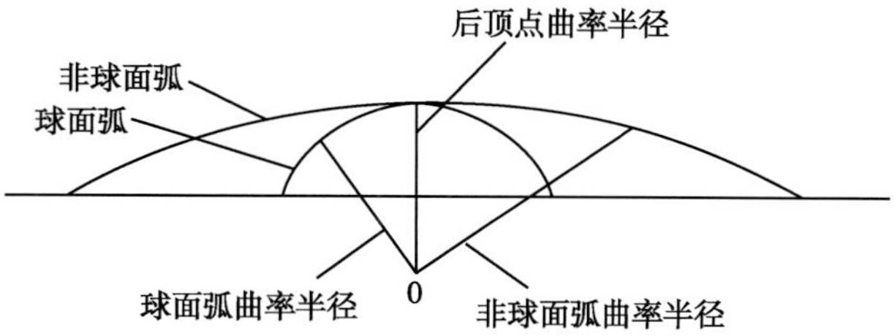

图 1-21　球面与非球面的比较

2. 接触镜片 e 值　镜片弧面中心顶点至边缘曲率半径值的变化称为镜片弧面的离心度，通常用 e 值来表示。不同的 e 值表示不同形态的弧，$e=0$ 为圆弧；$0<e<1$ 为椭圆弧；$e=1$ 为抛物线弧；$e>1$ 为双曲线弧（图 1-22）。

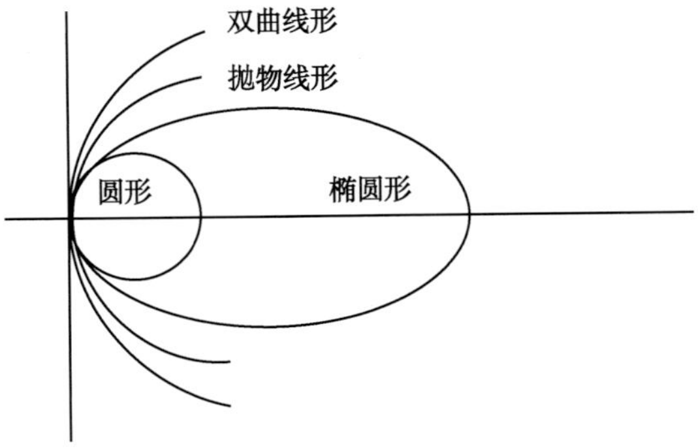

图 1-22　不同的 e 值形态的弧

接触镜内表面形态根据配戴眼角膜前表面的 e 值来设计，在角膜前表面中心 4.0～6.0mm 范围呈球面弧，周边部则渐趋平坦，因此接触镜的内表面形态常被设计为双球弧面，多球弧面，椭圆弧面或抛物线弧面等。

3. 接触镜的外表面　接触镜外表面决定镜片的屈光度，镜片外表面有屈光度的范围称为外光学区，外光学区一般为球面设计。

为了使透镜更薄，通常将镜片周边区围绕外光学区的周边部分削薄，被称为缩径设计，削薄的部分称为缩径区。

4. 基弧　镜片光学区的内表面曲率半径被称为基弧，以 mm 作单位。

基弧特指镜片的内表面光学区弧面，基弧值越大，镜片越平；基弧值越小，镜片越弯。镜片的基弧通常设计为 6.8～9.2mm 等若干种规格，供验配时根据角膜的弯度选择。在实际应用时镜片基弧应比角膜较平曲率略平 10% 左右，以利于镜片下的泪液循环。

5. 周边弧　镜片内表面基弧以外的弧面曲率半径称为周边弧，以 mm 为单位。

为适应角膜外表面的形态，镜片的内表面常设计为双球或多球弧面，如果镜片的内表面有两个曲率称为双弧镜片，由多个曲率组成则称为多弧镜片。基弧以外的紧邻弧称为第二弧（或中间弧），第二弧以外的紧邻弧称为第三弧，依次类推，最靠边缘的弧面称为边缘弧。通常自中心至周边各弧面曲率半径依次增大，依次变平。基弧与第二弧交接部称为第一汇结（接合部），第二弧与第三弧交接部称为第二汇结。为使角膜表面受力均匀，配戴舒适，各汇结处可进行融合处理。

6. 直径　镜片边缘两对应点之间最大的直线距离称为直径，以 mm 为单位。一般情况下软性接触镜（SCL）应能完全覆盖角膜，并超出角膜周边 0.5mm 以上，直径为 13.5～15.0mm。硬性透气性接触镜（RGPCL）的直径则为 8.0～10.0mm。

7. 屈光度　镜片折光力的定量参数称为屈光度。以 D 为单位。

负透镜中间薄边缘厚，正透镜中间厚边缘薄。屈光度越高，镜片中心与边缘的厚度差越大。接触镜的屈光度通常取 +20.00～−20.00D。

镜片的屈光度与其光学区内、外曲率半径、中心厚度及充分水合后的原材料的折射率等因素有关。

8. 厚度　镜片内、外表面的垂直距离为镜片厚度，以 mm 为单位。分为中心厚度、旁中心厚度和边缘厚度等。

镜片过薄影响镜片的操作、耐用和角膜散光的矫正；或可引起镜片中心和角膜的脱水。镜片过厚可影响镜片的透氧性能、舒适度和稳定附着。故 SCL 的中心厚度通常控制在 0.035～0.15mm 之间。

9. 边缘　镜片边缘是镜片内外表面的几何交界区。

因为镜片的边缘位于上下眼睑下，所以镜片边缘的厚度和形态会影响镜片配戴的舒适度。

镜片周边弧边缘有不同的形状设计（图 1-23），各种设计有不同的特点，各有优缺点。

圆边确保镜片边缘和球结膜的光滑接触，减少机械刺激。圆边也可以促进镜片移动和泪液交换，促进长时间健康和舒适。

硬性透气性接触镜周边弧边缘往往设计有一点抬高，远离角膜表面（滑雪板样设计），这样就使位于这部位的泪液形成一个弯月面，即镜片边缘泪新月，泪新月的宽窄与镜下泪液交换密切相关，同时通过边缘抬高高度的调节也可以改善镜片定位（图 1-24）。

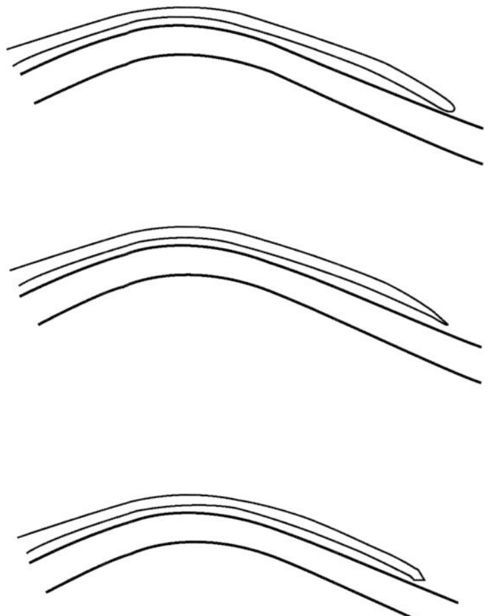

图 1-23　不同边弧设计（软镜）

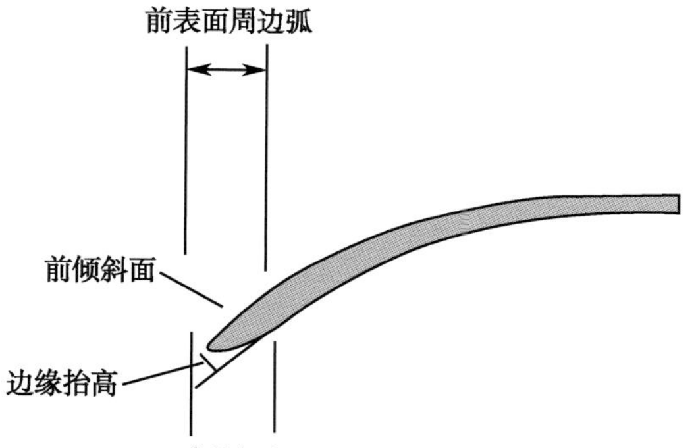

图 1-24　硬性透气性接触镜边缘设计

（二）镜片设计

1. 普通设计　用于普通近视眼、远视眼和低度散光的矫正。

（1）球面：镜片内弧面上的曲率半径相等，是较早期的设计，为了与角膜形态吻合，设计镜片直径较小。

（2）非球面：镜片内弧面中央 6mm 区域为球面，镜片周边区至镜片边缘的曲率半径值越来越大，这样就更吻合角膜的形状，使镜片后表面尽量与角膜外表面平行使像差最小，视觉最清晰。

2. 特殊设计　随着科学技术的发展，镜片的设计也向着实用性，多样性发展。接触镜除了矫正近视眼和远视眼的设计外还有以下设计。

（1）散光：随着人们对视觉质量要求的提高，接触镜特别是软性接触镜也加入了散光设计。散光镜片最关键的是镜片轴位稳定性的设计。一些散光设计镜片采用快速稳定技术（accelerated stabilization design，ASD），眨眼时，增厚区附近的加速倾斜设计与眼睑产生互动，使镜片迅速回位。该设计可节省验配时间，临床测试证实戴上镜片仅需 1min，镜片的旋转即小于 10°（达到稳定状态）。其他定位设计采用从顶部到底部逐渐增厚的棱镜稳定法，可准确快速稳定轴向，镜片旋转的稳定性在 10° 以内可以达到 96%，360° 舒适区设计，均匀的薄化镜片边缘，使配戴更舒服。

（2）双焦点和多焦点：随着人们生活水平的提高，中、老年人对接触镜的需求也增加，这就需要有针对于老视的接触镜。

常见的老视镜片设计：衍射型，双焦点和多焦点，非球面，衍射型与非球面的联合性设计。

（3）彩色美容：将接触镜片上加上各种不同的颜色和图案使戴镜人的眼睛呈现不同的色彩和图案。

（4）抗紫外线：将苯丙三唑紫外线吸收单体与镜片材质结合，提供抗紫外线功能，在镜片材料中加入防紫外单体，ACUVUE（−3.00D）可阻挡 97%UVB 和 83%UVA。不含防紫外线单体的普通软镜可阻挡 15%～25% 的紫外线。防紫外线的程度和镜片的厚度成正比。

接触镜可以完全遮盖瞳孔区，添加了防紫外线功能就可以完全阻挡紫外线进入眼内，但接触镜不能阻挡紫外线对眼睑和结膜的侵害，因此需要配合太阳镜使用。

（5）控制近视发展：角膜塑形镜在一定程度上可以控制近视发展。

按角膜塑形镜控制近视原理设计加工的软性接触镜也即将问世。

控制近视眼的渐变多焦点镜片还在临床适用阶段。

（6）圆锥角膜片：根据圆锥形状不同，镜片内表面有而不同的设计（如：多弧设计，草帽形设计等）。

（7）治疗

1）绷带片：像绷带作用的镜片，用于角膜手术、外伤后遮盖角膜，用于角膜损伤的遮盖等。

2）缓释片：利用接触镜镜片吸水能力吸收药液，当配戴接触镜时药物成分就会缓慢释放至结膜囊内，使眼表的药物浓度保持稳定。

3）虹彩片：将接触镜上涂装模拟人类虹膜的颜色（包括瞳孔区黑色和瞳孔区透明）用以遮盖角膜白斑，替代无虹膜或白化病患者的瞳孔功能等。

4）保湿镜片：镜片表面的保湿因子可以稳定泪膜，缓解干眼症状。

5）用于眼球震颤的特殊设计镜片。

三、接触镜加工工艺

（一）软镜

软镜加工工艺的选用取决于镜片的材质、预先的设计和相关的成本。在所有加工工艺中，软镜的成品配方取决于选定的液态材料单体，目前约有离心浇铸工艺、车削工艺、干态模压工艺、稳定软性铸模工艺、综合成型工艺等5种基本加工工艺用于生产软镜。

1. 离心浇铸工艺（图1-25） 1961年捷克科学家Otto Wichterle发明了离心浇铸技术。一家美国的国家专利公司获得该专利技术，后来某公司购买了该工艺专利权。该加工工艺即成为第一种用于商业生产软镜的方法。

（1）加工过程

1）将液态材料单体精密滴至可旋转的模具上：模具形状决定了镜片前表面形态，镜片后表面取决于模具旋转速度而形成的旋转面。旋转速度加快，离心力增大促使材料往模具周边流动而形成薄的镜片。

旋转速度越大，镜片凹透镜（负度数）度数越高。

2）在旋转过程中，用紫外线辐照将液态的软的镜片固化成干态的硬的镜片。

3）将干态的镜片进行边缘修改和特殊抛光处理。

4）进入后期工艺。

（2）影响因素：镜片大小、形态和屈光度等可通过以下途径改变：

1）改变模具的曲率。

2）改变模具旋转速度。

3）控制材料单体的滴量。

4）使用不同材料单体。

5）控制聚合速度和时间。

在离心旋转过程中，镜片材料的含水量越高，水分蒸发的速度就越快，在水合的过程中干态镜片膨胀加大了镜片

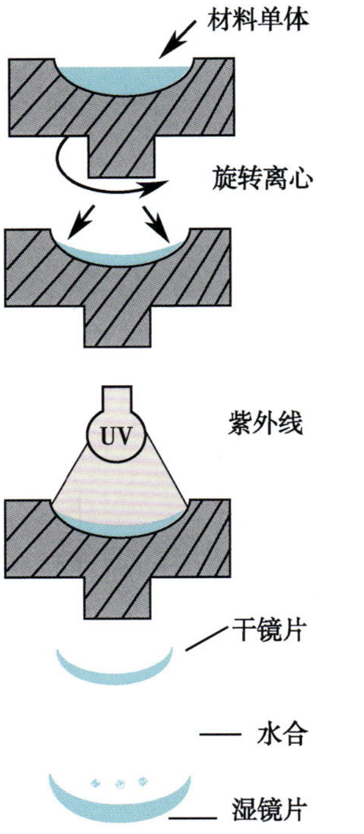

图1-25 离心浇铸工艺加工方法

的误差，且重复性差，这就限制了离心浇铸加工工艺的应用范围。

（3）优缺点

1）成本较低，生产效率高，镜片重复性好。

2）柔软，表面光滑，可塑性强。

3）中心厚度薄，镜片透氧好。

4）镜片的弹性模量较低，成形性差，操作不便。

5）矫正散光效果稍差。

6）内曲面因材料的离心力和张力呈抛物线弧（非球面）形。

2. 车削工艺（图 1-26）

（1）加工过程：首先制作可以将材料单体聚合成纽扣毛坯的模具。

1）将液态材料单体精密滴至模具上。

2）用紫外线辐照将液态的单体材料聚合并制成厚约 8mm 和直径约 15mm 的纽扣状毛坯。

3）将毛胚固定在车床上，切削加工成干态的镜片。

4）对干态镜片边缘修理和抛光。

5）进入后期工艺。

（2）优缺点

1）镜片成形性好。

2）好操作。

3）可以在一定程度上矫正低度散光。

4）加工误差大，重复性差。

5）工艺花费高，不可能进行大批量生产。

6）不能生产抛弃型或频繁更换型镜片。

3. 干态模压工艺（图 1-27）

（1）加工过程：首先制作各种针对不同度数和设计的模具，模具前曲率形状决定镜片屈光度（凹模），模具后曲率形状决定镜片后表面形状和设计（凸模）。

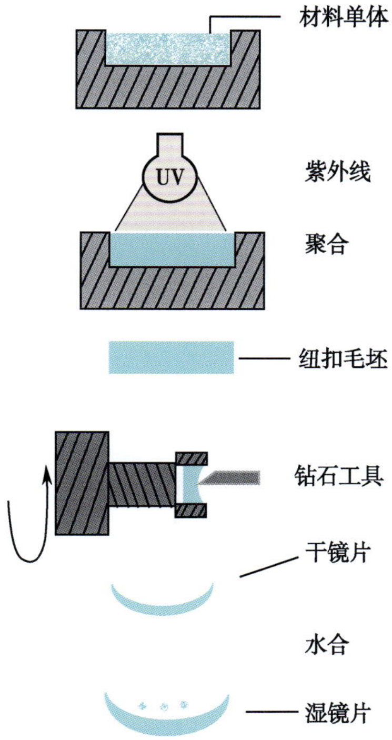

图 1-26　车削工艺加工方法

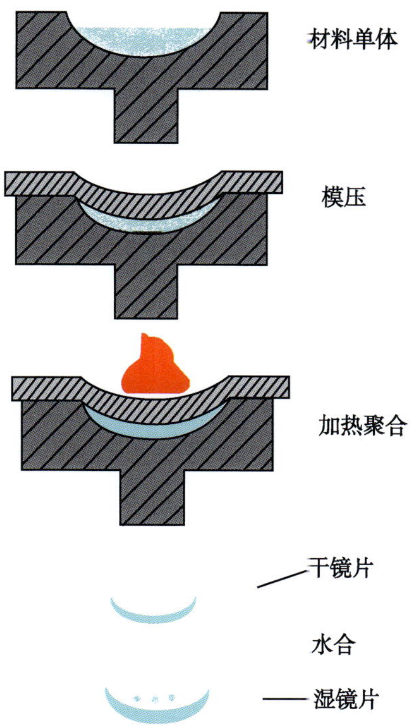

图 1-27　干态模压工艺加工方法

1）将材料单体按精密分量注入凹模中。

2）用凸模套入凹模进行铸压。

3）用紫外线辐照将液态的单体材料聚合固化。

4）将凹模与凸模以机械力分离。

5）对干态镜片边缘修理和抛光。

6）进入后期工艺。

（2）优缺点

1）成本低，生产效率高，可大批量生产。

2）可重复性好，适合加工抛弃性镜片。

3）镜片成形性好，较易操作，适合初戴者。

4）视力清晰，可一定程度上矫正低度散光。

5）镜片较厚，透氧稍差。

6）镜片强度稍差，容易破损，不耐久用。

4．稳定软性铸模工艺（图 1-28）

（1）加工方法

1）加工模具：用高硬度钢铁制造母模，并用激光干涉仪测量模具的光学表面，使其精确度达百万分之 6 英寸（15.24cm）。

2）根据模具的几何形态浇注制作聚苯乙烯套模（一次性使用）。

3）滴注和镜片成形：在氮气无氧的环境中，单体和惰性稀释液材料滴注到凹模具上，套上凸模具。

4）白光照射将材料聚合。

5）取走模具（每只镜片的生产模具一次性使用）。

6）进入后期工艺。

（2）与以往工艺的显著不同

1）光辐射快速聚合。

2）在整个生产中镜片保持软态，即从液态到半固态，始终保持“湿态”。

3）整个生产过程镜片的膨胀系数低于 10%。

4）不需边缘抛光。

5）每只镜片用 ×10 倍放大镜检测。

6）完全自动化、系统一体化加工。

（3）优缺点

1）比传统铸模工艺提高生产效率，降低成本。

2）镜片生产重复性好，速度快，成本低，可用于加工抛弃型镜片。

3）镜片的膨胀系数非常小，成品参数准确。

4）视力清晰，可一定程度上矫正低度散光。

5）镜片较厚，透氧稍差。

6）镜片强度稍差，容易破损，不耐久用。

5．综合成型工艺　综合成型工艺包括旋转切削工艺和铸模切削工艺，就是先分别进行旋转成形工艺和干性铸模工艺制成镜片毛坯，然后用电脑数控车床切削出预期的镜片内表面，并进行外表面抛光处理。

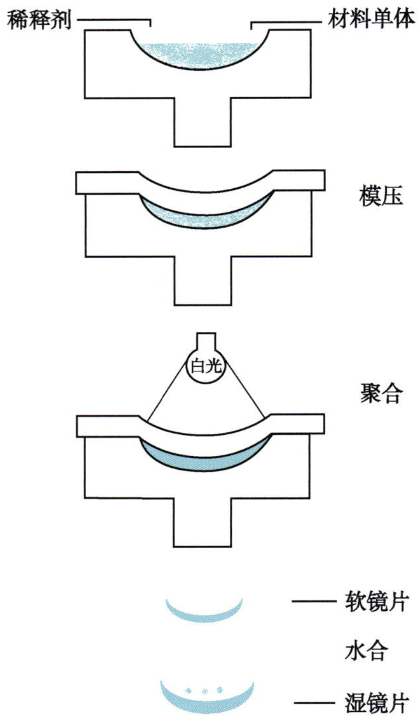

图 1-28　稳定软性铸模工艺加工方法

这种方法的特点就是综合两种加工工艺的优点，抵消掉缺点，以使镜片更加完美。

6. 后期工艺 以上各种不同的加工工艺在“聚合”后的后期工序都大致相同。

镜片的后期工序：

蚀刻标记 → 水合 → 萃取 → 品控 → 染色 → 灭菌 → 包装 → 封口 → 贴标签 → 外包装

（1）蚀刻标记：在干态镜片非光学区标记镜片的品牌、系列、参数（如：基弧、度数、直径）以及散光镜片的散光轴等。这些标记可以起到防伪，辨认镜片的规格，评估散光镜片的定位，辨认镜片正反面等作用。

标记通常位于镜片的外表面边缘，可用激光、化学腐蚀、机械铸压等方法制作。也可以不做标记。

（2）水合：将成形的干态镜片置于80～90℃的生理盐水中，使其充分的吸收水分。水合后的软镜发生膨胀，一般加工方法镜片的膨胀系数是50%，镜片的膨胀与含水量相关，欲使各种参数精确地达到设计的要求，必须严格控制水合液的渗透压和酸度，以免影响镜片参数。

（3）萃取：把水合后的镜片置于凹陷多孔的片篮中，通常每一个萃取方盘有30～50个篮位。将方盘放入80～90℃的生理盐水水槽中，恒温静置20～25h，这个过程称为萃取。通过萃取液的热能可以使镜片中未聚合的单体进一步聚合，镜片中可溶性的添加剂和杂质可以析出。萃取工序可以使镜片材料更加纯净透明。

（4）染色：加工好的镜片为无色透明，可以不染色，为了好辨认、美观、治疗等功能也可以给镜片染色，镜片染色的工艺方法多种多样，常见的有混染、浸染、共价结合、印染法和三明治法等。

1）混染法：将染料加入尚未聚合的单体材料中，搅拌均匀，当材料固化后颜色布满整个成品镜片。

2）浸染法：将镜片浸入低渗溶液中，使之膨胀后，再将镜片需要染色的部分浸在染料中，当镜片从膨胀状态恢复到正常状态时，由于染料的分子大于镜片材料的孔隙，故以不溶解的形式停留在镜片基质的网状结构中。

3）共价结合法：将染料涂布在镜片表面，染料以化学键的形式结合在镜片上，成为镜片材料的一部分。

4）印染法：用印刷或打印的方法在镜片表面染色。

通常经过萃取的软镜采用浸染法或共价结合法进行染色，在染色过程中，用特制的装置将镜片的边缘及与瞳孔相应的区域遮盖，可使染色后镜片的边缘及瞳孔区保持透明。

5）三明治法：将通过以上某种方法染色好的镜片夹在两层透明的镜片中间，像“三明治”一样，色素层均匀夹在透明材质中，镜片表面光滑，色素不直接接触眼表组织，保证了配戴的舒适、安全和健康。

（5）品控：品控是后期工序中最为主要的工序。通常普检镜片表面质量、屈光度，抽检镜片的直径、基弧、矢深、含水量、中心厚度、边缘厚度、边缘形态，必要时检测分析镜片的强度和透氧性能。

因为切削成形工艺的镜片可重复性较差，所以需要普检镜片的直径、基弧、中心厚度等参数。

（6）封口、灭菌、包装

1）品控合格的镜片放入盛有生理盐水的镜片瓶中，要求瓶内的生理盐水渗透压精确，容量标准。

2）用铝盖封口。

3）高温蒸汽消毒：将封口后的瓶子放入高压蒸汽消毒器中恒温 20min。［压力：103kPa（1.05kg•cm^{-2}），温度：121～124℃］

（7）贴标签：取出灭菌后的镜瓶，待其冷却后粘贴标签，标签上应注明品牌、产地、批号、有效期、镜片材料、含水量、直径、基弧（或系列）、屈光度等有关资料。

（8）外包装：按不同要求分组包装。

（二）硬性透气性接触镜

1. 加工过程

（1）高分子聚合材料先加工成圆柱状镜片毛坯。

（2）用车床封端器夹住镜片毛坯，以刀具依次切削出镜片内表面的各周边弧面和基弧面，抛光。

（3）取下并翻转毛坯，将切好的内曲面用硬蜡固定在铜制夹具上。将夹具夹入车床封端器，再依次切削出镜片的外曲面缩径区和光学区，抛光。

（4）以酒精洗脱硬蜡取下加工好的镜片。

2. 优缺点

（1）弹性模量较大，利于操作，耐用，矫正视力清晰，矫正散光较好。

（2）材料透氧性好。

（3）工效低，成本高，可塑性差，需根据每只眼睛的情况进行个体加工。

（4）舒适度稍差。

3. 后期工艺　部分与软性接触镜的后期工艺相同：

蚀刻标记 → 品控 → 灭菌 → 包装 → 封口 → 贴标签

（迟　蕙　王海英）

1-1扫一扫，测一测

notes

第二章　接触镜相关的基础检查

接触镜（简称 CL）配戴于眼表面，戴镜前与戴镜中要求眼表面特别是角膜具有良好的健康状况，以确保良好的矫正视力、舒适的戴镜状态、正常的角膜生理代谢活动，所以在配戴 CL 前后进行全面的眼科检查、视光检查，以及 CL 和附属用品的检查是必不可少的。仪器设备不健全，不宜开展某些 CL（如 RGPCL、Ortho-K CL）的验配工作，如欠缺设备较多，则不适合开展任何 CL 的验配工作。表 2-1 列出了开展 CL 验配所需要的基础设备和一些特殊检查、检测仪器。

表 2-1　开展 CL 验配所需的仪器设备

		SCL	RGPCL	Ortho-K CL
眼科检查	裂隙灯显微镜	●	●	●
	非接触眼压计	●	●	●
	检眼镜	●	●	●
	干眼检查仪	◎	◎	◎
	Schirmer 试纸或酚红染色棉丝	●	●	●
	角膜知觉计	◎	◎	◎
	非接触式角膜内皮显微镜	◎	◎	◎
	A 超 + 角膜测厚仪	○	◎	◎
	IOL master/LS-900	○	◎	◎
视光学检查	视力表	●	●	●
	电脑验光 + 角膜曲率仪	●	●	●
	检影镜	◎	◎	◎
	综合验光仪	●	●	●
	基于 Placido 的角膜地形图	●	●	●
	Pentacam/Obscan	○	◎	◎
	对比敏感度检查仪	○	◎	◎
镜片相关检查	普通放大镜	◎	◎	◎
	投影仪	◎	◎	◎
	焦度计	○	●	●
	V 形直径测量仪	○	◎	◎
	曲率半径测定仪	○	●	●

注：● 必备设备

◎ 选备设备

○ 无须配备的设备

第一节　眼科检查

学习目标

1. 掌握：裂隙灯检查、泪液检查方法及结果的分析。
2. 熟悉：眼压、眼底的检查方法及结果分析。
3. 了解：角膜内皮细胞计数、眼轴长度及角膜厚度检查及结果分析。

一、外眼检查

观察眼睑形态、睑裂大小、眼睑压及瞬目的状况，有无眼睑炎、睑缘炎、眼睑下垂、瘢痕性睑外翻、严重内翻倒睫、眼球突出（甲状腺功能亢进、眶内肿瘤、炎症等）等。正常瞬目 10～15 次 /min，因瞬目情况与戴镜时的泪液交换密切相关，应注意瞬目次数和程度有无异常。

二、裂隙灯检查

裂隙灯检查是 CL 验配的必要项目，在配戴者初选评估、配戴配适评估、随访复查中都是主要的项目，需要检查者具有熟练地操作技能和丰富的临床验配经验。在验配前的检查中，主要是为了确定眼部的适应证和禁忌证，并且评估眼球的整体情况和能否戴 CL 的相关特征；在验配过程中，主要是对 SCL 配戴者的处方进行配适评估，以及对 RGPCL、Ortho-K CL 试戴进行配适评估；在随访复查中，作为主要的项目之一，检查者需着重观察 CL 的中心定位、活动度，有无破损、污染、蛋白质沉积和划痕。

裂隙灯检查由外向内的基本检查顺序是：眼睑—睑缘—睫毛—泪器—睑结膜—球结膜—结膜囊—角膜巩膜缘—泪膜—角膜—前房—前房角—虹膜—瞳孔—后房—晶状体。先右眼后左眼，筛查时平均每只眼睛检查 120s，如果有具体问题再作进一步检查。

（一）主要的观察方法

1. 弥散照明法　主要观察外眼，如眼睑、睫毛、睑结膜、球结膜、角巩缘，前房，虹膜和晶状体的大体情况，是观察镜片配适状态最常用的方法。

2. 直接照明法　当裂隙宽度稍宽时，观察呈六面体形的角膜，观察角膜各层的病变；当裂隙很小时，可观察角膜切面，如角膜异物的位置，病变的深度。

3. 间接照明法　观察角膜上皮的微囊和微泡。

4. 后照法　观察角巩缘的新生血管，角膜浸润和水肿。

5. 角膜缘分光法　观察角膜中央水肿（CCC），浸润等。

6. 镜面反射法　主要用于角膜内皮的观察和泪膜的观察。

7. 染色检查

（1）荧光素染色：在结膜囊内滴入 2% 荧光素钠，用钴蓝光照明，观察系统可加用 #42 滤光片（或 Wratten12），观察方法同弥散照明法。该方法主要用于检查泪膜破裂时间（BUT）、角膜是否有上皮的缺损染色，也用于 RGPCL、Ortho-K CL 的配适状态评估。最好利用荧光素试纸一次性使用，点眼液剂型易被铜绿假单胞菌污染。

（2）虎红染色：使用玻璃棒蘸少许药液于结膜面，瞬目数次后在裂隙灯白光下观察角膜、结膜的染色情况。无黏液覆盖的细胞会被染成粉红色，泪液异常的干眼症，角结膜瘢痕病变等染色阳性（正常眼有时睑缘等部位也可能轻度着色）。药液具有光毒性，对眼刺激性强，需注意点眼量。

（二）主要的检查部位（图 2-1）

1. 眼睑　观察皮肤有无水肿、潮红、溃疡、糜烂、肿物、色痣、干燥、结节、疱疹、裂伤等。

2. 睑缘及睫毛　观察有无睑缘充血、水肿、肥厚、缺损、畸形、内翻、外翻，睑缘处有无分泌物、脱屑、糜烂、溃疡、秃睫、倒睫，睑缘处有无裂伤、色素、结节、肿物等。

3. 泪器　观察泪小点的位置（内翻、外翻或不能很好贴附泪湖），观察泪小点有无闭锁、裂伤、狭窄等。观察泪囊区是否有压痛、结节、红肿、溃疡、窦道等。压迫泪囊区观察是否有分泌物自泪小点流出。观察是否有泪腺区的红肿、压痛、结节、泪腺脱垂等。

4. 泪膜　观察泪膜是否完整及下睑缘处的泪液线是否连贯或断续状，观察角膜表面泪膜的黏稠性，观察泪膜破裂时间（BUT）等。

5. 结膜　观察结膜有无水肿、充血、结膜下出血、结膜结石、异物、结膜乳头滤泡、结膜裂伤、结膜瘢痕，观察是否有结膜色素痣，结膜上皮是否干燥和有否干燥斑，观察是否有结膜肿物。正确区分结膜充血、睫状充血和混合充血。

6. 角膜　观察角膜的大小、形态（如：有无角膜圆锥等）、厚薄、有无新生血管、基质条纹、水肿、上皮缺损、浸润、溃疡、云翳、斑翳、白斑、角膜后沉积物（KP）、角膜异物、角膜色素沉积、角膜压迹、角膜肿瘤和角膜内神经纤维。仔细观察病变形态、大小、位置、范围等。

7. 前房　观察前房的有无、深浅，房角宽窄，房水有无混浊，前房有无积血（可调至点状光源，观察有无房水闪辉），有无前房异物，玻璃体是否脱入前房等。

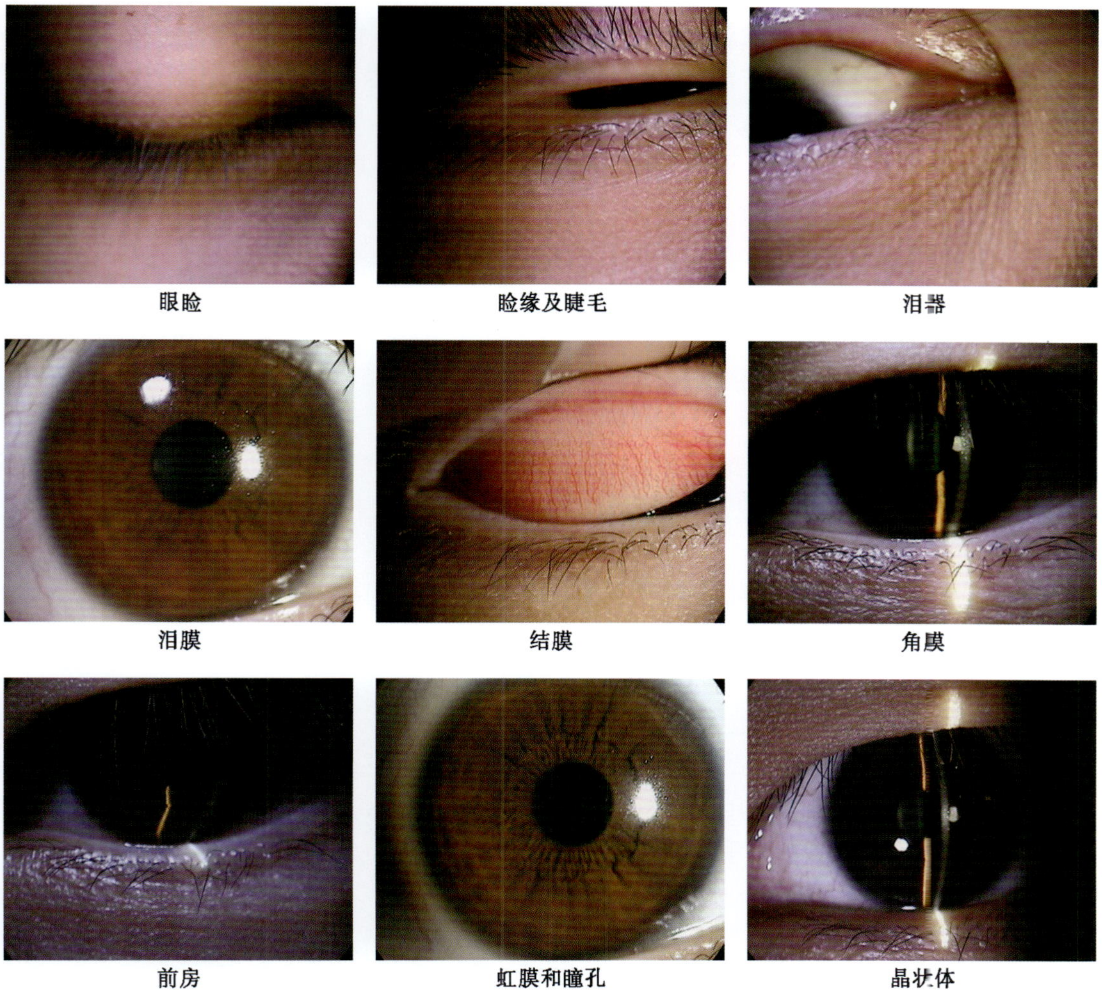

图 2-1　裂隙灯主要眼部检查

8. 虹膜和瞳孔　观察虹膜的色泽、纹理，是否有缺损、裂伤、根部离断，观察有无虹膜震颤、前粘连、后粘连，观察虹膜上是否嵌顿异物、虹膜表面有否结节和色素，观察是否有虹膜新生血管。观察瞳孔是否圆形、对光反射是否正常、是否有后粘连、晶状体前囊有无色素沉着，观察瞳孔有无裂伤、结节（包括观察瞳孔缘结节的大小、形态、透明度、数量和分布）。

9. 晶状体　观察晶状体有无混浊、脱位、破裂和晶状体内异物。

三、眼压、眼底检查

在接触镜验配前后眼压检查及眼底检查也十分重要，用以排除青光眼，视网膜、脉络膜、视神经疾患等。

（一）眼压测量

包括指测法、压陷式眼压计测量法、压平眼压计测量法和非接触眼压计测量法。在接触镜的验配中通常使用指测法、非接触眼压计进行眼压的测量。

1. 指测法　是用来粗测被测者眼压的一种方法，需要积累大量的临床经验才能掌握准确。检查的方法：被测者双眼向下注视，检查者用双手示指尖端，同时交替轻轻触压上睑板上方深部的眼球壁，当一指压迫眼球时，另一指即可感触波动感，两手手指轮流交替压迫和感触，以此估量眼球之软硬程度。记录的方法：以 Tn 表示正常眼压，T+1 表示眼压轻度升高，T+2 表示眼压中度升高，T+3 表示眼压极高，眼球坚硬如石。反之则以 T−1、T−2、T−3 分别表示眼压稍低、较低和极低。

2. 非接触式眼压计　检测前需向被测者讲清楚检查方法和注意事项，取得其配合。被测者坐于非接触眼压计前，嘱将其头部固定于眼压计头架上向前注视，尽量睁开睑裂。在眼压计控制面板上选择“auto”或“man”进行测量，连续测量 3 次，监视屏上会自动显示出眼压值和几次测量的平均值。

正常眼压和病理性眼压：正常眼压的范围为 1.47～2.79kPa（11～21mmHg）。昼夜眼压波动在 2～3mmHg 之间，如果波动高于 8mmHg 则为异常。双眼的眼压的差别正常应小于 5mmHg，如果两眼的压差高于 5mmHg 则需要注意。同时，眼压不能过低，过低就很难维持眼睛正常的现状，功能肯定受到一定影响。

影响眼压的因素很多，如年龄、血压、体位、温度、昼夜时间、环境、药物、食物、饮水、眼球运动、外作用力、眼及全身疾患、神经精神状态等，需要综合考虑。

（二）眼底检查

包括直接检眼镜检查、头戴式双目间接检眼镜检查、眼底照相机检查（散瞳及非散瞳）。在接触镜的验配中通常使用直接检眼镜进行眼底的检查。直接检眼镜（图 2-2）的检查方法如下：

1. 检查宜在暗室中进行，被测者多取坐位，检查者坐位或立位均可。检查右眼时，检查者位于被检者的右侧，用右手持镜，右眼观察；检查左眼时，则位于被检者左侧，左手持镜，用左眼观察。

2. 正式检查眼底前，先用彻照法检查眼的屈光间质是否混浊。用手指将检眼镜盘拨到 +8~+10（黑色）屈光度处，距受检眼 10～20cm，将检眼镜光线射入被检眼的瞳孔。正常时呈橘红色反光。如角膜、房水、晶状体或玻璃体混浊，则在橘红反光中见有

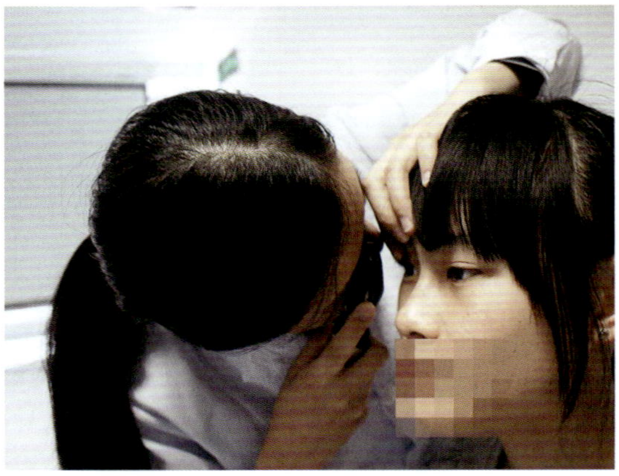

图 2-2　直接检眼镜检查眼底

黑影。此时令被检者转动眼球，如黑影与眼球的转动方向一致，则混浊位于晶状体前方，如方向相反，则位于玻璃体；位置不动，则混浊在晶状体。

3. 检查眼底　嘱被检者向正前方直视，将镜盘拨回到“0”，同时将检眼镜移近到受检眼前约 2cm 处观察眼底。如检查者与被检者都是正视眼，便可看到眼底的正象，看不清时，可拨动镜盘至看清为止。检查时先查视盘，再按视网膜动静脉分支，分别检查各象限，最后检查黄斑部。检查视盘时，光线自颞侧约 15° 处射入；检查黄斑时，嘱被检者注视检眼镜光源；检查眼底周边部时，嘱被检者向上、下、左、右各方向注视、转动眼球，或将检眼镜角度变动。

观察视盘的形状、大小、色泽，边缘是否清晰。观察视网膜动、静脉，注意血管的粗细、行径、管壁反光、分支角度及动、静脉交叉处有无压迫或拱桥现象，正常动脉与静脉管径之比为 2∶3。观察黄斑部，注意其大小、中心凹反射是否存在，有无水肿、出血、渗出及色素紊乱等。观察视网膜，注意有无水肿、渗出、出血、脱离及新生血管等。

4. 眼底检查记录　为说明和记录眼底病变的部位及其大小范围，通常以视盘，视网膜中央动、静脉行径、黄斑部为标志，表明病变部与这些标志的位置距离和方向关系。距离和范围大小一般以视盘直径 PD（1PD=1.5mm）为标准计算。记录病变隆起或凹陷程度，是以看清病变区周围视网膜面与看清病变隆起最高处或凹陷最低处的屈光度（D）差来计算，每差 3 个屈光度（3D）等于 1mm。

四、泪液的检查

泪液湿润眼球表面，为角膜带来氧及营养成分，并排出代谢废物。在配戴 CL 中，提高光学矫正效果、提高眼表防御功能等方面，泪液将发挥积极的光学、生理学和力学方面的作用，能否成功配戴 CL，泪液分泌的质量，泪液膜的稳定性将是最关键的因素之一。许多研究都表明泪液分泌量少的情况下配戴 CL 比正常状态引起的角膜损伤明显增多。

（一）基础泪液量检查

1. Schirmer 试验　被检者取坐位，略向上方视，将 5mm 宽、35mm 长的滤纸一端 5mm 处对折，将这部分置于下睑外侧 1/3 处的结膜囊内，可自然瞬目，5min 后取出滤纸，自折线后测量被泪液润湿的长度。为避免反射性分泌，在暗室中点眼麻醉后，用同样方法测定为第二法。正常值为 10～30mm，年龄增长，泪液量逐渐减少，10mm 以下属泪液减少症。检查前不要给予刺激（如裂隙灯的强光照射等），放置滤纸时需注意不要触及角膜。

2. 染色棉丝法　被检者取坐位，将被 0.05% 酚红染色的棉丝（长 70mm）一端 3mm 处折压，将这部分置于下睑外侧 1/3 处的结膜囊内，可自然瞬目，15s 后取出，测量棉丝的湿润长度（图 2-3）。此法对结膜刺激极小，测定时间短，可基本反映泪液潴留量。正常值 17mm 左右，10mm 以下属于异常，若为 5mm 以下或左右眼相差 10mm 以上时需重复检查。测定前不需要使用表面麻醉，注意取棉丝时先拉开下睑，从上方将棉丝轻轻取出。

（二）泪膜破裂时间（BUT）检查

检查泪液膜的稳定性。荧光素钠染色后，自然瞬目，一旦闭睑然后持续开睑，裂隙灯钴蓝弥散光下见角膜表面被荧光素染色的均匀泪液膜，待出现不规则荧光减弱的暗斑时，即为泪膜破裂，记录这一时间，最好测 3～5 次，取平均值（图 2-4）。一般情况 10s 以上属正常值，5s 以下为异常，表明泪液黏液层的功能欠佳，泪膜的稳定性低下。

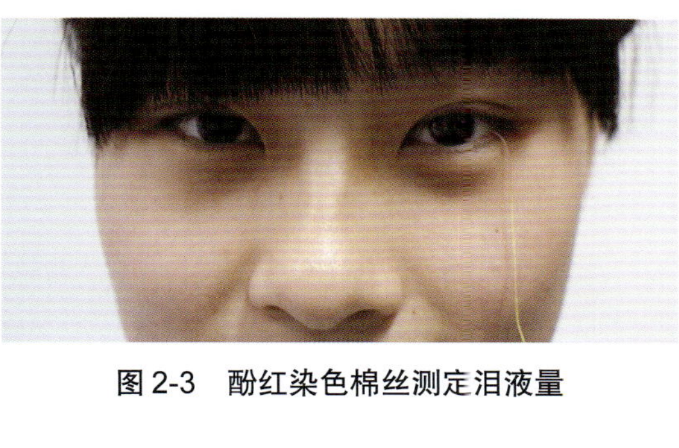

图 2-3　酚红染色棉丝测定泪液量

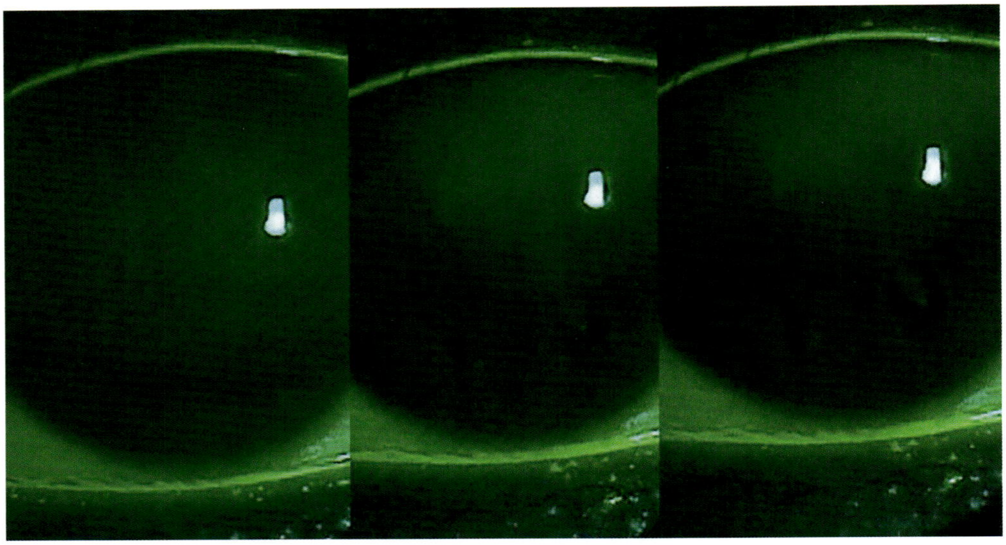

图 2-4　泪膜破裂时间检查

（三）表面泪膜检查

1. 干眼检查仪　在接触镜验配中使用干眼检查仪（dry eye monitor）观察，可鲜明地反映出油脂层影像，不丢失角膜中央影像，同时可将摄取到的泪液图像与四个等级图像做比较来判断并记录泪液的分级，是目前较好的观察仪器（图 2-5）。

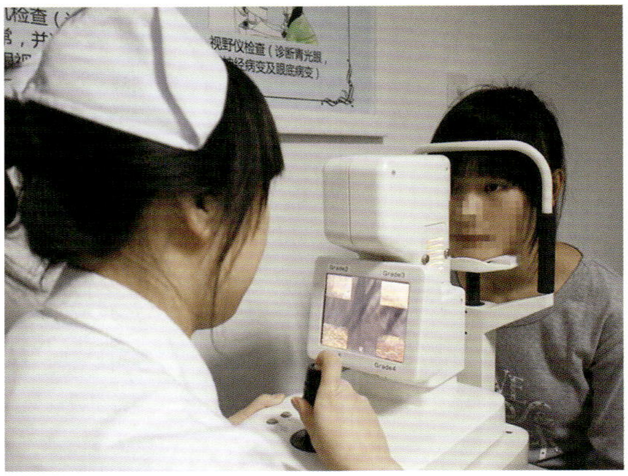

图 2-5　干眼仪检查（TAKAGI DR-1）

（1）裸眼泪膜分级（图 2-6）及评判：此法主要了解泪液膜中水分含量与油脂含量的比例关系，一方面为“干眼症”的诊断提供依据，另一方面对接触镜的配戴适应证和护理提供参考，并观察判断接触镜对泪液膜产生的影响。

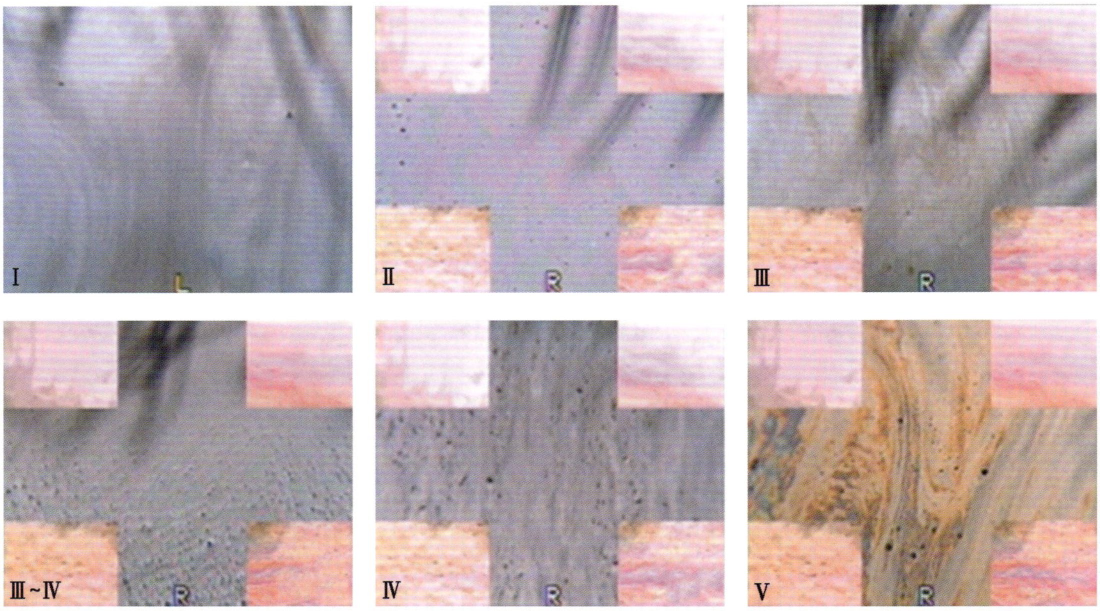

图 2-6　眼表面泪膜形态分级

1）Ⅰ、Ⅱ级表示泪液中水分较多，属于正常状态。

2）Ⅲ、Ⅳ级表示泪液中水油比例失调，油脂层厚度增加，对眼部的湿润作用下降，易出现眼干症状。同时此状态下配戴接触镜，镜片易出现分泌物沉淀，影响配戴效果，须加强镜片的清洁护理。

3）Ⅴ级表示泪液中油脂过多，属重度干眼症，不适宜配戴矫正屈光用接触镜。

（2）镜上泪膜分级（图 2-7）及评判：此法还可观察戴接触镜时镜片表面泪液膜的状态。根据我们的临床观察，无论戴软性接触镜，还是戴透气性硬性接触镜，镜上表面泪膜 50% 左右均为Ⅳ级，这是因镜上泪膜非常之薄，大约 100nm，并不表示脂质成分增多。

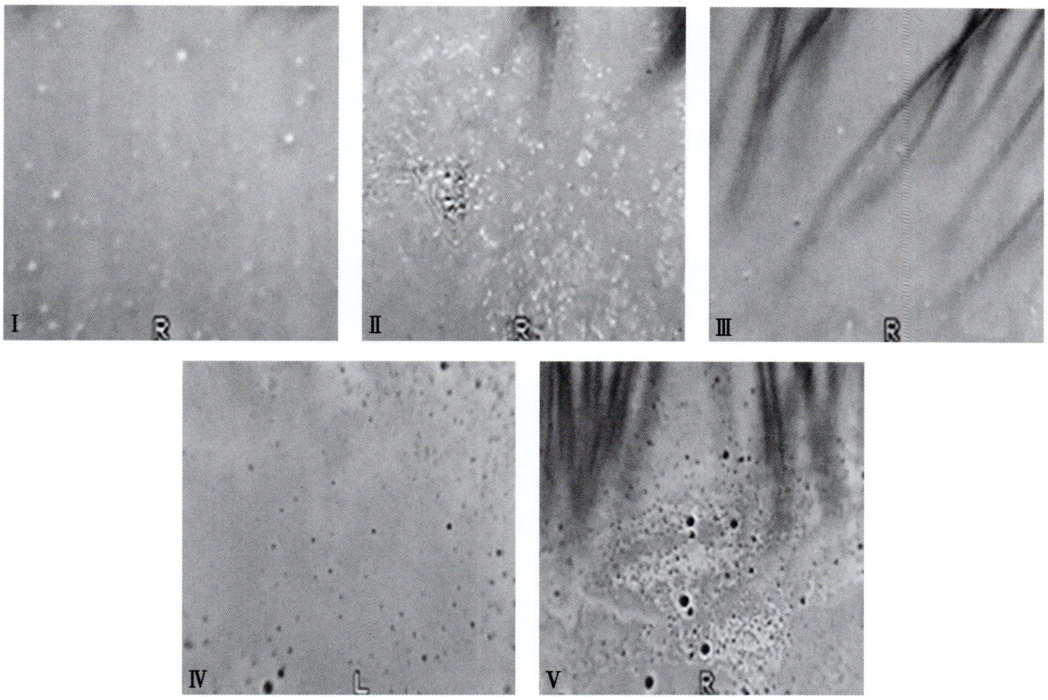

图 2-7　接触镜表面泪膜形态分级

2. 角膜内皮显微镜和泪液镜观察　可以利用角膜内皮显微镜和手持的泪液镜进行观察。使用泪液镜，看到表面油脂层的同时透见虹膜等背景，分辨率较低，而且无法反映角膜中央区的影像，是一大缺点。

（四）其他方法

观察下睑与眼表之间的泪液弯月面，并测量泪液弯月面的高度，断面积，曲率半径等以评价泪液的潴留状态，其曲率半径的参数感度（80%）和特异度（86.7%）最高。

从表面观察泪液的自然破坏（NIBU）与 BUT 不同，应为包括黏液层在内的泪膜全层的破坏像，NIBU 所见也为评价泪液稳定性的指标之一。

五、角膜知觉检查

角膜知觉十分敏锐，患三叉神经麻痹，角膜单纯疱疹病毒感染，角膜移植术后等角膜知觉低下。是否存在角膜知觉异常关系到今后配戴 CL 的安全程度，另外长期配戴 CL 后也需要判断角膜知觉有无减退。最简便的方法是用细棉丝轻拭角膜，观察瞬目反射，左、右眼很容易比较，但不能定量（图 2-8）。

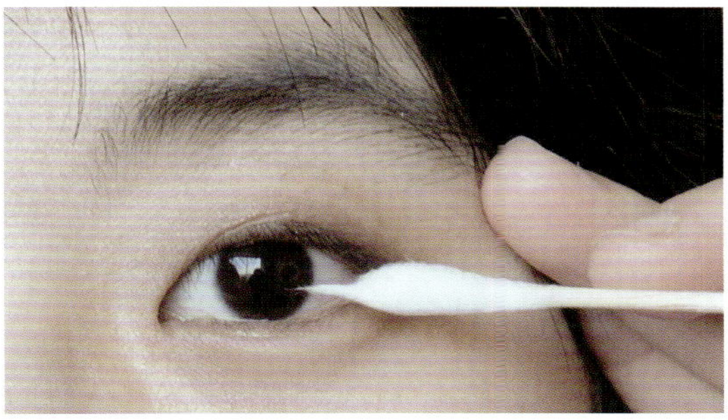

图 2-8　棉丝检查角膜知觉

利用角膜知觉计（Cochet-Bonnet aesthesiometer）可定量测定。其前端尼龙丝垂直触及角膜，出现触及感时的尼龙丝弯曲长度读数再进行换算。正常状态，越接近角膜周边，年龄越大，角膜知觉越低下。尼龙丝受湿度影响，所以规定需在湿度范围内环境下测定。

六、角膜内皮细胞观察

（一）目的

1. 了解内皮细胞的密度、形态、大小、规则性等，以同年龄段正常状态评估角膜内皮细胞形态、功能及其代偿能力。

2. 观察角膜先天、后天异常等眼疾患的角膜内皮细胞形态改变。

3. 观察各种角膜手术及内眼手术对角膜内皮细胞的影响。

4. 验配各类接触镜前后常规检查角膜内皮细胞密度及形态，观察接触镜对角膜内皮细胞短暂及长期戴用后的影响，以进一步评价接触镜的透氧性能、安全性能和长期使用接触镜后角膜的健康状态。

（二）方法

目前临床上角膜内皮显微镜有两种类型：非接触型和接触型。在接触镜验配中主要使用非接触角膜内皮细胞显微镜，其优点是不接触被测者角膜，能自动对焦并照相，能安全、舒适、方便地进行测量，临床上对难以配合的儿童、老人及角膜术后不久者均较便利。

非接触角膜内皮细胞显微镜检查方法：

1. 检查前准备

（1）检查电源及其他连接是否正确，打开升降台、仪器及打印机电源开关。

（2）检查者以鼠标左键点击“I.D.”输入被检者姓名、年龄等资料，点击“END”结束。确定摄影模式为“AUTO”，确定拍摄部位（主要观察角膜中央部分的内皮细胞，可根据需要选择角膜中央、12点、6点、9点及3点钟方向），以鼠标左键点击“RECORD”进入拍摄准备。

（3）嘱被检者舒适地坐于仪器前，下颌及额头置于下颌托及额托的一侧（下颌托感受器可自动判别左右眼并于屏幕显示）。

2. 检查程序

（1）检查者通过仪器屏幕观察被检者眼球位置，调整下颌托及被检者头部位置至被检者眼球位于屏幕正中。

（2）嘱被检者身心放松后尽量睁大眼睛注视眼前绿色注视灯，同时检查者按下鼠标左键开始摄取角膜内皮细胞图像。

（3）可重复多次拍摄，直至屏幕出现清晰细胞图像，然后以鼠标左键点击“ANALYSIS”，再以鼠标左键点击每个细胞中央部位录入细胞（若点击鼠标右键可取消前一次记录），录入区间细胞之间不能有间隔，数量为110～200个，之后点击“END”结束。经仪器内存计算机软件分析后屏幕显示出数据计算结果，按打印键打印角膜内皮细胞图像及分析结果（图2-9）或存入计算机。

3. 重复上述操作拍摄另一只眼角膜内皮图像。

4. 检查完成后关闭仪器开关，切断电源。

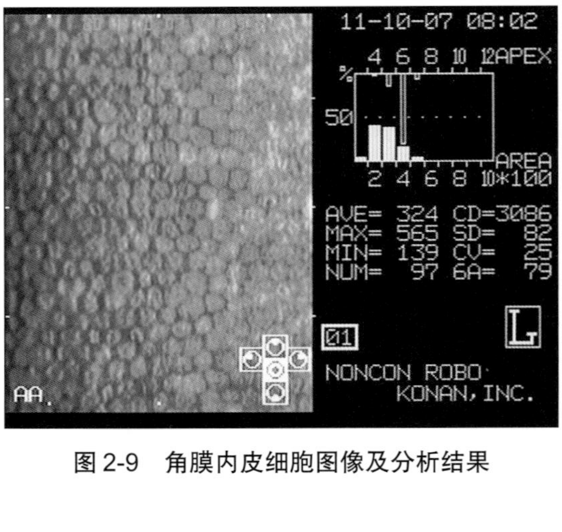

图2-9　角膜内皮细胞图像及分析结果

（三）结果分析

人眼角膜内皮细胞为一单层细胞，呈六角形规则镶嵌。青少年正常眼的角膜内皮细胞密度高，大小比较均匀，排列规则，伴随年龄增长，细胞密度会逐渐减少，大小不同的程度增加，六角形细胞数目减少（图 2-10）。内皮细胞对维持角膜的正常生理功能非常重要。

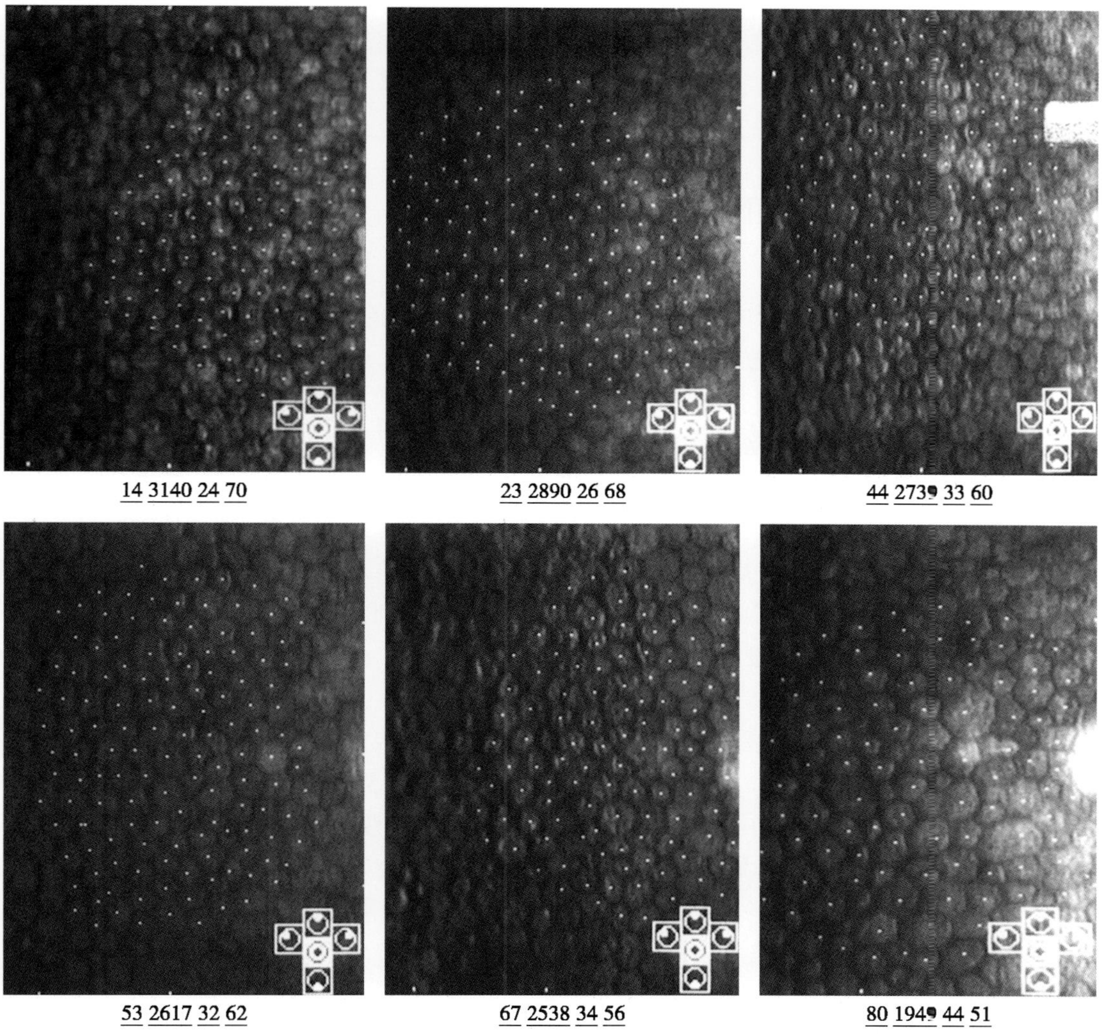

图 2-10　不同年龄非戴镜正常眼的角膜内皮细胞形态

内皮细胞的解析方法有：

1. 定性分析　从拍摄角膜内皮细胞图像中可以看到细胞的完整性、规则性，出现点状、片状暗黑区可能是细胞的水肿、变性、脱落，角膜后壁沉着物等，角膜实质的变性也可见内皮出现不同形态的暗黑区。正常角膜内皮细胞有时也可见黑色点状物、核样物、白色斑状物等。

2. 定量分析　为减少测定误差，最低应对 50 个以上细胞进行分析，100～200 个细胞则信赖度更高。定量分析数据常用的有细胞密度、细胞面积的变异系数（细胞大小不同的程度）和六角形细胞比率。表 2-2 列出了不同年龄段的各项正常指标。

表 2-2　角膜内皮细胞的定量分析

		年龄	数值
细胞密度（CD）	正常值	20 岁	>3 000/mm^2
		60 岁	2 400～2 700/mm^2
	异常值	2 000 以下（500～700 以下发生大疱性角膜病变）	

续表

		年龄	数值
细胞面积的变异系数(CV)	正常值	20 岁	0.25
		60 岁	0.30
	异常值	0.35 以上	
六角形细胞比率(6A)	正常值	20 岁	70%
		60 岁	60%
	异常值	55% 以下	

七、眼轴长度及角膜厚度检查

(一)眼轴长度测量

1. 超声测量法 在临床中主要使用 A 超进行眼轴长度的测量(图 2-11),其方法为:

(1) 被测者取坐位或卧位,用 0.5% 丁卡因表面麻醉。

(2) 双眼睁开,嘱被测者抬起一手指于眼前正上方,直视指端并保持眼球不动。另眼注视上方目标,保证测量眼正位。

(3) 检测者持 A 型探头垂直轻置于角膜顶点测试,球后壁,晶状体前、后囊波形徒直,当听到"嘀"声音后,仪器自动冻结波型,并显示前房深度、晶状体厚度、玻璃体和眼轴长度。

(4) 测量 5 次以上,取平均值。

2. 光学测量法 在临床中主要使用 IOL master、LENSTAR LS 900 多功能眼轴长度测量仪进行检查,其特点是非接触性,无损伤。

(二)角膜厚度检查

角膜厚度测量在临床检测中备受重视,原因之一就是接触镜的验配,需要通过角膜厚度测量来检测角膜的完整性,正常来讲角膜中央区厚度为 0.51~0.55mm,周边部厚度增加,约为 1mm。角膜内皮细胞的能动输送及物理性栅功能使角膜厚度保持恒定。CL 如透氧性较差,引起的角膜缺氧、代谢异常、渗透压改变等角膜厚度会发生变化。

测量角膜厚度的方法有多种,常见的有超声角膜厚度测量法、摄像扫描法。

1. 超声角膜厚度测量法 传统的测量方法(图 2-12)。有很多人把这种方法作为标准方法而使用。

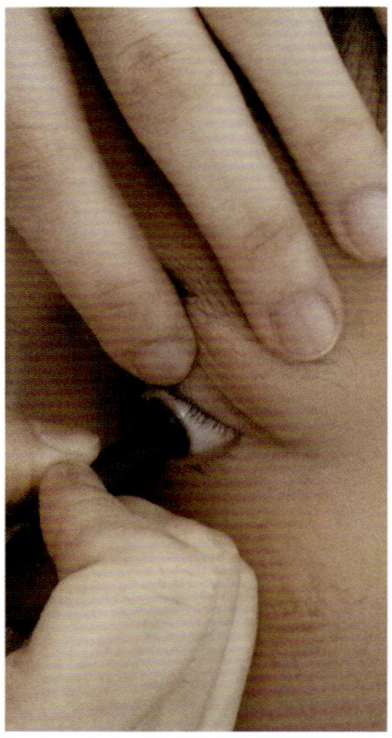

图 2-11 A 超检查眼轴长度

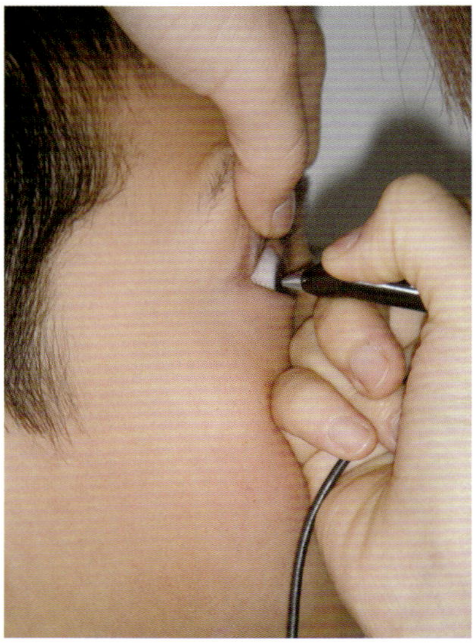

图 2-12 A 超检查角膜厚度

（1）确保所有测量条件都正确的设置完毕，选择拟测定的点数（5～25点）。

（2）测量前，向被测者说明所使用的仪器及测量方法，使被测者消除紧张情绪。

（3）被测者坐位或卧位，双眼滴入角膜表面麻醉剂，嘱其闭眼1～2min后开始检测。

（4）按照屏幕中指定位置顺时针进行测量，探头要与角膜垂直。仪器获取数据时将有一声“beep”。

（5）测量后滴入抗生素眼药水以防感染。

2. 摄像扫描法　在临床中也可使用Pentacam及Orbscan Ⅱ摄像扫描来过行厚度测量，其特点是不接触角膜，机器只需对焦一次即可在一次测量中到各点的角膜厚度值。

八、角膜和瞳孔直径、睑裂高度测量

（一）角膜直径

角膜直径的测量包括水平和垂直，一般是用水平可见虹膜直径（HVID）和垂直可见虹膜直径（VVID）的值。可以用手电筒加上直尺进行测量（用毫米尺经过瞳孔中央从颞侧角巩膜缘量到鼻侧角巩膜缘），有些电脑验光仪也可以测量。角膜直径的测量有助于我们选择接触镜的总直径（图2-13）。

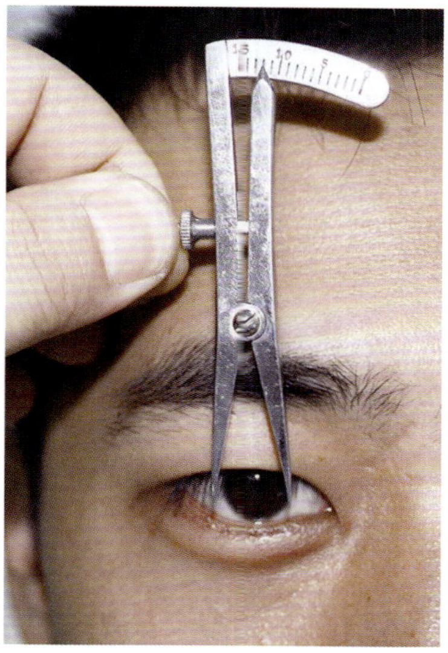

图2-13　角膜直径测量

（二）瞳孔直径

瞳孔直径的测量一般要在标准室内照明和暗照明的条件下分别测量。瞳孔直径的大小影响角膜塑形镜片后光学区直径的选择。虽然较小的后光学区直径会增加角膜塑形镜的近视降低效果，但也会引起一些视觉问题，如晕圈或眩光等。过大的后光学区直径会减弱角膜塑形的效应。

（三）睑裂高度

被测者与测量者对坐，受测者平视前方，测量者以钢板直尺测量，分别测得下列数据。

1. 睑裂长度　内眦角到外眦角的距离。
2. 睑裂宽度　经过瞳孔中央的上下睑缘间距离。
3. 上睑高度　经过瞳孔的上睑缘至眉毛下缘间的距离。
4. 内眦间距　两瞳孔水平线上，两内眦间的距离。

第二节　视光学检查

学习目标

1. 掌握：视力检查、屈光检查和角膜曲率计的检查方法及结果分析。
2. 熟悉：角膜地形图的检查方法及结果分析。
3. 了解：对比敏感度的检查。

一、视力检查

（一）远视力

1. 检查方法

（1）使用国际标准视力表或对数视力表，用**E**或**C**做视标，或用字母、阿拉伯数字以及儿童用的简单图形做视标。

（2）检查距离要求 5m，不足 5m 的房间可采用反光镜法或使用 2.5m 视力表。眼睛高度最好与视标处于同一水平，或与视力表 1.0 行视标的高度相同，以减少视角差。

（3）视力表的照明要求均匀无眩光，为 300～500lx。

（4）先检查右眼，后检查左眼。

（5）先从大视标开始检查，逐行向下到看不清为止，能看清的最小一行为被检查者的视力。远视力低于 0.5 者，该行视标的每个视标都要认出，视力为 0.6～1.0 者每行允许认错 1 个视标，高于 1.0 者每行允许认错 2 个视标。

2．记录方法

（1）以被检者所能正确识别视标的最后一行为其视力。

（2）如一行中只能识别个别视标，记录上行视力，并加上此行识别个数，例如：0.6 行识别 3 个视标可记录为 0.5^{+3}。

（3）如一行中不能完全识别视标，或有识别错误，记录此行视力并减去错误个数，例如：0.8 行 2 个视标识别错误记录为 0.8^{-2}。

（4）若在 5m 处连最大的字符（0.1 一行）也不能认出，嘱被测者逐步走进视力表，直到认出为止，记录下距离，再根据 V=*d*/*D* 的公式计算，V 为实际视力，*d* 为实际看见 0.1 行字符的距离，*D* 为正常人应当看清该行字符的距离（50m）。如 3m 处能看到 0.1，则视力为 V=3m/50m=0.06，1m 处能看到 0.1，则视力为 V=1m/50m=0.02，余类推。

（5）1m 处仍看不到 0.1 者检查指数。检查指数要求在均匀光线下检查，不要迎面光也不要背光。要求记录被检者看到指数的距离。指数检查到 5cm 为止。记录方法：右眼，指数 /30 厘米（OD，CF/30cm）。

（6）不能分辨指数者检查手动，使被检查者面向有光线的方向，检查者在被检者眼前晃动手掌，询问被检者是否看到手动。记录方法：右眼，手动（OD，HM）。

（7）不能分辨手动者检查光感。在暗室内检查被检者辨别光线的能力。点燃一支蜡烛，从距被检者正前方 5m 处令其辨别有无光亮，被检者能辨别出光亮时记录光感（光感 +）并记录距离。看不到光亮者记录无光感（光感 −）。

（8）对于有光感的被检者要进一步检查光定位，使被检者坐姿平视前方，注视不动，在距被检者前 1m 的地方点燃蜡烛，分别测量能否正确判断上、下、左、右、颞上、颞下、鼻上、鼻下和中间九个方位的光感，如能判断则记录“光定位存在”，否则记为“不能定位”，分别以“+”或“−”记录（图 2-14）。

+	+	+
+	+	+
−	−	−

图 2-14　光定位检查记录

（9）检查红、绿光定位，帮助判断黄斑功能，分别以红色和绿色镜片置于被检者眼前，令被检者识别蜡烛光的颜色并记录。能识别者记录：红 +、绿 +。不能识别者记录：红 −、绿 −。

3．检查注意事项

（1）应先查右眼，再查左眼，单眼检查，避免遮眼器压迫眼球。

（2）防止被检眼眯眼、另只眼遮不全。

（3）由上而下依次指示视标。

（4）被检者要在 3s 内正确指出视标所示方向。

（5）戴镜者先查裸眼视力，再查戴镜视力。

（二）近视力

近视力检查用以测定近距离阅读能力。检测时对光线无特殊要求，自然光或人工照明均可以，但要求光线均匀、无眩光。远、近视力的测定结果可为判断受检眼的基本屈光状态提供有用的依据。如近视力好、远视力差，考虑为近视眼，远视力好、近视力差，可能为老视等。

1. 采用标准近视力表或对数近视力表，其设计原理和记录方法均同远视力表。

2. 在标准距离（即通常的阅读距离 30cm）处能阅读第 10 行，其近视力为 1.0，即正常近视力。如近视力在 1.0 以下，可将近视力表与受检眼之间的距离随意变动，以求最佳距离时能辨认到的最小视标为止。记录时可记录观察距离。

二、屈光状态检查

包括他觉与主觉屈光检查。

（一）他觉检查

包括检影法和电脑验光仪，15 岁以下少儿及部分调节较强的成人需散瞳后检查。

1. 检影法　是最基本的屈光检查方法。将检影镜光线经瞳孔投照于被检眼内视网膜上，根据眼底映光的明暗度，其移动速度以及与检影镜晃动方向的关系，借以判断屈光不正的性质，求出屈光度。通常半米检影距离，屈光度 = 中和镜度 −2.00D。光影动与检影镜晃动方向一致时眼前增加正镜片，方向相反时眼前加负镜片，直至中和状态（无影动）。

2. 电脑验光仪　测定光从瞳孔投照于眼内，根据眼底的反射光状态检测被检眼的远点位置，换算出屈光度，有些为防止调节介入采用自动云雾装置，可快速对眼的屈光状态和屈光度进行初步的筛查。测量范围宽广，有些机型可同时测量角膜曲率半径和角膜散光度。婴幼儿检测不便，可考虑选用手持式验光仪，若无上述条件检影检查则为唯一的手段。

（二）主觉检查

参考他觉检查的数值进行插片验光，使用 5m 远视力表和 33cm 近视力表，得出最佳矫正视力时的屈光度，正球镜一般选最高度数，负球镜一般选最低度数。有散光存在，利用交叉圆柱镜和散光表等以确定散光度和轴位，然后再以球镜度进行调整，可利用色差做红、绿视标对比观察，红视标更为清晰加负镜片，绿视标更为清晰加正镜片，清晰度相等时，即为比较准确的屈光度。

利用综合检眼系统对双眼整体的屈光状态检查是必不可少的。综合检眼系统可集多种功能为一体，既能检查球镜屈光度、散光度、散光轴位，还能对眼位、调节、双眼视功能等作出正确判断。

三、角膜形态检查

在接触镜验配中进行角膜形态（角膜前表面甚至后表面形态）检查，其意义主要是定量地分析角膜形状、亚临床期圆锥角膜和圆锥角膜的早期诊断、选择设计及判定适宜的 CL，观察戴镜后角膜有无不良变形，评价角膜塑形治疗的效果等。

（一）角膜曲率仪测定

利用角膜反射像，对角膜中央区 3mm 左右区域的两条主径线方向的曲率半径进行测定，国人角膜水平子午线曲率半径平均值为（7.674 ±0.060）mm，垂直子午线曲率半径平均值为（7.594±0.007）mm。角膜屈光力水平子午线平均值为（43.125 ±0.032）D，垂直子午线角膜屈光力的平均值为（43.531±0.036）D。中国人生理角膜散光度平均值是 0.406D，其中 90.2% 分布在 0.25～1.00D 范围之内。

角膜曲率检查主要分为手动型角膜曲率计和自动角膜曲率计、可测角膜曲率的电脑验光仪。若手动曲率计的读数只有角膜面屈光力（D）或曲率半径值（mm），可参照换算表（表 2-3）。自动型简便、快速，数据一般包括两径线上的 D 和 mm，曲率半径平均值，角膜散光度及轴度，可即时打印。

表 2-3　屈光力 /D—曲率半径 /mm 换算表

D—mm	D—mm	D—mm	D—mm	D—mm	D—mm	D—mm
36.00-9.37	39.00-8.65	42.00-8.03	45.00-7.50	48.00-7.03	51.00-6.61	54.00-6.25
36.12-9.33	39.12-8.62	42.12-8.01	45.12-7.48	48.12-7.01	51.12-6.60	54.12-6.23
36.25-9.30	39.25-8.59	42.25-7.98	45.25-7.45	48.25-6.99	51.25-6.58	54.25-6.22
36.37-9.27	39.37-8.57	42.37-7.96	45.37-7.43	48.37-6.97	51.37-6.56	54.37-6.20
36.50-9.24	39.50-8.54	42.50-7.94	45.50-7.41	48.50-6.95	51.50-6.55	54.50-6.19
36.62-9.21	39.62-8.51	42.62-7.91	45.62-7.39	48.62-6.94	51.62-6.53	54.62-6.17
36.75-9.18	39.75-8.49	42.75-7.89	45.75-7.37	48.75-6.92	51.75-6.52	54.75-6.16
36.87-9.15	39.87-8.45	42.87-7.87	45.87-7.35	48.87-6.90	51.87-6.50	54.87-6.15
37.00-9.12	40.00-8.43	43.00-7.84	46.00-7.33	49.00-6.88	52.00-6.49	55.00-6.13
37.12-9.09	40.12-8.41	43.12-7.82	46.12-7.31	49.12-6.87	52.12-6.47	55.12-6.12
37.25-9.06	40.25-8.38	43.25-7.80	46.25-7.29	49.25-6.85	52.25-6.46	55.25-6.10
37.37-9.03	40.37-8.36	43.37-7.78	46.37-7.27	49.37-6.83	52.37-6.44	55.37-6.09
37.50-9.00	40.50-8.33	43.50-7.75	46.50-7.25	49.50-6.81	52.50-6.42	55.50-6.08
37.62-8.97	40.62-8.30	43.62-7.73	46.62-7.23	49.62-6.80	52.62-6.41	55.62-6.06
37.75-8.94	40.75-8.28	43.75-7.71	46.75-7.21	49.75-6.78	52.75-6.39	55.75-6.05
37.87-8.91	40.87-8.25	43.87-7.69	46.87-7.20	49.87-6.76	52.87-6.38	55.87-6.04
38.00-8.88	40.00-8.23	44.00-7.67	47.00-7.18	50.00-6.75	53.00-6.36	56.00-6.03
38.12-8.85	40.12-8.20	44.12-7.64	47.12-7.16	50.12-6.73	53.12-6.35	56.12-6.01
38.25-8.82	40.25-8.18	44.25-7.62	47.25-7.14	50.25-6.71	53.25-6.33	56.25-6.00
38.37-8.79	40.37-8.15	44.37-7.60	47.37-7.12	50.37-6.70	53.37-6.32	56.37-5.99
38.50-8.76	40.50-8.13	44.50-7.58	47.50-7.10	50.50-6.68	53.50-6.30	56.50-5.97
38.62-8.73	40.62-8.10	44.62-7.56	47.62-7.08	50.62-6.66	53.62-6.29	56.62-5.96
38.75-8.70	40.75-8.08	44.75-7.54	47.75-7.06	50.75-6.65	53.75-6.27	56.75-5.95
38.87-8.68	40.87-8.06	44.87-7.52	47.87-7.05	50.87-6.63	53.87-6.26	56.87-5.93

1．手动角膜曲率计

（1）调低室内光线，令被检者采取舒适坐姿。

（2）使被检眼外眦部与颌托纵杆刻度相平。

（3）被检眼睑裂充分开启，始终注视光标。

（4）操作移动手柄使观察视野中出现标象；调整目镜，使标象清晰；调整焦距使右下环双象合一。操作垂直和水平手轮，调整垂直和水平光标距离，使标象符号重叠；记录读数窗读数，v 读数为角膜垂直向曲率半径，H 读数为角膜水平向曲率半径。

（5）如水平和垂直标象符号的中心轴不能对齐，说明角膜散光的轴位不在 180 或 90 上，须转动光标轴向，直至标象符号中心轴重合，读出角膜散光的轴方位；曲率的测法同前。

2．自动角膜曲率计

（1）在室内光线下，嘱被测者将下颌置于全自动曲率仪上，直视前方，检查者调整颌托高度，使被检眼外眦部与全自动曲率仪颌托纵杆刻度相平。

（2）调整移动手柄使视野中出现角膜上的标象，调节焦距使标象与角膜同心圆并居中，按动测量按钮，仪器将自动测量角膜曲率。

（3）测量完毕打印出测量结果。

3．可测角膜曲率的电脑验光仪

（1）在室内光线下，嘱被测者将下颌置于电脑验光仪上，直视前方，检查者调整颌托高度，使被测眼外眦部与电脑验光仪颌托纵杆刻度相平，被测者可看到视窗内的模拟远景。

（2）调整移动手柄使视野中出现角膜上的标象，调节焦距使标象与角膜同心圆并居中，电脑验光仪的探头可自动搜寻角膜的中心位置并记录3次的测量结果。

（3）测量完毕打印。测量结果可显示角膜的曲率半径、屈光度、散光轴向，有些尚可显示Placido环及简化的角膜地形图，与计算机控制系统连接可显示出完整的角膜地形图，并可借助分析系统进行分析，打印结果。

（二）基于Placido盘设计的角膜地形图系统

基于Placido盘设计的角膜地形图仪由3部分组成：Placido盘投射系统、实时图像监测系统和计算机图像处理系统。角膜地形图对整个角膜表面进行分析，其中每一投射环上均有256个点计入处理系统，整个角膜有7 000多个数据点进入分析系统。测定范围宽广，角膜面屈光力分布以颜色标志地形图表示，一般暖色表示屈光力大，冷色表示屈光力小，从而鲜明地反映出角膜各部分屈光力的大小，角膜散光性质，散光量与轴，有无异常陡峭或低平以及不规则改变等。

1. 检测方法

（1）开机/录入被测者信息/调整被测者坐姿和颌托。

（2）嘱被检者受检眼注视角膜镜中央的固定灯光。此灯光在不同机器有所不同，可能为持续或闪烁，可能为红或绿色。并根据被检者的眼位调整下颌托的高度，直至在监视屏上可见到较完整的角膜表面图像为止。

（3）获取图像：检查者用操作杆正确的调焦。使显示幕上的Placido盘同心圆影像清晰，再压按钮使图像固定。在摄影前应嘱咐被检者眨眼数次使眼表反光均匀。在摄影时应嘱咐被检者双眼同时睁大。如果获取图像时，被检者恰好眨眼，则取消此图，重新获取。每一被检者可做多次，选择最佳影像进行分析。此操作为角膜地形图检查的关键一步，在检查前应练习熟练。

（4）分析结果的解读：检查结果包括按级阶显示的角膜表面各点曲率图、屈光度图等类型，以及常规和依照一定的分析软件计算出来的各类参数，不同角膜地形图系统所显示的项目内容或参数名称大同小异，通常会包括以下参数：

1）角膜表面非对称指数（surface asymmetry index，SAI）：相隔180°的128条子午线等距离对应点的屈光度差值的加权总和。国人角膜SAI正常值为0.3±0.1，圆锥角膜、角膜屈光手术后偏中心、角膜外伤等可使SAI值增高。

2）角膜表面规则指数（surface regularity index，SRI）：是对256条子午线上的角膜屈光度分布的评价，是指角膜表面光滑度，以三个相邻环屈光度的不一致性计算，仅选择中央10个环。角膜表面愈规则，则SRI值愈小，完全光滑的表面，SRI值为0，国人角膜SRI正常值为0.2±0.2，SRI值高说明角膜规则性差，可见于角膜外伤后、角膜移植术后等情况。

3）潜视力（potential visual acuity，PVA）：是指角膜的最好预测视力。它是根据角膜地形图计算出来的预测视力，与SAI和SRI密切相关。

4）模拟角膜镜读数（simulated keratometry values，Sim K）：角膜中央区第6、7、8三环上最大与最小的两条相互垂直子午线角膜曲率的平均值，同时标出所在轴向，包括最大角膜镜读数（Max K）和最小角膜镜读数（Min K），等同于角膜曲率计读数。

5）偏心率（eccentrity，e或E值）和非球面性参数（Q值）：正常角膜前表面是扁椭圆形形成的非球面，即愈往周边愈平坦，e值就是角膜实际曲率与球形表面曲率的差异程度，也表达了周边平坦或陡峭的程度。Q值的计算公式是：$Q=a^2/b^2-1$，其中a和b分别为扁椭圆的垂直半径和水平半径。e值与Q值的关系是：$Q=-e^2$，由此说明正常角膜的Q值应为负值。但角膜屈光手术后，Q值是朝零的方向改变，甚至变为正值。

notes

2. 注意事项

（1）检查前：①检查前应询问病史，并向被测者讲明注意事项。②因对角膜前泪液膜反射光同心圆形进行解读分析，所以角膜自身状况和泪液状况均会影响检查结果。为尽量反映角膜真实的状态，检查前最好避免测眼轴长，接触式测眼压等直接接触角膜的检查。③CL 的影响因素在检查和结果判读时亦应考虑。

（2）拍摄时：①如受检眼上睑下垂，可让他人协助检查，但需尽可能避免手指牵拉或压迫眼睑而使角膜变形；②需注意被测者的固视情况，如固视角度不同，每次则显现不同的形态，有时需反复多次拍摄，取重复性好的图像。比较左右眼图像，正常情况左右眼一般为对称性；③矫正视力不良的病例，其检查数据的可信度降低；④检查装置与被检眼角膜的距离应保持一致，距离的变化将使角膜曲率发生改变；⑤对准焦距令被检者瞬目后开大双睑，尽快拍摄，开睑时间延长，角膜前泪液膜破裂时拍摄的图像不准确，特别对有干眼倾向的被检者需注意，另外最好也不使用人工泪液点眼；⑥对于角膜曲率过大、过小或角膜中心下方 3mm 与角膜中心上方 3mm 处屈光力差值>3D，应结合临床进行鉴别诊断。例如：圆锥角膜、角膜基质炎症。

（三）非基于 Placido 盘设计的角膜地形图系统

基于 Placido 盘设计的角膜地形图系统获取角膜地形图的方法有以下缺点：

1. 由于投射与反射的光学原理，位于角膜周边部的 Placido 映像不能反射进入照相机，因而无法反映出全角膜地形，而且由于光轴处光线部反射，也不能形成影像。

2. 该系统的角膜地形是通过角膜各点对 Placido 盘的反射状态而确立的，角膜某点对光线的反射状态只与该点的屈光状态有关，而与角膜地形参考平面的高度无特定关系，所获取的只是角膜表面的屈光力地形，而非真正的角膜地形。目前非基于 Placido 盘反射影像设计的角膜地形图系统主要有 Orbscan 角膜地形图系统和 Pentacam 三维眼前节扫描系统，下面以 Orbscan 角膜地形图系统为例介绍。

Orbscan 角膜地形图系统利用光学扫描装置对角膜进行扫描，获取角膜前、后表面高度图，前表面屈光力地形图及全角膜厚度图，此外还能检测前房深度、晶状体厚度。该系统投射的裂隙光方向为 45°，其中 20 条裂隙光从左向右扫描，另外 20 条裂隙光则从右向左扫描。共获取 40 个裂隙切面，每个切面含 240 个数据，计算机对所获取的数据进行分析，计算出角膜前表面屈光力等。它同样引入参考平面和颜色编码的概念，并能直观显示二维平面图形和三维立体图形。全角膜的厚度是根据角膜前、后表面高度的差值计算而得的。角膜厚度图颜色编码的设计为：用暖色表示角膜较薄，愈呈暖色则角膜愈薄；用冷色表示角膜较厚，愈呈冷色则角膜愈厚。在角膜前、后表面的高度图显示中引入颜色编码，其角膜高度地形图形象直观，便于临床应用。用角膜平均高度或指定的标准高度制成的一个圆形参考标准平面为参照面，实际测量中高度高于参考平面的用暖色来表示，颜色愈暖则此处高出参考平面愈多；高度低于参考平面的用冷色来表示，颜色愈冷则此处位置愈低，但其参考平面的值是根据各个角膜的具体形态由计算机设定的。

Orbscan 角膜地形图系统对角膜前、后表面形态及全角膜厚度等全面而精确的评估，对圆锥角膜及早期圆锥角膜的局部解剖微小变化，能提供有价值、精确的信息。

Orbscan 角膜地形图系统测量的是全角膜的真正地形图，但是当角膜有瘢痕、上皮缺损等影响角膜对光线的透射时，它的精确性将产生一定的误差，而且它的检查过程费时稍长，对被检者眼球固定有较高的要求。

（四）正常角膜地形图

角膜是一连续的透明结构，为便于临床应用和地形图分析，临床上常将角膜划分为 4 个区：

中央区：该区直径为 4mm（光学区），此区具有重要光学意义；

旁中央区：距角膜中央 4～7mm 的环形区；

周边区：距角膜中央 7～11mm 的环形区域；

角膜缘区：与巩膜相邻，宽约 0.5mm，为角膜地形图的盲区。

正常角膜为一非对称性的非球面形态，一般从角膜中央到周边的曲率半径逐渐增大，即屈光力逐渐减弱，角膜从陡峭逐渐变平坦，在角膜缘处最扁平，多数角膜大致变平约 4.00D；角膜高度变化也是从角膜中央到角膜缘逐渐降低，与角膜屈光力的变化基本相似。根据角膜中央颜色图形一般可将正常角膜地形图分为以下 5 种常见类型：圆形、椭圆形、对称或不对称的蝴蝶结形（或称 8 字形）和不规则形。

1. 圆形　占 22.6%，角膜屈光力分布均匀，从中央到周边逐渐递减，近似球形（图 2-15）。

2. 椭圆形　占 20.8%，角膜中央屈光力分布较均匀，但周边部存在对称性不均匀屈光力分布，近似椭圆形，表明有周边部散光（图 2-16）。

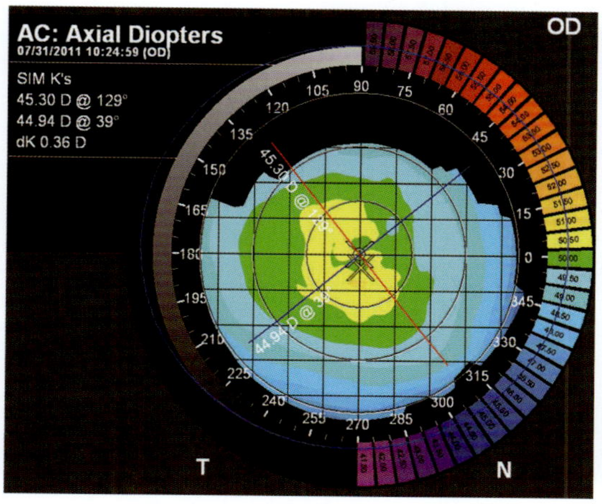

图 2-15　正常角膜地形图 - 圆形

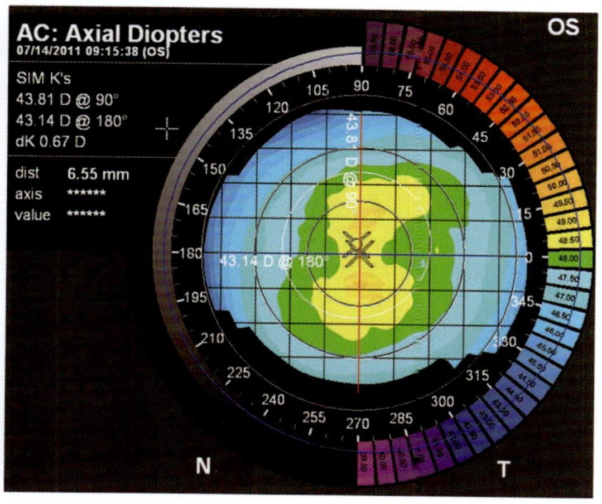

图 2-16　正常角膜地形图 - 椭圆形

3. 蝴蝶结形　又分为规则蝴蝶结形和不规则蝴蝶结形（图 2-17）。

（1）规则蝴蝶结形：占 17.5%，角膜屈光力分布呈对称领结形，提示存在对称性角膜散光，领结所在子午线的角膜屈光力最强。

（2）不规则蝴蝶结形：占 32.1%，角膜屈光力分布呈非对称领结形，提示存在非对称性角膜散光。

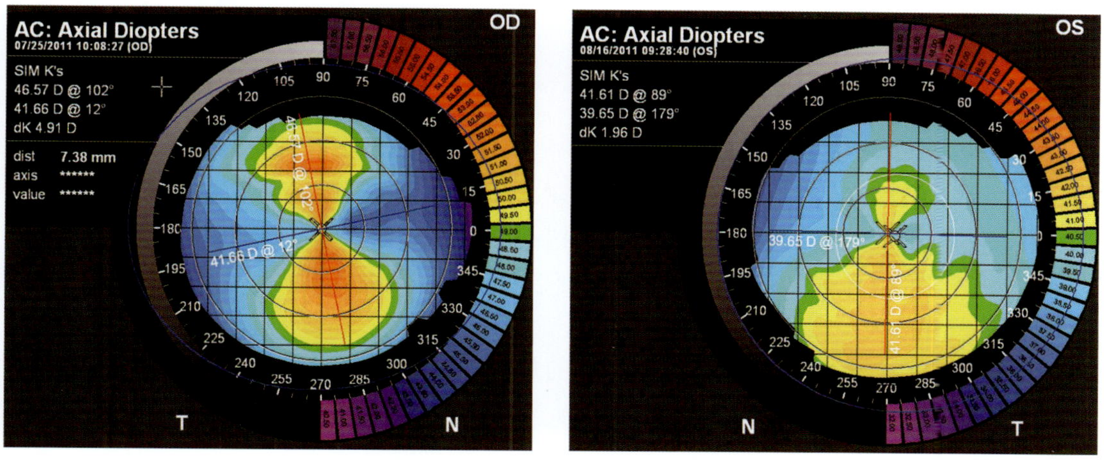

图 2-17　正常角膜地形图 - 蝴蝶结形

4. 不规则形　占7.1%，角膜屈光力分布不规则，提示角膜表面形状欠佳，不规则几何图形。此类图形部分是由于泪液膜异常或摄像时聚焦不准确、摄像时被测者偏中心注视等现象造成，如有以上原因应加以纠正（图2-18）。

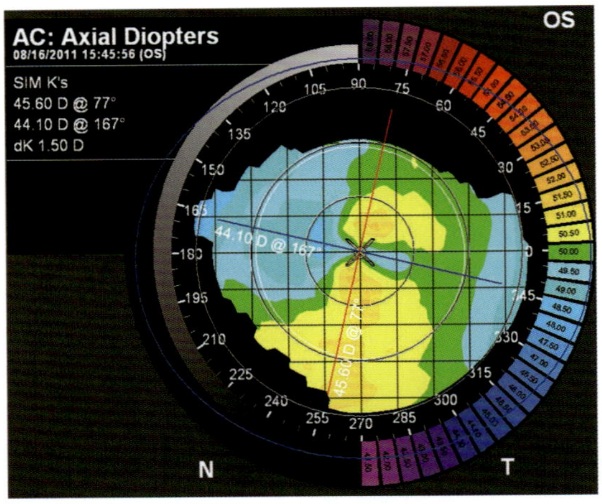

图2-18　正常角膜地形图-不规则形

四、对比敏感度检查

评价眼屈光系统的成像质量除了高对比度视力，对比敏感度、眩光对比度检查也成为视功能检测的重要指标。

以空间频率为横轴，以其对比度为纵轴，绘出一条对比敏感度曲线或称空间频率函数，反映了从最低到最高水平的不同对比度的识别能力，从视功能上讲，比视力更具重要意义。对比敏感度下降会减弱视功能，如某些低视力患者，对比敏感度下降，但视力和视野却处于较好状态。

第三节　镜片相关检查

学习目标

1. 掌握：镜片检查的项目及方法。
2. 熟悉：镜片检查项目的基本原理。

一、表面检查

（一）检测目的

1. 判定镜片的表面光滑程度和边缘的形态。
2. 判定新镜片的材料基质中有无不透明杂质、混浊及缺陷。
3. 观察陈旧镜片有无表面划痕、缺损、变形、变色，沉淀物的程度和类型。

（二）普通放大镜加照明

1. 基本原理　当观察镜片置于放大镜的焦距之内，可在镜片同侧形成正立放大的虚像，使观察者得以分辨镜片细部。

2. 观察方法

（1）充分清洁冲洗镜片。

（2）用镜片夹或手夹住镜片，使光源侧照在镜片的外曲面。调暗室内光线并置深色暗视场背景。

（3）一手持放大镜，凑近观察镜片，适当调整光源与镜片的角度及放大镜的焦距。

（4）当观察镜片置于放大镜的焦距之内，可在镜片同侧形成正立放大的虚像（图 2-19），使观察者得以分辨镜片细部。

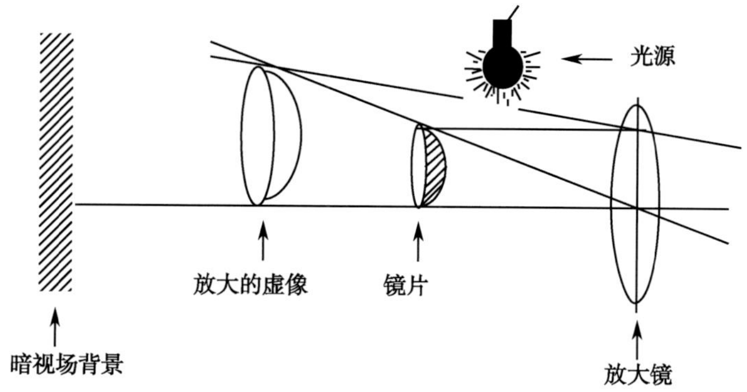

图 2-19　放大加照明观察镜片的原理

（三）投影仪

1. 基本原理　使光源通过聚光镜照亮镜片，用放大组镜将照亮的镜片影像投照于毛面玻璃观察屏上。

2. 观察方法

（1）将镜片洗净拭干后放在投影载片台上。

（2）调整投影仪的照度和焦距，观察前后表面及边缘部分的光洁度，寻找镜片的缺口、撕裂、毛边、缺圆、毛面小坑、颗粒、锈斑和雾痕等缺陷。

3. CL 验配中的应用　投影仪十分方便于观察 CL 成品加工的精度，规格的测定，而且可很直观地对配戴者加以解释和说明，以便配合对镜片使用的各项指导和修工。观察项目如下（图 2-20）：

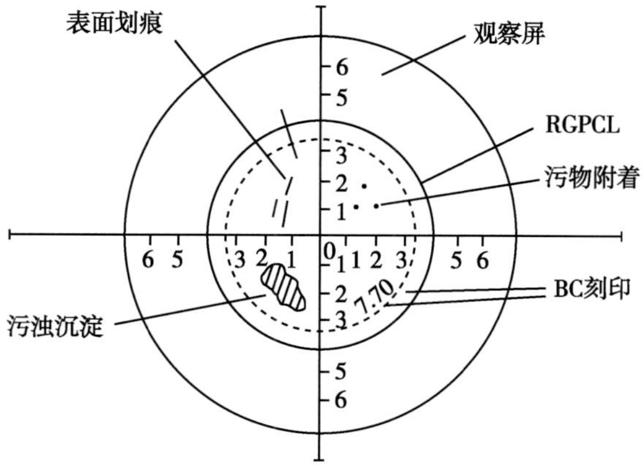

图 2-20　投影仪对镜片的观察

（1）成品镜片的检查——表面洁净度，边缘、接合部分的研磨状态观察。

（2）镜片规格检查——尺寸、划痕、气泡、形状、偏心等状态。

（3）使用状况的检查——磨损程度、破损、污浊程度、附着物、沉淀等观察。

（四）裂隙灯显微镜

1. 基本原理　以裂隙汇聚的光线投照观察镜片，用双目显微镜观察镜片表面及其各部位的光学切片。由于镜片上某些质点在裂隙光照射下产生散射效应，在暗环境中提高了分辨对比度和清晰度。故裂隙灯常可发现小于通常分辨极限的超微质点（图 2-21）。

2. 观察方法

（1）利用硬镜盒上的镜片夹夹住硬镜片，或用小夹子持住软镜片，使镜片内、外曲面置于裂隙灯光线投照区内。

（2）光源采用弥散照射法（即用毛面玻璃遮挡宽裂隙光），显微镜采用低倍率，观察镜片全貌。

（3）或可利用窄裂隙直接照射法，提高放大倍率观察镜片细部。

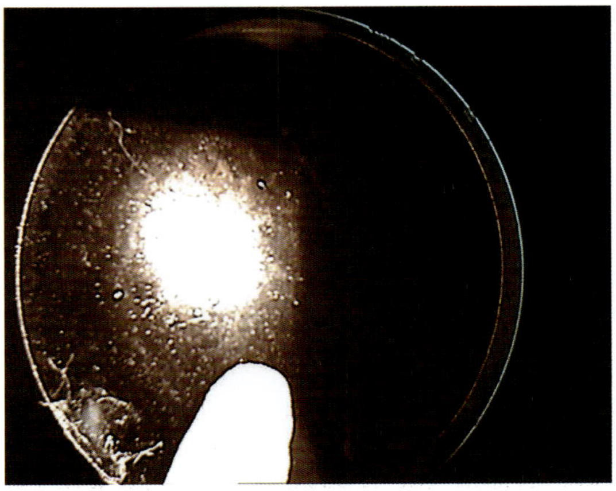

图 2-21　镜片污染、沉淀、边缘破损

二、屈光度检测

（一）使用目的

1. 判定镜片的球面透镜光度，圆柱透镜光度和轴位，与设计值是否相符。

2. 排除镜片含有不应存在的圆柱透镜和棱镜光度。

3. 配戴者左右眼光度不同而镜片发生混淆时，用来分辨镜片。

（二）焦度计测定方法

1. 球面透镜测试　检测前将检测模式调整至相应模式（软性接触镜或硬性透气性接触镜）。充分清洗观测镜片，用拭镜布或纸巾擦干镜片。将镜片内曲面向上放置于圈形托架上，使镜片中心与托架中心同轴，此时十字形光标与物镜的十字刻线重合（即位于视场中心）。旋动光度手轮使光标清晰，即可从刻度上读出镜片光度（图 2-22）。通常测试应在 30s 内完成，超过 3min 则测试结果就会有误差。

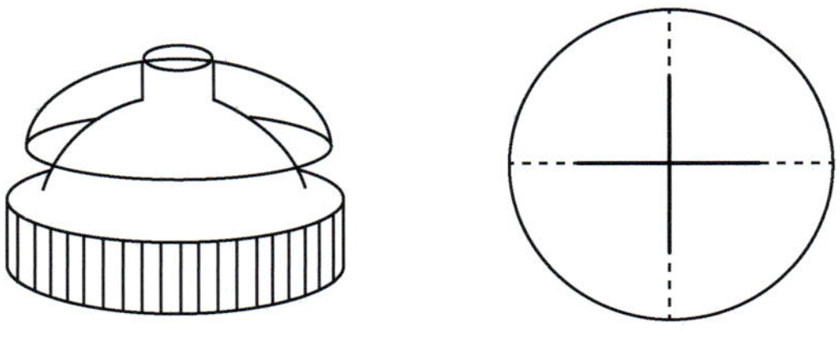

图 2-22　球面接触镜后顶焦度测试

2. 圆柱透镜测试　如镜片钟面 3、9 点有片轴标记，使之与视场水平基线重合，镜片钟面 6 点有标记，则使之与视场垂直基线相重合。旋动轴位手轮，使十字光标两条标线呈垂直状态。旋动光度手轮分别调整清晰光标的水平标线和垂直标线，两个方向中，绝对值较低的为球镜光度，两者的光度差为圆柱镜光度，绝对值较高的标线方向为光轴取向。

三、直径的检测

（一）检测目的

1. 判定镜片的直径、光学区直径与设计值是否相符。

2. 用于临床因镜片规格不明或配适不良对镜片参数进行验证。

（二）放大镜加刻度镜

将镜片充分清洗，吸去多余水分，外曲面向上置于刻度镜上，用放大镜观察镜片和刻度镜。调整观测镜片与刻度线的相对位置，读出镜片光学区直径和总直径值，允许误差为 0.05mm（图 2-23）。

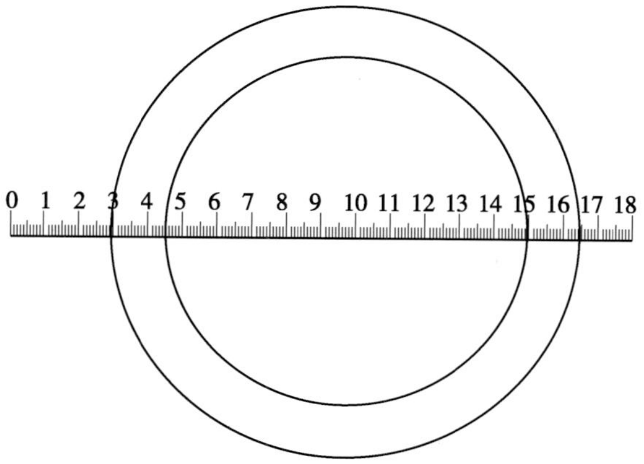

图 2-23　放大镜加刻度镜

由于基弧与第二弧的界限形成一定的过渡带，称为混宽，混宽的量级对光学区直径的测定精度有一定影响（表 2-4）。

表 2-4　混宽量级与光学区直径测量精度的关系

混宽量级	光学区直径精度
0（线状界）	±0.1mm
1（宽 0.1mm）	±0.2mm
2（宽 0.2mm）	±0.3mm
3（宽 0.3mm）	±0.4mm

（三）V 形直径测量仪

用于测量硬性镜片，在长方形金属板或塑料板上有左窄右宽的渐变沟槽，将镜片自宽侧纳入沟槽，自右向左推移，至推不动时，读出镜片边缘与沟槽边缘接触点上的刻度读数（图 2-24）。也有将沟槽设计为盘绕形者，可缩小测量器的体积。测量时注意：①RG PCL Orthok CL 有一定柔韧性，稍用力按压可致镜片变形，使测量值变小；②沟槽需保持清洁，有灰尘或其他污染时则使测量精度下降。

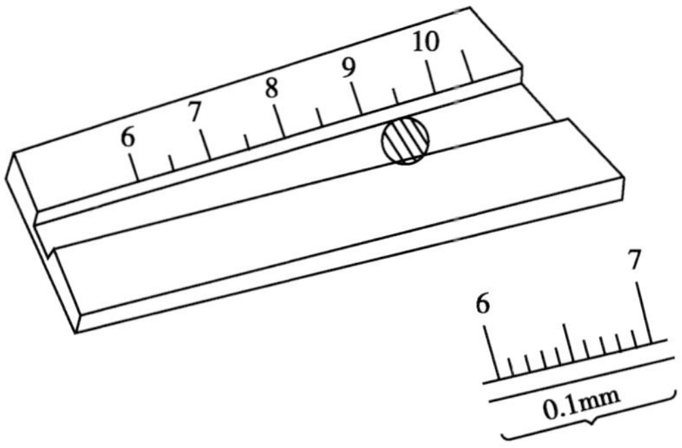

图 2-24　V 形直径测量仪测量镜片直径

四、基弧检测

（一）检测目的

1. 对处方后镜片的基弧规格与处方值校对，判定镜片基弧与设计值是否相符。
2. 在临床镜片配适不良时，对镜片参数进行验证，为修改验配提供依据。
3. 协助戴镜者随时检查镜片的基弧有无变化，有无错位，镜片有无明显扭曲变形等。

（二）基弧仪

由于软性接触镜离水后容易变形，故通常将镜片内曲面向上平整地放到注有生理盐水的水槽中，将水槽置于载片台上，上方置一 45° 倾斜之平面镜，使显微镜能清楚看见待测镜片的内曲面。

在应用三环形光标基弧仪检测镜片时，首先应调整标象的焦距，然后分别调整垂直手轮和水平手轮，使标象对齐（图 2-25）。内读窗 V 为垂直基弧半径，H 为水平基弧半径。三环形光标基弧仪由于能同时测定镜片两个方位的基弧，故称为二位基弧仪。梯形光标和双十字光标基弧仪则为一位基弧仪。即在将标象对齐后仅测定一个方位的基弧半径，须将光标旋转 90°，测定与之垂直的另一个方位的基弧半径。一般基弧仪的误差允许范围为 ±0.025mm。

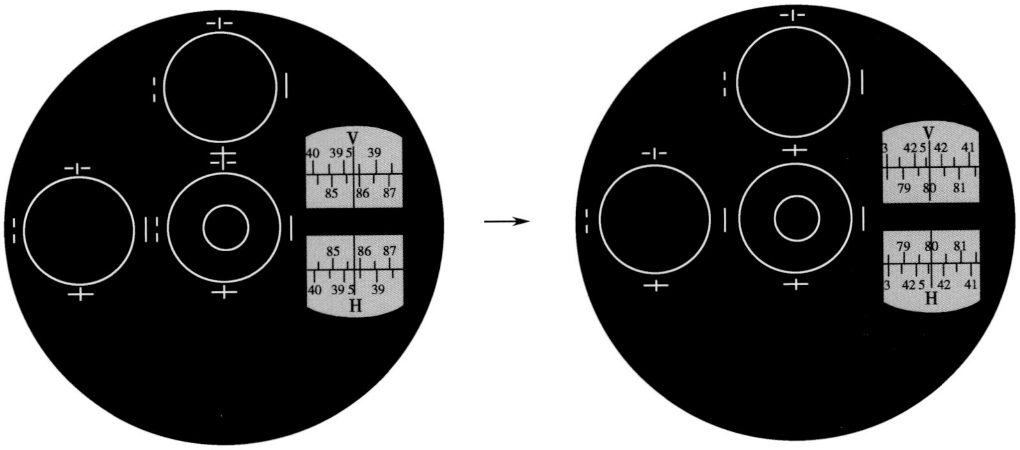

图 2-25　基弧仪光标的调整方法

（三）曲率半径测定仪

1. 光轴调整（单眼调整）

（1）CL 凹面朝上置放在凹形载物台上，镜片下方滴入少量水液，稍稍使 CL 水平浮起，但 CL 凹面不能存留水液，需用镜布或棉质纸拭净。

（2）打开开关，将灯光投照于镜片中央区。

（3）取下一侧目镜镜筒，转动粗调旋钮使平台上移，逐渐接近物镜。

（4）从取下镜筒处观察，使物镜的反射光与 CL 镜面反射光合二为一（粗光轴调整）。

（5）将目镜镜筒安装原位，再转动粗调旋钮，使平台下移，使转盘长、短指针指向 0 以下。

2. 凹面曲率半径测定（双眼调整）

（1）转动粗调旋钮，使平台徐缓上移，显现出八条放射线，然后向视野中心移动（精密光轴调整），使放射线清晰可见。

（2）将转盘长针、短针调至 0。

（3）继续上移平台，视野中出现灯丝状图像。

（4）再继续上移平台，直至再次显现扩大的八条放射线，使用微调旋钮调焦，使放射线呈最清晰状态。

（5）读取短针和长针指向的刻度，即为曲率半径测定值。

3. 测定时双重影像的发生　载物台上不滴水即进行测定时，可见双重影像，不能正确测定镜片的曲率半径，因为 CL 第 1 面出现反射像，而第 2 面反射像亦发生透过第 1 面的像。

测定 CL 的 BC 时，如前曲面（FC）与空气接触，BC 面的反射率约为 3.9%，而第 2 面的反射率约为 3.7%，由此产生双重影像。如 FC 侧接触水，BC 面反射率不变，而第 2 面的反射率为 0.3%，可以忽略不计。

（四）CL 验配中的应用

1. 确认加工制成镜片的规格是否与处方一致。

2. 镜片规格不详，或辨别眼位是否错位，或希望了解在其他机构配制 CL 的参数时，可随时进行测定。

3. 检测 BC 与 FC 有无变形扭曲。

（五）注意事项

1. 确认成品镜片的规格时，其参数的变化有一定的容许范围（ISO 标准，国家标准），超越此范围，则需要重新订制。

2. 检查 CL 表面时，凹面和凸面的观察方法不同，观察凹面时，CL 表面扩大（实像反射面），以测定曲率半径，观察凸面调 0 时（实像反射面），CL 表面扩大以观察 CL 表面的状态。

3. 镜片有无扭曲变形，散光发生，凸面和凹面的变化会产生不同的影响，凸面的变形对光学性影响较大，而凹面对医学性影响较大。通过观察凹面 0 调整（虚像反射面）时，八条放射线的虚实状态，凸面曲率半径测定（虚像反射面）时放射线的虚实状态，以反映出镜片有无变形和散光存在（图 2-26）。

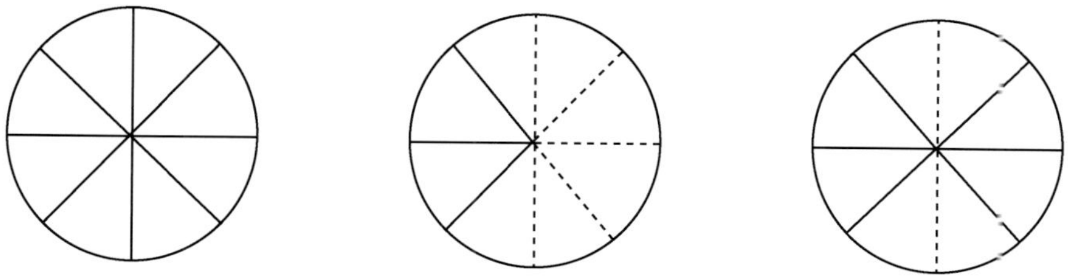

图 2-26　镜片表面的检查

2-1扫一扫，测一测

（冯桂玲　王　丹）

实训 2-1　软性接触镜配前检查

配前检查的目的是：通过详细的问诊和眼部检查，筛选合适的配戴者；通过屈光检查、角膜曲率和眼部参数测量，选择合适的诊断性试戴镜片。

一、实训目的

1. 熟悉软性接触镜验配流程。

2. 了解配前检查目的。

3. 掌握配前检查步骤。

4. 能够正确记录检查结果。

二、实训设备及材料

裂隙灯显微镜、角膜曲率计、综合验光仪、直尺、检眼镜、干眼检查仪、非接触式眼压计、Schirmer 试纸、酚红染色棉丝、非接触式角膜内皮显微镜、A 超 + 角膜测厚仪、视力表、电脑验光仪、镜片箱、检影镜、角膜地形图。

三、实训步骤

1. 病史采集（问诊）

（1）了解配戴接触镜目的：戴框架眼镜不便、工作需求、社会交际、美观、运动娱乐等。

（2）了解用眼需求：远用（上课、驾驶）、近用（看书学习）、中间距离用（电脑、电视）。

（3）了解屈光矫正方式：戴框架眼镜还是接触镜、软镜还是硬镜，配戴方式和更换方式，用什么护理产品、是否满意、有无不适症状等。

（4）了解眼部健康状况：有无感染性眼病、眼部过敏性疾病、干眼等。

（5）了解全身健康状况：有无糖尿病、关节炎、脂溢性皮炎、甲状腺功能亢进等。

（6）了解用药情况：了解现在是否正在服用利尿剂、β受体阻滞剂、避孕药、安眠镇静药等。

（7）了解过敏史：是否对灰尘、螨虫、花粉、动物皮毛、食品添加剂、药物等过敏。

2. 眼部检查

（1）裂隙灯眼部检查（详见第二章）：

1）根据裂隙灯检查了解被检查的外眼情况。

2）裂隙灯眼前段检查，检查由表及里。

3）建议分组模式，一组3位同学，分饰检查者，被检者及监督员身份，循环练习。

4）记录检查结果并进行分析。

（2）泪液检查：

1）根据泪液检查了解泪膜及泪液分泌情况。

2）检查方法：Schirmer试验、染色棉丝法、泪膜破裂时间检查、干眼检查仪（详见第二章）。

3）建议分组模式，一组3位同学，分饰检查者，被检者及监督员身份，循环练习。

4）记录检查结果并进行分析。

（3）角膜内皮细胞观察：

1）通过检查了解角膜内皮情况。

2）检查方法：用非接触型角膜内皮显微镜进行检查（详见第二章）。

3）建议分组模式，一组3位同学，分饰检查者，被检者及监督员身份，循环练习。

4）记录检查结果并进行分析。

（4）眼轴长度及角膜厚度检查：

1）通过检查了解眼轴及角膜的厚度情况。

2）检查方法：眼轴长度测量、角膜厚度检查。

3）建议分组模式，一组3位同学，分饰检查者，被检者及监督员身份，循环练习。

4）记录检查结果并进行分析。

（5）眼部参数测量（详见第二章）：

1）通过检查了解角膜直径、瞳孔直径以及睑裂高度。

2）检查方法：角膜直径、瞳孔直径（标准室内照明和暗照明状态）、睑裂高度。

3）建议分组模式，一组3位同学，分饰检查者，被检者及监督员身份，循环练习。

4）记录检查结果并进行分析。

3. 视光学检查：

（1）屈光检查（详见第二章）

1）告知检查目的。

2）检查方法：他觉验光和主觉验光（详见第二章）。

3）建议分组模式，一组3位同学，分饰检查者，被检者及监督员身份，循环练习。

4）记录检查结果并进行分析。

（2）角膜形态检查：

1）告知检查目的。

2）检查方法：角膜曲率计检查、角膜地形图检查（详见第二章）。

3）建议分组模式，一组3位同学，分饰检查者，被检者及监督员身份，循环练习。

4）记录检查结果并进行分析。

四、实验记录

患者陈述（初诊）

患者编号		患者姓名		检查者	
主诉					
现病史与既往史					
家族史					
过敏史					

眼镜配戴史（初诊）

患者编号：							首次戴镜时间：					
首次戴镜类型：							散瞳情况：					
	右眼						左眼					
当前验配框架镜		D		D		°		D		D		°
矫正视力												
光心距						mm						mm
戴镜时间						月						月
当前接触镜	基弧		度数		直径		基弧		度数		直径	
矫治方法												
镜片类型												
更换周期												
配戴方式												
配戴时间						月						月
设计												

眼科检查（初诊）

患者编号：		患者姓名：	
	右眼	左眼	检查者
裸眼远视力			
矫正远视力			
眼压检查	mmHg	mmHg	
眼位检查			
眼球运动			
角膜直径	mm	mm	
瞳孔对光反射			
瞳孔直径	mm	mm	
角膜知觉			
眼前节检查			
眼底检查			

notes

医学验光（初诊）

患者编号			患者姓名			
远用瞳距	mm	优势眼		散瞳药品		
电脑验光仪 散瞳前/未散瞳				检查者：		
右眼				左眼		
电脑验光	D	D	°	D	D	°
角膜 平坦 K 值	mm	D	°	mm	D	°
角膜 陡峭 K 值	mm	D	°	mm	D	°
角膜 平均 K 值	mm	D		mm	D	
角膜 散光度数		D	°		D	°
电脑验光仪 散瞳后				检查者：		
右眼				左眼		
电脑验光	D	D	°	D	D	°
角膜 平坦 K 值	mm	D	°	mm	D	°
角膜 陡峭 K 值	mm	D	°	mm	D	°
角膜 平均 K 值	mm	D		mm	D	
角膜 散光度数		D	°		D	°
检影验光 散瞳前/未散瞳				检查者：		
右眼				左眼		
远用	D	D	°	D	D	°
检影验光 散瞳后				检查者：		
右眼				左眼		
远用	D	D	°	D	D	°
综合验光 散瞳前/未散瞳				检查者：		
右眼				左眼		
远用	D	D	°	D	D	°
矫正视力						
综合验光 散瞳后				检查者：		
右眼				左眼		
远用	D	D	°	D	D	°
矫正视力						
插片验光 散瞳前/未散瞳				检查者：		
右眼				左眼		
远用	D	D	°	D	D	°
矫正视力						
插片验光 散瞳后				检查者：		
右眼				左眼		
远用	D	D	°	D	D	°
矫正视力						

眼底照相机(初诊)

患者编号:	患者姓名	检查者	检查日期

角膜地形图(初诊)

患者编号:	患者姓名	检查者	检查日期
右眼		左眼	

内皮细胞检查(初诊)

患者编号:		患者姓名		检查者		检查日期	
右眼				左眼			
AVE		CD		AVE		CD	
MAX		SD		MAX		SD	
MIN		CV		MIN		CV	
NUM		6A		NUM		6A	
右眼				左眼			

notes

眼轴及角膜厚度检查（初诊）

患者编号：		患者姓名		检查者		检查日期	
		右眼			左眼		
A超检查	SD						
	RANGE						
	眼轴长度	mm				mm	
	前房深度	mm				mm	
	晶状体厚度	mm				mm	
	角膜厚度—中心	μm				μm	
	角膜厚度—上方	μm				μm	
	角膜厚度—下方	μm				μm	
	角膜厚度—鼻侧	μm				μm	
	角膜厚度—颞侧	μm				μm	
LS900光学生物测量仪检查	眼轴（AL）	mm				mm	
	中央角膜厚度（CCT）	μm				μm	
	前方深度（AD）	mm				mm	
	晶状体厚度（LT）	mm				mm	
	角膜直径（WTW）	mm				mm	
	瞳孔直径（PD）	mm				mm	

泪液检查（初诊）

患者编号：	患者姓名		检查者		检查日期	
	右眼		左眼			
泪液膜破裂时间	s		s			
酚红棉丝检查	mm		mm			
Schirmer 试纸检查	mm		mm			
干眼仪检查	级		级			

眩光对比敏感度及对比度视力检查（初诊）

患者编号：			患者姓名		检查者		检查日期	
戴镜类别								
	右眼				左眼			
对比敏感度检查	6.3		1.6		6.3		1.6	
	4.0		1.0		4.0		1.0	
	2.5		0.7		2.5		0.7	
眩光对比敏感度检查	6.3		1.6		6.3		1.6	
	4.0		1.0		4.0		1.0	
	2.5		0.7		2.5		0.7	
戴镜类别								

	OD 小数视力	OD 对数视力	OD 5 分视力	OS 小数视力	OS 对数视力	OS 5 分视力
100% 对比度视力						
25% 对比度视力						
10% 对比度视力						
5% 对比度视力						

诊断和建议(初诊)

患者编号：	患者姓名		上级医生		检查者	
诊断结果						
处理意见						

notes

第三章 球面、非球面设计软性接触镜的验配

软性接触镜，简称 SCL（soft contact lens），是一类由柔软吸水的塑胶聚合物材料制成的镜片，因其柔软、舒适、透氧的特性，深受消费者的青睐，成为目前临床上最普及的角膜接触镜。

软性接触镜因为材质柔软，更易贴附于角膜而体现角膜的形状，验配过程比起硬性接触镜要相对容易，每个参数的适用人群也要比硬镜广泛很多。这使得许多验配人员忽略了软性接触镜的验配程序，有些消费者甚至通过网购等方式直接购买，增加了发生接触镜并发症的风险，导致了公众对于接触镜安全性的质疑。作为一种直接接触角膜的三类医疗器械，国家有明确规定须执行医疗器械的最高级安全标准。所以对于软性接触镜来说，每一位配戴者都需要经过一个标准的验配流程才能开始配戴接触镜，在使用过程中还要定期复查，这样才能保证配戴者的安全和健康。

本章将对软性接触镜适应证的选择和验配程序两方面的内容进行全面介绍。

第一节 适应证与非适应证

学习目标

1. 掌握：接触镜的适应证和非适应证。
2. 熟悉：接触镜在屈光矫正方面的优势。

在临床上验配接触镜有三点原则：健康、舒适、增视，其中健康配戴是首要原则，即保证接触镜最低程度地影响眼部的正常生理，避免或减少接触镜配戴并发症的发生。

接触镜不是普通商品，不是任何人都能配戴，它有一定的适应证和非适应证，接触镜专业验配师有责任筛选接触镜的适合人群，并引导配戴者正确选择适宜的镜片，以确保成功配戴，消除安全隐患。

作为目前临床上最普及的接触镜，软性接触镜的安全性、有效性、舒适性已经获得了公认，软性接触镜的适应范围涵盖了不同年龄、性别和职业的绝大多数人群。验配师在实际工作中，应通过问诊、检查、试戴等，选择适合的配戴者，并根据配戴者的具体情况选择适合的镜片。

一、软性接触镜的适应证

（一）矫正屈光不正

适应矫正几乎所有的屈光不正。作为三种屈光矫正方式之一，接触镜因其独特的优势在屈光矫正方式中占有重要的地位。掌握接触镜与激光手术、框架眼镜相比的优势和缺点可以帮助我们更好理解不同的屈光矫正方式，表 3-1 列举了三种屈光矫正方式的特点。

notes

表 3-1　三种屈光矫正方式的特点比较

	框架眼镜	接触镜	准分子激光手术
侵袭性	否	否	是
可逆性	是	是	否
自然	否	是	是
矫正范围	宽	略窄	更加受限
视野	受限	不受限	不受限
物像大小的变化	明显	不明显	不明显

对于屈光矫正而言，接触镜相较于框架眼镜在许多方面有着更加优良的效果，如：周边视野更广，物像更接近于正常大小且没有扭曲，能提供清晰稳定的视力。表 3-2 显示了接触镜与框架眼镜的特点比较。

表 3-2　接触镜与框架眼镜的特点比较

	接触镜	框架眼镜
视野	不受限制无遮挡	狭小
视网膜成像大小	变化较小	随屈光度增大物像被放大或缩小
外观	自然	受影响
视物的稳定性	随眼球运动，视物稳定	在快速运动中无法保持稳定的视力
适合运动	更适合（软镜）	安全隐患、不便
受天气的影响	不受天气影响	冬天起雾 下雨天雨水遮挡视线
舒适	柔软舒适	压迫鼻梁 / 摩擦耳部
不规则散光	可矫正（硬镜）	不可矫正

综合上面介绍的角膜接触镜的优势，接触镜在以下方面能发挥更加出色的矫正效果。

1. 高度屈光不正　对于高度屈光不正，接触镜可以解决配戴框架眼镜沉重和不美观的问题，同时因框架眼镜随度数增加物像被明显放大（远视）或缩小（近视），高度屈光不正者配戴框架眼镜看到的物像会明显失真。接触镜矫正后的成像更接近于正常状态，使配戴者的视觉质量明显提高。例如：分别计算 −10.00D 的框架眼镜与软性接触镜的相对放大倍率，框架眼镜的物像缩小了 10.7%，而接触镜仅缩小了 1.5%。配戴高度软性接触镜，因镜片的周边厚度会随屈光度的增加而增厚，要注意选择高透氧材料，如硅水凝胶材料的镜片。

2. 散光　接触镜配戴在角膜上，在角膜和镜片之间的泪液，可以填补不规则的角膜表面，起到类似透镜的作用。但软性接触镜因材料较软，不易保持自身形状，泪液透镜的作用往往比较弱。所以，在矫正散光时，更建议使用环曲面软性接触镜来矫正。任何框架眼镜配戴者散光等于或超过 0.75D 都是散光软性接触镜的适应证。软性接触镜最多可矫正至 3.00D 的散光，当散光大于 3.00D 时，则需要考虑应用硬镜进行矫正（详见第五章）

3. 屈光参差　双眼屈光参差度数越大，视网膜成像大小差别越大，且框架眼镜配戴影响外观。对于双眼 2.50D 及以上的屈光参差，接触镜是最佳选择，可以使视网膜成像大小接近，降低对视功能的影响。

（二）美观

接触镜配戴者的外观表现更加自然，从而成为爱美人士的理想选择。配戴框架眼镜时由于眼球运动会引起视物变形，往往造成眼球运动明显减少；加之眼镜框对于鼻梁的

notes

压迫，使许多配戴框架眼镜的人在摘镜后双眼无神，外观受到影响。配戴接触镜时由于接触镜随眼球一起运动，则不会出现这样的问题，即使在戴框架眼镜出现眼外观变形的情况下，在配戴接触镜一段时间后一般可逐渐恢复，这也成为爱美人士选择接触镜的重要原因之一。

有些特殊设计的镜片因为在接触镜中加入了色素使这类镜片在矫正视力的同时兼具了眼部美容的效果。彩色镜片和美容镜片主要通过在镜片中添加色素的方式改变虹膜的颜色或加大黑色角膜区直径，起到让眼睛变大变亮的效果。选择美容镜片要更加注意其对眼部健康、舒适和视力的影响，详细介绍请参看本章第二节。

（三）职业需要

一些特殊职业由于工作的需要，配戴者必须选择角膜接触镜，如服务行业的工作人员（如：空姐等）、演员、野外工作者、运动员等，选择一款健康、舒适和视力矫正良好的镜片对于配戴者具有更加重要和现实的意义。

（四）特殊场合（间歇配戴）

对于不经常配戴只需在某种场合配戴接触镜的偶尔配戴者，如出席重要场合或会议、运动、旅游等，更适合配戴软性接触镜。因为硬性接触镜需要较长的时间来适应，每次间歇使用后需要重新适应，而软性接触镜初始舒适度良好，几乎不需要适应的时间。日抛镜片每天使用后即抛弃，省去了护理的麻烦和购买护理液的花销；避免长期保存镜片造成镜片污染的风险，是间歇配戴者的首选。

（五）运动

对于有屈光不正又需要参加体育运动，特别是一些较剧烈运动者，选择接触镜具有安全、方便和增强视觉效果的优势。有报告显示，每年有超过 10 万人由于运动导致眼部创伤，配戴接触镜可大大减少因运动中框架眼镜破碎而导致眼部损伤的概率。另外，接触镜可以保持运动中宽广的视野、真实的影像、良好的立体视和深度视觉；接触镜的镜片总是随眼球移动，使运动中的视力保持清晰稳定。这些都保证了配戴者在运动中可以拥有最佳的表现。与硬性接触镜相比，软性接触镜能有效避免运动碰撞时镜片的丢失，因此软性接触镜更加适合运动。

有些与水有关的运动如游泳等，配戴接触镜时镜片容易被水污染而增加微生物感染的风险，故原则上不建议配戴软性接触镜从事与水有关的运动。

（六）接触镜的适应年龄

对于配戴软性接触镜没有年龄的严格限制，取决于适应证的把握和配戴者的需求。

1. 儿童　6 岁以上，儿童视力发育基本成熟，眼部参数接近成人。研究表明，配戴接触镜对于儿童近视的发展、眼轴长、角膜曲率与配戴框架眼镜相比没有显著差别。实践证明，年龄小并不是接触镜的禁忌条件。但是，由于儿童缺乏对个人卫生和随访的依从性，建议在监护人理解和配合下进行验配。

2. 青少年　在欧美、日本等发达国家，多数从 13 岁开始配戴。对于青少年来说，配戴软性接触镜可以让他们感觉更有自信、有魅力。另外，配戴软性接触镜可以让青少年在运动中始终保持清晰稳定的视力，提高运动中的表现，减少不便和外伤的风险。所以对于青少年戴镜来说，最重要的不是年龄，而是他们能否认真地摘戴和护理镜片。青少年验配接触镜更应该注意眼睛的健康，建议使用短周期更换型镜片，如果与框架眼镜交替使用，则可选择日抛型镜片，这样同时避免了护理镜片的麻烦。

3. 中老年　中老年由于老视出现，且随着年龄的增长，眼部会发生一些生理上的改变，如眼睑张力减弱，角膜敏感度下降，脆弱性增加，泪液分泌减少等，应谨慎选择接触镜，建议选择高透氧和短周期更换型镜片。另外，因配戴接触镜在视近物时需要更多的调节，如果

notes

是由框架眼镜转为接触镜的配戴者，大多数超过 -4.00D 的近视配戴者会感到在视近物时需要更大的调节和集合，建议事先告知。老视者随年龄增加而出现的生理性调节减弱，可以通过单眼视、多焦接触镜、接触镜联合框架眼镜等方法进行矫正。

（七）接触镜适用的角膜曲率

角膜曲率在 41.00～46.00D 的范围内一般都可配戴。值得指出的是，目前我们通过角膜曲率计所测出的角膜曲率是角膜中央 3mm 之内的数值，由于每个配戴者的角膜周边曲率不尽相同，而角膜周边的曲率值对于镜片的配适具有更重要的意义。因此，角膜曲率计的数值对于适应证的选择仅作为一个参考，是否适合配戴接触镜最终取决于配适评估的结果。

（八）软性接触镜的治疗性应用

详情请见第八章，接触镜的特殊应用。

二、软性接触镜的非适应证

配戴者在验配接触镜之前提问最多的问题之一就是“是否适合配戴接触镜”，随着接触镜生产工艺的发展、技术的革新和新产品的不断问世，接触镜的适应证逐渐放宽，非适应证日益减少，使更多的配戴者可以享受这些产品带来的卓越的视觉体验。与此同时，为了减少并发症，让配戴者更安全地使用接触镜，也要警惕一些可能增加配戴风险的因素，甚至可能因为配戴接触镜带来严重眼部健康问题的情况，避免这些情况的发生。

首先，一些眼科或全身疾病表现可能因为配戴接触镜而加重，或配戴接触镜后因这些疾病的存在导致发生接触镜并发症的风险明显增加，因此将作为接触镜配戴的绝对或相对非适应证。

（一）眼睛前部的炎症或感染性疾病

任何全身、局部的急性或亚急性炎症或感染都将使身体处于应激状态，可降低全身或局部的抵抗力；如果是感染的话还将面临病原微生物扩散的危险，应积极治疗原发病，待治愈后再选择验配或配戴接触镜。眼部的感染是眼科的急症，应积极抗感染治疗，并避免一切可能影响角、结膜正常生理状态的因素，因此须停戴接触镜。下面列举了一些疾病或异常：

1. 睑腺炎　睫毛毛囊附近的皮脂腺或睑板腺的急性化脓性炎症，应积极抗感染治疗，治愈后再配戴接触镜。

2. 睑缘炎　不管是鳞屑性还是溃疡性睑缘炎都和感染有关，存在于睑缘病灶的病原微生物会对于角膜的健康产生严重威胁，应先行治疗。在为配戴者进行检查时应注意观察配戴者的睑缘，排除病变。

3. 急性结膜炎　急性结膜炎属结膜的急性感染，具有很强的传染性，表现为眼红和分泌物，为接触镜配戴禁忌证。

4. 慢性泪囊炎　慢性泪囊炎的患者其泪囊中的病原微生物会不断向结膜囊内释放，大大增加角膜感染的概率，须治疗后再选择戴镜。

5. 沙眼　沙眼是由沙眼衣原体感染引起结膜感染性炎症，具有传染性，是感染性结膜炎的一种，活动性沙眼是角膜接触镜验配的禁忌证。

沙眼在我国曾广泛传播，20 世纪 40 年代以前是我国致盲的主要原因之一。20 世纪 40 年代以后随着人民生活水平的提高，医疗卫生条件的改善，沙眼得到了有效的控制，目前我国已消灭沙眼。

（二）累及角膜、结膜或眼睑的眼部疾患、损伤或异常

当角膜上皮损伤时，角膜屏障功能会在损伤后明显下降，从而利于病原微生物的侵入；

结膜或眼睑的疾患、损伤或异常因其可对于眼部的局部生理状态产生影响，从而增加配戴接触镜的风险，须停戴接触镜积极治疗。下面列举了几种常见的疾病情况：

1. 角膜损伤　眼部的干燥、摩擦、睫毛刺激、药物等原因都可引起角膜上皮的损伤。由于角膜上皮是角膜预防感染的主要屏障，任何原因导致的上皮缺损都是接触镜配戴的非适应证，应待上皮恢复后再行验配。

2. 倒睫　倒睫会因为睫毛向内生长，刺激角膜，极易造成角膜上皮的损伤。因此，在给倒睫配戴者验配前，要确认角膜上皮完好无损。倒睫患者在配戴接触镜后由于绷带效果对于角膜上皮反而具有保护作用，但是，由于倒睫所引起的角膜上皮损伤风险持续存在，建议治疗后再验配接触镜。

3. 睑闭合不全　因暴露导致的泪液蒸发和软性接触镜水分的蒸发，容易导致软性接触镜配戴困难，是软性接触镜配戴的相对禁忌证。

4. 独眼　由于失去备用眼，一般不主张配戴软性接触镜，如确实需要，验配软性接触镜要谨慎进行。

（三）干眼

严重干眼如干眼综合征表现为严重的泪液分泌不足，其本身即可造成角膜的干燥和损伤，降低角膜的局部抵抗力，增加感染的风险；泪液分泌不足还会降低泪液对于分泌物、代谢产物和病原微生物的冲洗清洁作用；泪液的减少还将使接触镜因缺乏泪液的润滑作用而降低配戴者的配戴舒适度，造成耐受性下降；严重的泪液缺乏甚至会影响接触镜表面的光学平面造成视力下降。为配戴接触镜的非适应证。

服用影响泪液分泌的药物如利尿剂、β 受体阻滞剂、避孕药、抗组胺药物和治疗消化道疾病的药物（阿托品类）等，可影响泪液的分泌，使用接触镜时要注意监测。

轻度泪膜稳定性下降的病人如配戴者仍有意愿配戴，检查中未见角、结膜损伤的情况下，可以考虑在严格监测下使用，应选择具有保湿功能的镜片。

（四）全身性疾病

1. 糖尿病　糖尿病患者的角膜敏感度下降，在角膜受到损伤后不易被察觉；病人在角膜受伤后创口愈合速度也较慢，容易反复发生溃疡甚至感染，这些问题因糖尿病控制程度而有所波动。接触镜配戴可加重上述问题，因此程度严重者是接触镜配戴的禁忌证。轻度糖尿病患者如配戴接触镜，需加强临床监测，避免使用长戴型接触镜。

2. 全身系统性免疫疾病　多种全身系统性免疫疾病会有眼部表现：如白塞氏病、强直性脊柱炎、慢性关节炎、类风湿性关节炎等。这些疾病可能导致葡萄膜炎的反复发作，因此裂隙灯检查时需要特别注意眼前房的变化。有些全身系统性免疫疾病还会影响到泪液的分泌，导致干眼。因此，还要注意检查泪液分泌是否有异常。

3. 皮肤病　脂溢性皮炎、银屑病、神经性皮炎的患者容易发生慢性睑缘炎等，增加角膜感染的风险；眼睑脱落的碎片还可成为刺激物，建议此类患者慎用接触镜。

4. 过敏症　常见的致敏原包括灰尘、螨虫、花粉、动物皮毛、食品添加剂、药物等，哮喘患者通常更为敏感。多功能护理液中的防腐剂也会引起眼部的一些过敏反应。有过敏史的人可以配戴接触镜，但是需要加强随访和护理。密切注意护理液的使用情况，使用短周期更换型镜片减少防腐剂和镜片沉积蛋白的影响。日抛镜片可最大限度地减少蛋白沉淀的沉积并避免了护理液的使用，为过敏症病人的首选。

5. 精神和心理疾病患者　精神忧郁的患者应进行详细检查；另外，配戴者的动机、智力、心理等主观因素可能影响接触镜的接受程度和验配成功率。如配戴者过分胆小、精神烦躁、卫生不佳、依从性差等，也不建议使用接触镜。

（五）妊娠

妊娠引起孕激素和雌激素水平的升高，导致水钠潴留，易产生角膜水肿，也会给泪液分泌和角膜敏感性带来影响。所以如果孕妇是新戴镜者，建议分娩后再考虑配戴，如果已经配戴未出现任何问题可继续配戴，但要注意随访监测。

（六）职业环境

有些职业环境是不允许配戴接触镜的，如工作于多风沙、高污染、挥发性酸碱环境的工作者。

接触镜具有一定的理化性质，在不适合的环境中可能会污染或损坏镜片，改变镜片的性质，污染的镜片也会增加角膜感染的概率。配戴者的手也是判断是否适合戴镜的依据，很多工人的手无法保持干净，即使清洗时，其手掌、指甲沟仍有尘土和油腻。

长期在电脑前工作的配戴者由于面对电脑时眨眼频率会减少，加之空调环境极易引起角膜干燥，给配戴带来不适甚至配戴风险增加。验配时要注意事先告知，并选用保湿的镜片以保证安全和健康。

（七）卫生不佳或依从性差

个人的卫生习惯和依从性也是影响配戴的重要方面。据调查，卫生不良和依从性差是引起戴镜后并发症的最常见原因之一，这些情况原则上不宜戴镜。如果配戴者意愿强烈时，可首选不用护理、用后即抛的日抛型镜片，并注意监测。

第二节　软性接触镜验配程序

学习目标

1. 掌握：软性接触镜规范验配程序。
2. 掌握：软性接触镜配适评估方法和良好配适特征。
3. 掌握：为软性接触镜配戴者摘、戴的方法。

软性接触镜在我国属于三类医疗器械，直接与配戴者的角膜接触，可能对角膜、结膜和泪膜的生理状态产生影响，因此软性接触镜的验配必须是一个科学、规范的医疗过程。系统的验配过程应该包括以下步骤：首先由专业的验配师详细问诊和全面检查，筛选合适的配戴者；接下来，测量配戴者眼部的各项参数，如角膜曲率、直径等，并进行配戴前的验光，以确定合适的诊断性试戴镜片；然后，对配戴者进行试戴评估，根据评估结果调整镜片的参数，确定最终的镜片并开具处方；镜片分发给配戴者后，应给予其镜片摘戴、护理、保养、更换等方面的指导，建立随访和复诊的计划，对配戴者进行相关的教育（图3-1）。

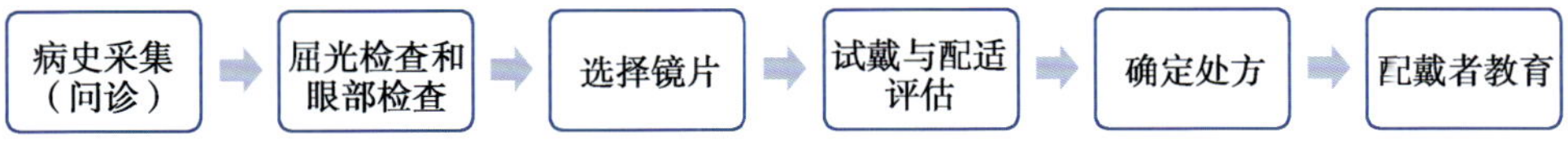

图3-1　软性接触镜验配流程

在本节中，我们将就软性接触镜验配的六步流程进行逐一讲解。

一、病史采集

病史采集（问诊）的目的除了了解配戴者的适应证、禁忌证之外，还有一个重要目的就是了解配戴者的需求，根据需求推荐更合适的产品给到配戴者。所以问诊的内容主要包括：

了解需求、既往情况、学习工作和生活情况三大部分。下面我们就分别看一下具体要问哪些内容。

（一）软性接触镜的需求

首先，要了解的是配戴者的戴镜目的，如矫正视力；工作、学习和生活需要；或者是出于美观或便捷的需求等。众所周知软性接触镜有很多的优点，如：方便、美观、视野开阔、不压迫鼻梁等，可以满足配戴者工作、生活、旅行和运动等场合的需要，了解使用目的可以为配戴者推荐更加适合的产品，如有的配戴者在戴镜后要长期面对电脑，则提示我们应考虑推荐保湿的镜片。

其次，要了解配戴者计划的配戴方式，如常戴或偶戴。如配戴者以旅游、运动为目的多为偶戴。而还有一些配戴者希望以软性接触镜为主，则为常戴。如果配戴者是偶戴，可以推荐日抛的镜片，因为日抛镜片不用护理，从健康和性价比的角度都更加适合。

（二）既往情况

我们将配戴者分为初戴者、现戴者和弃戴者三类，下面来看一下针对不同人群可以问哪些有针对性的问题。

1. 初戴者　了解配戴者的框架眼镜度数和配戴年数，特别是有没有散光。如果发现配戴者的框架眼镜有 0.75D 或以上的散光，建议推荐使用散光软性接触镜。因为初戴者如果框架眼镜有散光，而软性接触镜没有散光的话，无法带给配戴者清晰、舒适的视觉体验，甚至可能导致配戴者离开软性接触镜品类。

其次要了解的是配戴者有无眼部疾病和手术史；有无全身疾病史；是否有过敏体质和用药史。这是为了发现配戴者有前面提到的非适应证或慎用的情况，一旦发现要做相应的处理。这里尤其要提一下的是如果配戴者以前做过近视眼准分子激光手术，要注意手术后角膜创口愈合的脆弱带来的影响，角膜曲率改变带来的配适问题，以及可能存在的干眼问题等，因此这部分的问诊更加重要。

对于初戴者还需要了解的是配戴者是否有眼部不适，如眼干、眼红、眼疲劳等。由于目前手机电脑的普及，一些配戴者在使用软性接触镜之前已经有眼干的症状，所以对上述信息的了解可以帮助验配人员推荐更合适的镜片给这些配戴者。

2. 现戴者　如果配戴者正在使用软性接触镜，除了了解上述初戴者需要了解的信息外，还要了解配戴者使用镜片的相关信息、戴镜体验以及随访复查周期等信息。

首先需要了解的是配戴镜片的度数、品牌、周期、功能及护理液品牌等信息。这些信息可以帮助我们了解配戴者目前使用镜片的情况，结合配戴者的配戴体验和眼部检查的结果，可以帮助我们判断配戴者目前使用的镜片是否适合他 / 她，是否需要更换一款更加适合的镜片。我们还需要了解配戴者每天戴镜的时间，来判断是否超长配戴，如果你了解到配戴者经常每天配戴 10h 以上，则需要考虑超长配戴可能会对眼睛产生的影响，超长配戴要求软性接触镜具备更好的透氧性和更强的抵御眼干的性能，防止眼睛干涩和缺氧。比起告知配戴者严格控制配戴时间，更建议使用高透氧并带有保湿性能的镜片来满足配戴者的需求。

其次，我们还需要了解配戴者的配戴体验，即他们正在使用的软性接触镜是否健康、舒适等，包括舒适度、清晰度、眼红、眼干、疲劳感等。

舒适度是软性接触镜配戴者弃戴的主要原因之一。如果配戴者每天刚开始戴不舒适，这种初始舒适度不佳考虑可能是配戴者对材质比较敏感，可以选择更加柔软光滑的镜片；如果配戴者越到晚上越不舒适，这种摘镜前舒适度不佳考虑可能与眼干有关，建议选择保湿镜片；如果配戴者戴的是长周期的镜片，配戴者每次用到临近更换周期时舒适度出现问题，考虑与镜片表面的沉淀物有关，建议选择短周期镜片。

对于现戴者还需要了解他们的视觉质量，判断接触镜度数是否合适，或者是否有未被矫正的散光。目前中国只有3%的散光人群在配戴散光软性接触镜，而更多的配戴者在使用等效球镜矫正散光。其结果必然导致视网膜上的模糊成像，时间长了还会引起视疲劳。另外，配戴者每次从框架眼镜换成软性接触镜都有可能需要一段时间来适应，这也会成为配戴者放弃软性接触镜的原因。另外，还有一些配戴者正位看东西没有问题，但是体位一旦变换，如躺着看电视时视力就变得模糊，这与散光软性接触镜的稳定技术有关，所以通过对视觉质量的问诊就能把这些使用等效球镜矫正散光或因稳定技术问题导致轴位不稳定的配戴者找出来。

另外，眼红是配戴者经常会遇到的问题，一旦发生眼红说明配戴者的眼健康存在风险，还会影响美观。要通过问诊了解眼红发生的时间和频率等，判断可能导致眼红的原因。

3. 弃戴者　对于弃戴者来说，除了上面所有问题都要询问之外，还应了解弃戴的原因。需要指出的是，软性接触镜的技术正在以日新月异的速度发展，集健康、舒适、增视为一体的新产品不断被推出，让弃戴者了解更多新产品的信息会帮助他们树立对产品的信心，重新选择使用软性接触镜。

（三）工作、生活和学习情况

1. 了解配戴者的职业　在前面介绍软性接触镜的非适应证时已经提到，有些职业环境是不允许配戴接触镜的，如工作于多风沙、高污染、挥发性酸碱环境的工作者。另外，了解配戴者的职业也可以帮助我们推荐更合适的镜片，如配戴者从事的是时时需要展示自己的工作，那么也许美容镜片更加适合他。

2. 了解配戴者的配戴环境　如使用环境是在室内还是户外，是否在干燥、多风或多尘的环境中等等。

如果配戴者的使用环境以室内为主，夏季要考虑空调，冬季需要考虑暖气等因素，因为这些干燥环境会让我们的眼睛干燥，因此在推荐镜片时应考虑选择保湿的镜片来锁住水分。如果配戴者以户外环境为主，则应从紫外线对眼睛影响的角度为配戴者推荐防紫外线的软性接触镜。如在多尘的环境中，从健康角度建议选择短周期镜片。

3. 了解配戴者的用眼习惯　如配戴者的习惯用眼距离、近距离阅读时间、照明条件等。如果配戴者经常面对手机、电脑等电子屏进行近距离工作，眨眼次数会降低，从而降低瞬目带来的湿润效果，如果能根据配戴者的用眼环境预先考虑到眼干的问题，推荐保湿性能的镜片，将提升配戴者的舒适配戴体验。

4. 了解配戴者是否具有自主护理和摘戴软性接触镜的能力　软性接触镜作为三类医疗器械，需要配戴者严格地遵守护理和摘戴的要求。通过询问了解配戴者的自主护理和摘戴软性接触镜的能力，尤其是青少年配戴者。

二、屈光检查和眼部检查

（一）屈光检查和眼前段参数测量

详见第二章。

（二）裂隙灯显微镜眼部检查

裂隙灯显微镜眼部检查不仅能够帮助判断配戴者是否适合配戴软性接触镜，还可以为配戴者选择更适合的软性接触镜；对于现戴者来说，眼部检查还可以了解其戴镜后对眼部健康是否产生影响以及是否能够继续配戴软性接触镜（详见第二章）。

在进行完裂隙灯显微镜眼部检查后，要告知配戴者眼部检查结果，并给出其适合的软性接触镜品类的建议。

三、软性接触镜的选择

作为接触镜验配师，有责任正确引导配戴者选择和配戴最合适的接触镜，以确保接触镜配戴的健康、舒适和增视，这也是接触镜验配的最终目的和成功的关键。在实际工作中，验配师应首先通过问诊和检查，选择合适的试戴镜片，然后进行配适评估，根据实际配适情况，再调整镜片参数以确定最终的镜片。详细的问诊可以了解配戴者的动机、需求、职业、病史等相关信息，帮助我们筛选合适的配戴者和镜片类型；全面的检查可以了解配戴者眼部的解剖、生理、病理特征，并获得接触镜配戴所需相关参数，帮助我们进一步的选择。

接触镜附着于角膜表面，将不同程度地影响角膜的供氧和其他生理代谢，甚至影响眼睛的防御功能；而泪液中的蛋白质、脂质和无机盐可黏附在镜片上，增加真菌、细菌和其他微生物的附着机会，增加眼部感染的风险；当镜片在角膜表面时，还可破坏泪膜结构，使泪膜破裂时间缩短，产生干燥及异物感。选择合适的镜片、正确的配戴方式，将最大限度地减少上述影响，保证镜片的安全健康配戴。另外，接触镜的选择还应综合考虑配戴者的眼部生理情况、职业特征及其他需求，以下将就这两个方面来阐述如何选择软性接触镜的试戴片。

（一）确定合适的镜片

1. 根据屈光和角膜曲率检查结果确定软性接触镜度数和基弧范围　验配过程中需要根据验配前检查的结果选择确定试戴片的参数，主要是基弧、直径和屈光度等。

（1）基弧（base curve，BC）：软性接触镜中央光学区的后表面曲率半径即基弧，可以用曲率半径（单位：mm）或屈光度（单位：D）来表示。临床上用曲率半径表示更为方便。因为材料较软，容易紧贴到角膜表面，因此软性接触镜的单一基弧可以适应更大范围的配戴者。所以软性接触镜基弧的级数较少，通常设计范围为 8.2～9.0mm，如：8.3mm、8.4mm、8.6mm、8.8mm。目前很多厂商生产的薄型或超薄型镜片只有一个或两个基弧，基本上可以适用于 80% 以上的人群。

因软性接触镜的直径较大，因此软性接触镜试戴片的基弧多在角膜曲率平均读数（以 mm 为单位）的基础上加 0.4～0.8mm。因镜片的直径和厚度不同也会有所差异，计算时应参考厂家给出的计算公式。例如：

角膜曲率计测量出角膜前表面的曲率半径为：7.75mm @ 180，7.65mm @ 90

角膜曲率的平均值为：$(7.75 + 7.65)/2 = 7.70$mm

选择的试戴镜基弧为：$7.70 + 0.8 = 8.50$mm

需要注意的是，角膜曲率测出的结果反映的只是角膜中央 3mm 直径的角膜曲率情况，因每个人的角膜周边弧度不同，各个厂家的镜片周边设计也不一样。因此，上述公式计算出的数值仅能作为试戴片选择的参考，而不能作为最终处方的依据。具体适合情况必须根据配适评估的最终结果来决定。另外，因为软性接触镜较软，容易贴附角膜从而适应角膜形状。所以原则上一个基弧可适用于 ± 0.3mm 的角膜弧度。因此，在选择试戴片时，与其依赖角膜曲率的测量结果来计算，一些厂家更建议以首选基弧来试戴，再根据评估的结果确定是否需要更换。

（2）直径：镜片总直径是指镜片从一边到对侧边的最大直线距离，以 mm 为单位。直径的设计与角膜直径和睑裂高度有关。由于镜片在眼中并不都能完全中心位，且瞬目时镜片有一定的移动度，而软性接触镜一定要充分覆盖角膜，故镜片要覆盖角膜并至少超出角膜边缘 1～1.5mm。人眼角膜直径均值为 11～12mm，所以软性接触镜直径至少要达到 13.6mm，通常为 14.0mm 左右。选择试戴片的直径要参考配戴者的角膜直径和睑裂高度，如角膜直径或睑裂高度偏小，则应选择直径略小的镜片。

（3）矢高：弧矢高是指镜片后表面几何中心与镜片总直径之间的垂直距离。一般情况下，弧矢高增加会使镜片配戴变紧，弧矢高减小引起镜片配戴变松。

弧矢高与基弧呈负相关关系，即直径不变时，基弧越大，弧矢高越小；弧矢高与直径呈正相关关系，即基弧不变时，直径越大，弧矢高越大（图 3-2，图 3-3）。

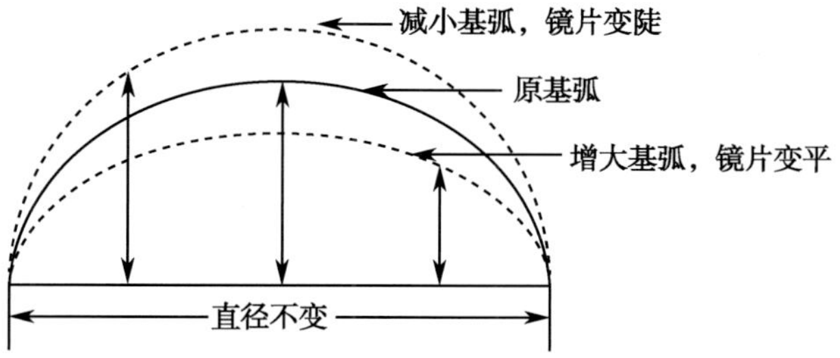

图 3-2　软性接触镜基弧对弧矢高的作用

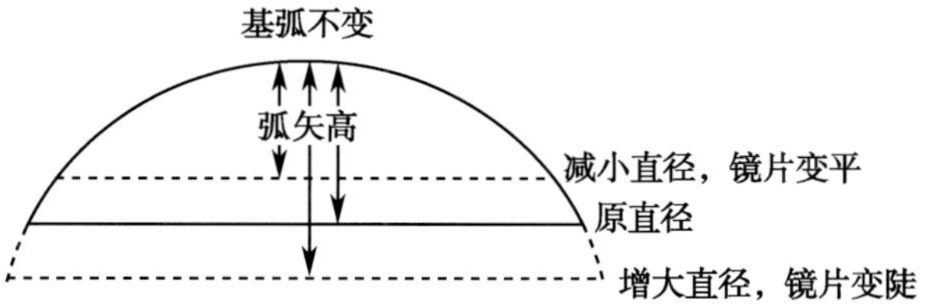

图 3-3　软性接触镜直径对弧矢高的作用

充分理解弧矢高与镜片直径和基弧的关系，对镜片的选择和配适调整具有临床指导意义。

（4）屈光度：验光得到的结果是框架眼镜的后顶点屈光度，不能直接作为接触镜的屈光度，因为框架眼镜的主焦点与角膜的距离大约为 12mm，而接触镜的主焦点与角膜几乎重合在一起，故试镜片的度数须经换算才能确定。一般来说，当验光度数在 ±4.00D 及以上时，这种差异在临床上产生有意义的影响。换算以后得到的结果是试戴镜的屈光度，经过试戴评估后，方能确定最终的接触镜屈光度。在近视配戴者当试戴片没有相应度数的镜片时，应选择矫正不足的镜片而非过矫，以免因为调节痉挛影响戴镜验光的结果。

顶点距离转换：$F_{CL}=F/(1-dF)$（$F\geqslant\pm4.00$D）。

等效球镜：球性软性接触镜可以矫正一定程度的角膜散光，其原理为戴镜后镜下泪液填补了散光角膜不规则的表面，形成泪液透镜的作用。但软性接触镜受自身材料的限制，能够矫正散光的程度非常小。因此，如果散光达到 0.75D 或以上，建议使用散光软性接触镜。

2. 根据眼部检查　眼部检查和问诊结果确定合适的软性接触镜。

（1）功能：根据顾客的需求，屈光和眼部检查的情况，首先要确定的就是要选择何种功能的镜片，如散光、美容或老视。下面将分别进行阐述：

1）散光：散光度数大于或等于 0.75D，建议采用环曲面接触镜进行矫正。不同的散光稳定方法可以影响配戴者视力的稳定性。（详细内容请参见第五章，环曲面设计角膜接触镜的验配）。

2）老视镜片：当软性接触镜配戴者进入老视年龄时，可选择加戴框镜、单眼视或远近两用的老视接触镜镜片（详细内容请参见相应章节）。

3）美容镜片：在选择美容镜片时，要注意美容镜片内环直径的选择，如果内环直接过小，在光线较暗时则会出现视觉遮挡，应选择内环直径足够大的镜片（如6mm以上）。

（2）更换周期：接触镜带入眼内30min后即可形成光学显微镜可见的沉淀物。这些沉淀物不管如何清洗，都会有30%以上的残留。许多研究表明：接触镜的许多并发症都与镜片表面的沉淀物有关。

软性接触镜按照更换周期可分为传统型、抛弃型、定期更换型。选择镜片的配戴周期越短，镜片沉淀物对于眼部健康的影响越小，配戴也更加健康和安全。日抛镜片每天用后即抛弃，最大限度地减少了沉淀物对于眼部健康的影响；新镜片清洁卫生，又省去了护理镜片的麻烦，这些都使日抛镜片成为最健康安全、方便的选择。

（3）含水量：含水量的意义对于普通水凝胶软性接触镜和硅水凝胶软性接触镜有所不同。普通水凝胶软性接触镜含水量越高，透氧性越好；含水量高的镜片也更加柔软舒适；含水量越高，镜片强度越差，更易破损，所以传统型镜片无法使用高含水材料，这就限制了其透氧性和舒适度；但含水量过高的镜片，镜片为维持自身形状而吸收泪液，则可导致眼干。硅水凝胶材料的透氧性来源于硅，硅的含量越高，水的含量就越少，镜片则越硬，而整体角膜的氧流量并没有明显增加。因此，对于水凝胶镜片来说，应选择高含水镜片以保证透氧和舒适；对于硅水凝胶镜片来说，相对较高的含水量使镜片更加柔软舒适，可更好地达到透氧与舒适的平衡。另外，硅水凝胶镜片因含水量较低，当配戴者从高含水的水凝胶镜片转为硅水凝胶镜片时，往往在配戴的最初感觉镜片较硬，初始舒适度欠佳。最好与配戴者进行事先沟通，让配戴者了解硅水凝胶镜片的日终舒适度上的绝对优势，以及超长时间配戴的优势。

（4）厚度：镜片厚度对于配戴的安全性和舒适度都有非常重要的影响。确定镜片厚度时需要考虑氧传导性、泪液蒸发、镜片运动、角膜散光、操作难易等因素。

薄镜片透气性和舒适度高，但是镜片过薄使其弹性、成型性和强度下降，影响镜片的操作和耐用性。薄镜片不容易保留泪液，更容易引起镜片中心和角膜脱水，导致角膜干燥。

临床验配时，验配师应根据上述考虑因素，结合镜片度数、配戴方式、更换周期、耐用性、操作难易等因素，大致确定厚度的范围。考虑到镜片的操作性的难易程度，成型性好的镜片会更加利于初戴者学习和掌握其使用方法。因此初戴者可从标准厚度开始，选择日戴的配戴方式，但要注意水凝胶镜片的透氧性和厚度呈负相关，因此如果选择标准厚度的水凝胶镜片，更应选择高含水镜片以减轻镜片对于角膜供氧的影响。硅水凝胶镜片含水量偏低，成型性较好，是初戴者的理想选择。

（5）其他性能

1）镜片的透氧性能：缺氧会导致角膜水肿、上皮微囊、新生血管、内皮改变等。配戴接触镜会在一定程度上影响角膜的氧供，过夜配戴软性接触镜，角膜表面的氧分压更低。

水凝胶镜片的透氧性与镜片的含水量和镜片厚度相关，含水量越高，镜片越薄，透氧性能越好，即对于相同厚度的软性接触镜，高含水镜片将更为透氧、健康；硅水凝胶镜片因镜片中加入了硅材料，使镜片具有了卓越的透氧性能，有些镜片甚至可以满足过夜配戴的要求。

2）保湿：目前在接触镜的配戴人群中办公室工作的人员居多，每天面对电脑和空调环境都使眼干的主诉变得越来越普遍。许多配戴者因眼干放弃戴镜，因此，镜片的湿润性和保湿效果显得非常重要。

更换型镜片还通过采用离子型材料的方式可提高镜片的亲水性，从而增加了镜片表面的湿润性，保证了镜片的水润舒适。

泪液的蒸发还和含水量有关，含水量过高的镜片，为了保持自身的形状更易吸收泪液，

notes

造成眼干。低含水的硅水凝胶镜片既保证了角膜的供氧，又因低含水量减少了泪液的蒸发，对于缓解眼干具有一定效果。

目前一些厂家在镜片中加入保湿因子来解决眼干的问题。将镜片的保湿成分通过独有的制造过程注入镜片，使镜片锁水保湿。

3）防紫外线功能：人眼每日暴露于地面阳光或室内的人造紫外光源如荧光灯、电视电脑的终端显示屏的紫外辐射当中。长期的紫外线照射，可增加翼状胬肉、白内障、黄斑变性等疾病的患病机会。因此，选择有紫外线防护功能的软性接触镜可对眼部的健康多一份保护。

4）美容镜片的色素处理：目前市场上的美容镜片因配戴后自然美丽的效果，受到许多爱美人士的青睐。但美容镜片带给人们美丽的同时，也让眼睛多了一份风险，即美容镜片的色素对于眼睛的伤害。如果色素暴露于镜片表面的话，它可以刺激角结膜引发炎症反应；镜片表面的色素还可影响镜片表面的光滑度，增加对于角结膜的摩擦导致角结膜上皮的损伤；色素还可以影响镜片透氧的通道，造成角膜缺氧，因此，美容镜片的选择与眼部的健康具有更加密切的关系。

目前与美容镜片的色素处理相关的工艺有两种：①印染工艺：通过印染的方式将色素分布于镜片表面，可由于镜片色素的暴露问题导致眼部的炎症，增加损伤和感染的机会，甚至镜片的透氧性也受到影响。在选择时应尽量避免。②“三明治夹心技术”：采用“三明治夹心技术”设计的镜片，色素均匀夹在透明材质中，镜片表面光滑，色素不直接接触眼表组织，保证了配戴的舒适、安全和健康（图 3-4）。

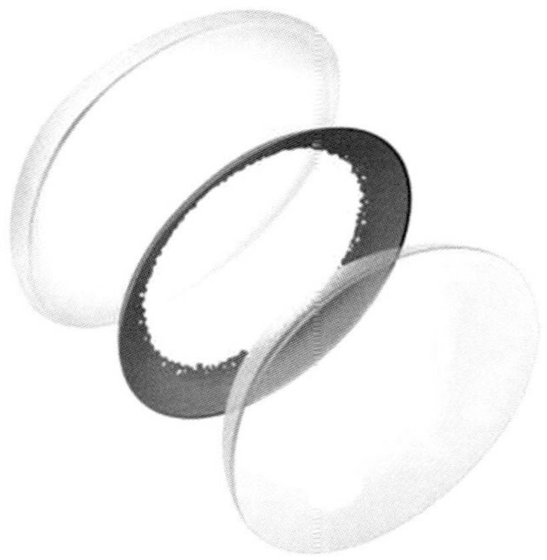
图 3-4 美容镜片的“三明治夹心技术”

（二）推荐合适的镜片

在选择接触镜时，除了镜片因素外，还要考虑配戴者的生活方式、对视力的要求以及眼部的健康状况等，经综合考虑给出最佳选择，现列举如下：

配戴者究竟适合哪种软性接触镜的品类，需要从以下几方面来考虑：

（1）生活方式

1）偶戴：如配戴者是偶尔配戴接触镜，如在运动，重要活动、旅游、出差等场合使用接触镜时，日抛镜片可作为首选。因日抛镜片不需要护理，省去护理的麻烦和购买护理液的花费，在外出等场合也省去了携带护理液的麻烦，对于配戴者来说是即经济方便又健康的选择。

2）常戴：即日常配戴以隐形眼镜为主，对于所有软性接触镜的配戴者来说，可选择短周期更换型的镜片。

3）希望戴镜过夜者：包括需要配戴治疗性接触镜者；需要配戴接触镜但缺乏戴镜操作能力者（如关节活动障碍的老年人、操作困难的婴幼儿）；医护人员、军人等因职业需要者等。在处方戴镜过夜的镜片之前，要充分告知长戴接触镜存在的风险；同时通过眼科检查排除所有可能增加配戴风险的因素，如角结膜的损伤或炎症，泪膜不稳定等等；还要加强配戴后的管理和监测，避免并发症的发生。在条件许可的情况下，应尽量采用日戴方式。

如配戴者更多的从事户外活动或工作，如运动员、野外工作者等，则选择具有防紫外线功能的接触镜将为眼睛带来更深一层的保护。

（2）对视力的要求：如果球面接触镜不能满足配戴者对于视力的要求，应选择环曲面镜片进行矫正；老视配戴者可验配老视镜片。

（3）眼部的健康状况

1）眼部过敏：当配戴者有结膜过敏性炎症时，接触镜的蛋白沉淀可加重结膜的过敏性炎症。应尽量选择短周期更换型镜片以保证镜片的干净清洁，减少过敏的影响。

2）眼干：配戴者如长期面对电脑，又长时间在空调环境下工作的话，很容易产生眼干；另外，配戴者如果已经有眼干的主诉，眼部检查发现球结膜睑裂区的充血，可认为顾客已经存在干眼。对于眼干或轻度干眼的配戴者更应选择具有保湿功能的镜片，如含有保湿因子的镜片。

3）睑板腺功能障碍：中度或重度的睑板腺功能障碍建议就医治疗后再使用软性接触镜。但极轻度或轻度的障碍建议在治疗睑板腺功能的同时，使用保湿、短周期的镜片以缓解眼干并减少睑板腺异常分泌物对于镜片的影响。

4）角膜缘充血和/或角膜新生血管：角膜缘充血和/或角膜新生血管是角膜缺氧的表现，见于配戴低透氧镜片、超长时间配戴或日戴镜片过夜配戴等。中度至重度的角膜缘充血或角膜新生血管需要停戴治疗；极轻度或轻度的情况可考虑配戴高透氧的硅水凝胶镜片，缩短配戴时间以及避免过夜配戴。

（4）对镜片护理和操作性的要求：有些配戴者尤其是初戴者担心镜片的操作性而不敢尝试，成型性好的硅水凝胶镜片、质地相对较厚的水凝胶镜片会更容易操作，更适合初戴者的选择。另外，许多镜片表面会有标记以帮助配戴者区分正反面，镜片的轻度染色也让配戴者更容易查找和辨认，这些都将帮助配戴者解决操作性的问题。

四、软性接触镜的配适评估

因为角膜的个体差异，而且接触镜戴上后随瞬目移动，故须经过诊断性试戴来确定最终的镜片参数。对于球性软性接触镜，可使用厂家提供的专门的诊断性试戴镜；如不提供，可根据配戴前检查结果，为配戴者选择合适的库存镜片，在配适评估满意之前应将其作为试戴镜看待，如配适评估不满意，镜片不能分发给配戴者。

因初次戴镜者在戴镜后可因镜片的刺激引起泪液分泌的增加，故软性接触镜的配适评估应在初次戴镜后至少等待15min，当配戴者渐渐地适应镜片引起的异物感，泪液量慢慢地接近正常状态时，方可开始。

软性接触镜的试戴评估一般包括以下内容。

（一）中心定位

观察配戴者在第一眼位时，镜片中心在静止状态下的位置（图3-5）。

良好的中心定位指在正前方注视时，镜片的中心应对应角膜的中心（图3-6）。

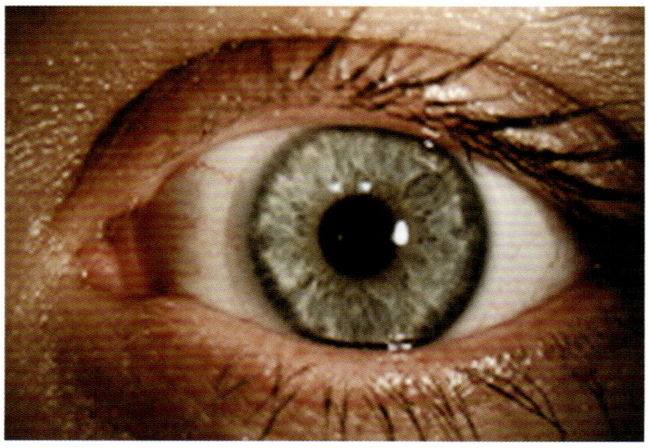

图3-5　镜片中心在静止状态下的位置

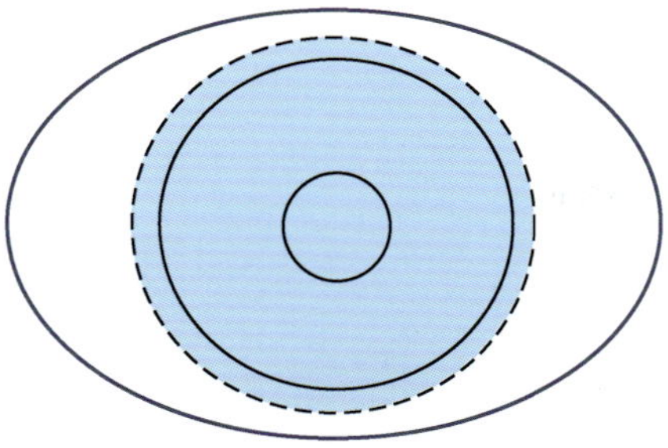

图 3-6A　中心定位良好

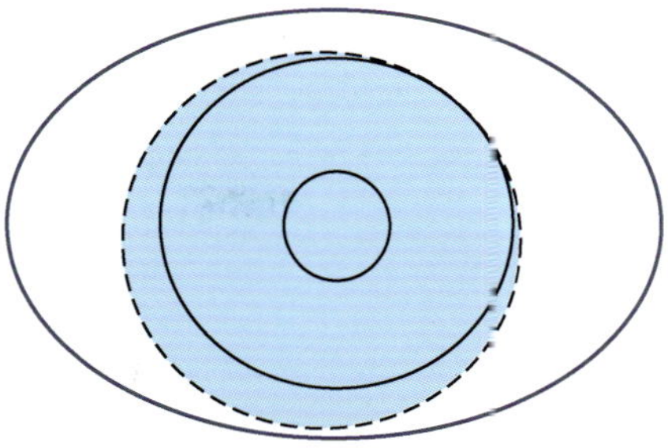

图 3-6B　中心定位不良

（二）角膜覆盖

观察配戴者在任何眼位时，镜片周边和角膜缘的距离。

理想的配适状态指在正前方以及任何眼位注视时，镜片都应覆盖整个角膜（图 3-7A）。否则角膜会因暴露而干燥（图 3-7B）。

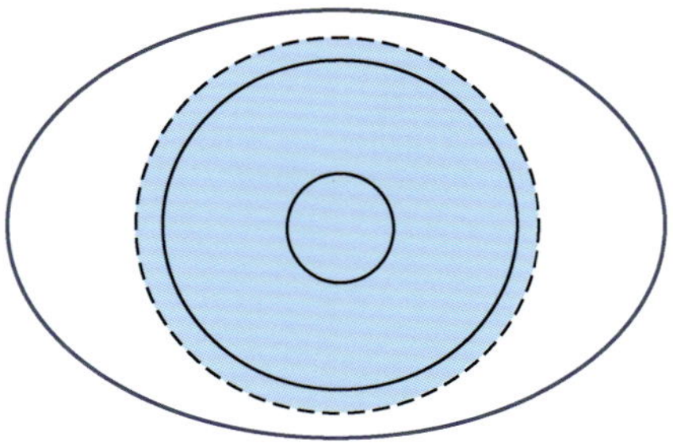

图 3-7A　角膜覆盖良好

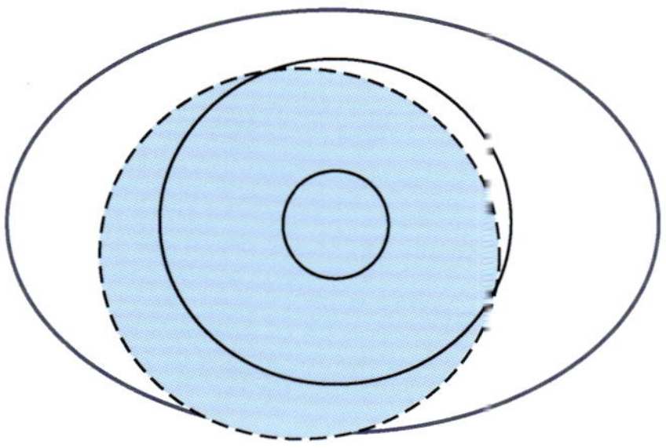

图 3-7B　角膜覆盖不良

（三）移动度

移动度指镜片在角膜上自然滑动的程度，自然瞬目时镜片被牵引向角膜上方，然后匀速垂直下落，稳定在角膜中央（图 3-8）。眼球左、右转时，可见一瞬间迟滞现象。

移动度的大小与镜片基弧和角膜曲率半径的匹配程度有关，此外，镜片的移动度和镜片的厚度也有关，厚镜片比薄镜片移动度大些。

良好的配适状态指在第一眼位时，自然瞬目后镜片移动 0.2～0.5mm，最大不超过 1.0mm；在旁侧眼位时，滞后量在 1.5mm 之内。

（四）上推试验

可以用下睑上推试验检查镜片与角膜配合的松紧程度。即：让配戴者向上看，检查者用手指向上轻推下睑，用下睑向上推动镜片下缘，镜片可略微向上移动；放开后，镜片应能平滑地恢复到静止位置（图 3-9）。

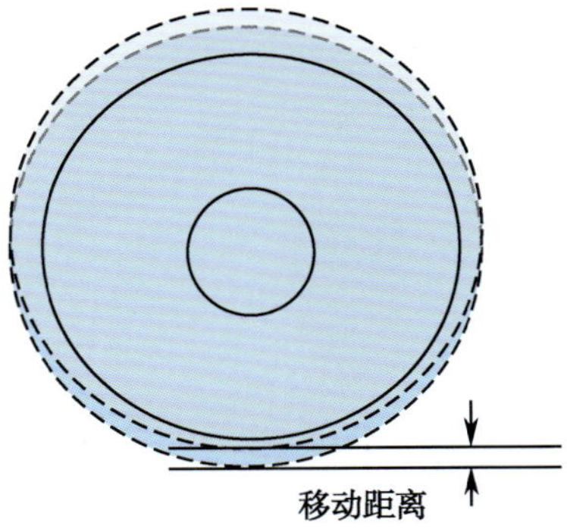

图 3-8　软性接触镜的移动度

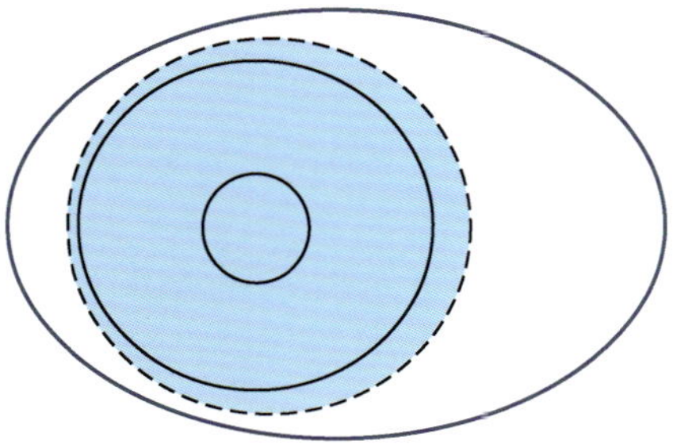

图 3-9　旁侧注视滞后现象

1. 配适良好　下睑上推试验中镜片应能平滑匀速地恢复到静止位置(图 3-10)。

2. 配适过紧　下睑上推试验中镜片完全不动或移动艰难，上推后下降速度缓慢。

3. 配适过松　下睑上推试验中镜片轻松上移，无眼睑支撑时镜片迅速下落。

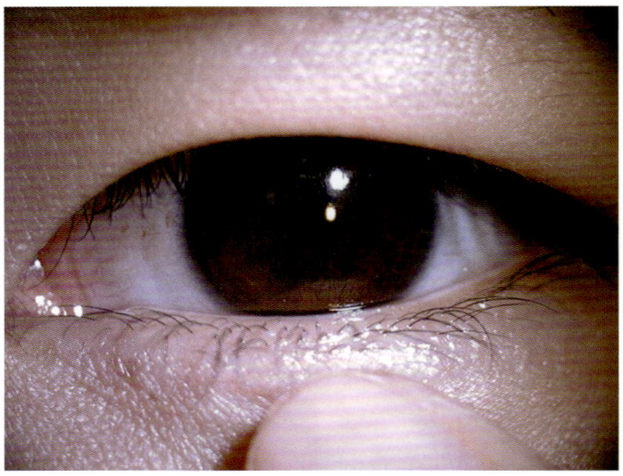

图 3-10A　上推试验，手指放于下睑缘

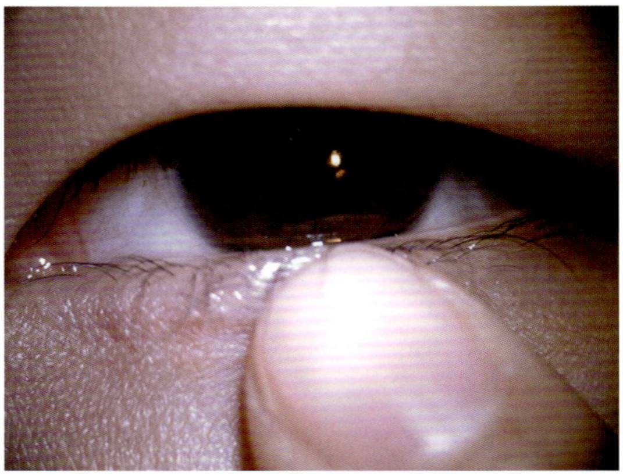

图 3-10B　上推试验，上推镜片

(五) 配适不良的常见情况

1. 中心定位不良　镜片中心偏离瞳孔，可影响矫正视力及导致异物感。多为镜片直径过小或基弧过大所致。

解决方法：试戴更大直径或更小基弧的镜片。

2. 角膜覆盖不全　镜片不能完全覆盖角膜，会影响矫正视力，导致暴露区角膜干燥，使配戴眼产生异物感。多为镜片直径过小或基弧过大所致(图 3-11)。

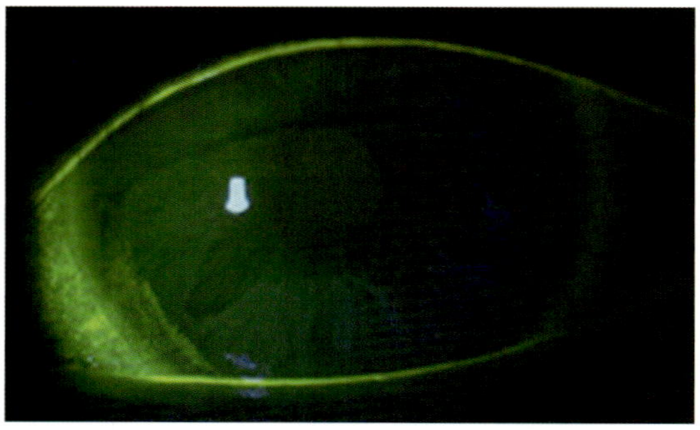

图 3-11　角膜覆盖度不良导致角膜染色

解决方法：试戴更大直径或更小基弧的镜片。

3. 配戴过紧　眨眼只有少许移动或无移动(<0.2mm)，患者上视时滞后很小；上推试验不动或下滑运动缓慢；镜片周围结膜血管有压迫现象，表现为镜片外的血管随眨眼而明显移动。常常中心定位很好，初戴较舒适，但随后会伴有不适感觉。继续配戴可导致结膜和角膜缘血管充血。在严重的病例，去除镜片后会留下结膜压痕(图 3-12)。

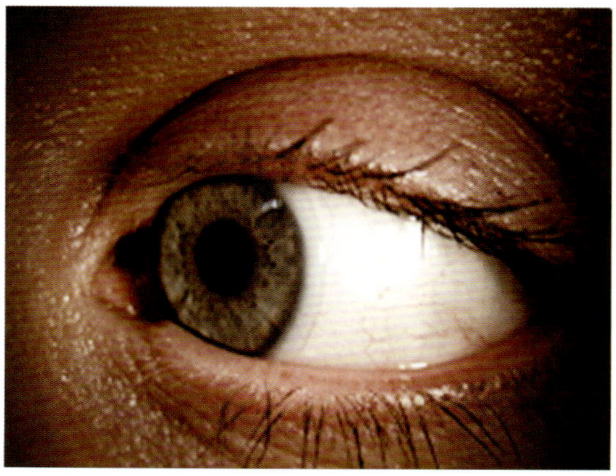

图 3-12　旁中心注视无明显滞后现象

解决方法：试戴更大基弧或更小直径的镜片。

4. 配戴过松　眨眼移动超过 1mm，上视眨眼时表现为移动度过大，不能覆盖整个角膜；上推试验下滑运动快，还可伴有中心定位不良。

初戴时可有异物感、不适感，还可能有视力波动；过松的镜片亦可出现镜片边缘上翻。

镜片配适过松，可适当减小基弧或增大直径；镜片配适过紧，可适当增大基弧或减小直径。

例题 3-1：现有软性接触镜的基弧为 8.3mm、8.6mm、8.9mm，直径为 13.5mm、14mm。

第一次试戴片的基弧 8.6mm，直径 13.5mm，评估提示配适过紧，应如何调整？

分析：配适过紧说明弧矢高偏大，减小弧矢高的方法是增大基弧或减小直径。本例中只有 13.5mm 和 14mm 两种直径参数，无法减小直径，故调整的方法是增大基弧为 8.9mm。

例题 3-2：其余条件同例题 3-1，评估提示配适过松，应如何调整？

分析：配适过松说明弧矢高偏小，增大弧矢高的方法是减小基弧或增大直径。本例中调整的方法是减小基弧为 8.3mm 或增大直径为 14mm。

例题 3-3：其余条件同例题 3-1，评估提示配适良好，现在想更换镜片直径为 14mm，为保持相同的配适效果，更换镜片的基弧为多少？

分析：本例中直径从 13.5mm 增加到 14mm，若基弧不变，直径越大，弧矢高越大，配适会变紧，为适应这种变化，应适当减小弧矢高，故调整的方法是增大基弧，而对于软性接触镜来说，直径 0.5mm 的变化相当于基弧 0.3mm 的变化。最终增大基弧到 8.9mm。

五、软性接触镜屈光度的处方确定

软性接触镜的处方，分为试戴处方和最终处方。上面已经分别阐述和在选择试戴处方时要考虑的因素，现做如下总结：

试戴处方一般最基本应包括：品牌名、屈光度、基弧、直径，有时还应注明材料、设计、含水量、中心厚度、配戴方式、更换周期等，根据软性接触镜处方选择库存镜片或定制镜片。

例如：OD：品牌名 −3.25DS/8.4mm/14mm

　　　OS：品牌名 −3.75DS/8.6mm/14mm

1. 屈光度　试戴片的度数：

顶点距离转换：$F_{CL}=F/(1-dF)$（$F\geqslant\pm4.00D$）。

等效球镜：新球镜度 = 原球镜度 +1/2 散光度（散光度≤1.50D 且≤1/4 球镜度）。

接触镜不同于框架眼镜，因为戴镜后镜片的运动及多种因素的影响，准确的验光结果不一定是最终的镜片屈光度。确定最后的验光结果须经过最后的戴镜验光。

选择试戴镜在进行配适状态的评估后，应戴镜检查视力，如视力矫正欠佳而配前验光准确，可能是追加验光的度数不足、泪液镜作用或配适状态不良等因素导致。应进行戴镜的追加验光，最终屈光度 = 试戴镜屈光度 +（顶点距离转换后的）戴镜验光屈光度。举例如下。

例题 3-4：试戴镜 −3.00D，戴镜验光 −6.00D，求：最终处方的屈光度？

分析：戴镜验光 −6.00D>±4.00D，应进行顶点距离转换。最终屈光度 =（−3.00）+（−6.00）/［1−0.012×（−6.00）］=−8.50D。

例题 3-5：试戴镜 −3.00D，戴镜验光 −3.00D，求：最终处方的屈光度？

分析：戴镜验光 −3.00D < ±4.00D，不考虑顶点距离转换。最终屈光度 =（−3.00）+（−3.00）=−6.00D。

例题 3-6：试戴镜 −6.00D，戴镜验光 +0.50D，求：最终处方的屈光度？

分析：试戴镜 −6.00D > ±4.00D，但试戴镜本身就是接触镜的屈光度，不考虑顶点距离转换。最终屈光度 =（−6.00）+（+0.50）=−5.50D。

泪液镜取决于镜片和角膜的配适关系，软性接触镜由于弹性模量低，泪液镜形成不充分，但对于厚度大、或弹性模量大的软性接触镜，可能也会有一定的泪液镜效果，从而影响戴镜后的矫正视力。通过戴镜验光可以再次确认镜片配适是否得当，配适良好的镜片可获得清晰的视力；如配适过松，瞬目后可能出现瞬间视力模糊，然后恢复常态的情况。

2. 基弧

试戴镜基弧：平均 *K* 值 +0.8mm，或厂家建议第一试戴基弧。

最终基弧：取决于配适评估的结果。

3. 含水量和厚度　水凝胶镜片应选择高含水（>50%）、薄型（0.06～0.10mm）以保证角膜的透氧和舒适。

4. 配戴方式　建议日戴；长戴需选择高透氧的经 CFDA 批准可以过夜配戴的材料，并加强监测。

5. 更换周期　建议短周期更换型或日抛镜片。

6. 材料　水凝胶或硅水凝胶。

7. 设计　球面或非球面。

处方示例：

例题 3-7：患者男，21 岁，大学二年级学生，配戴框架眼镜 5 年，未戴过接触镜，喜欢篮球、游泳、户外运动，希望运动时也能配戴接触镜。检查结果如下：

全身状况：身体健康，无既往病史。

裂隙灯检查：双眼均未见异常。

TBUT：15s

HVID：12mm

角膜曲率：OD：7.75mm @ 180/7.67mm @ 90

　　　　　OS：7.75mm @ 180/7.71mm @ 90

验光处方：OD：−5.50D

　　　　　OS：−6.00D

问题：是否适合配戴软性接触镜？如何选择镜片？

分析：本例提供的信息说明其适合配戴软性接触镜。由于是初戴者，可以考虑使用防紫外线功能镜片，另外选择高含水、标准厚度的软性接触镜，以使配戴者更容易掌握其操作要点；配戴者喜欢运动，如果仅是运动时配戴，也可选择日抛镜片，因日抛镜片不用护理，是间歇配戴者的首选；根据角膜曲率、角膜直径、验光处方，应选择的试戴镜参数为：

直径：12+2 =14mm

基弧：OD：（7.75+7.67）/2+0.8 =8.51mm

　　　OS：（7.75+7.71）/2+0.8 =8.53mm

屈光度：OD：（−5.50）/［1−0.012×（−5.50）］=−5.00D

　　　　OS：（−6.00）/［1−0.012×（−6.00）］=−5.50D

试戴镜处方选择 1：

　　　OD：品牌名（月抛水凝胶镜片）/−5.00DS/8.5mm/14mm

　　　OS：品牌名（月抛水凝胶镜片）/−5.50DS/8.5mm/14mm

试戴镜处方选择 2：

　　　OD：品牌名（日抛水凝胶镜片）/−5.00DS/8.5mm/14mm

　　　OS：品牌名（日抛水凝胶镜片）/−5.50DS/8.5mm/14mm

最终处方应根据配适评估的结果做最后确定。

例题 3-8：患者女，24 岁，护士，未戴过接触镜，经常上夜班，因为工作时戴框架眼镜不方便，希望改戴接触镜。她听说有种镜片可以改变眼睛颜色，很感兴趣。检查结果如下：

全身状况：身体健康，正在口服避孕药。

裂隙灯检查：上睑结膜有少量滤泡，其余无异常。

TBUT：10s

HVID：12mm

角膜曲率：OD：7.60mm @ 180/7.71mm @ 90

OS：7.64mm @ 180/7.74mm @ 90

验光处方：OD：−3.50DS/−0.50DC×90

OS：−3.25DS/−0.50DC×90

问题：是否适合配戴软性接触镜？如何选择镜片？

分析：首先分析本例中配戴者的职业特点：护士工作时配戴接触镜比框架眼镜更为方便。由于经常上夜班，可能会存在超时配戴的问题，应选择高透氧材料如硅水凝胶软性接触镜；硅水凝胶镜片的成型性较好，也更适合初戴者。

再来分析配戴者的需求，她对染色镜片很感兴趣，因此美容镜片也可以作为一个选择。美容镜片的色素处理和更换周期都与眼睛的健康状态密切相关，建议与透明镜片交替使用。

最后分析配戴者的检查结果：上睑结膜有少量滤泡，不影响接触镜配戴，但要注意选择短周期更换型镜片，以减少对于沉积蛋白过敏导致的结膜炎症加重；口服避孕药可能对接触镜配戴产生影响，建议定期检查泪膜情况，最好选用具有保湿功能的镜片以减少可能出现的泪液分泌不足所带来的影响。

根据角膜曲率、角膜直径、验光处方，应选择的试戴镜参数为：

直径：12+2=14mm

基弧：OD：(7.60+7.71)/2+0.8 =8.46mm

OS：(7.64+7.67)/2+0.8 =8.49mm

屈光度：OD：(−3.50)+(−0.50)/2=−3.75D

OS：(−3.25)+(−0.50)/2=−3.50D

试戴镜处方选择 1：

OD：品牌名（两周抛硅水凝胶）/−3.75DS/8.6mm/14mm

OS：品牌名（两周抛硅水凝胶）/−3.50DS/8.6mm/14mm

试戴镜处方选择 2：

OD：品牌名（日抛美容镜片）/−3.75DS/8.5mm/14mm

OS：品牌名（日抛美容镜片）/−3.50DS/8.5mm/14mm

最终处方应根据配适评估的结果做最后确定。

六、软性接触镜配戴指导

经过问诊、检查、试戴后，确定了接触镜的处方，但这并不意味着软性接触镜验配程序的结束。接触镜属于三类的医疗器械，直接接触角膜，这一特殊性决定了接触镜的验配必须是安全的医疗行为，因此，验配师在配发镜片时有责任对配戴者进行相关的指导，同时这也应该是贯穿以后每次随访复查的必须步骤。

对配戴者进行指导时应考虑不同的情况，如：儿童和成人可能需要不同的指导方法，对儿童应用简单的语言做演示以助理解，必要时可指导其监护人配合护理和摘戴镜片；女性使用化妆品时，可能对镜片和操作有影响，应强调合适的化妆品种类和操作镜片的方法；接触镜配发的种类不同，护理程序不同，长戴型和传统型软性接触镜需要更高的依从性；职业和环境决定了不同的镜片保养、护理和储存程序，应该强调软性接触镜暴露在环境中的风险，特别是当配戴者经常在较不理想的环境中时。

一般来说，软性接触镜的配戴指导包括以下方面。

（一）镜片确认与检查指导

1．镜片包装和确认　软性接触镜通常储存在小瓶或透明泡包装中，传统型镜片一般保存在玻璃瓶中，上有橡皮塞，外加金属封口，取镜片时，先剥开金属套，打开橡皮塞即可。目前更多的厂家，特别是生产抛弃型和频繁更换型镜片的厂家使用透明塑料片盒包装，每片内装1只镜片，3～30片为1盒，每次使用时，打开锡箔盖，取出镜片即可。

使用之前需确认镜片是经消毒的。包装内必须装满透明的溶液，而且在用力摇动后溶液仍不混浊，如果在摇动前或摇动后，有任何特异物质和其他异物出现，镜片就不能戴入眼内。如果小瓶有金属封闭盖，应该在使用前检查密封系统（盖子、金属盖质量、橡胶密封和瓶颈）。

从包装中取出镜片应先洗手并用无（或尽可能少）屑的毛巾擦干。取出镜片的有以下两种方法。

（1）倒出：传统型镜片因放在瓶内，可先摇晃玻璃瓶，使得镜片脱离底部，快速翻转，倒入手心，保存液顺着指尖流出，镜片滞留在手上。

（2）直接取出：更换型和抛弃型镜片多使用透明塑料片盒包装，同样应先用力摇晃包装盒，使镜片与包装脱离，以防止撕开包装时损伤镜片。撕开锡纸包装盖，见镜片浸泡于保存液中，一些厂家的镜片采取操作性染色（如浅蓝色）以方便辨认，可直接用手指将镜片从保存液中取出。

需要注意的是有些配戴者习惯用镊子或棍棒处理镜片，因镊子和棍棒等工具消毒困难，使用这些工具会增加感染的风险。规范的洗手可清除手上99%以上的细菌，因此洗手后用手进行操作是最安全的操作方法。

2．镜片正反面辨认　软性接触镜的正反面辨认相当重要，配戴反了，会影响视力、舒适度，严重时异物感很强甚至无法忍受。辨认镜片的正反面有以下三种方法。

（1）侧面检查：将镜片凹面向上放在手指上，侧面观察镜片。正面朝上时，呈碗状；反面时，呈盘状（图3-13）。

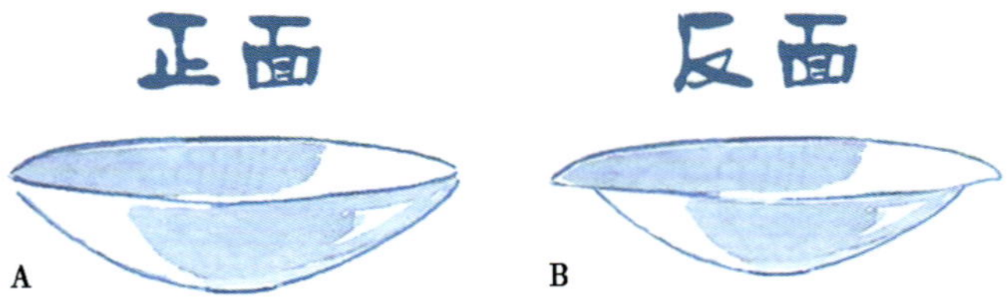

图3-13　软性接触镜的正反面辨认

（2）贝壳试验：主要用于侧面检查无法确认时，用两手指轻轻捏起镜片中央，或者将镜片放在手掌中轻轻凹起，正面朝上时镜片会像贝壳样折叠，反面朝上时，则镜片边缘会分开（图3-14）。

（3）镜片标志：可以利用许多厂家在镜片上的标志辨认正反面。

（二）摘、戴镜片操作指导

定制的接触镜配发以后，必须指导配戴者掌握接触镜的配戴与摘镜技术，需要在他人协助下摘、戴镜片者，对协助者进行指导，这是很重要的步骤。不规范的戴镜和摘镜方法不但会损坏镜片，而且很容易损伤角膜和结膜，甚至引起严重的眼部感染。

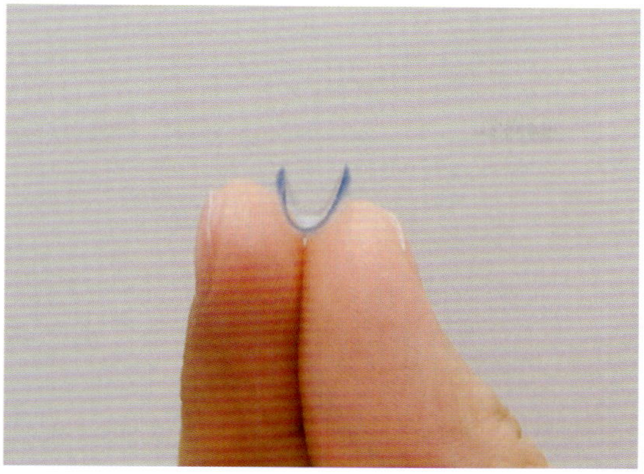

图 3-14A 贝壳试验——正面

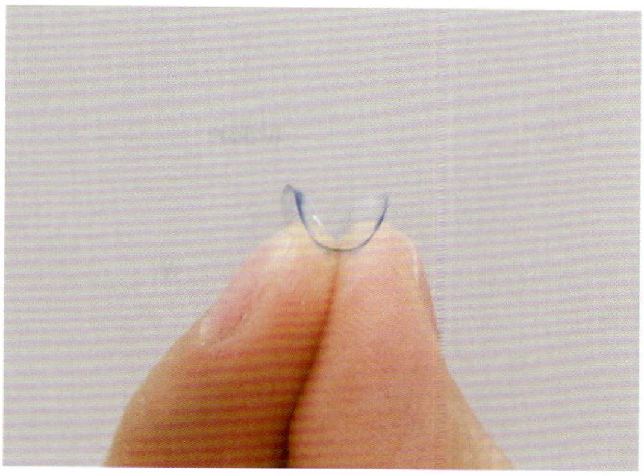

图 3-14B 贝壳试验——反面

1. 软性接触镜摘、戴的准备

(1) 物品准备：每次戴镜和摘镜前，应准备好相关物品，包括：镜片、镜盒、护理液等，其他还包括自然明亮的光线、通风清洁的环境等。

(2) 正确洗手：对配戴软性接触镜者来说，干净的手和器具非常重要，戴镜前应该剪短指甲，打开包装和每次戴镜和摘镜前，先用无护肤物质的肥皂彻底清洗双手，用无屑的毛巾或纸巾擦干。

(3) 检查镜片：打开包装和每次戴镜和摘镜前，将镜片放在干燥的惯用手的食指尖，从上面和侧面检查镜片，查一下有无明显的破坏和缺损。确认镜片的正反方向，必要时要纠正。

2. 戴入镜片指导(图 3-15，图 3-16)

(1) 配戴者固视正前方。如为他人配戴，应站在被戴者一侧的侧方。

(2) 将镜片置于戴镜手食指尖。食指要稍干燥，以免镜片黏附在手指上。

(3) 配戴者向上看，用戴镜手的中指将下眼睑缘向下拉，并固定。保证睫毛压在手指后方。

(4) 配戴者向下看，用非戴镜手食指或中指将上眼睑缘往上拉，固定在上眉处。保证睫毛压在手指后方。

(5) 配戴者向前方或向下方看，对着角膜移动镜片，将镜片轻柔地放在角膜上；如为他人配戴，嘱被戴者面稍向上，眼向上方或下方看，或嘱被戴者向鼻侧或颞侧看，将镜片轻柔地放在巩膜上。

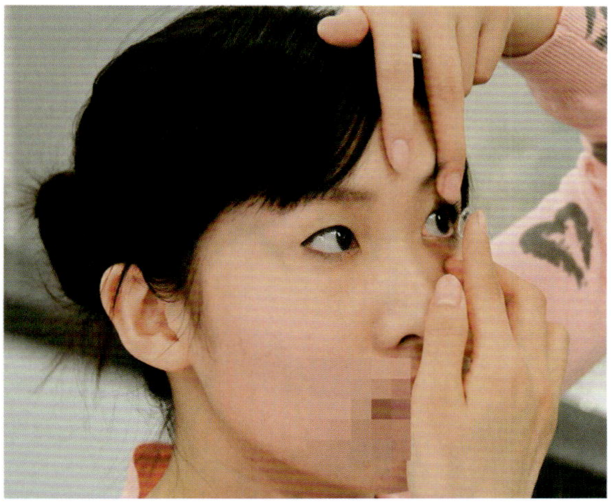

图 3-15 自行戴入软性接触镜

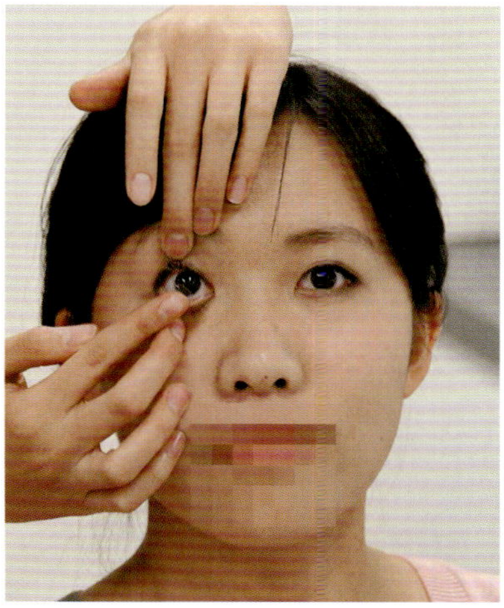

图 3-16 为他人戴入软性接触镜

（6）使镜片轻轻吸附在角膜上，提起手指，不要让镜片粘住。

（7）保持眼睑拉开，让配戴者慢慢朝镜片看，直到镜片位于角膜中心。

（8）慢慢放开下睑，然后放开上睑。

（9）闭上眼睛，轻轻按摩眼睑或上下左右转动眼球帮助镜片定位。

（10）用同样方法配戴另一镜片。

3．取出镜片指导（图3-17，图3-18）

（1）配戴者向上看，用取镜手的中指将下眼睑缘向下拉，并固定。保证睫毛压在手指后方。

（2）配戴者向下看，用非取镜手的食指或中指将上眼睑缘往上拉，固定在上眉处。保证睫毛压在手指后方。

（3）取镜手的食指接触镜片下缘，用连续的动作将镜片拖到下方巩膜。

（4）取镜手的拇指和食指轻轻夹出镜片。

也可选择将镜片推至颞侧巩膜处然后夹出的方法。

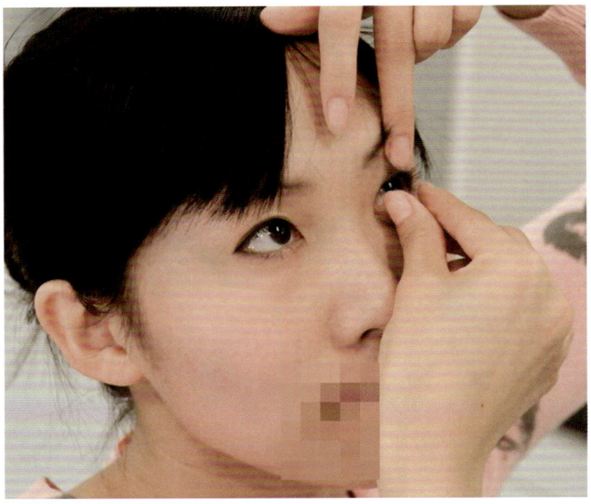

图3-17　自行取出软性接触镜

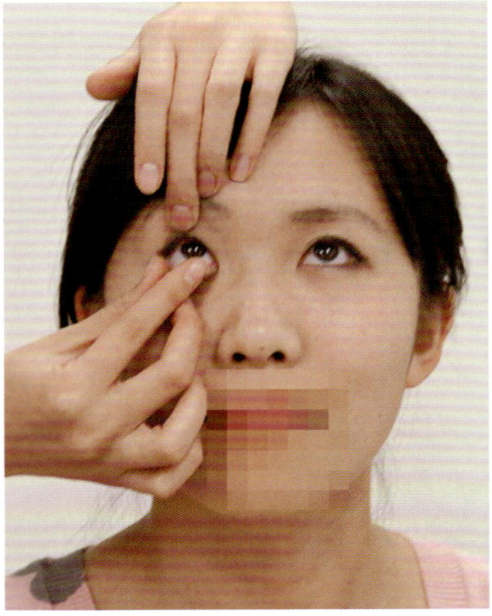

图3-18　为他人取出软性接触镜

4．取戴镜片的常见问题

（1）若戴镜时镜片在眼内折叠，或镜片被眼睑挤出，应及时取出镜片，清洁冲洗后再戴镜。

（2）若验配师手指、配戴者眼睑及镜片上的护理液过多，应用清洁纸巾擦去多余水分。

（3）若镜片配戴后偏位较大，可嘱配戴眼向镜片所在方向看，然后用力眨眼数次，帮助镜片定位。

（4）若因配戴者过于紧张或多次戴镜失败发生眼睑痉挛，不宜强行戴镜，可嘱配戴者休息，经充分情绪疏导后再戴镜。

5．取戴镜片的注意事项

（1）每次取戴镜片前应将指甲剪短，彻底清洗双手。

（2）每次取戴镜片前，仔细检查镜片有无破损和沉淀物，如有破损不能配戴，有沉淀物必须清洁冲洗干净后再戴镜。

（3）分清镜片正反面，使镜片正面向上。

（4）双眼屈光度不同时，应严格分清左右眼镜片。戴镜时可养成先戴右眼镜片的习惯，取下镜片时放入相应的镜盒。

（5）给他人戴镜注意养成右手戴右眼、左手戴左眼的习惯。

（三）镜片清洁、消毒指导

在接触镜的实际戴用过程中，总保持着与眼表的密切接触，因此镜片的清洁、光滑、无沉淀物和病原微生物，是保证镜片安全配戴的基础。因此，对于抛弃型以外的镜片来说，镜片的护理非常重要。然而，镜片上的沉淀物一般从戴镜30min即开始出现，不管怎样护理，都会有30%的残留，久而久之，将对眼睛的健康带来影响。从这一点来说，更换周期越短，越能保证安全配戴。

接触镜作为三类医疗器械，其护理程序有着严格的规定。接触镜的护理产品种类繁多，护理过程依产品种类不同而繁简不一，但其基本护理程序应包括清洁、冲洗、消毒和贮存等步骤，并且护理和保养过程也一直在朝简便、有效、经济的方向发展。

这里，仅对软性接触镜的清洁、冲洗、消毒、贮存等步骤做出相应的指导，更多护理知识详见后续章节。

1. 护理系统的选择

（1）多功能护理液：多功能护理液是目前最主导的护理方式。一瓶护理液完成了包括镜片清洁、冲洗、消毒和贮存的全过程。目前流行的一些多功能护理液还加入了除蛋白功能，涵盖了护理过程的全部需要。

多功能护理液使用方法简单、方便、经济，适用于所有软性接触镜，但由于镜片的消毒需时较长，对某些病原微生物的灭活效能较差。还有约有10%左右的配戴者对一些氯己定/硫柳汞等原料过敏。

由于多功能护理液不是一次性的，均需加入防腐剂保证开瓶后的质量。多功能护理液的主要成分有缓冲剂、消毒剂、清洁剂、黏滞剂、湿润剂、防腐剂等，部分有去蛋白成分。

（2）双氧护理系统：双氧水（过氧化氢溶液）可作用于微生物的核糖体，从而抑制了微生物蛋白质的合成；双氧水还可以直接破坏微生物蛋白质的肽链结构，从而达到杀灭微生物的目的，是目前最好的消毒工具。它杀菌力强，无过敏，时间短，适用于任何接触镜。但应该注意的是：双氧水有极强的细胞毒性，消毒后的镜片必须采用中和法，使镜片上残余的双氧水浓度低于安全阈值，然后方可戴用。另外，其中和酶剂步骤复杂，特别是2步法，要避免因未中和出现毒性反应。双氧护理液的价格也较昂贵，因此目前已很少使用。

（3）蛋白酶片：由于目前许多的多功能护理液中已经加入了去蛋白成分，蛋白酶片在市场上的单独使用已非常罕见。

（4）润眼液：在配戴者出现眼干时可滴用；在摘戴镜干涩时滴用则可作为角膜和镜片之间的润滑剂，降低不适感；同时防止镜片因脱水与角膜黏附过紧。因润眼液中含有防腐剂，因此建议尽量减少其点用次数。可通过眨眼训练或避免干燥环境来缓解眼干带来的不适；使用含有保湿因子的镜片也可达到一定效果。

2. 镜片的护理过程和注意事项

（1）清洁：软性接触镜清洁目的是：清除镜片上影响消毒过程的沉淀、碎屑，清除镜片上的病原微生物。

清洁的方法：

1）用没有润肤成分的肥皂彻底洗净双手。

2）将镜片置于一手的手掌心，滴2～3滴清洁剂，用另一只手的食指指腹自镜片的中心向边缘部放射状轻揉，分别轻轻揉搓镜片的两面，每面约15s（图3-19）。

3）注意镜片清洁前要洗净双手，特别是软性镜片，很容易黏附手上的污物；另外还要求剪短指甲。

4）揉搓镜片过程中需特别小心，不能让指甲碰触镜片，防止损坏镜片。

5）由于不同的镜片材料要求使用不同成分的清洁剂，因此应尽量使用各镜片厂家所指

notes

定的清洁剂。

（2）冲洗：清洁后的镜片用多功能护理液直接冲洗，将镜片上的碎屑和残留的清洁剂冲洗干净（图 3-20）。

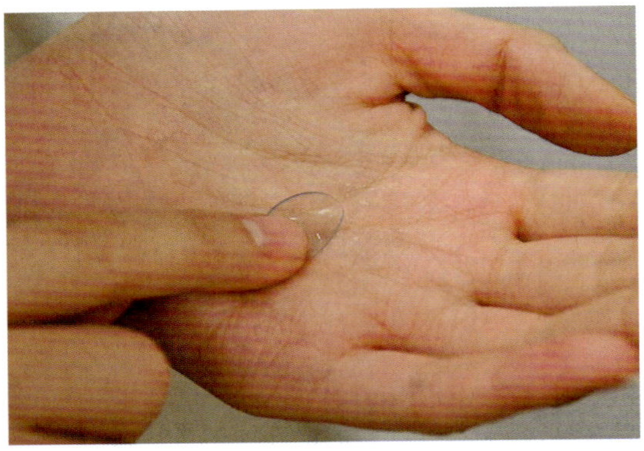

图 3-19 软性接触镜的清洁

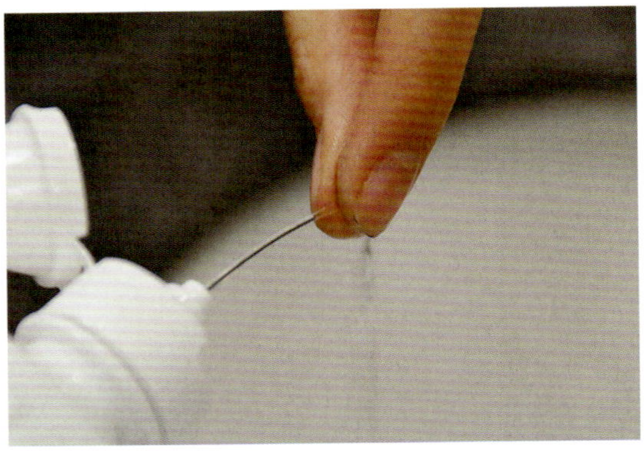

图 3-20 软性接触镜的冲洗

（3）消毒：一般来讲，抗微生物的活性的效应分为灭菌、消毒和防腐三级。灭菌是杀灭所有活着的微生物，这是一般的接触镜护理产品和步骤所不能达到的；消毒是一个动态的过程，是为了杀灭或去除镜片及镜盒上的病原微生物，将镜片及镜盒上的病原微生物的量降至安全的水平，预防接触镜配戴相关的眼部感染发生；防腐是选择性地杀灭和阻止某些微生物的生长，以防护理产品被污染。消毒分为热消毒和冷消毒（化学消毒），因为大部分更换型软性接触镜的材质并不适合做热消毒，而更换型软性接触镜的更换周期较短，污染的风险也要比传统型镜片小很多；加之热消毒操作烦琐，因此目前这种消毒方法已基本淘汰；主要采用化学消毒法，包括多功能护理液消毒和双氧水护理液消毒。

1）多功能护理液消毒：目前的消毒液多数已含在多功能护理液中，在贮存的同时进行消毒，需在镜片每日清洁后，浸泡于有效浓度消毒液中 4h 以上。

2）双氧水消毒：双氧水消毒法是一种最为有效的接触镜化学消毒方法，以双氧水为基础的溶液可含或不含防腐剂。该方法对微生物的灭活十分可靠，但不够方便。

双氧水消毒方法：镜片在每日清洁、冲洗后，至少在护理液中要浸泡 6h 以上或过夜，达到充分消毒的时间后，中和剂开始中和双氧水。因此，与多功能护理液相比，双氧水护理液增加了一个消毒后的中和步骤，未经过中和处理的镜片戴入眼内可造成严重角结膜毒性反应，因此使用时需要特别注意。

（4）贮存：软性接触镜在不戴的时候必须完全浸泡在贮存液中，以保持其充分的水合状态，水合作用有助于维持角膜接触镜镜片的参数和生理特性的稳定。目前已普遍使用多功能护理液贮存软性角膜接触镜。

（5）验配师的注意事项

1）作为一个配戴师不宜留指甲，涂指甲油。

2）每一次取戴镜片前必须认真彻底洗手。

3）洗手后不得再随意摸其他东西。

4）给一个配戴者取戴镜片后，再给另一人取戴镜片必须重新洗手。

5）镜片盒盖和护理液盒盖打开后，必须内面朝上放在桌面上。

6）保持环境卫生和消毒，工作桌面必须保持干净卫生。

7）保持个人卫生，着装整洁。

（6）配戴者的注意事项

1）仔细阅读说明书和配戴注意事项，严格遵守执行。

2）镜片脱水容易干燥破损，若镜片脱水，请将其浸泡在护理液中，复原后经清洁、消毒、冲洗后再配戴。

3）依照规定的程序清洁、冲洗、消毒、贮存镜片。应注意：清洁时揉搓要在 20 次以上，正反面都要揉搓；冲洗时要充分，不要怕耗费护理液；消毒时间在 4h 以上。

4）浸泡消毒过的陈旧液体必须倒掉，不可重复使用。

5）护理液在开瓶使用后，每次用完要盖紧，不要用手指接触瓶口。护理液应在规定时间内用完，如未用完必须丢弃，更换新的护理液。

6）不得使用自来水、蒸馏水、无防腐剂的生理盐水和不合格的护理液保养镜片。

7）戴镜片时不建议滴用眼药水，防止其成分吸附到镜片，损伤镜片结构和眼部组织。

8）镜片长期不用需贮存在规定的消毒液中，每周更换一次。再次配戴需经严格清洁、消毒、冲洗。

9）取戴镜片后，用新鲜的护理液冲洗镜盒，晾干后备用。每周消毒镜盒一次。

10）不得使用振荡器等工具清洁镜片，因为有可能造成肉眼不可见的镜片损伤。

11）不提倡使用镊子和棍棒等工具，因为镊子如果不包裹塑胶套，很容易损伤镜片，其包裹物上也容易被细菌污染，损伤眼睛。

12）需要化妆时，应先戴镜后化妆，先取镜后卸妆。

13）洗脸、洗澡、游泳时，最好取下镜片。

14）镜片不要借给他人配戴，避免交叉感染。

（四）配戴及更换时间的指导

1. 配戴时间的指导　初次配戴接触镜，由于镜片对眼部组织的机械性刺激和镜片导致的低氧代谢，需要一定时间适应，可能会产生一些代偿性的临床表现，如轻度的异物感、干燥感、视近模糊和分泌物增加等，这些症状通常在短时间内自行消除。故戴镜初期应逐步延长戴镜时间，循序渐进。

（1）日戴方式：第一天戴镜 4～6h（日抛镜片可 6～8h），以后每天延长 2h。在首次复查之前每日戴镜不要超过 12h，复查无异常后，继续延长戴用时间，最好每日戴镜时间控制在 12～14h 以内。日戴方式的复查一般为戴镜 1 周、1 个月、3 个月、6 个月定期复查。

（2）弹性配戴：屈光矫正目的的配戴者，适应日戴后，根据需要可偶尔戴镜过夜；治疗目的的配戴者，要根据治疗的需要时间配戴。

（3）长戴方式：第一天戴用 6～8h，如无不适以后每日延长 2～4h，第一周每日最好不超过 16h。第一周定期复查后，无异常者可延长戴镜到 24h 后复查。第二周复查无异常者可开始 2～3 日的连续戴用，持续 2 周后再复查，无异常者可试行一周连续戴用，但必须每月定期复查一次。

长戴者选用弹性配戴经审核可以过夜使用的高透氧抛弃型镜片可减少镜片护理程序，但眼部并发症的发生会因夜戴接触镜明显增加。因此，长戴者定期接受复查非常必要，平时有任何异常应立即到医院检查，对不遵从医嘱、依从性不佳者不能采用长戴方式。

2. 更换时间的指导　更换周期是指镜片自启用至抛弃的时限。镜片更换周期越长，沉淀物越多，可造成镜片老化、损坏以及不适，配戴眼矫正视力下降；还可以成为微生物良好的培养基，当角膜上皮不完整时，则容易继发感染。接触镜更换周期并不是绝对的，要根据镜片情况而定，如有破损，虽然未到规定的使用期限，也必须更换。为了保证配戴眼的健康，各种镜片都不能超期配戴。

（1）传统型镜片：通常更换周期 3 个月及以上，不超过 1 年。需要每日护理，选用可除蛋白的护理液。

（2）抛弃型镜片：一次性使用后即抛弃，在配戴过程中不需使用任何护理产品。如长戴型周抛镜片，一次性连续长戴 7 天 6 夜，取下后即抛弃；虽然目前许多厂家都有高透氧的长

notes

戴型镜片问世，但是为了配戴者的健康和减少并发症的发生，应让配戴者了解长戴接触镜所带来的风险，建议配戴者尽量选择日戴的配戴方式。

(3) 定期更换型镜片：通常更换周期为2周、1个月。需要每日护理。

（五）软性接触镜的随访复查和常见问题处理

1. 软性接触镜定期复查的计划与要求　一个完整、规范的接触镜验配流程应包括：与配戴者的沟通、眼部检查和测量、镜片试戴和评估、镜片配发和指导、随访和复诊。验配师有责任在配发镜片后，制定合理的定期复查的计划和要求，从而提高配戴者的成功率和依从性，降低并发症的发生。

定期复查的目的：

1）了解镜片的表现，确保选择了最合适的镜片。

2）了解眼部的健康状况，确保安全地配戴。

3）了解镜片的使用情况，确保正确的配戴和护理。

4）检查镜片配适和眼睛健康，及时发现和解决问题。

2. 定期复查的计划　根据软性接触镜配戴方式和更换周期的不同，而制定合理的计划。日戴方式一般在镜片配发后1周、1个月、3个月，以后每6个月定期复查一次；长戴方式一般在过夜戴后的第二天、1周、2周、1个月、3个月定期复查一次；即使无任何眼部不适，也应按计划定期复查，以确保配戴的安全和舒适。

3. 定期复查的要求　定期复查的流程一般包括：询问病史、检查、诊断、处理、再次预约等步骤（图3-21）。为便于发现和解决问题，应分别在戴镜时和摘镜后做出检查和评估。

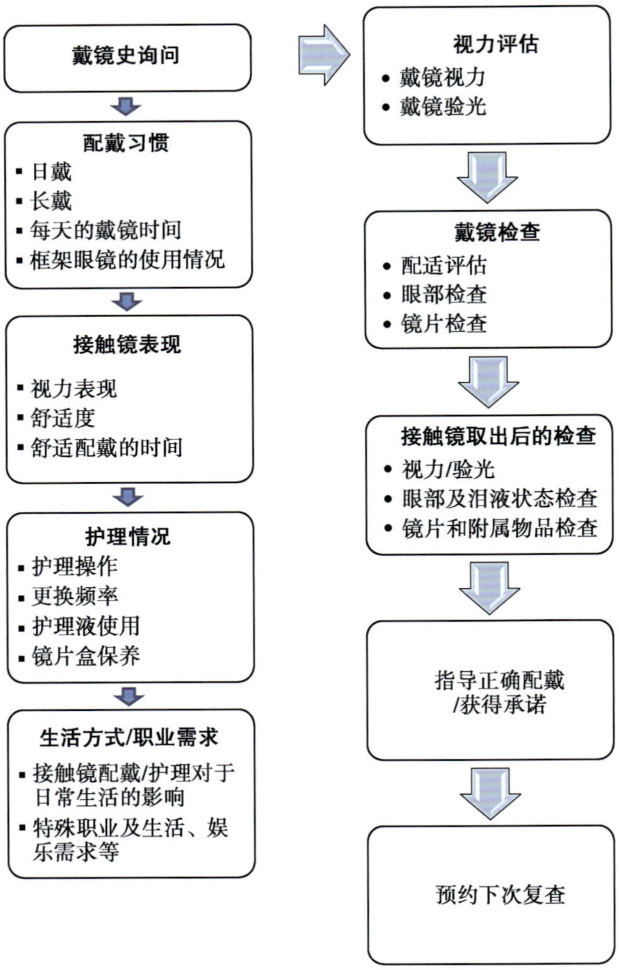

图3-21　定期复查的流程

（1）戴镜史询问：验配师通过询问病史，获得配戴者戴镜后或自上次检查后的各方面的状况，从而了解配戴者的接触镜使用情况，是否有眼部健康方面的问题和隐患，配戴和护理是否正确，配戴者所关心的问题等，这些还可以作为进一步检查的内容的提示。

询问病史一般包括以下四方面的内容：①配戴习惯：日戴、长戴，每天的戴镜时间；框架眼镜的使用情况等；②镜片的表现：视力表现、舒适度、舒适配戴的时间等；③护理情况：护理操作、更换频率、护理液使用和镜片盒保养等；④生活方式 / 职业需求：接触镜配戴 / 护理对于日常生活的影响，特殊职业及生活、娱乐需求等。

（2）视力评估

1）戴镜视力：在戴镜状态下检查单眼、双眼和远、近视力，有无过矫、欠矫、残余散光等。结合配戴者主诉，进一步询问视力模糊的时间、频率（波动、间断、持续）、性质（雾状、变形）等。

2）戴镜验光：在戴镜状态下客观和主观验光，记录屈光度。了解镜片对于视力的矫正情况。

（3）戴镜检查

1）配适评估：裂隙灯下对镜片的中心定位、角膜覆盖、移动度、松紧度等做出评估。

2）眼部检查：在戴镜状态下，用裂隙灯检查戴镜状态下的角膜、结膜、泪膜、眼睑等情况。

3）镜片检查：观察镜片有无划痕、破损、污染、变色、沉淀、变形等情况。

在上述检查进行完毕后，嘱配戴者摘镜。为减少裂隙灯的照明对于配戴者视力的影响，一般在摘镜后应等待 15min 以后再行检查。

（4）接触镜取出后的检查

1）视力 / 验光：当配戴者戴镜视力不良甚至戴镜验光矫正视力亦不提高时，裸眼的视力和验光尤为重要，可排除接触镜对于视力的影响。如配戴者的接触镜沉淀物较多、污染较严重时导致的视力下降，可通过裸眼的视力和验光检查得以确诊。

2）眼部及泪液状态检查：了解眼部健康状况，如结膜是否有炎性反应；角膜上皮是否完整光滑，必要时可行荧光素染色；还可以通过角膜缘充血和新生血管的检查了解角膜供氧的情况；通过泪新月高度检查和荧光素染色了解泪膜的情况等。

3）镜片和附属物品检查：戴镜检查无法确定的镜片情况，可在摘镜后进一步检查确定。另外，附属用品检查包括检查镜片盒、护理液是否清洁等。

（5）指导正确配戴 / 获得承诺：如果了解到配戴者在配戴过程中存在错误的操作和习惯，要给予正确的指导。如有些配戴者会将日戴镜片戴镜过夜以及超过正常配戴周期的配戴等，应及时发现并给予正确的指导并获得承诺。

（6）预约下次复查。

（六）随访复查异常情况处理

如果配戴者没有按照定期复查的规定时间，而是在眼部出现不适、眼红等症状时前来复查的情况，称为被动随访复查。与主动的定期复查不同的是，被动复查时一般配戴者会有更多主诉，验配师则应根据配戴者的主诉和客观检查的结果对于配戴者的问题给予诊断和处理。

1. 配戴者常见的主诉的可能原因

（1）眼睛健康情况和泪膜问题：如角膜损伤、睑结膜炎症和充血等。

（2）镜片品质问题：如镜片表面沉淀物、破损、缺口等。

（3）镜片与眼球配适问题：如中心定位、覆盖度不良，配适过松或过紧等。

（4）其他方面：如护理液使用问题，比如对于护理液的成分过敏或出现中毒反应；依从

notes

性问题，如配戴方式与镜片的建议使用方式不一致或延期使用镜片；护理情况、卫生习惯不良；错误地使用镊子、棍棒等器具进行护理等等。

2. 异常情况处理　当配戴者出现上述问题后，应帮助配戴者找到导致异常状况的原因并给予及时的处理。随访复查常见主诉的原因以及相应的处理方法参考见表 3-3。下面是一些常见情况的分析和处理。

（1）上方角膜弓形缺损（SEAL）：见于第一代硅水凝胶镜片使用后。由于硅材质本身的特性，硅加的越多，*Dk/t* 值越高，弹性模量也会越高，镜片会越硬，不但会引起配戴的不适，还会对于角膜上方产生机械的压迫和摩擦作用，导致上方角膜上皮的弓形缺损。出现这种情况时，应停止使用弹性模量较高的镜片，更换为更加注意平衡镜片中硅与水的含量、镜片更加柔软光滑的新一代硅水凝胶镜片。

（2）眼干：导致配戴接触镜眼干的原因有：①镜片表面的沉淀物：会影响镜片表面的湿润性，导致眼干；②过高含水量的镜片会吸收泪液以维持自身形状，也可导致眼干；但因为眼干而使用低含水的水凝胶镜片则会使角膜面临缺氧的风险；③非离子性镜片表面的湿润性不如离子型镜片，更容易造成干燥不适等。

综上所述，解决眼干在镜片选择上应从下面几方面来考虑：①一些具有保湿效果的镜片也会对于眼干具有明显的缓解作用；②使用低含水高透氧的硅水凝胶镜片；③更换更短周期更换性镜片以减少沉淀物的影响；④表面湿润性较好的离子型镜片也可作为一种选择。

（3）眼红：角膜缺氧是导致眼红的主要原因之一，常因使用低含水的传统型水凝胶镜片引起。可建议更换高透氧的硅水凝胶镜片或高含水的短周期更换型镜片以缓解角膜的缺氧。此外，眼干、对护理液成分或防腐剂过敏和角结膜炎症也会出现眼红，应具体分析原因，根据原因进行处理。

表 3-3　软性接触镜随访复查常见主诉的原因以及相应的处理方法

症状	可能原因	建议处理方法
不舒服 （刚戴上时或突然发生）	异物 镜片破损 镜片偏离中心 化学污染引起的结膜刺激过度的 镜片滑动 角膜擦伤	取出镜片，冲洗后再戴上 更换镜片 重新放回中央位置并检查配适情况 取出镜片，冲洗后再戴上 镜片戴反—纠正 停戴 24h，转诊眼科医师
不舒服 （戴了一段时间后）	蛋白质沉淀过多 眼干 角结膜炎症 护理液的毒性反应	更换短周期更换型镜片 含保湿功能的镜片 转诊眼科医师 更换护理液
不舒服 （取出后）	角膜擦伤 上方角膜弓形缺损（SEAL） 角膜炎症	停戴 24h，转诊眼科医师 转诊眼科医生 停戴，立即转诊眼科医师
视力模糊（持续）	镜片老旧肮脏 度数不符合 残留散光	更换镜片、考虑更换短周期更换型镜片 重新验配 更换镜片（散光软性接触镜）
视力模糊（波动性）	镜片配适过松 镜片表面干燥	重新验配 清洗或更换镜片
眼红	缺氧 眼干 对护理液成分防腐剂过敏 角结膜炎症	改用高透氧镜片（如硅水凝胶镜片） 选择含保湿功能的镜片或硅水凝胶镜片 更换护理液或更换为日抛型镜片 转诊眼科医师
畏光、流泪	角膜损伤	转诊眼科医师，检查、治疗

notes

综上所述，规范验配软性接触镜，首先要通过问诊和检查确定配戴者的适应证和非适应证；通过检查获得配戴者参数方面的信息；尽管在为软性接触镜选择最理想配适状态时，能选择的参数比硬性接触镜要少很多，但为了确保配戴者的安全配戴，准确的配适评估仍然是验配流程中必不可少的一个步骤；在为配戴者选择镜片的种类时，要始终遵循健康、舒适和增视的原则，为配戴者选择最适合的镜片；在验配后还要对配戴者进行详细周到的摘戴、护理等方面的指导；最后，规律的随访复查则是保证配戴者安全健康配戴的最终保证。

（田　欣　李延红）

参考文献

1. 软性接触镜眼健康相关内容白皮书——眼视光专家共识（2017 中国杭州会议）. 中华眼视光学与视觉科学杂志，2018，20（6）：321-325. DOI：10.3760/cma.j.issn.1674-845X.2018.06.001.
2. Karen F，Lyndon J. A decade with silicone hydrogels：Part 2. Contact Lenses.2008，11（32）：38-43.
3. 刘祖国，张晓博. 解读国际泪膜与眼表协会 2017 年干眼专家共识中的干眼定义与分类. 中华眼科杂志，2018，54（4）：246-248.

实训 3-1　软性接触镜取戴

一、实训目的

1．能够正确识别软性接触镜正反面。

2．能够给自己戴入和取出软性接触镜。

3．能够为他人戴入和取出软性接触镜。

4．熟悉软性接触镜护理程序。

二、实训材料

1．软性接触镜

2．软性接触镜护理液

三、实训步骤

1．辨认镜片正反面

（1）洗手，用无屑的毛巾或纸巾擦干。

（2）从包装中取出镜片

1）倒出：用玻璃瓶装的，摇晃使得镜片脱离底部，快速翻转，倒入手心，保存液顺着指尖流出，镜片滞留在手上。

2）直接取出：用透明塑料盒包装，同样应先用力摇晃包装盒，使镜片与包装脱离，以防止撕开包装时损伤镜片。撕开锡纸包装，直接用手指将镜片从保存液中取出。

（3）检查镜片：有无破损。

（4）辨认镜片正反面

1）侧面检查：将镜片凹面向上放在手指上，侧面观察镜片。正面朝上时，成碗状；反面时，成盘状。

2）贝壳试验：主要用于侧面检查无法确认时，用两手指轻轻捏起镜片中央，或者将镜片放在手掌中轻轻凹起，正面朝上时镜片会像贝壳样折叠，反面朝上时，则镜片边缘会分开。

2．自己戴入接触镜

（1）配戴者坐在镜子前面。

（2）将软镜置于戴镜手示指尖，食指要稍干燥，以免镜片黏附在手指上。

（3）向下看，用另一手食指或中指，固定上睑在眉弓处。

（4）向上看，用戴镜手中指，拉开并固定下睑。

（5）向前方或下方看，将镜片轻柔地放在角膜上。

（6）保持眼睑拉开，慢慢看向镜子，直到镜片位于角膜中心。

（7）慢慢放开下睑，然后放开上睑。

3. 为他人戴入接触镜

（1）站在被戴者侧方，告知被戴者可能的感觉（如：可能有些凉的感觉）。

（2）将软镜置于戴镜手示指尖，食指要稍干燥，以免镜片黏附在手指上。

（3）嘱向下看，用另一手食指或中指，固定上睑在眉弓处。

（4）嘱向上看，用戴镜手中指，拉开并固定下睑。

（5）嘱被戴者向下（鼻侧）看，将镜片戴在上方（颞侧）角巩膜上。

（6）保持眼睑拉开，确定镜片位于角膜中心。

（7）慢慢放开下睑，然后放开上睑。

4. 取出镜片

（1）戴镜者向上看，用取镜手的中指将下眼睑缘向下拉，并固定。

（2）戴镜者向下看，用非取镜手食指或中指将上眼睑缘往上拉，固定在上眉处。

（3）取镜手食指接触镜片下（颞侧）缘，将镜片拖到下方（颞侧）巩膜。

（4）取镜手的拇指和食指轻轻夹出镜片。

5. 软性接触镜护理

（1）清洁

1）用没有润肤成分的肥皂彻底洗净双手。

2）将镜片置于一手的手掌心，滴2～3滴清洁剂，用另一只手的食指指腹自镜片的中心向边缘部放射状轻揉，分别轻轻揉搓镜片的两面，每面约20s。

（2）冲洗清洁后的镜片用多功能护理液直接冲洗，将镜片上的碎屑和残留的清洁剂冲洗干净。

（3）消毒

1）多功能护理液消毒需在镜片每日清洁后，浸泡于有效浓度消毒液中4h以上。

2）双氧水消毒镜片在每日清洁、冲洗后，至少在护理液中要浸泡6h以上或过夜。

实训3-2　球性软性接触镜配适评估

选择试戴镜片后，还需经过试戴和配适评估，才能最终确定镜片的参数并开具软性接触镜处方。评估内容包括：中心定位、覆盖度、移动度、上推试验、舒适程度、戴镜视力等，初次戴镜者戴镜后至少等待10～15min，采用裂隙灯显微镜弥散光照明法进行评估。

一、实训目的

1. 掌握软性接触镜配适评估标准。

2. 熟悉参数变化对配适的影响。

二、实训设备和材料

1. 裂隙灯生物显微镜

2. 综合验光仪

3. 软性接触镜

4. 软性接触镜护理液

三、实训步骤

1. 中心定位　观察试戴者在第一眼位时，镜片中心在静止状态下的位置。良好的中心定位指在正前方注视时，镜片的中心应对应角膜的中心。

2. 覆盖度　观察试戴者在任何眼位时，镜片边缘和角膜缘的距离。

理想的配适状态指在正前方以及任何眼位注视时，镜片都应覆盖整个角膜。

3. 移动度　移动度指镜片在角膜上自然滑动的程度，自然瞬目时镜片被牵引向角膜上方然后匀速垂直下落，稳定在角膜中央。眼球左、右转时，可见瞬间迟滞现象。

理想配适状态的移动度：

（1）垂直移动度：第一眼位时，自然瞬目后镜片移动 0.2 ~ 0.5mm，不超过 1.0mm。

移动度评估法：参照镜片下缘超出角膜下缘的距离，如：水平可见虹膜直径（HVID）12mm，镜片直径（TD）14mm，如果中心定位良好的话，镜片下缘超出角膜下缘约 1mm。瞬目后，假如垂直移动为一半的延出距离，则移动度为 0.5mm。

（2）水平滞后量：当戴镜者眼球向侧方转动时，镜片滞后眼球运动，理想的水平滞后量为 0.50～1.00mm，不超过 1.50mm。

4. 上推试验（push-test）　下睑上推试验评估软镜配戴松紧程度。嘱试戴者注视正前方，检查者用拇指压在下睑中部位置，向上轻推下睑，使下睑内缘触碰镜片下缘，观察镜片下缘上移的量及复位速度。

配适良好：平滑匀速地恢复。

配适紧：不易推动或不动，难以复位。

配适松：容易推动，复位迅速。

5. 戴镜验光（over-refraction）　最终屈光度 = 试戴镜屈光度 + 戴镜验光屈光度（≥±4.00D 顶点距离转换）。

6. 主观感受

（1）视力：询问戴镜者的视力感受，配适良好的情况下经过戴镜验光，可获得清晰且稳定的矫正视力。瞬目后视力增加，可能配适紧；瞬目后视力下降，可能配适松。

（2）舒适度：询问戴镜者舒适程度，初戴者感觉轻微异物感是正常的。舒适度有时不能立即反映配适情况，初始感觉舒适有可能是配适良好或稍紧，而配适松由于移动度较大，初始感觉可能不舒适。

四、实训记录

检查者：　　　　　　　　被检者：　　　　　　　　检查日期：

1. 病史采集

戴镜目的	矫正视力□　美观□　职业需要□　运动□　娱乐□
眼病史	
全身病史	
是否用药	
过敏史	

2. 屈光及眼部检查

	右眼		左眼	
框架眼镜处方				
参数测量				
角膜曲率	mm @180	mm@90	mm @180	mm@90
HVID				
裂隙灯检查				

3. 球性软性接触镜试戴片选择

	右眼	左眼
品牌		
软镜处方		
基弧		
直径		

4. 球性软性接触镜配适评估

	右眼	左眼
中心定位		
覆盖度		
移动度 垂直移动		
水平滞后		
上推试验		
片上验光		
视力(眨眼后)	稳定□　模糊□　提高□	稳定□　模糊□　提高□
舒适度		
评价		
改进措施		

5. 球性软性接触镜处方确定

	右眼	左眼
产品名称		
软镜处方		
基弧		
直径		

第四章　球面、非球面设计硬性透气性接触镜的验配

第一节　硬性透气性接触镜概述

学习目标

1. 了解：硬性透气性接触镜的材料。
2. 掌握：硬性透气性接触镜的设计。
3. 熟悉：硬性透气性接触镜的特点。
4. 掌握：硬性透气性接触镜的配戴者选择。

硬性接触镜最初是由聚甲基丙烯酸甲酯（polymethyl methacrylate，PMMA）制成。由于PMMA材料具有良好的生物相容性和光学性能，从而使制成的接触镜具有良好的矫正效果。但由于透气性差可产生角膜缺氧的问题，限制了它的使用。20世纪70年代在PMMA中添加硅和氟增加了材料的透氧性，从而产生了硬性透气性接触镜（rigid gas permeable contact lens，RGPCL）。硬性透气性接触镜因耐用性好、高度透氧、并发症少、护理要求低、矫正视力清晰逐渐被许多人接受。当今的硬性透气性接触镜采用更高的透氧性接触镜材料，随着技术的发展使镜片的设计更能适应于角膜，提高了配戴者的舒适性。硬性透气性接触镜的生产厂家能够对各种参数的镜片进行定做，使接触镜安全性和矫正效果更好，越来越多的配戴者了解并配戴硬性透气性接触镜。但是相对而言，硬性透气性接触镜验配技术含量高，对视光师的要求较高，所以应用和推广上仍受到限制。但对于角膜有变形（如圆锥角膜）和角膜散光度较高的配戴者，配戴硬性透气性接触镜已成为首选的矫正方法。因此，学习和掌握硬性透气性接触镜验配技术已成为视光师必须掌握的技能之一。

一、认识硬性透气性接触镜

在第一章已经详细介绍了硬性透气性接触镜（RGPCL）的材料、理化特性、生产及设计。这里只简单介绍下硬性透气性接触镜的参数。接触镜每个解剖部位的量化值被称为镜片的参数，能够根据配戴者的实际需要加以更改的参数称为可变参数。可变参数通常是根据原材料的理化特性，配戴眼的解剖、生理学要求来决定的，确定镜片的可变参数的过程称为镜片的设计。

理想的硬性透气性接触镜设计应能获得良好的配适状态，使镜片的中心区和旁中心区基本与角膜保持平行，具有良好的中心定位和适宜的活动度，镜片边缘区存留的泪液量适度，进而达到理想的戴镜状态，即视物清晰、感觉舒适、使用持久、泪液循环好、眼表不良反应少、不改变头位能保持自然视物。硬性透气性接触镜的设计应包括后曲面、前曲面、镜片厚度、边缘形态、镜片直径。图4-1所示为硬性接触镜镜片的部分可变参数。

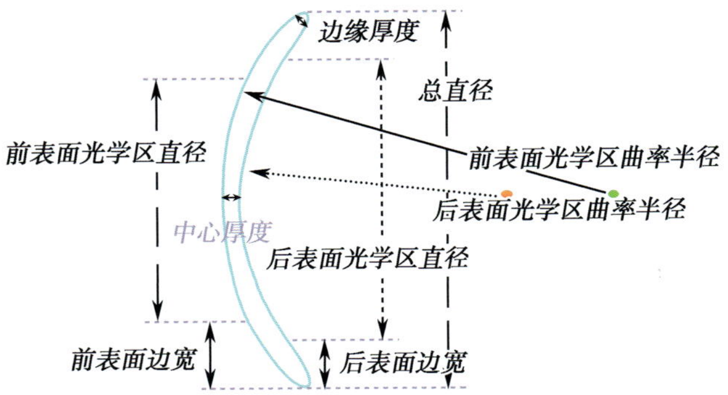

图 4-1　硬性透气性接触镜的设计

（一）硬性透气性接触镜的设计

1．硬性透气性接触镜的后曲面　硬性透气性接触镜的后曲面弧可以是球面的，即弧面上任意两点的曲率半径值均相等，也可以是非球面的，即中心顶点至边缘的曲率半径逐渐变长或逐渐变短。球面镜研磨加工比较容易，但会出现球面像差，并非最佳光学曲面。非球面镜中央区域为球面，周边部分曲率半径逐渐增大，整体形态为非球面。

弧面中心顶点至边缘曲率半径值的变化称为弧面的离心度，通常用 e 值来表示。不同的 e 值表示不同形态的弧，e=0 为圆弧；0<e<1 为椭圆弧；e=1 为抛物线弧；e>1 为双曲线弧。硬性透气性接触镜后曲面的弧面形态必须最大限度地与人眼角膜前表面形态吻合才能确保镜片的稳定附着和配戴舒适，因此硬性透气性接触镜后曲面的弧面形态应根据配戴者角膜前表面形态来设计。由于角膜前表面仅在中心 4.0mm 左右大致呈球面弧，周边部则渐趋平坦，所以硬性透气性接触镜的后曲面弧形态常设计成双球弧面、多球弧面、椭圆非球弧面或抛物线弧面等，角膜散光显著的情况下，还可制成后环曲面。

2．光学区直径　镜片几何中心区起屈光作用的部分称为光学区，以 mm 为单位。接触镜的光学区分为外光学区和内光学区。硬性透气性接触镜的光学区直径设计为 7.0～9.0mm，其最小光学区直径应大于人眼瞳孔开大时的最大直径，如果镜片光学区直径小于瞳孔区直径或光学区边缘移入瞳孔区内则可产生眩光现象。

3．基弧　球面镜片后光学区的曲率半径称为基弧，以 mm 为单位。基弧值越大，镜片越平；基弧值越小，镜片越陡。球面镜片的基弧通常设计为 7.2～9.2mm 等若干规格，验配时可根据角膜的弧度选择。在实际应用时镜片基弧应比角膜曲率略平一些，以利于镜片下的泪液循环。

后光学区为非球面弧的镜片则没有固定的基弧，为控制其弯曲度，通常定量设计在特定直径上的矢深。

4．周边弧　镜片光学中心以外的弧面称为周边弧，以 mm 为单位。如前所述，为适应角膜前表面的形态，镜片的后曲面常被设计为双球弧面或多球弧面，如果镜片的后曲面由两个曲率半径组成称为双弧镜片，由多个曲率半径组成则称为多弧镜片。中心弧以外的紧邻弧面称为第二弧（或中间弧），第二弧以外的紧邻弧面称为第三弧，依次类推，最靠边缘的弧面称为边弧。通常自中心至周边各弧面曲率半径依次增大，依次变平。中心弧与第二弧交接处，或第二弧与第三弧交接处称为接合部（汇结），为使角膜表面受力均匀和配戴舒适，各接合部不能出现角度，需进行平滑过渡处理。

边缘系指连接镜片的前后曲面的几何界区。边弧常需制成一倾斜面，自角膜表面抬起，犹如滑雪板前端翘起的设计，以利于镜片的活动和泪液循环，被称为斜边弧或倾斜面（bevel），其宽度为 0.6～1.0mm。接触镜后曲面基弧延长至接触镜边缘的假想圆弧与接触镜边缘部的距离称为边缘翘起，这一翘起高度以及边缘的厚度可影响镜片的中心定位、活动度和泪液循环。

5. 直径　镜片边缘两对应点之间最大的直线距离称为直径，以 mm 为单位。通常将直径设计为若干种规格供验配时根据角膜和睑裂的形态选择。球面硬性透气性接触镜的直径常用 8.8mm 和 9.2mm，非球面及环曲面设计直径多大于 9.0mm，角膜塑形镜较大多为 10.0～10.6mm，有些用于圆锥角膜等不规则角膜的特殊设计镜片直径很小，为 8.0～8.9mm。

6. 屈光度　镜片折光力的定量参数称为屈光度，以 D 为单位。负透镜中间薄边缘厚，正透镜中间厚边缘薄。屈光度越高，镜片中心与边缘的厚度差越大。接触镜的屈光度常取 +20.00D 至 -20.00D，影响接触镜屈光度的因素有前曲率半径，后曲率半径，材料的折射率及接触镜的中心厚度。

7. 前曲面形态　前曲面有屈光作用的范围称为前光学区，前曲面光学区一般为球面设计，光学区之外的部分设计称为透镜薄化设计。支撑部的形状有 3 种类型，平削、凸形和凹形，光学区与支撑部的结合部分亦需要进行平滑过渡处理。薄化设计可减轻重量，但与成像功能有关的光学区不可过小，所以对直径有一定限制，如外伤无晶状体眼伴虹膜损伤，瞳孔变形、移位等情况则不适宜使用。

8. 厚度　镜片的前、后曲面的垂直距离称为厚度，以 mm 为单位。分为中心厚度、旁中心厚度和边缘厚度。

镜片过薄影响镜片的操作和耐用性，矫正角膜散光的能力下降，镜片过厚可影响镜片的透氧性、舒适度和稳定性。

（二）硬性透气性接触镜特点

1. 优点　表 4-1 是硬性透气性接触镜（RGPCL）与软性接触镜（SCL）的比较，硬性透气性接触镜在矫正屈光不正方面有着明显优势，如：

（1）硬性透气性接触镜成像自然、质量高，可全面提高视功能，尤其是对高度近视、高度散光、各种原因造成角膜不规则散光的配戴者矫正视力明显高于框架眼镜等其他矫正方法；同时有一定的控制近视发展作用。

（2）硬性透气性接触镜直径小，材料的透氧性能高，可使角膜更好地“呼吸”；另外，其容易清洗、消毒，蛋白质、脂质沉淀少，安全性高于其他类别的接触镜，角膜炎症发生率极低。

表 4-1　硬性透气性接触镜（RGPCL）与软性接触镜（SCL）的比较

镜片特点	硬性透气性接触镜	传统 SCL	抛弃型 SCL
眼生理健康	极好	一般	好
视力清晰度	极好	好	一般
散光矫正	极好	一般	差
高屈光度矫正	极好	一般	一般
控制近视发展	有一定作用	无	无
透氧度	极好	一般	一般
护理	较易护理	一般	不需护理
使用寿命	极好	一般	差
初戴感觉	一般	好	极好
1～2 周后舒适感	好	极好	极好
经济性	好	极好	一般
不规则散光	好	一般	较差
间断配戴	不能	能	能

notes

（3）硬性透气性接触镜更有利于泪液交换，据文献报道，配戴硬镜在配适良好的情况下5min内完成泪液的更换，而配戴软镜，则需要30min完成泪液的更换。

（4）硬性透气性接触镜材料稳定，强度高，可根据临床治疗的需要施行特殊设计和加工定做，实现治疗个性化。硬性透气性接触镜的材料和理化特性见表4-2。

（5）硬性透气性接触镜具有治疗作用，且材料透氧性能高，儿童也可以配戴。

表4-2　硬性透气性接触镜材料和其理化特性一览表

接触镜种类	材料类型	*Dk*	*Dk*方法	湿润角	折射率	比重
BOSTON XO2	F-S/A	141	ISO/FATT	38	1.424	1.19
BOSTON XO	F-S/A	100	ISO/FATT	49	1.424	1.27
BOSTON EO	F-S/A	58	ISO/FATT	49	1.43	1.23
BOSTON ES	F-S/A	18	ISO/FATT	52	1.44	1.22
BOSTON RXD	F-S/A	24	ISO/FATT	39	1.44	1.27
BOSTON EQUALENS	F-S/A	47	ISO/FATT	30	1.44	1.19
BOSTON EQUALENS Ⅱ	F-S/A	85	ISO/FATT	30	1.42	1.24
BOSTON Ⅳ	S/A	19	ISO/FATT	17	1.47	1.10
BOSTON Ⅱ	S/A	12	ISO/FATT	20	1.47	1.13
ParagonHDS	F-S/A	58	修正FATT	14.7	1.45	1.16
ParagonHDS 100	F-S/A	100	ISO/FATT	42	1.44	1.10
Menicon Z	F-S/A	163	ISO/DIS	24	1.436	1.2
PMMA	PMMA	0		25	1.495	1.19

F-S/A：Fluorosilicone Acrylate　S/A：Silicone Acrylate

2．缺点

（1）验配技术要求高。

（2）戴镜的适应时间长。

（3）有些镜片必须单独定制。

二、配戴者选择

在学习本节内容前请思考：我们应如何为配戴者选择合适的接触镜，我们应该向哪些配戴者推荐硬性透气性接触镜。

（一）硬性透气性接触镜的适应证

理想的配戴者，通常具备下列特征：

1．有较主动的配戴动机　有较主动配戴动机的配戴者常常容易成功，配戴者本身想配戴的愿望往往是硬性透气性接触镜验配成功的关键，如果缺少配戴动机，配戴者常常难以忍受初戴硬性透气性接触镜时的不适感觉，在适应之前就放弃配戴硬性透气性接触镜。视光师恰当、合适的推荐往往容易使配戴者产生配戴的动机。

2．中度到高度屈光不正　中度到高度的屈光不正配戴者常常比低度屈光不正的配戴者容易成功，对这些配戴者来讲，从框架眼镜转换到别的矫正方式的愿望较强，由于裸眼视力较差，对矫正眼镜的依赖较强，因此不会间歇配戴，避免了反复适应，从而更容易获得成功。

3．角膜散光　一般来说，那些需要矫正散光的配戴者，尤其是散光来源为角膜的比较适合配戴，硬性透气性接触镜为配戴者提供更好的视力，视觉质量优于配戴SCL。很多患有角膜散光者一直配戴硬性透气性接触镜来矫正散光。

notes

但是当配戴者的角膜散光较大时（顺规散光超过 2.50D，逆规散光超过 1.50D），镜片容易偏位和存在剩余散光，常常较难成功配戴球面硬性透气性接触镜。

4. 对视力要求高的配戴者　由于硬性透气性接触镜优秀的光学质量、良好的表面保湿性和对散光的矫正效果，更适应对视力要求较高的人群，如长时间近距离工作、需要有良好夜晚视力（驾驶）等。

5. 长戴的配戴者　由于硬性透气性接触镜材料较高的透氧性，更适应近视配戴者、需要长戴或弹性配戴的人群，镜片的安全性和矫正效果更好。

6. 老视　硬性透气性接触镜设计调整余地比 SCL 更大，可进行多焦或双焦的设计以及对散光进行矫正，适于老视配戴者配戴。

7. 近视控制　有很多报道关于硬性透气性接触镜的近视控制效果，适于儿童、青少年配戴。尤其是特殊反几何设计的角膜塑形镜（Ortho-K Contact Lens）可减慢近视进展的速度，起到一定近视防控的效果。

8. 圆锥角膜　圆锥角膜是以角膜扩张、中央变薄向前突出，呈圆锥形为特征的一种眼病。它常造成高度不规则近视散光，晚期会出现急性角膜水肿，形成瘢痕，视力显著下降。多于青春期发病，缓慢发展。圆锥角膜出现不规则的散光，配戴水凝胶镜片很难矫正，而通过配戴特别设计的硬性透气性接触镜能很好地矫正视力。

9. SCL 失败的配戴者　硬性透气性接触镜对角膜和泪膜的影响较小，可用于 SCL 并发症（如巨乳头性结膜炎）导致不能配戴软性接触镜或者干眼检查处于临界值的配戴者。

10. 术后不规则角膜的配戴者　硬性透气性接触镜有较高的弹性模量，即抗变形能力，对较高角膜散光具有良好的矫正效果，尤其是对不规则的角膜散光的矫正是 SCL 无法替代的。

（二）硬性透气性接触镜的非适应证

1. 一般接触镜的禁忌证，常见的接触镜的禁忌证如眼部疾病等也同样不适用于硬性透气性接触镜。

2. 长期处于多风沙、高污染环境中，在这样的环境下容易有异物进入眼内，夹持在镜片与角膜之间，易造成角膜划伤。

3. 经常从事剧烈运动者，硬性透气性接触镜由于镜片材料的特性和镜片设计等因素使镜片的稳定性不如 SCL，因此不推荐经常从事剧烈运动者配戴硬性透气性接触镜。

4. 警察、消防员等特殊职业者不建议配戴硬性透气性接触镜。

5. 眼睛高度敏感者。硬性透气性接触镜由于镜片材料相对 SCL 而言仍然较硬，因此会造成配戴者初戴舒适性下降，一般 2 周左右就可以适应，但是对于眼睛高度敏感者，这个过程可能会持续很长，甚至不能适应，因此推荐时要小心。

6. 低度屈光不正，经常间断戴镜者。低度屈光不正由于裸眼视力下降较少，因此对矫正眼镜的依赖较少，所以可能会采用间断戴镜的方式，这样就会造成配戴者反复的适应镜片，对这类间断配戴矫正镜的低度屈光不正的配戴者，可以建议配戴抛弃型 SCL。

第二节　硬性透气性接触镜验配程序

学习目标

1. 掌握：硬性透气性接触镜的验配程序。
2. 掌握：硬性透气性接触镜的试戴片选择方法。
3. 掌握：硬性透气性接触镜的配适评估方法并确认处方。

notes

硬性透气性接触镜的验配需要在一个垂直的角膜表面上选择一个能够相对稳定，又不影响角膜的生理特征，尤其是硬性透气性接触镜的可塑性相对 SCL 较差，临床上需要相对多的参数来满足不同角膜的需要，因此较 SCL 的验配来说更为复杂，对视光师的挑战也越大。硬性透气性接触镜的验配流程见图 4-2。

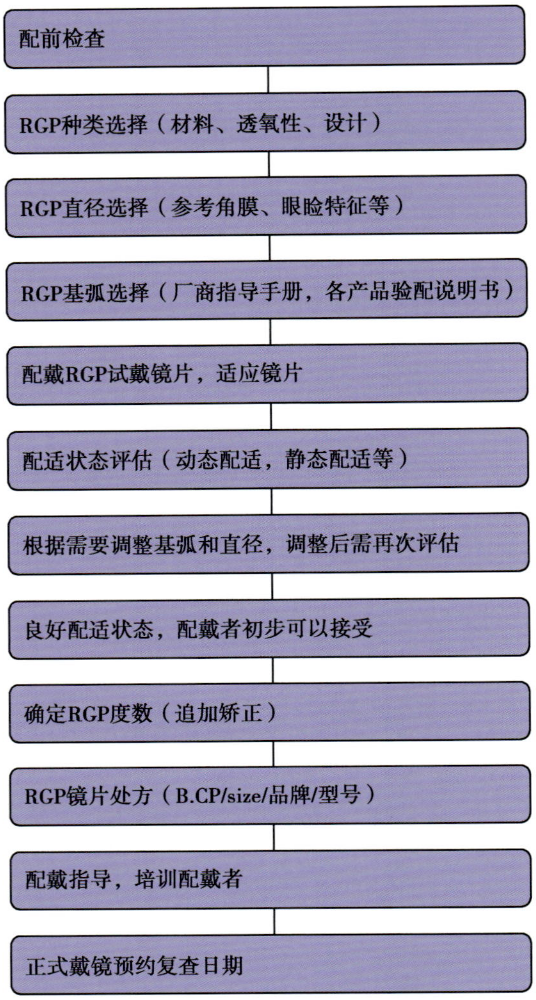

图 4-2　硬性透气性接触镜验配流程图

一、配前检查

为了成功的验配硬性透气性接触镜，我们一般常规要进行问诊、眼部参数的测量、眼部常规健康检查、屈光检查（主客观验光和视功能检查），泪液的测试，应用角膜曲率计或角膜地形图测量角膜曲率半径以了解角膜散光的情况并确定试戴镜片基弧。具体内容请参见本书第二章的详细讲解。

（一）病史

了解配戴者的戴镜历史、配戴目的、全身健康状况、工作性质和环境等，明确配戴者的主动性，以预见未来成功的可能性。

（二）眼部检查

包括泪液检查，检查眼前段，眼底的健康状态，评估泪液的质和泪液的量，用以判断能否配戴硬性透气性接触镜，并为材料、配戴方式等选择提供参考。

(三) 眼部参数测定

包括角膜直径、瞳孔直径、睑裂直径等眼部参数的测量，并评价眼睑特征和眼睑张力。

角膜直径包括水平可视虹膜直径(HVID)和垂直可视虹膜直径(VVID)。

瞳孔直径包括两种状态下的直径，一为标准照明瞳孔的直径，另一为暗照明状态下瞳孔的直径，因为在配戴接触镜时，我们必须让镜片的光学区直径大于瞳孔直径(主要指暗照明状态下)，这样在镜片移动时和暗环境状态瞳孔散大时，才不至于产生眩光影响视力。

眼睑特征：上下眼睑的位置对确定镜片总直径非常重要，镜片的位置应该在配戴者保持第一眼位时评价。需要以示意图的形式在表格中记录眼睑边缘与上下角膜缘的位置。

睑裂宽度：有助于确定适合配戴者的镜片总直径。用毫米尺测量眼自然睁开时的睑裂宽度。

眼睑张力：当检查眼睑时，需检查上睑的张力，评定等级为松弛、正常或紧张。

(四) 角膜曲率半径

测量角膜的曲率半径可以帮助我们了解角膜形态，确定顾客的角膜散光量，明确顾客的散光组成。角膜曲率半径值是我们选择试戴镜片基弧的依据，通常用角膜曲率计来测量，推荐使用角膜地形图仪来测量角膜的地形特征，为硬性透气性接触镜基弧的选择提供参考。

总散光：主客观验光处方中柱镜的量与轴位。

角膜散光：

1. 已知角膜曲率半径，用毫米为单位时，(陡峭 K- 平坦 K)×5× 平坦 K 方向，或者(平坦 K- 陡峭 K)×5× 陡峭 K 方向，具体的选择参看总散光的轴位。

2. 已知角膜屈光力，用屈光度为单位时，(弱主子午线的屈光力 - 强主子午线的屈光力)× 弱主子午线的方向或者(强主子午线的屈光力 - 弱主子午线的屈光力)× 强主子午线的方向，具体的选择参看总散光的轴位。

$$\text{眼内散光} = \text{总散光} - \text{角膜散光}$$

(五) 验光(框架眼镜处方)

验配硬性透气性接触镜时需要精确验光。验光结果、角膜形态和视力之间的联系将提示何种类型镜片对该配戴者最合适。球面硬性透气性接触镜适用于没有散光和散光大部分为角膜散光的配戴者，这是因为球面接触镜的内曲面光学区为球面形，散光眼(角膜散光存在的)的角膜表面为球柱面形，则镜片的内曲面与角膜曲率大的子午线附着较紧，与曲率小的子午线附着较松，填入的泪液也多，镜片内曲面与角膜前表面的泪液透镜起到矫正角膜散光的作用。泪液透镜的具体分析见本节第四部分，屈光度的选择。

注意：①如散光为非角膜性散光，泪液透镜不能矫正该散光；②如散光为角膜散光和非角膜性散光共同组成，则泪液只能部分矫正散光；③若总散光值为零，但实际是角膜散光和非角膜性散光互相抵消的情况，这时一定要分析残余散光的量，尽可能地选择弹性模量小的镜片。

我们这里结合实例来说明具备怎样散光组成特征的配戴者适合选择此类镜片。

配戴者 1：主客观验光结果为 −3.00DS/−1.50DC×180，角膜曲率计读数为 7.7mm@90，8.0mm@180，

配戴者 2：主客观验光结果为 −3.00DS/−1.50DC×180，角膜曲率计读数为 7.9mm@90，8.0mm@180，

配戴者 3：主客观验光结果为 −3.00DS/−1.00DC×180，角膜曲率计读数为 7.8mm@90，7.8mm@180，

配戴者 4：主客观验光结果为 −3.00DS，角膜曲率计读数为 7.8mm@90，8.0mm@180。

试分析这四位配戴者是否适合配戴硬性透气性接触镜。

notes

让我们分别看一下他们的散光组成及适合的镜片：

配戴者1：总散光 -1.50DC×180，角膜散光 =（7.7-8.0）×5×180=-1.50DC×180，散光完全由角膜因素所致，因此，配戴球面硬性透气性接触镜后，形成的柱形泪液透镜可以矫正大部分散光，适合配戴球面硬性透气性接触镜和散光SCL。

配戴者2：总散光 -1.50DC×180，角膜散光 =（7.9-8.0）×5×180=-0.50DC×180，散光为角膜因素和非角膜因素共同所致，泪液透镜只能做有限矫正，适合散光的接触镜。

配戴者3：总散光为 -1.500DC×180，角膜散光 =（7.8-7.8）×5×180=0，散光主要为非角膜因素组成，泪液透镜不能矫正，可用散光SCL或散光硬性透气性接触镜矫正。

配戴者4：总散光为0，角膜散光 -1.00DC×180，非角膜性散光为 +1.00DC×180，二者相反，相互抵消，配戴球面硬性透气性接触镜后，将使眼内散光表现出来，因此矫正效果不理想，比较适合选用弹性模量小的镜片，球面SCL，也可以使用散光硬性透气性接触镜。

表4-3列出了通过配前检查结果，确定的配戴者散光特征以及推荐的适合的接触镜。

表4-3　不同的散光特征适合的接触镜

验光结果			角膜曲率度数				散光状态	接触镜选择
球镜度数/DS	柱镜度数/DC	轴位/°	平坦 *K*	子午线/°	陡峭 *K*	子午线/°		
-3.00	-2.00	180	7.90	180	7.50	90	顺规角膜散光	球面RGP，散光SCL
-3.00	-2.00	180	7.90	180	7.90	90	晶状体散光	FS散光RGP，散光SCL
-3.00	-2.00	180	7.90	180	7.70	90	混合散光	FS散光RGP，散光SCL
-3.00	-2.00	90	7.90	90	7.50	180	逆规角膜散光	散光SCL
-3.00	0	0	7.90	180	7.90	90	无散光	球面SCL，球面RGP
-3.00	0	0	7.90	180	7.50	90	顺规角膜散光	球面SCL，散光RGP
-3.00	-3.00	180	7.90	180	7.30	90	顺规角膜散光	BI-散光RGP，散光SCL

注：FS=前表面，BI-=双表面。

由此可见，配前检查的结果，可以帮助我们正确地选择镜片。

二、试戴镜片的选择

（一）试戴镜片介绍

成功验配硬性透气性接触镜的关键要求是配备较齐全的试戴镜片，有助于视光师给配戴者选择与最终的镜片设计相近的试戴镜片进行试戴，增加双方的信心，也有助于初从业人员知识的学习和经验的积累。

1. 后顶点屈光力（BVP）　尽可能地多准备不同后顶点屈光力（BVP）的镜片，试戴镜片和实际配戴的镜片越接近，就越体现真实的配戴效果，但是因为这样做会造成成本过大，所以结合具体情况，标准的试戴镜片准备 -2.00D、-3.00D、+3.00D 三个后顶点屈光力（BVP），远视配戴者使用试戴镜片时最好用正度数试戴镜片。

2. 镜片直径（TD）　镜片总直径对配适也起了重要的影响作用，在试戴镜片中各后顶点屈光力（BVP）均有两种镜片直径供选择：较小直径（9.20mm）和较大直径（9.60mm），能够适应于大多数配戴者。

3. 后光学区曲率半径（BOZR）　需要的后光学区曲率半径（BOZR）范围需要7.00～8.40mm，间隔0.1mm，在7.60～8.00mm之间则间隔0.05mm。表4-4～表4-6给出了建议准备的试戴镜片，并提供了试戴镜片曲率半径的屈光力的对应关系。

notes

表 4-4　直径 9.2mm，屈光度 -3.00D 的硬性透气性接触镜试戴镜片

序号	曲率 /D	曲率半径 /mm	屈光度 /D	直径 /mm
1	40.00	8.44	−3.00	9.2
2	40.50	8.33	−3.00	9.2
3	41.00	8.23	−3.00	9.2
4	41.50	8.13	−3.00	9.2
5	42.00	8.04	−3.00	9.2
6	42.50	7.94	−3.00	9.2
7	43.00	7.86	−3.00	9.2
8	43.50	7.76	−3.00	9.2
9	44.00	7.67	−3.00	9.2
10	44.50	7.58	−3.00	9.2
11	45.00	7.50	−3.00	9.2
12	45.50	7.42	−3.00	9.2
13	46.00	7.33	−3.00	9.2
14	46.50	7.26	−3.00	9.2
15	47.00	7.18	−3.00	9.2

表 4-5　直径 9.6mm，屈光度 -2.00D 的硬性透气性接触镜试戴镜片

序号	曲率 /D	曲率半径 /mm	屈光度 /D	直径 /mm
1	40.00	8.44	−2.00	9.6
2	40.50	8.33	−2.00	9.6
3	41.00	8.23	−2.00	9.6
4	41.50	8.13	−2.00	9.6
5	41.75	8.08	−2.00	9.6
6	42.00	8.04	−2.00	9.6
7	42.25	7.99	−2.00	9.6
8	42.50	7.94	−2.00	9.6
9	42.75	7.90	−2.00	9.6
10	43.00	7.86	−2.00	9.6
11	43.25	7.85	−2.00	9.6
12	43.50	7.76	−2.00	9.6
13	43.75	7.71	−2.00	9.6
14	44.00	7.67	−2.00	9.6
15	44.25	7.63	−2.00	9.6
16	44.50	7.58	−2.00	9.6
17	44.75	7.54	−2.00	9.6
18	45.00	7.50	−2.00	9.6

notes

表 4-6　直径 9.2mm，屈光度 +3.00D 的硬性透气性接触镜试戴镜片

序号	曲率 /D	曲率半径 /mm	屈光度 /D	直径 /mm
1	40.00	8.44	+3.00	9.2
2	40.50	8.33	+3.00	9.2
3	41.00	8.23	+3.00	9.2
4	41.50	8.13	+3.00	9.2
5	42.00	8.04	+3.00	9.2
6	42.50	7.94	+3.00	9.2
7	43.00	7.86	+3.00	9.2
8	43.50	7.76	+3.00	9.2
9	44.00	7.67	+3.00	9.2
10	44.50	7.58	+3.00	9.2
11	45.00	7.50	+3.00	9.2
12	45.50	7.42	+3.00	9.2
13	46.00	7.33	+3.00	9.2
14	46.50	7.26	+3.00	9.2
15	47.00	7.18	+3.00	9.2

（二）试戴镜片的参数选择

1. 镜片总直径（TD）的选择　硬性透气性接触镜直径的选择要参考角膜直径、角膜曲率、眼睑特征和配戴者屈光度等因素综合决定。典型的硬性透气性接触镜分为三类：大直径镜片，≥9.2mm；中直径镜片，8.8～9.2mm；小直径镜片，8.0～8.8mm。

角膜直径：临床上常常通过测量水平可视虹膜横径（HVID）来评估。当角膜直径 <11.00mm 时，后表面光学区直径和镜片直径均需要减少，以提供尽可能好的配适特征。硬性透气性接触镜试戴镜片的直径通常比 HVID 小 2mm。

眼睑的特征：当配戴者自然睁开平视正前方时，测量睑裂宽度是非常重要的。睑裂宽度会影响镜片总直径的选择。典型的眼睑位置是平视时下睑边缘在 6 点钟处位于角膜缘下，上睑边缘在 10 点和 2 点钟处位于角巩膜缘交界。平均睑裂宽度大约为 9.5mm。如果睑裂宽度距离明显比平均值小，应该减少镜片总直径。

目前还没有一种精确客观的测量眼睑张力方法。Swarbrick 和 Holder 的测量是常用的方法，具体如下：首先让配戴者向下注视，轻柔地抓住睫毛将上睑向外拉，然后主观地将阻力从 +3（非常紧）到 -3（非常松）分级。

如果眼睑是松弛的，一般需要较大直径的镜片来提供适宜的镜片配适特征。当眼睑紧时，直径不必减少。为提供可能的最好视力，后表面光学区直径应该足够大，不论在明亮还是暗照明环境中都能遮盖住瞳孔。

后顶点屈光力（BVP）：能满意地矫正配戴者屈光不正的后顶点屈光力（BVP）对镜片直径的选择也起一定的作用。正度数镜片通常应该比一般镜片大 0.5mm 来达到较好的镜片中央定位。镜片应该尽可能薄，从而减轻镜片重量。

高度数（BVP 大于 ±8.00D）镜片的直径常常比一般镜片要大，有利于镜片周边作缩径设计处理。

上面列出了镜片总直径选择的一般规则，但是最终镜片直径的确定取决于配适评估的结果。也可以参照表 4-7，基于 HVID 和睑裂宽度选择试戴镜片的直径。

notes

表 4-7　硬性透气性接触镜试戴镜片直径的选择　　　单位：mm

HVID	睑裂宽度 <9.5mm	睑裂宽度 <10.7mm	睑裂宽度 ≥10.7mm
<11.2	8.2	8.6	9.2
11.2～11.6	8.6	9.2	9.6
11.6～12.0	9.2	9.6	10.0
>12.0	9.6	10.0	10.0

2. 后表面光学区直径（BOZD）的选择　BOZD 的选择取决于镜片直径，瞳孔暗照明状态下的直径及镜片定位和配适状态的影响。

需要测量在暗照明下的瞳孔直径，尽管很难精确地判断，后表面光学区直径将比该测量值大 1.0mm。

镜片定位也将影响 BOZD 的选择，BOZD 太小的镜片偏位时可能影响视力，角膜形态对镜片 BOZD 的选择也有影响，在较陡的角膜常常使用较小的 BOZD；较平的角膜常常使用较大的 BOZD。

最终镜片 BOZD 也取决于配适评估的结果。

3. 后表面光学区曲率半径（BOZR），即基弧的选择　仔细测量角膜形态有利于选择试戴镜片的基弧，基弧的选择常常取决于角膜最平坦曲率半径，通常在该半径上 ±0.10mm。在选择基弧时需要考虑以下因素，包括：角膜散光、后表面光学区直径、动态配适特征。配适特征的评价将决定最终镜片的基弧。

硬性透气性接触镜的验配有两种主要的方法，即：睑裂间配戴（接触镜直径小于睑裂的大小，未被眼睑盖住，基弧常常比角膜弧度更陡峭）和眼睑后接触配戴（接触镜直径较大，镜片的基弧常常和角膜弧度相等或稍平坦，镜片常部分被上眼睑盖住），基弧的选择往往要根据按照哪一种方法验配和角膜散光大小来确定，表 4-8 给出了基于角膜散光和角膜直径的基弧选择参考值。

表 4-8　硬性透气性接触镜基弧的选择表

镜片直径 /mm	角膜散光 /D•mm^{-1} Δk				
	0～0.5	0.75～1.25	1.5～2.00	2.25～2.75	3.00～3.50
≤9.2	平坦 *K* 值	+0.25/−0.04	+0.5/−0.08	+0.75/−0.12	+1.00/−0.16
>9.2	−0.5/+0.08	−0.25/+0.04	平坦 *K* 值	+0.25/−0.04	+0.50/−0.08

1）平坦 *K* 值：两个主要子午线中，角膜曲率半径读数较大的，屈光力较小的。

2）表中 / 线前的数值代表试戴镜片的基弧，对应平坦 *K* 值的修正值，单位为 D。

3）表中 / 线后的数值代表所选试戴镜片的基弧对应平坦 *K* 值曲率半径的修正值，单位为 mm。

由于角膜曲率仪的测量值仅反映角膜中央 3mm 的情况，无法反映全角膜的状态，因此最终镜片的基弧需要依据试戴后配适评估的情况确定。

4. 后顶点屈光力（BVP）的选择　建议低度近视眼用 −3.00D，较高度数近视眼用 −6.00D，建议低度远视眼用 +2.00D，高度远视眼用 +5.00D。这些屈光度和实际要求的镜片相近，配适效果也是相似的。

注意：在正镜片中，镜片重心对设计起较大的影响作用，需要特别注意选择与需要的后顶点屈光力（BVP）相近的镜片。

（三）镜片材料的选择

市场上有诸多的硬性透气性接触镜可以选择，但是究竟哪个镜片最适合，这往往令视

notes

光师困惑，因此建议根据以下几个方面来为配戴者选择镜片。

1. 屈光度　由于近视配戴者所配戴的负透镜容易获得薄的中心厚度，因此可以尝试使用相对低 *Dk* 值的镜片，这样的镜片能够满足日戴时氧气的需要，但是一旦发现角膜水肿，常见的原因可能是镜片配适过紧或配戴者对氧气的需求高（个体差异性），就应验配高 *Dk* 镜片；同样，远视配戴者由于配戴正透镜，中心厚度较厚，因此应选择高 *Dk* 值的镜片。

2. 角膜形态　存在中度角膜散光（>1.50D）的比较适合选择低 *Dk* 值的镜片，是由于低 *Dk* 值的镜片材料的弹性模量大，矫正角膜散光的能力强；高度散光（>2.50D）的配戴者应该配戴双曲面的硬性透气性接触镜，也适合选择低 *Dk* 值的镜片；同样的原因，一些不规则角膜也适合选择低 *Dk* 值的镜片。但是选择时一定要考虑配戴者的其他方面，比如角膜免疫力差，依从性差的配戴者高 *Dk* 值的镜片仍是最佳选择。

3. 重新验配的配戴者　以前配戴 PMMA 镜片或第一代硬性透气性接触镜的配戴者应该选择低 *Dk* 值的镜片，这些配戴者已经形成的护理习惯较容易损坏目前的高 *Dk* 值的镜片，会使镜片上出现划痕或扭曲。以前的 SCL 配戴者出现了和沉淀物相关的并发症（眼红、眼痒及配戴时间缩短），这些配戴者选择配戴硬性透气性接触镜时要选择湿润性好的材料。

4. 职业　经常近距离工作选择湿润性好的材料，而倾向于长戴或弹性配戴的配戴者应该选择高 *Dk* 值的镜片。

5. 年龄　儿童无晶状体眼的配戴者可以选择硅水凝胶 SCL，在选择硬性透气性接触镜时，可以选择大直径，边缘翘起低的镜片，以减少最终的不舒适；其他年龄无晶状体眼的配戴者可以选择高选择 *Dk* 值的镜片，联合负缩径设计和选用大直径的镜片。

镜片材料的选择要考虑多方面的因素，推荐的选择参见图 4-3。

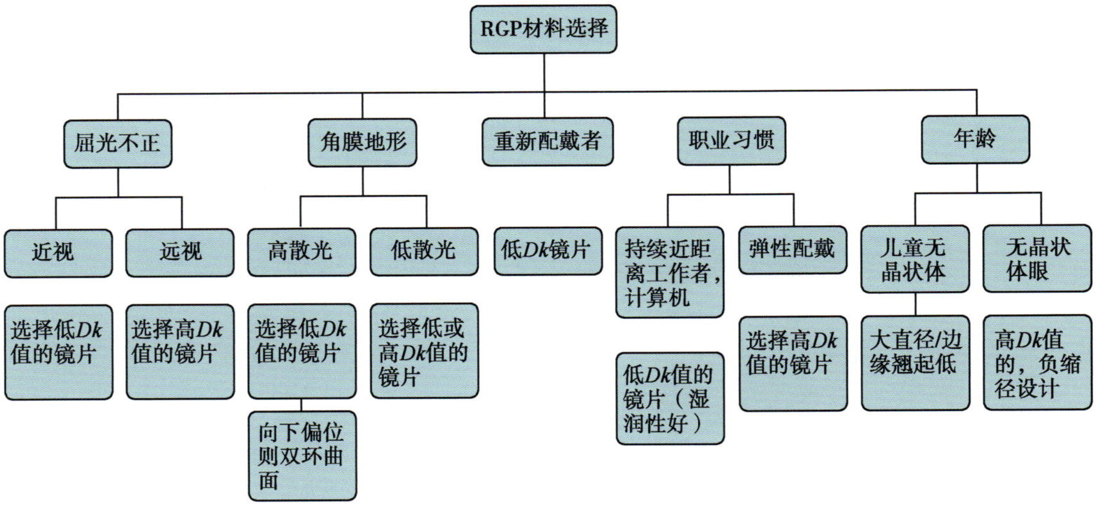

图 4-3　硬性透气性接触镜材料选择

（四）验配方法选择

验配师所面临的选择有两种，其一为经验性验配方法，即验配师将角膜曲率和验光资料结合起来，凭借经验确定镜片处方，该方法的优点是节约时间，经济（不需要试戴镜片），而且配戴者往往配戴了和处方较接近的度数，因此视力清晰，第一感觉较好。缺点是对一些配戴者采用该方法处方的镜片不合适，有一定的失败率。

另一种方法是诊断性配戴方法，验配师根据角膜曲率和验光资料为配戴者选择较适合的试戴镜片，通过评价镜片在眼睛上的活动度和荧光素分布状态调整镜片参数，并通过追加矫正来估计泪液透镜的影响，确定适合配戴者的后顶点屈光度，从而确定最终处方。该

notes

种方法验配的镜片参数以及屈光度适合配戴者，配戴舒适，成功率高，缺点用时长，需要配置试戴镜片，配戴者由于试戴的镜片可能和屈光不正不符合，从而最初的感觉欠佳，需要和配戴者解释沟通。无论采用哪种方法，均要根据配戴者的眼睑特征选择眼睑接触配戴或睑裂间配戴。

1．中央部匹配或眼睑接触方法　该法的原理是镜片后表面的曲率与角膜前表面曲率相一致或稍平坦些。最适合那些上睑覆盖角膜上1/4～1/3的配戴者。

2．中央部稍充盈或睑裂间配戴方法　中央部充盈配戴方法适合上睑在上角巩膜缘上方者，这类人如果应用中央部匹配方法配戴，上睑的重力将镜片下推，从而造成镜片偏位。使用中央部充盈方法时镜片基弧较陡，产生中央部充盈，使镜片的光学区在瞳孔上面，镜片的周边和旁周边与较平坦的角膜旁中央区接触；镜片的直径要小，以避免镜片撞击平坦的周边角膜。正常角膜最陡的部位是在角膜中央，最平坦的部位是在角膜周边，大直径的镜片会在角膜的周边平坦部位产生摩擦和碰撞；镜片的厚度要尽量薄以减少过多的镜片与眼睑的相互影响，镜片太厚太重会因重力关系而下沉，镜片的边缘要尽量薄，要圆润，以避免瞬目过程中产生睑敏感。

不管采用哪一种方法，理想的验配标准最终只有一个，即达到和满足配戴者对视力和角膜生理的需求，包括视力、舒适度、无光学像差、镜片水平位稳定、垂直位移动良好、角膜无机械压迫和缺氧。

三、配适评价方法

成功的硬性透气性接触镜验配往往始于配戴者最初戴上试戴镜片时与视光师的交流，切忌在给配戴者戴上试戴镜片后让他自己适应。在镜片刚刚配戴上时，每个配戴者均会感到异物感，因此视光师必须与配戴者进行有效的沟通，语言要精确简明，向配戴者描述镜片的特征，配戴者配戴该镜片的原因，由此获得的视觉和眼部健康等优点；向配戴者解释不舒服的原因，告知配戴者这种感觉是不会伤害眼睛，随着时间会逐渐消失，让配戴者有信心配戴硬性透气性接触镜和并认识到由此带来清晰的视觉等诸多优点是值得去尝试使用该种镜片的。

另一方面，视光师也应清晰的分辨配戴者的症状是适应期的感觉还是由于镜片本身的缺陷引起。如硬性透气性接触镜的边缘加工较好，初戴时配戴者异物感较轻，配戴者会很快适应并且在较短的时间内觉得越来越舒服。如果适应较慢，需要评价镜片边缘是否是引起长期不适感的原因。如镜片边缘比较理想，而适应较慢常常提示硬性透气性接触镜配戴者自身可能存在问题。

在给配戴者初次配戴硬性透气性接触镜时，没有一个绝对正确的方法，然而，某些技巧可以有利于促进配戴者适应镜片：

1．用中等黏度的湿润液湿润镜片，配戴后让配戴者向下看并闭眼。

2．闭眼5～10s，让湿润液和泪液混合，这能最大限度减少由于过度瞬目引起的镜片偏位。

3．睁开眼睛后，在较暗的灯光下让配戴者继续向下看并轻轻瞬目，使眼睛尽快适应镜片。

4．在刚配戴镜片的数min内，不要让配戴者向前或向上看，这样就不会过多刺激泪液分泌，有利于荧光素染色和镜片评价。

在评价镜片前需要有一段时间让镜片在眼睛中稳定，因为泪液过多会影响镜片动态和静态特征。过多的泪液使荧光素稀释太快，导致失真的荧光素形态，并使镜片运动过多，使动态配适特征将更加不稳定。每位配戴者泪液稳定的时间会有相当大的差异，有些配戴者配戴后没有太多的泪液，眼睛能够自如的转动，没有不适感，这些配戴者非常适合配戴硬性透气性接触镜，可以立即进行配适的评估；有些配戴者则需要等待30min以上以使泪液稳定；有些配戴者则需要更长的稳定期，如果泪液一直过多，不适感一直存在，视光师要鉴别是否为镜片下异物或镜片配适状态太差等因素引起，这种情况需要重新戴镜或重新选择镜片。视光师可以利用泪液稳定的时间与配戴者进行沟通，使其充分了解到镜片的特点和优点。

镜片稳定后，接下来要进行配适状态的评估，视光师必须仔细评价试戴镜片的配适特征。通过分析动态和静态的配适特征，可以确定理想的镜片设计，记录试戴镜片试戴结果。

硬性透气性接触镜配戴评价主要分为静态评估和动态评估两部分，静态配适的荧光素形态通常和动态配适特征有较好相关性，例如一个镜片中央与角膜接触，周边有一个宽和/或平坦的边缘，常常在瞬目后表现为镜片作顶点旋转。视光师不一定要认为镜片配适评价有两个不同的组成部分。动态配适特征受到较多因素的影响，如注视方向和瞬目力度。静态配适评估有利于视光师在试戴评价时比较设计不同的镜片，从而决定适合配戴者配戴的最终的镜片。比较静态配适特征还可以评价镜片配戴一段时间后镜片配适情况的变化。静态和动态特征评价均有利于充分了解硬性透气性接触镜的总体配适特征。临床上我们评价试戴镜片时会综合考虑，确定最终的镜片。

（一）静态配适

静态配适是指戴镜泪液稳定后，使用适量的荧光素，视光师通过观察荧光素形态了解镜片后表面和角膜前表面之间的匹配关系。荧光素形态的观察还可以评价镜片下泪液层的厚度。

1．方法　戴镜后采用荧光素染色，钴蓝光源投照，以弥散投照法低放大倍率及黄色滤光镜观察。在配戴者第一眼位上评估静态配适，通过手指调整上睑可不接触镜片的上部分，视光师可借用上下睑来移动镜片并使镜片定位在角膜的中央。当镜片在中央定位后，评价荧光素形态并且记录结果。

荧光素染色时为避免荧光素过多使用，用少量（1～2滴）的无菌生理盐水湿润荧光素条，如果滴用过多，则在染色之前先把过多的液体甩掉。为安全和方便起见，让配戴者向鼻下方注视，并轻轻拉开上睑，用荧光素条轻轻接触颞上侧球结膜。

判断荧光素用量是否合适的方法：当溶液在结膜没有扩散渗透，而是通过配戴者瞬目时，眼睑和泪膜的运动作用使荧光素分布在整个角膜，为用量合适；反之，如果在点荧光素时，自动扩散，为荧光素用量较多，需要等待一段时间后再做评估。

注意：如果使用荧光素不正确，会使评价变得困难而不准确。最常见的错误是荧光素使用过多，这可能会引起配戴者不舒适，刺激性流泪，镜片前出现表面荧光素层等等，影响静态配适的观察。

2．评估的原理　采用荧光素染色，实际是将泪液进行染色，使用钴蓝光照明，裂隙灯显微镜观察（或Burton灯），能够通过观察荧光素形态来观察镜片下泪液层微小的变化，通常视光师是通过观察荧光素的充盈或缺损来评价镜片后表面和角膜前表面之间关系。颜色的亮度代表了泪液的厚度，越亮表示泪液越多，镜片和角膜之间间隙越大，越暗表示镜片和角膜接触越多，镜片和角膜之间的泪液就越少。在大多数情形中，镜片配适是在角膜的水平和垂直子午线上进行评价的，然而，可以在任何经线上评价镜片配适特征。

3．评估的内容　在镜片静态评价时，需要观察镜片的三个区域：中央、旁周边和周边区。硬性透气性接触镜的分区如图4-4所示。

（1）中央区域：当镜片处于静止位置时，视光师可评价中央区域的配适关系。对于某一基弧值，镜片和角膜之间的荧光素形态呈平行或匹配的关系时，在此情况下，难以观察到薄的平行排列的荧光素层。

如果基弧较小，则出现荧光素堆积，表明镜片后表面如拱形罩住角膜表面。荧光素堆积的程度用稍陡峭、陡峭和很陡峭来分级说明；如果基弧偏大，则荧光素图像表示为镜片中央与角膜接触，此时因无荧光素，中央区呈一个近似圆形的暗区，说明是一个过平的配适情况。镜片和角膜之间的接触情况可评定为稍平、平坦和很平。

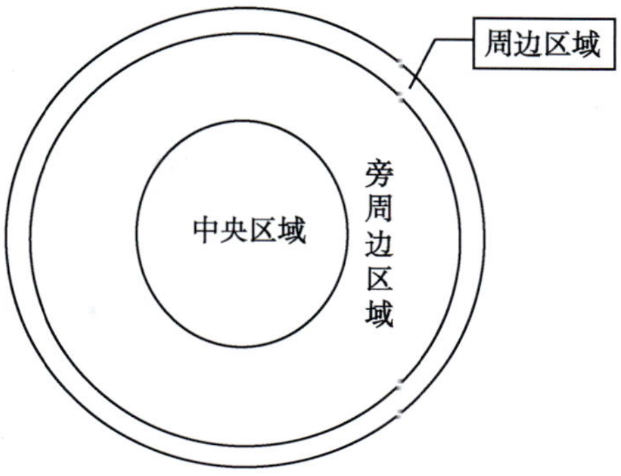

图 4-4 硬性透气性接触镜的分区

描述镜片后角膜中央区域荧光素堆积或荧光素缺如时，记录上述区域的直径，这在沿水平子午线方向较容易做到。

（2）旁周边区域：硬性透气性接触镜的旁周边区域并不容易确定，它不是在镜片中央和周边区的中点，在大多数情形中，该区域是镜片光学区以内，中央区域以外的一个部分。

如果基弧比角膜陡，中央区域表现为荧光素的积聚，此时旁周边区域可见一条镜片与角膜的接触，为 360° 的接触带，称为接触区域；如果镜片基弧比角膜平，镜片中央与角膜接触，旁周边区域翘起，为无接触区。当中央区域出现顶部接触时（过平的配适），中周部分应该不接触角膜。角膜和镜片之间的空隙被荧光素填充，在一定范围内空隙越大，荧光素亮度越亮。镜片和角膜空隙程度可分级为：稍平，平坦和很平。在大多数情形中，中央区域平行配适会生产光学区联合部分的平行配适。

（3）周边区域：分析周边区域的配适特征是硬性透气性接触镜静态配适常规评价的重要组成部分。周边区域的荧光素形态需看成是立体的。观察镜片的周边区域荧光素带时，视光师应该对距隙的宽度和深度进行分级，并且观察是否有泪新月存在。除了宽度，评价镜片后表面和角膜之间的距隙也是非常重要的，当镜片周边离开角膜过远，荧光素图像会较明亮，这种变化使得视光师可以估计轴向边缘距隙（AEC）。有可能当距隙过大时，周边区域的宽度却很窄。也可以通过观察镜片边缘的泪新月判断镜片边缘轴性距隙的程度。由于表面张力作用，轴向边缘距隙会产生由泪液形成的泪新月，如果无该泪液新月则表示镜片边缘距隙太大。

周边荧光素形态的几种情况：边缘窄，距隙不够；理想的边缘宽度和足够的边缘距隙；边缘宽，过大的边缘距隙。

图 4-5 所示为镜片边缘的设计，图 4-6 是几种周边区域不同宽度和泪液距隙不同程度的例子，从很大到过小。

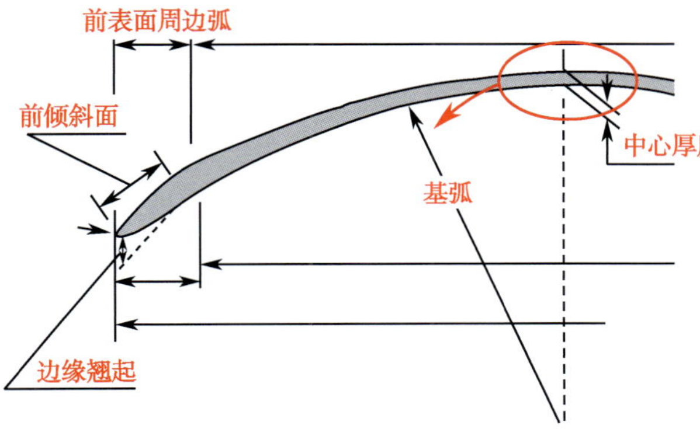

图 4-5 硬性透气性接触镜边缘的设计

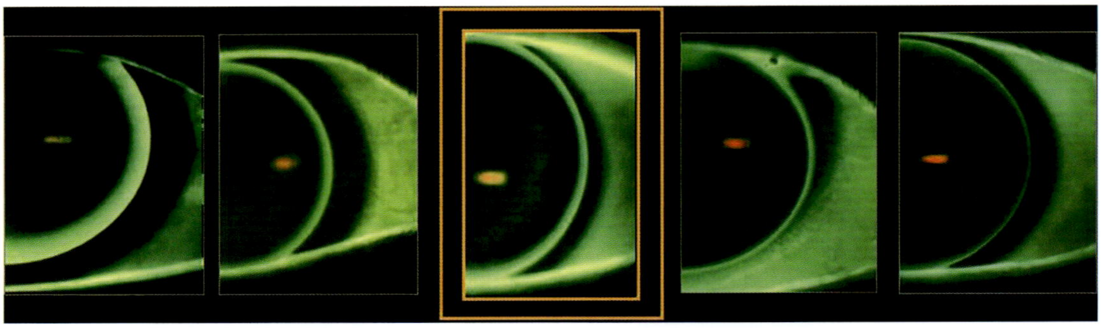

图 4-6 周边区域的宽度和泪液距隙

（二）动态评估

动态评估是指戴上镜片后，嘱配戴者向正前方注视，观察瞬目静止时，镜片中心与角膜中心的位置关系；嘱配戴者瞬目，随着瞬目活动，镜片开始移动，观察镜片移动的方向、速度、幅度，以及随着瞬目结束，镜片恢复至原静止位置的速度、方向和恢复后所处的位置。动态配适评估包括镜片的定位、稳定性和镜片运动。

1. 方法 配戴者起初向前方注视（第一眼位），采用 Burton 灯和或带白光的裂隙灯，按需要改变配戴者的注视方向，观察镜片中心定位和镜片运动情况。Burton 灯较之裂隙灯的一个好处是配戴者能保持正常的头位和眼位。使用裂隙灯时可用弥散照明法来观察镜片动态配适特征。可让配戴者改变注视方向来更充分地评价镜片的动态配适特征。

2. 镜片定位 观察镜片的位置和评价镜片偏位的程度。硬性透气性接触镜完美地定位在角膜中央是很少见的，没有绝对的规定来判断镜片偏位多少是不能接受的。过度的偏位可能会引起明显的视力下降或波动、角巩缘和结膜的刺激以及镜片定位不稳定。配戴者的症状经常是提示镜片中央定位不佳的最好线索。镜片的偏位是通过比较角膜和镜片的几何中央的相对位置来确定的，这可在水平和垂直方向上评价，最简单的方法是使用测量好的 HVID 和镜片总直径的数值。

3. 镜片稳定性 镜片稳定在角膜上是配戴者成功验配的首要条件，验配成功的镜片需要有固定的、适当的镜片运动和稳定定位。在镜片适应早期，镜片可能因为过多的泪液而不易稳定，因此评价镜片的定位须在镜片充分稳定后再评价。

4. 镜片运动 镜片运动是判定硬性透气性接触镜配适是否可接受的最重要因素之一，当瞬目镜片向侧方运动时，镜片均会运动，上下眼睑的位置也直接影响镜片的运动，需要评价以下因素：

（1）数量：为镜片的几何学中心的移动量，测定方法为观察镜片下缘相对的移动量，以 1～2mm 为理想，运动过多会导致舒适性差、视力下降和容易出现结膜染色；而运动不足会使泪流停滞，易出现角膜染色和角膜变形。瞬目时上眼睑引起镜片运动，镜片运动分 3 个阶段：随眼睑向下移动；随眼睑向上移动；瞬目后镜片回复中央定位。上述前 2 种运动因为眼睑的速度和遮盖的范围，测量比较困难，瞬目后的镜片运动量较容易测量，需要在眼睛睁大时评价镜片下缘到达的角膜最高点，和镜片回到原来位置的运动量。瞬目后镜片运动的量取决于镜片配适的本质特征，瞬目后镜片运动量可能有 3.0mm。

（2）类型：镜片运动的类型通常表明镜片后表面和角膜之间的配适关系。我们常见的运动形式有：

1）垂直顺滑型：随每次瞬目，镜片在角膜上能平滑运动表示配适匹配，瞬目后镜片上移，继而垂直回落原位。在每次瞬目后，配戴的镜片应该在角膜表面呈平滑的运动，这样的运动使配戴者感到舒服并且视力稳定。

2）动摇不定型：镜片下滑线路取左绕或右绕不定。

3）顶部转动型：如果镜片与中央角膜接触，镜片可能会绕角膜顶点由上旋转至下方。因为镜片中央曲率半径比角膜顶点平坦，镜片运动时阻力最小的轨迹是在角膜顶点附近运动，这可能在鼻侧或颞侧。镜片在下滑过程中呈自转状态。

4）眼睑控制型：瞬目后，镜片被上睑控制在上方，镜片定位于高跨位置，久久不下落。如果角膜散光较多，镜片稳定性和运动可能受到较大的影响。如果通过使镜片配适稍紧来改进稳定性，镜片运动可能会较小，并限制在较平的子午线上摇摆。按较平镜片验配原则，称为“眼睑接触式”，镜片在瞬目之间会定位在高跨位置，瞬目时镜片好像紧紧地黏附在眼睑上一样，在每次瞬目以后眼睛充分睁开时，镜片运动很少。镜片运动类型如图 4-7A、图 4-7B 所示。

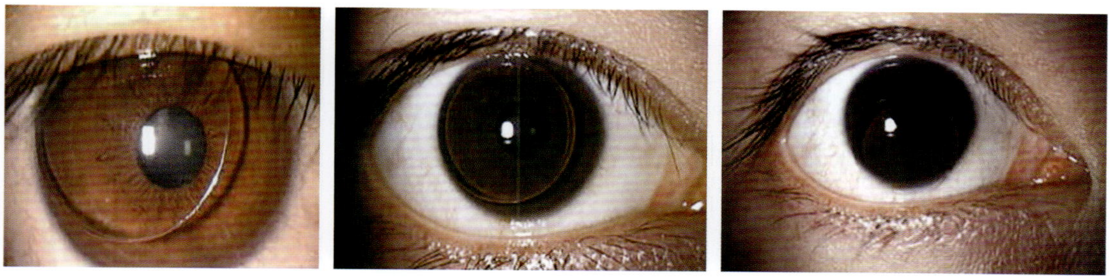

图 4-7A　硬性透气性接触镜运动的类型

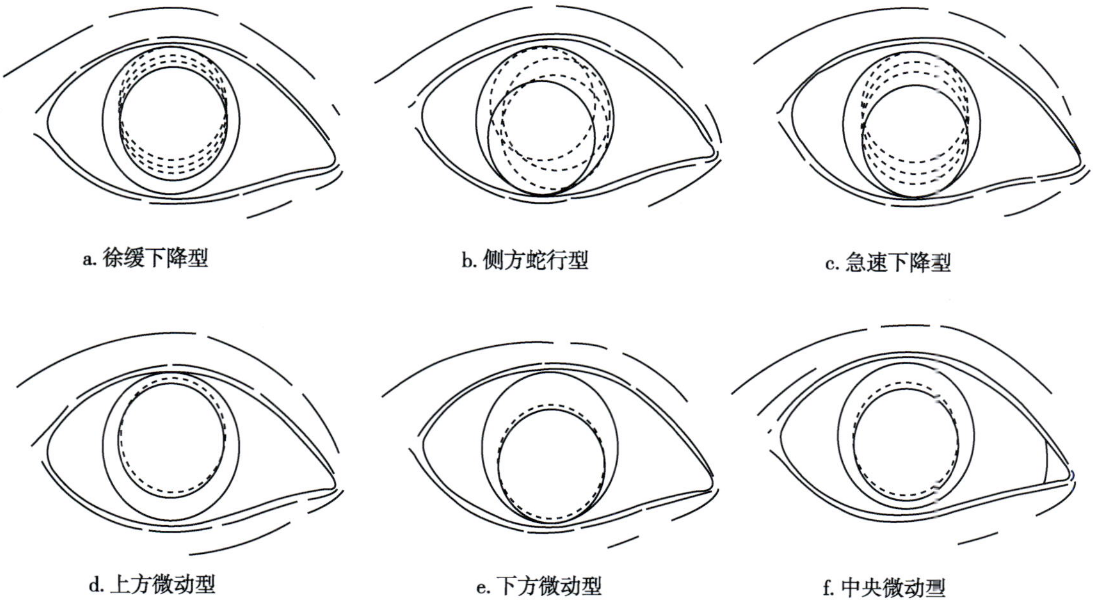

图 4-7B　硬性透气性接触镜运动的类型

在某些配适中，镜片和眼睑的相互作用使得镜片运动出现 2 个明显的阶段，包括平滑型运动和顶点旋转型运动。在上述情形中，镜片运动记录为：平滑 / 顶点旋转两部分。

（3）速度：瞬目后镜片的运动评价为慢、平均或快。

（4）方向：镜片在角膜上的运动方向。比较理想的是在每次瞬目后镜片的运动方向近乎垂直，如果镜片在顶点旋转，则需说明最常位于鼻侧或是颞侧。如果运动方向是倾斜的，应记录镜片运动开始和结束的位置象限，如：上 / 鼻或下 / 颞侧。记录镜片运动最简单的方法是在配戴者的记录表格上绘示意图。

（三）不同配适状态镜片的表现

1．理想的配适　动态：定位中心、稳定，在第一眼位时上睑覆盖住镜片上部，镜片在垂直方向平均有 1～2mm 的平滑运动。静态：中心区及旁中心区染色均匀呈淡绿色，无明显暗区，边缘染色带约为 0.4mm。泪液距隙约 60～70μm。如果有了理想的静态配适特征，那么镜片动态配适特征常常表现为镜片中央定位好且稳定，两者有直接的联系。如图 4-8 所示。

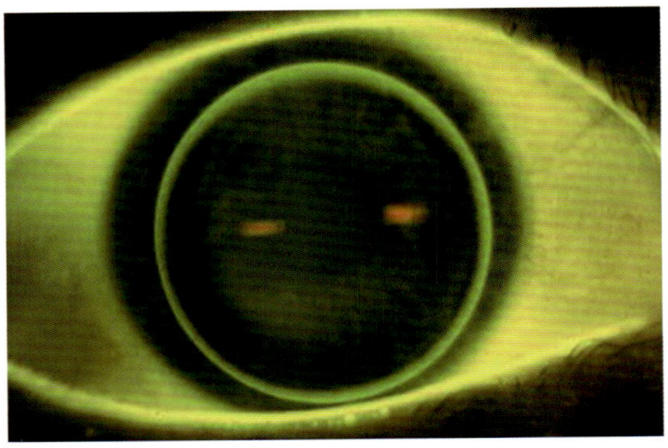

图 4-8　硬性透气性接触镜的理想配适

2．过紧的配适　动态：中央定位好、稳定，第一眼位时上睑覆盖住镜片上部，镜片的运动度较少，通常少于 1.0mm，但速度较快，当角膜散光增加时，镜片趋向于在最平坦子午线上作摇摆运动。静态：中心区出现绿色染色积液，旁中心有宽大明显的黑色暗区，边缘染色带极细，泪液距隙较宽，大于 90μm。矫正过紧配适的方法：增大基弧；减少镜片总直径；减少后表面光学区直径，减少矢深；周边弧变平；厚镜片。如图 4-9 所示。

3．过松的配适　动态：镜片偏位、活动过大，可在角膜上高跨或侧向偏位，并且镜片不稳定，会出现极不正常的镜片运动特征，速度通常较慢。静态：中心区出现明显的黑色暗区，旁中心区与边缘区无界限，形成极宽的绿色染色带，泪液距隙极细，小于 50μm。矫正过松配适的方法：减小基弧，改善中心定位；增加镜片直径，稳定镜片；增加后表面光学区直径，使矢深增加，配适变陡；周边弧变紧，减少眼睑的作用；镜片变薄，减少运动。如图 4-10 所示。

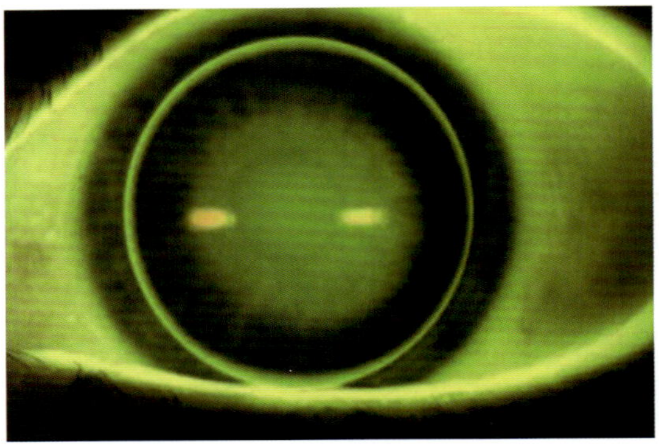

图 4-9　硬性透气性接触镜配适过紧

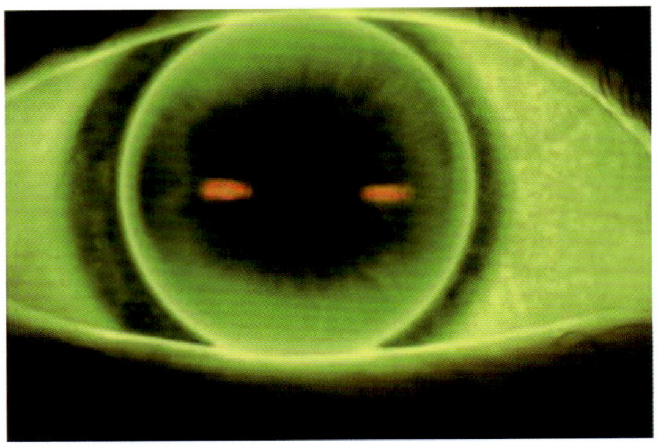

图 4-10　硬性透气性接触镜配适过松

硬性透气性接触镜的配适状态的评估标准见表 4-9。

表 4-9　硬性透气性接触镜配适状态的评估标准

	陡	理想	平
稳定位置	中央	中央或略偏下方	偏离中央
镜片活动度	小	规则适宜地上下移动	大、不稳定有旋转
镜片下气泡	有时可见	无	无
凹窝现象	有时可见	无	无
中央 FLP	中央亮区 旁周边暗区	均匀浅淡显像	中央暗区 旁周边显像
症状	压迫感、戴镜 一段时间后充血	无明显不适 视力稳定良好	异物感、戴镜后 很快出现充血

（四）散光眼的静态配适

多数配戴眼均有一定程度的散光，当角膜性散光（顺规散光）>1.00D 时，镜片的静态配适则有其特殊的评估方式。

1. 过松的配适，上下方呈染色条带，中央区呈横椭圆暗区（图 4-11A）。
2. 理想的配适，上下方呈染色积液，中央变细变淡，左右区为淡绿色区（图 4-11B）
3. 过紧的配适，中央呈纵行条带状染色积液，左右为黑色暗区（图 4-11C）。

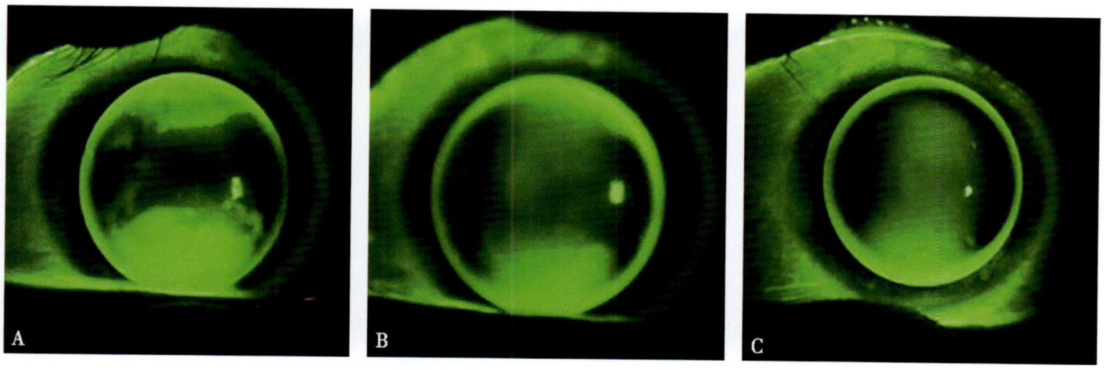

图 4-11　顺规角膜散光配戴球面硬性透气性接触镜的静态配适
A. 过松　B. 理想　C. 过紧

总之，成功的硬性透气性接触镜配适配戴者对镜片理想的反应应该为配戴后有好的视力，感觉舒适，不损害眼睛及配戴者有正常面部表现（姿势）。

（五）参数变化对配适状态的影响

为了达到理想的硬性透气性接触镜配适有时需要调整镜片的参数，在调整镜片参数之前首先了解镜片参数之间的相互关系。影响硬性透气性接触镜配适的包括直径、厚度、后表面光学区曲率半径、周边弧曲率半径等参数。我们重点讨论镜片的总直径，镜片厚度和后光学区曲率半径三个参数。

1. 改变镜片总直径对配适的影响　硬性透气性接触镜直径的改变是指镜片总直径的改变（TD），镜片总直径改变会继而影响镜片的其他参数，包括镜片的矢高、重心位置、周边弧度宽度、轴向边缘距隙以及镜片的边缘轮廓，并且会改变镜片的配适特征以及配戴者的主观和生理反应。

矢高（SAG）的变化：在后表面光学区曲率半径不变的情况下，直径增加，矢高增加，配适变紧；相反，直径减小，矢高减小，配适变松。

重心（GC）的变化：重心位置与后顶点屈光度（BVP）、后表面光学区曲率半径（BOZR）、镜片厚度和镜片直径有关，Carney 和 Hill（1987）的研究证实影响镜片重心的主要因素是镜片总直径。镜片重心位置向前，使得镜片配适偏松并且运动过多；重心后移时则出现相反情况。减小镜片总直径时对正镜片和负镜片都会产生重心位置前移的影响。对正镜片而言，镜片直径改变 0.1mm 比镜片厚度改变 0.01mm 对镜片重心的影响大 7 倍；对负镜片而言，镜片总直径的改变对重心的影响比对正镜片重心的影响略小，但是仍然比其他参数所产生的影响要大。

周边弧宽度的变化：不改变后表面光学区直径，减小镜片总直径会缩短镜片周边弧宽度，这在配适评估时比较明显；同时限制了泪液的交换，如果不改变第二曲率，此时需要增大周边曲率并减小后表面光学区曲率半径。

当镜片总直径改变时，需要相对改变镜片后表面光学区直径来保持足够的边缘距隙以便有足够的泪液交换。为避免晚上的视力问题，需要预先检查减少后表面光学区直径时镜片在较暗的情况下是否仍然覆盖瞳孔。

notes

2. 镜片中央厚度的变化对配适的影响　氧传导性的变化：我们知道镜片的氧传导性（*Dk/t*）和镜片厚度之间成反比关系，总的来说，减少镜片中心厚度（*tc*）会增加氧传导性，将减少镜片配戴时的角膜水肿的发生。

镜片重心移动：镜片重心位置和镜片厚度改变会影响镜片在角膜上的重量分布，镜片变薄会引起重心向内移动，可改善镜片的稳定性。

镜片硬度的变化：硬性透气性接触镜在使用过程中会产生变形老化，镜片厚度增加时，硬度增加，当厚度 >0.16mm 可把镜片的变形老化减少至容许范围。

镜片运动的变化：因为镜片重心向前移动，镜片配适较松者运动也过多，镜片和眼睑的相互作用也相对增加，而引起镜片配适的不稳定。

边缘轮廓的变化：因为镜片厚度的改变能影响边缘厚度，从而影响边缘形状，影响配适的舒适度。改变边缘轮廓的理想结果常常是产生圆形，顶点位置在中心或后面的边缘，以获得最大程度的舒适感。薄的镜片边缘能够减少镜片和眼睑的相互作用，从而增加舒适度。

La Hood 于 1988 年所做的有关边缘形状和舒适度关系的研究显示：边缘较圆润的硬性透气性接触镜配戴更舒适，后表面形状不是重要的。这表明只要顶点并不偏于前表面，则镜片实际的形状并不重要。因为配戴者的舒适感是由镜片边缘和眼睑的相互作用来决定的，而不是镜片边缘和角膜的相互作用。Orsborn（1988）对常规配适的镜片的研究中发现边缘顶点位置居中的镜片比顶点居后或居前的镜片配戴更舒适。从调查中也发现前后边缘为正方形的镜片最不舒适。如果前表面边缘保持钝形或方形，只使后表面边缘变圆，并不会提高镜片的舒适度。前表面为圆形的两种镜片是比较舒适的。

3. 改变基弧对配适的影响　硬性透气性接触镜基弧的改变会影响镜片的其他参数。

矢高（SAG）的变化：在后表面光学区直径不变的情况下，基弧 BOZR 增大，矢高减小，配适变松；相反，基弧减小，矢高增大，配适变紧。

因此，临床上基弧每增加 0.05mm 时，BOZD 也必须相应增加 0.50mm，这是为了保持相同的矢高关系和保持不变的中央泪液层厚度。

镜片后顶点屈光度的影响：对于 SCL，由于泪液透镜的力量很小，因此当基弧变化时，不需要相应改变镜片后顶点屈光度（BVP），但是当配戴硬性透气性接触镜，基弧变化时需要相应改变 BVP 进行补偿，基本原则为：基弧增加（变平）0.05mm，泪液透镜度数将增加 −0.25D，则需要相应调整 BVP。具体原因后面会详细分析。如果角膜散光 >1.50D，验配球面硬性透气性接触镜时，角膜散光值每增加 0.5D，镜片的基弧应减少 0.05mm。

临床经验法则：BOZD 每增加 0.50mm，如果不想改变球面镜片的配适状态，需要基弧增加 0.05mm。例：7.70/7.00=7.75/7.50=7.80/8.00

对硬性透气性接触镜而言，还有许多参数可以影响镜片的配适，表 4-10 汇总了硬性透气性接触镜的直径、前周边设计、后周边设计、后光学区设计以及厚度对上眼睑、角膜、硬性透气性接触镜的重量、重心产生的影响，直径产生的影响似乎最明显。掌握了参数变化，就可以根据需要进行调整，以达到理想的配适状态，见表 4-11。

表 4-10　硬性透气性接触镜设计与配适因素

设计	配适相关因素			
	上眼睑	角膜	硬性透气性接触镜重量	硬性透气性接触镜重心
直径	明显	明显	明显	明显
前周边部	明显	极少	有	极少
后周边部	有	明显	有	极少
厚度	明显	极少	明显	有
后光学区	极少	明显	有	有

notes

表 4-11　镜片偏心的调整

镜片位置	可能的原因	调整方法
持续高位，眨眼后不落下	平的周边弧	周边区调陡
	宽的周边弧	窄的周边弧
	整体直径大	减少直径
	镜片太厚	减少厚度
	顺规散光	后表面散光设计 散光的周边设计
持续低位，眨眼后很快落下	镜片太小	增加直径
	镜片太厚	减少厚度
	无眼睑接触	增加周边负镜载体
持续偏向一边	角膜顶点偏位	增加直径 软镜
	镜片太小	增加直径
	镜片太平	基弧减少
	逆规散光	后表面散光设计 散光的周边设计
镜片不动	镜片太陡	增加基弧
过量偏心	流泪过多	治疗症状
	镜片太平	设计变陡
	角膜散光过大	后表面散光设计

四、镜片屈光度确定及处方

当选择好试戴镜片，并根据动态配适和静态配适的评估结果调整好参数获得了理想的角膜和镜片配适后，就可以利用片上验光来获得配戴者最终的后顶点屈光度。在这里，通过学习泪液透镜和顶点距离对屈光度影响，将有助于理解屈光度的选择。镜片的基弧和角膜的曲率可以用曲率半径（mm）和屈光力（D）分别表示，二者的关系为屈光力 =（1.337 5−1）/ 曲率半径。下文中会分别举例说明他们各自的应用，实际上是一致的。

（一）泪液透镜对屈光度的影响

当选择的试戴镜片比角膜平坦 K 值陡或平时，就会产生泪液透镜。泪液透镜有一定的屈光度，因此在订购镜片时选择度数要考虑泪液透镜的屈光度。

一般当镜片基弧与匹配时的基弧每相差 0.1mm 时，将产生 0.50D 的泪液透镜。当配戴的试戴镜片比角膜平坦 K 值陡时，会产生正的泪液透镜；相反如果当配戴的试戴镜片比角膜平坦 K 值平时，会产生负的泪液透镜。

泪液透镜计算公式为：

泪液透镜 =（匹配镜片的基弧 − 配戴镜片的基弧）÷0.1×0.5

下面的例子将帮助我们理解泪液透镜的计算方法。

例 1： 配戴者的曲率度数为 7.6mm@90，7.8mm@180。与角膜匹配的镜片基弧为 7.8mm，现在配戴基弧为 7.9mm 和 7.6mm 镜片时，分别会产生怎样的泪液透镜？

解答：当配戴基弧为 7.9mm 的镜片时：

泪液透镜 =（匹配镜片的基弧 − 配戴镜片的基弧）÷0.1×0.5

=（7.8−7.9）÷0.1×0.5

=−0.50D

当配戴基弧为 7.6mm 的镜片时：

泪液透镜 =（匹配镜片的基弧 − 配戴镜片的基弧）÷0.1×0.5

=（7.8−7.6）÷0.1×0.5

=+1.0D

泪液透镜屈光度的计算将有助于我们确定最终的处方。

我们通常也这样理解：如果配适状态较陡时，就会产生正的泪液透镜，因此片上验光时需引入一个负透镜去中和，因此最后的处方偏负，即镜片度数为眼屈光不正度数加上一个负度数（该度数数值与正泪液镜度数相等），该关系称为 SAM 法则，即陡加负法则（steep add minus），如图 4-12 所示。

如果配适状态较平时，就会产生负的泪液透镜，因此片上验光时需引入一个正透镜去中和，因此最后的处方偏正。即镜片度数为眼屈光不正加上一个正度数（该度数数值与负泪液镜度数相等），该关系称为 FAP 法则，即平加正法则（flat add plus），如图 4-13 所示。

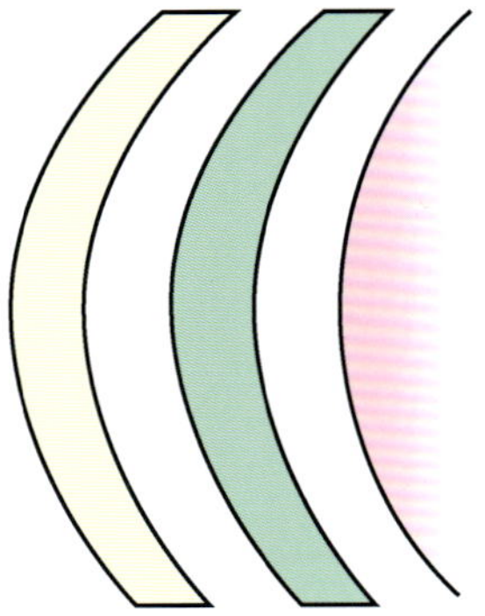

图 4-12　配适状态较陡，正的泪液透镜

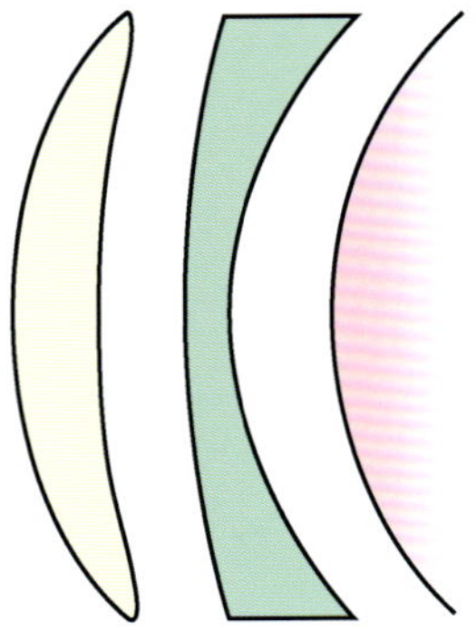

图 4-13　配适状态较平，负的泪液透镜

例 2：一位配戴者主客观验光的结果为 −3.00DS/−1.00DC×180

角膜曲率读数为：43.00@180，44.00@90

分析：该配戴者总散光为 −1.00DC×180，角膜散光为（43.00−44.00）×180=−1.00DC×180，适合配戴硬性透气性接触镜，该配戴者的平坦 *K* 值是指屈光力小的，曲率半径大的，即 43.00D。

1. 选择一个比平坦 *K* 值平的镜片，即 42.50D 的镜片，此时配戴后，镜片和角膜的相互作用会产生 −0.50D 的泪液透镜。此时配戴者的散光部分被泪液透镜中和，需要的硬性透气性接触镜度数为屈光不正 - 泪液透镜，即 −3.00−（−0.50）=−2.50D。因此需要 −2.50D 的硬性透气性接触镜。

2. 选择一个平坦 *K* 值的镜片，即 43.00D 的镜片，此时配戴后，镜片和角膜平行配适，泪液透镜只中和配戴者的散光部分，球镜部分和泪液透镜作用使配戴者的屈光不正就变成了 −3.00−（0.00）=−3.00D。因此需要配戴 −3.00D 的硬性透气性接触镜。

3. 选择一个比平坦 *K* 值陡的镜片，即 43.25D 的镜片，此时配戴后，镜片和角膜的相互作用会产生 +0.25D 的泪液透镜。需要的硬性透气性接触镜度数为屈光不正 - 泪液透镜，即 −3.00−（+0.25）=−3.25D。因此需要订购 −3.25D 的硬性透气性接触镜。

SAM、FAP 法则也常用于镜片基弧调整后预期会引起镜片度数的改变，如镜片的基弧变平坦后，会产生一个额外的负度数泪液镜要中和，要保持原来的矫正效果需将原镜片度数再增加一个正度数（FAP 法则）。如镜片的基弧变陡峭后，会产生一个额外的正度数泪液镜要中和，要保持原来的矫正效果需将原镜片度数再增加一个负度数（SAM 法则）。一般 0.05mm 的基弧的改变会产生 0.25D 的度数改变，0.1mm 的基弧的改变会产生 0.50D 的度数的改变。但这关系运用时应谨慎，特别是针对过平坦或过陡峭的角膜和基弧时，该对应关

notes

系会失去准确性。

经验公式：BOZR 每增加 0.05mm，泪液透镜的度数将增加 −0.25D，BVP 做相应调整（+0.25）。

我们还可以通过追加矫正的结果推断泪液透镜的力量，从而判断镜片和角膜的配适关系，具体见表 4-12。

表 4-12　利用泪液的屈光力评估镜片和角膜的配适的关系

屈光不正 /D	接触镜的屈光力 /D	追加矫正 /D	泪液镜 /D	配适关系
−3.00	−3.00	0	0	平行
−3.00	−3.00	+0.50	−0.50	松的配适
−3.00	−3.00	−0.50	+0.50	紧的配适
−3.50	−3.00	0	−0.50	松的配适
−2.50	−3.00	0	+0.50	紧的配适

（二）泪液透镜对散光的矫正

在存在散光的角膜上戴上球面硬性透气性接触镜，在平坦和陡峭的子午线方向形成柱形泪液透镜，使球面硬性透气性接触镜可以矫正中等量的角膜散光。临床研究证明球面硬性透气性接触镜可以矫正 2.50D 以下的顺规角膜散光和 1.50D 以下的逆规角膜散光。

超过 2.50D 的角膜散光，因为角膜形状过于不规则，无法在平坦和陡峭的子午线获得理想的配适，需要选取环曲面接触镜；超过 1.50D 的逆规散光也会有问题，由于在较弯曲的角膜水平子午线上有过多的周边翘起，很难获得一个稳定的配适。

（三）镜片屈光力的确定

硬性透气性接触镜的后顶点屈光力的确定常通过追加矫正的方式获得，所谓的追加矫正（over-refrac-tion）是指配戴试戴镜片后再进行验光，验光获得的度数为追加矫正的度数。

球性硬性透气性接触镜的追加矫正只需要进行球镜的验光，方法是不加任何柱镜镜片，先用正度数镜片雾视后，再用增加负度数球镜或减少正度数球镜来进行去雾视。获得最佳视力所加的最小负度数或最大正度数即为追加矫正度数。球性硬性透气性接触镜的度数为试戴镜片的度数（一般为 −3.00D）加上经过顶点距离换算后的追加矫正度数，因为追加矫正所得的度数为眼镜架平面上的度数，需要经过顶点度换算后才可以加到试戴镜片的度数上。需要注意的是必须在获得良好配适的前提下方可进行追加矫正，否则由于不同的泪液透镜作用使获得的屈光度不准确。

例 1：配戴者试戴镜片度数为 −3.00DS，追加矫正为 −3.00DS，最终的镜度为多少？

因为 −3.00DS 顶点换算后的结果仍为 −3.00DS，所以最终度数为 −3.00+（−3.00）=−6.00DS

例 2：配戴者试戴镜片度数为 −3.00DS，追加矫正为 −5.00DS，最终的镜度为多少？

因为 −5.00DS 顶点换算后的结果为 −4.75DS，

$$\frac{-5.00}{1-(0.012)\times(-5.00)}=-4.72\text{DS}\approx-4.75\text{DS}$$

所以最终度数为 −3.00+（−4.75）=−7.75DS

例 3：配戴者试戴镜片基弧为 7.9mm，度数为 −3.00DS，配适的结果偏松　追加矫正为 −3.00DS，根据视光师的经验，订片时应将基弧调整为 7.8mm，最终的镜度为多少？

因为 −3.00DS 顶点换算后的结果仍为 −3.00DS，而基弧调小（陡）了 0.1mm，即在原来的基础上产生了 +0.50D 的泪液透镜，需要用 −0.50D 中和，所以最终度数为 −3.00+（−3.00）+（−0.50D）=−6.50DS

例 4：配戴者试戴镜片基弧为 7.9mm，度数为 −3.00DS，配适的结果偏紧　追加矫正为

notes

−4.50DS，根据视光师的经验，订片时应将基弧调整为7.95mm，最终的镜度为多少？

因为−4.50DS顶点换算后的结果为−4.25DS，

$$\frac{-4.50}{1-(0.012)\times(-4.50)}=-4.27\text{DS}\approx-4.25\text{DS}$$

而基弧调大（平）了0.05mm，即在原来的基础上产生了−0.25D的泪液透镜，需要用+0.25D中和，所以最终度数为−3.00+（−4.25）+（+0.25D）=−7.00DS

验配要领总结：

1. 使用钴蓝光并使用黄色滤光片评估荧光素配适图案。

2. 力争取得平行配适状态，通常可以使用平坦*K*值的试戴镜片调整后获得。

3. 加大光学区直径可以增加矢高使配适变紧，或者减小光学区直径减低矢高使配适变松。

4. 周边弧的变平和/或周边弧宽度的增加可以增加边缘距隙。

5. 周边弧的变陡和/或周边弧宽度的减小可以减少边缘距隙。

6. 当调整镜片设计时，一定要确保有效，通常需要基弧改变至少为0.50D，镜片直径改变至少为0.3mm，中心厚度至少改变0.03mm，周边弧曲率的变化至少为1.0mm，宽度变化至少达到0.2mm。

7. 对≥−5.00D的负镜片订购正缩径设计，来减少边缘厚度，对≤−1.50D的负镜片和正镜片订负缩径设计来增加边缘厚度。缩径设计与超薄中心厚度结合，能够降低镜片向下方移位的危险。

8. 估计镜片屈光度时，不要忘记顶点换算。当选择的基弧比平坦*K*值平时，加相应的正透镜；如果陡时，加负镜（SAM/FAP法则），忽略陡峭*K*值和柱镜度。

第三节　硬性透气性接触镜配戴指导

学习目标

1. 熟悉：硬性透气性接触镜的镜片确认与配发指导。
2. 掌握：硬性透气性接触镜的摘、戴操作指导。
3. 掌握：硬性透气性接触镜的护理方法。

配戴者正确操作镜片是保证验配成功的关键因素，因此在配发这个环节，我们应该确认配戴者在离开验配场所前学会如何正确摘戴镜片；配戴者能够了解推荐的护理程序中每种护理产品的功能，正确掌握护理程序的重要性以及应该在视光师的推荐下使用护理液。有些护理液可能和配戴者目前配戴的硬性透气性接触镜不相容，配戴者要了解哪些是能做的，哪些是被禁止的，目前镜片的局限性，不依从护理和配戴程序可能会出现的问题等等。

一、镜片确认与配发指导

（一）镜片的确认

1. 镜片表面的确认　手持镜片放于同眼睛等高的位置，观察镜片的表面是否有划痕、碎屑或破损，也可以使用投影仪或裂隙灯显微镜等检查设备。

2. 左右眼镜片的确认　配戴前一定要确认左右眼镜片，一般左右眼的镜片会以颜色区分或镜片表面有标记，确认镜盒上的左右标记。

3. 屈光度的确认　焦度计上测量镜片的屈光度。

4. 基弧的确认　测量镜片的基弧是否正确，使用曲率仪。

（二）配发指导

成功配戴硬性透气性接触镜，一定要告知配戴者在操作镜片时遵循以下指导，避免造成镜片和眼睛的损伤。

1. 操作镜片前一定要用不含润肤成分的洗手液或香皂洗手，要没有尼古丁附着，避免镜片被香料污染，做头发打理定型时，要闭眼直到空气中无喷雾剂。

2. 操作镜片时一定要在台面上操作，保证镜片不掉落或丢失；准备纸巾或台布铺于台面上，避免镜片接触坚硬的表面，划伤镜片的表面。

3. 如果镜片不小心掉落，在发现镜片前，先不要移动，以免踩碎镜片，当发现镜片后，用手指蘸水来拾取镜片或使用吸棒，以避免表面的划痕，一定不能直接拾起镜片。

4. 不要用手帕等擦拭镜片。

5. 镜片不要接触热源，要轻柔的操作镜片，不要持住镜片的边缘，避免镜片变形扭曲。

6. 指甲要干净，不要太长，以避免划伤眼睛和镜片。

二、摘、戴镜片操作指导

配戴者成功掌握摘戴方法的一个关键因素是信心，视光师和助手在教配戴者摘戴镜的方法时一定要一步一步进行，无论配戴者在学习的过程中表现多么笨拙，视光师和助手一定不能表现出对其失去信心，应该使用鼓励的语言和表情。推荐配戴者在离开前至少完成3次成功的摘戴镜片，如果练习时间过长，推荐让配戴者预约下一次来学习摘戴方法，在此期间，可以让配戴者在家练习慢慢将食指移动，接近眼睛，消除恐惧感。

（一）试戴前的准备

1. 在操作镜片前，用中性洗手液或香皂（应不含润肤成分及香料）洗手，然后使用烘干机来保证手的干燥。

2. 取出镜片，观察镜片有无明显的边缘缺损、缺口和裂痕。

3. 使用硬性接触镜护理液揉搓清洁镜片，用无菌生理盐水 / 硬性透气性接触镜护理液，洁净水冲洗镜片。

4. 为了提高湿润度，可在镜片上滴几滴湿润剂。

5. 材料准备　硬性透气性接触镜试戴镜片，硬性接触镜护理液，荧光素试纸，裂隙灯显微镜，纸巾，镜子。

（二）操作步骤

1. 给配戴者戴镜

（1）令配戴者舒适落座，双眼睁开，平视前方一物体。

（2）使镜片内曲面向上置于右手食指端，在镜片凹面注入适量润眼液。

（3）操作者站在配戴者的右后方，用左手食指或中指，放在配戴者右眼上睑的睑缘根部，将眼睑向上充分扒开，并按在眉弓上加以固定，用右手中指按住配戴者右眼下睑睑缘，将下眼睑充分扒开。

（4）将置于右手食指的镜片接近角膜，并戴在眼上，然后再完成左眼的操作。

注意：要保证镜片在角膜上放置稳妥后，放开下眼睑，然后松开拉开上眼睑的手指，过早的放开，很可能导致镜片偏移或脱落。

2. 配戴者戴镜

（1）配戴者在给自己戴镜时，应准备一个高度和角度可调整的小镜子，确认配戴者可以看见镜片戴入时的位置，在台面上操作，预先放置纸巾，避免在水盆里操作造成镜片的丢失。

（2）充分洗手、充分清洁镜片。

（3）使镜片内曲面向上置于右手食指端，在镜片凹面注入适量润眼液。

（4）配戴眼注视前方镜子中的眼睛，以左手食指扒开上睑缘，右手中指扒开下睑缘，撑开睑裂。

（5）将置于食指上的镜片快速地轻轻放到角膜中央。

（6）戴镜过程中配戴者应保持双眼睁开，直到把镜片放在角膜上，然后向下看。

（7）慢慢放松撑着下眼睑的手指，然后松开上睑。

（8）若有异物感，嘱配戴眼向下视物则可缓解。

3．给配戴者摘镜　令配戴者舒适落座，双眼睁开，固视前方一物体，操作者站在配戴者右后方，用左手的食指或中指拉开上睑，轻轻下压，顶住镜片的上缘，右手的食指或中指拉开下睑，并利用下睑缘按住镜片，轻轻挤压，从上方或下方用睑缘使镜片离开角膜，产生空隙后镜片脱离角膜取出。

4．配戴者摘镜

（1）眨眼法：配戴者坐在桌子或台面旁，然后注视前方的镜子，用戴镜同侧手的食指和中指，垂直放在外眦部上下眼睑上，让眼睛睁大，面部朝向正前方或略朝向外侧方。在外眦部的手指，将上眼睑向上外侧拉，使睑裂变窄，睑裂夹持镜片，瞬目使镜片脱落，另一只手接住镜片（可先置于戴镜侧面颊处）。

失败的原因往往是镜片位于眼睑的后方，而非夹持的位置，产生此现象的原因：①眼睑松弛、下睑位置高、镜片直径较大，使用该方法会比较困难；②眼睛没有睁大，就向外侧拉眼睑。如图 4-14 所示。

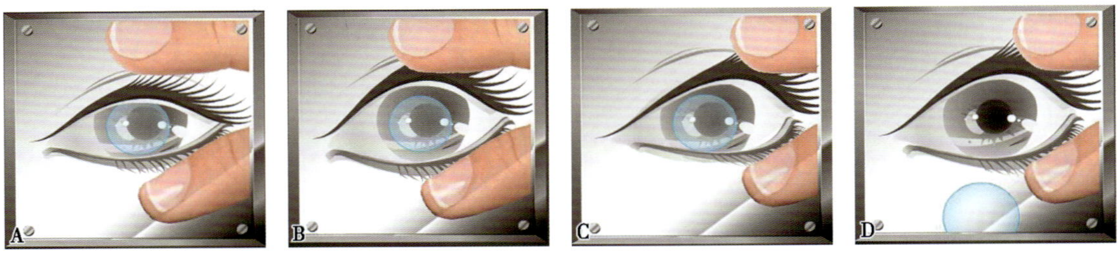

图 4-14　眨眼法

（2）挤压法：左手的食指或中指拉开上睑，后轻轻下压，顶住镜片的上缘，右手的食指或中指利用下睑缘按住镜片，轻轻挤压，使镜片边缘从角膜上脱离后取出镜片。

要点：从上方或下方用睑缘将镜片离开角膜，产生空隙后将镜片取出。如图 4-15 所示。

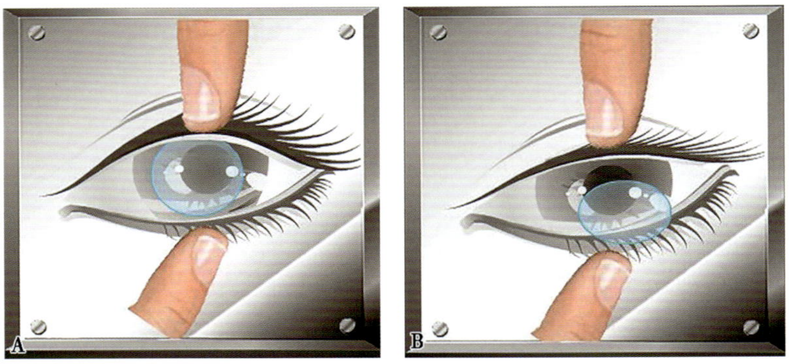

图 4-15　挤压法找到镜片

（3）吸盘法：充分清洗吸盘。嘱配戴者眼向前注视，睁大睑裂。拇指和食指握住吸盘，挤压吸盘将吸盘排气后轻轻接触镜片表面，松开，使吸盘吸住镜片，向侧方摘下镜片。如图 4-16 所示。

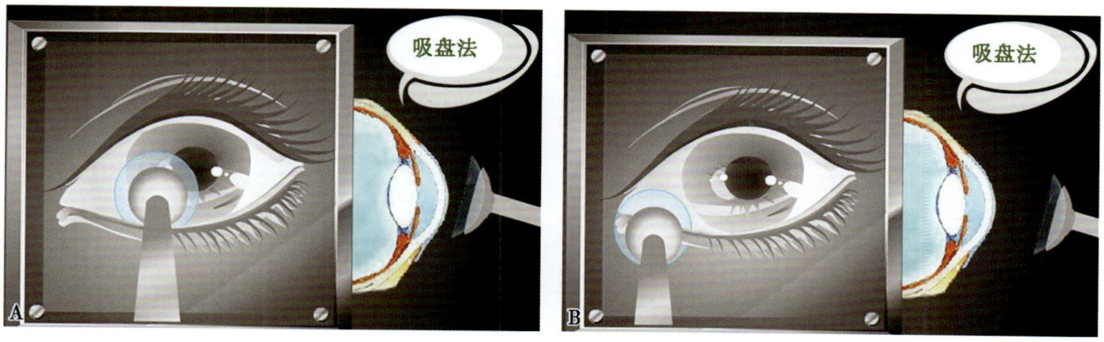

图 4-16　吸盘法

5. 镜片移位的处理：配戴硬性透气性接触镜较容易出现的一个问题就是镜片移位，由于配戴者不熟悉视器解剖的知识，往往易产生恐慌，认为镜片掉进眼睛里，因此，我们要教会配戴者，怎样使移位的镜片重新回到正位。如果配戴者感觉到单眼视物模糊，应估计到镜片的移位，可通过下列方法使镜片复位。

(1) 找到镜片：可以借助镜子发现镜片，镜片常常因为上睑的力量而处于下方，当拉开下眼睑时，让配戴者向上看以便暴露下方结膜；如果镜片偏位到上方，让配戴者向下看，并且拉开上睑；如果镜片移位到颞侧或鼻侧，应该容易发现。

(2) 让配戴者眼球向镜片所在位置的相反方向转。

(3) 用手指通过眼睑的边缘固定镜片。

(4) 眼睛缓缓转向镜片所在位置，眨眼几次使镜片复位。鼓励配戴者保持另一眼睛睁开。

注意：应该警告配戴者不要将镜片强行推向角膜，而是应该将镜片边缘轻柔地滑过角膜缘，使得它的边缘不会擦伤角膜，否则会损伤角膜表面。

三、硬性透气性接触镜清洁、消毒指导

配戴者应该被告知使用哪种护理液，使用的时间以及如何使用。当配戴者摘掉镜片时，应该立即清洗镜片，而不是等到第二天清晨戴镜前再进行清洗。立即清洗的原因一方面此时镜片表面的沉淀物和碎屑容易清洗，另一方面也可以保证镜片的湿润性。

(一) 材料准备

硬性透气性接触镜试戴镜片，硬性接触镜护理液，裂隙灯显微镜，纸巾，镜子。

(二) 操作步骤

1. 镜片护理

(1) 清洁：将镜片凹面朝上置于一只手的掌心，滴 6～8 滴硬性接触镜护理液，用另一只手的中指或无名指沿弧面放射状或同心圆状揉搓清洗，在清洁的过程中避免用力揉搓，以免镜片破裂。清洁的时间应保持 20s。要提醒配戴者“左眼镜片效应”，即每次右眼的镜片首先取出，配戴者充分清洁了右眼的镜片，但是左眼的镜片往往容易忽略，没有充分清洁，此时镜片上会留下沉淀物，与此对应的后果是左眼出现炎症或刺激相关的并发症。

将镜片从眼睛中取出后立即清洁镜片。将它们留在浸泡溶液中而不进行清洁直至早晨会降低消毒化学品的有效性。不要混用和匹配不同制造商生产的护理液，这样做可能会使镜片混浊，确保购买的清洁，浸泡，消毒和润湿/再润湿产品都属于同一护理系统。

(2) 冲洗：用右手拇指、食指和中指夹住镜片，用流动的洁净水彻底冲洗镜片，一边冲一边轻轻搓动镜片。

(3) 保存：将清洁、冲洗后的镜片放在已置入硬性接触镜护理液的专用镜盒内，盖好镜

盒过夜或至少放置4h后才可再用，次日戴用前需再次清洁冲洗。护理液每天必须更换，有些配戴者会不倒掉护理液，每天只是把镜盒内填满护理液，这样很容易造成镜片的污染。

（4）酶清洁剂（enzymatic cleaners）：用于去除硬性透气性接触镜表面的蛋白，对于配戴者没有任何副作用。有酶清洁片和液体酶清洁剂两种。

推荐每位配戴者每周使用酶制剂，因为即使每天清洗镜片，但是随着配戴时间的延长，不可避免的镜片上会附着蛋白质和生物膜，尤其对于长戴者、干眼的配戴者和镜片内面有结垢现象的配戴者很有作用，至少每2周使用一次。使用前常规清洁镜片，酶清洁剂使用方法、浸泡时间遵循厂商的指导，浸泡后再次清洁冲洗镜片，置于镜盒内倒入新鲜护理液保存。

（5）试戴镜片的护理：试戴镜片在每一次使用后应立即用相应的护理液清洁，放入换有新的接触镜护理液的清洁的试戴片小瓶中，每次使用后都需要更换新的护理液，试戴片需定期进行专业消毒，长期不使用的镜片也可采用干性储存，但是在配戴之前必须浸泡4h以上，因为镜片的水分完全蒸发后镜片的曲率会发生变化。镜片不小心脱落，不要滑动镜片，手指蘸湿后轻轻接触镜片将镜片吸上。

2．镜盒护理　镜盒是容纳镜片的容器，镜盒也非常容易被微生物感染，从而污染镜片，产生相关的并发症，因此保证镜盒的清洁是成功配戴硬性透气性接触镜的关键因素之一。

硬性透气性接触镜的镜盒必须是硬性接触镜专用保存盒，以防止划伤镜片，将镜头存放在底部有脊的盒子中，否则镜片倾向于吸到光滑的底壳上，如果你试图在边缘撬起镜片，可能会碎裂。镜片盒应可以帮助配戴者区分左右眼镜片，通常用颜色区分或者在镜盒上标记左（L）右眼（R）符号。每天戴镜后应将镜盒内的护理液倒掉，冲洗干净，打开盖子自然晾干。推荐配戴者3个月定期更换镜盒。

四、眼睛护理的指导

1．摘戴镜片时一定要轻柔，避免划伤角膜，摘镜片前，一定确认镜片在眼睛上。

2．如果眼睛有异物，最初的眨眼不能将异物排出，则指导配戴者向下看，然后用手指抬起上眼睑几秒，重复数次可以排出异物，如果仍不成功，则摘下镜片，清洁冲洗。不要在有异物时配戴镜片，摘下镜片仍觉不适，则不要配戴镜片，第二天仍然不好应及时到验配中心或就近医院检查角结膜健康情况。

3．自查三部曲　如果出现戴镜不适，请摘镜停戴，再次戴镜前请确认：眼睛不红，感觉舒适，视物清晰。

4．当感冒发烧和身体不适时停止配戴接触镜或咨询验配医师。

五、配戴时间、更换时间的指导

（一）硬性透气性接触镜的配戴适应

硬性透气性接触镜与SCL不同，需要较长的适应期。每个配戴者适应的时间各不相同，一般10～14天可以完全适应。个别配戴者可能持续一个月左右。

1．正常适应的症状　眨眼次数多，泪水多；对强光、大风、灰尘、烟敏感，眼睛向上看时感觉不舒服，配戴太阳镜会有帮助；户外比室内舒适；间歇性的视物模糊，有时看物体重影；轻微的刺激、轻度红眼；摘戴镜片不熟练，造成镜片偏位；头疼和前额紧张。

2．异常的症状　突然的疼痛和灼烧感、严重持久的虹视、严重的红眼、眼分泌物、换戴框架眼镜后视物持续模糊1h以上、镜片与眼睛粘连等。发现异常的症状，需立即摘镜并咨询视光师。

3．适应时间　根据配戴者的情况，第一天，也即配发当日，配戴3～4h。以后每日增加

2h，直到一周到十天时，全日配戴。配戴增加的时间依据配戴者适应的症状、体征和随访检查的情况而定。表 4-13 为一个标准的配戴适应过程。如果由于各种原因中断戴镜，戴镜应该重新开始。

表 4-13　硬性透气性接触镜配戴适应计划

时间	配戴时间 /h	时间	配戴时间 /h
第一天	4	第五天	8
第二天	4	第六天	8
第三天	6	第七天	10
第四天	6	第八天	10

（二）复查时间

配戴者配戴硬性透气性接触镜后，应定期随访复查。每次复查评估应在配戴者至少戴镜 4h 以后，所以通常应安排配戴者在下午进行复查。复查的时间取决于配戴者的配戴方式。

1. 日戴型镜片的随访时间　首次戴镜日起第 1 周、第 1 个月、第 3 个月，以后每 2～3 个月复查一次。

2. 长戴型镜片的随访时间　第一次：配发后的第一周（日戴）；第二次：第一次长戴的 24h 后；第三次：长戴的一周后；第四次：第三次复查的两周后；第五次：第四次复查的一个月后；第六次：第五次复查的三个月后；以后按计划每 3 个月复查一次。具体的内容请参看本书第八章。

（三）更换时间

硬性透气性接触镜同 SCL 相比较，具有透氧性高，寿命长，微生物感染的机会少，毒性和过敏性并发症少，以及当角膜存在散光时提供优质的矫正视力等优点，因此很多临床视光师认为硬性透气性接触镜是最佳选择。

但是很多视光师忽略硬性透气性接触镜同 SCL 一样，为了保持材料镜片对眼睛的影响，也应该定期更换镜片。Jones 等在 1996 年分析了 600 位配戴者的数据后得出结论：硬性透气性接触镜的寿命与材料的 *Dk* 值相关，低 *Dk* 值材料的镜片，平均寿命是 20 个月 ±17 个月，中 *Dk* 值材料的镜片，平均寿命是 16 个月 ±13 个月，高 *Dk* 值材料的镜片，平均寿命是 9 个月 ±8 个月。高 *Dk* 值镜片更容易产生镜片的划痕，机械的稳定性也相对较差。

正像 SCL 的定期更换会提高镜片的湿润性，降低并发症，提高舒适性等优点一样，硬性透气性接触镜也应该提倡定期更换。临床研究显示硬性透气性接触镜的定期更换对采用日戴和长戴配戴方式的配戴者都可以有效地减少角膜染色，降低因镜片变形、划痕及表面沉淀物对眼睛的影响。

因此，临床上建议硬性透气性接触镜应该定期更换，建议的更换日期不应该超过 18 个月，理想的更换日期应为 9 个月；对高 *Dk* 材料的镜片，镜片的更换周期最长应为 12 个月，最理想的更换日期应为 6 个月。

总结：硬性透气性接触镜配戴指导应该包括口头指导、书面指导、视频指导及巩固强化四个方面。

在提供指导手册之前要为配戴者提供详细的指导，并在专业人员的指导下，让配戴者顺利正确地完成整个配戴及护理操作。

为配戴者提供一本硬性透气性接触镜的指导手册，另外要让配戴者签署知情同意书，可以进行个性化的设计，加入视光师认为重要的部分，例如护理流程，镜片丢失后配镜的价

notes

格，镜片配戴方式等等，让配戴者签名，引起配戴者的重视，并作为相关的法律文件。

视频指导也是非常有效的方法，可以让配戴者有机会重新学习整个验配流程。

配戴者每次复查时，要巩固强化配戴护理的每个过程，包括观察护理液的使用、清洁镜片的方法、镜盒的状态、配戴方式、解答配戴者问题及纠正错误的操作。

第四节　硬性透气性接触镜的检测及修正

学习目标

1. 了解：硬性透气性接触镜的检测方法。
2. 了解：硬性透气性接触镜的修正方法。

一、硬性透气性接触镜的检测

在硬性透气性接触镜的验配过程中，为了确定定制的镜片符合处方要求，在配戴者复查时需评估镜片的表面质量和参数的变化，以解释配戴中出现的一些情况。镜片修正过程中为了监测参数的变化我们经常要进行镜片的检测。接下来，介绍常用的硬性接触镜的检查设备。

（一）曲率半径的测量

1. 使用仪器和测定原理

（1）镜片曲率半径测定仪（radiuscope）：主要用于测定硬性透气性接触镜镜前表曲率半径测量及后表面的曲率半径。除了检查镜片的基弧有无变化、偏差外，还可以发现镜片有无存在环曲面形状或有否明显扭曲变形等。

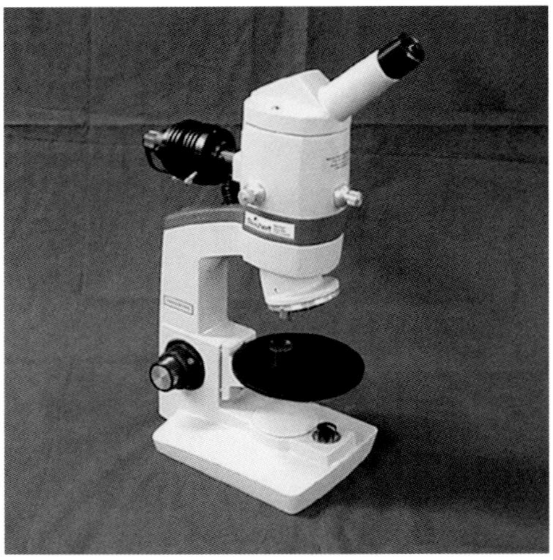

图 4-17　镜片曲率半径测定仪

（2）曲率仪的组成：测定仪由照明系统、观察系统、调整系统和载镜台组成（图 4-17），照明系统中采用“米”字线样的视标盘，观察系统由 5 倍放大倍率的目镜和 15 倍放大倍率的物镜组成，有单目镜的测定仪，也有双目镜的双筒测定仪。测量的范围为 0.01～20mm，测量的精度为 0.01mm。

（3）测量原理：利用球面镜面光反射成像的原理，测量镜片前后表面圆弧的圆心位置来得到曲率半径的数值。在图 4-18 的原理图中，当镜片的测量弧面位于 A 位和 B 位时，光线是原路返回的，此时就能在目镜中看到清晰的“米”字视标像。而 A 位和 B 位的高度差可以推导出恰好等于曲率半径的长度。

由于镜片有前后两个面，光线会在镜片前后两个面上都有反射成像现象，所以直接把镜片放在空气中测量时前后两个面会同时反射成像，目镜中会出现双重像。为更好地测量朝向物像的第一个面的曲率半径，通过在第二个面和载镜台之间加上薄薄的一层水来减少第二个面的反射成像。

2. 测定方法

（1）在镜片托盘内滴少量水，水的液面不高于测量表面，把清洁后的镜片表面水分用纸巾吸干，将镜片的内曲面向上放在托槽中，保证内曲面干燥。

（2）移动托盘使得镜片中心和显微镜的光轴对齐。

（3）电压选择5.0V，仪器后面的光阑选择为大光焦。

（4）旋转粗调旋钮将显微镜的物镜调到最低。

（5）移动镜片到中心，看见绿色光线在镜片中心的反射光线。

（6）当使用双眼则需要调整显微镜的瞳距，并且用精细调节旋钮分别调整显微镜的焦距。

（7）通过目镜观察视野右边的刻度，用聚焦旋钮调节使得刻度清晰。

（8）旋转粗调旋钮使得显微镜物镜升高，直到看见聚焦的放射线状光标。

（9）水平移动托盘直到光标位于视场中央，这是在镜片表面反射出的"真实"的光标图像。

（10）旋转细聚焦旋钮使精确聚焦，然后使用指针旋钮移动指针到零点。

（11）旋转粗调旋钮提升目镜，在某个点上，会聚焦成灯丝线，该图像应该位于视场中央。继续旋转粗调提升目镜，直到上面放射线状光标再次出现，用精细调节旋钮继续提升目镜直到精确聚焦，获得最清晰光标像。

（12）从刻度盘上读出基弧值。

（13）散光镜片的区别是两条互成90°的子午线的放射线状光标分别聚焦，分别记录两子午线的基弧值，如图4-18所示。

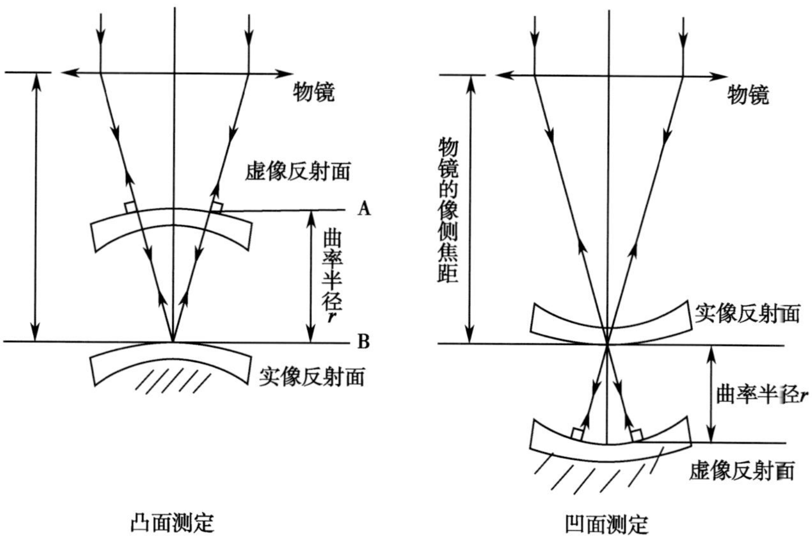

图4-18 曲率仪的测定原理示意图

（二）镜片厚度检查

1. 常用的仪器和测定原理

（1）厚度仪（dial gauge）：主要测量镜片中央和周边的镜片厚度，判定镜片是否与设计的厚度相符，了解镜片的厚度有助于了解镜片的透氧性能和预测镜片配戴后的舒适度。

（2）测量原理：镜片厚度计的下方为一弧顶状载片台，上方有一探头与其紧密接触，探头与一个感量极其微小的弹簧压片表相连。探头与载片台接触时，压力表的刻度为0，当载片台和探头之间夹入镜片时，探头受到了压力，该压力与镜片厚度成正比，压力表的刻度代表了镜片的厚度（mm）。

（3）注意事项：测定时如果压力较强（10～100g以上），瞬间的加压有可能使镜片出现裂纹或碎裂，镜片与探头之间要垂直，不能倾斜，镜片夹住后不可移动牵拉，以避免划伤或损伤镜片。

2. 测定方法

（1）清洁、冲洗镜片并且把镜片表面的水用纸巾尽量吸干。

（2）测量装置调零。

（3）轻轻提起测量探头。

（4）在下方测座中心上放置镜片。

（5）慢慢地放低测量探头直到它接触镜片。

（6）读出镜片厚度并且记录精确到 0.01mm 的读数。如图 4-19 所示。

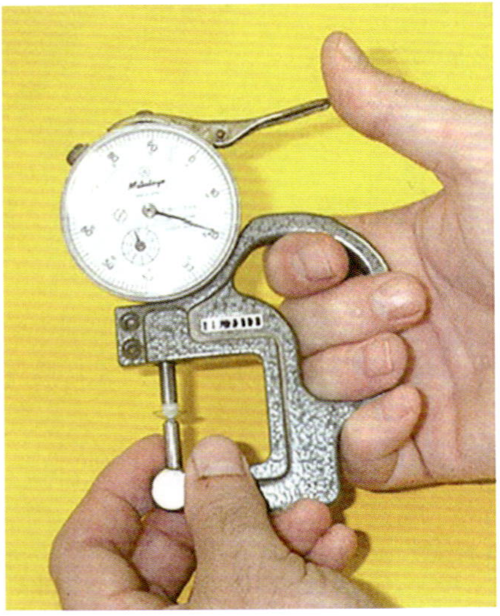

图 4-19　镜片厚度仪

（三）后顶点屈光力（BVP）测量

（1）镜片焦度计（lensmeter）：镜片焦度计不但可以测量光学大镜片，也适用于透气硬镜的检测，可以检查球镜屈光力，柱镜屈光力以及棱镜度数。

（2）测定方法

1）清洁、冲洗镜片并且把镜片表面的水用纸巾尽量吸干。

2）打开焦度计的开关，调整目镜使十字光标聚焦。

3）手持接触镜的边缘，把镜片的内曲面向下放置在焦度计附带的测量座上，测量座应具有一个比镜片直径小的开口，镜片应居中放置，放置时不要在镜片上附加压力，否则镜片会变形，产生附加的散光。

4）调整直至获得清晰的图像，记录镜片后顶点屈光度（BVP）。

5）翻转镜片，按照上述方法测量镜片前表面（凸面），记录前顶点屈光度（FVP）。

（四）镜片直径和表面质量检查

1. 放大镜（magnifier）　放大镜可以检查镜片的直径和镜片的表面质量，包括镜片表面和边缘的形态，光洁度，有无表面缺损、沉淀、变形、变色、污损等异常情况。

检查方法：

（1）清洁、冲洗并且把镜片表面的水用纸巾尽量吸干。

（2）轻轻用拇指和示指捏住镜片。

（3）把镜片放在有刻度的放大镜表面。

（4）用食指尖持住镜片表面，以便镜片可以通过光线看见。

（5）轻轻地移动镜片，直到它位于刻度中央。

（6）读出和记录光学区的直径、周边宽度和总直径。

（7）可以对着灯光移动放大镜来判定不同弧度的分界线，决定这些弧度的边缘。

（8）记录所见到的缺陷。

（9）也可以使用放大镜观察镜片边缘轮廓，观察时用拇指和食指平行夹持住镜片。如图 4-20 所示。

2. V 型直径测量器（V-goove gauge）　主要测量镜片直径，判断镜片的直径与标记值是否相符。

检查方法：

（1）清洁、冲洗并且把镜片表面的水用纸巾尽量吸干。

（2）确保镜片和测量通道清洁和光滑以便镜片可以自然移动。

（3）放置镜片于 V 型直径测量器最宽处，让镜片自然滑下直到在 V 型通道上停止。读出和记录镜片的直径。如图 4-21 所示。

3. 镜片轮廓投影仪　主要检查镜片的轮廓和镜片的边缘。

检查方法：

（1）清洁、冲洗并且把镜片表面的水用纸巾尽量吸干。

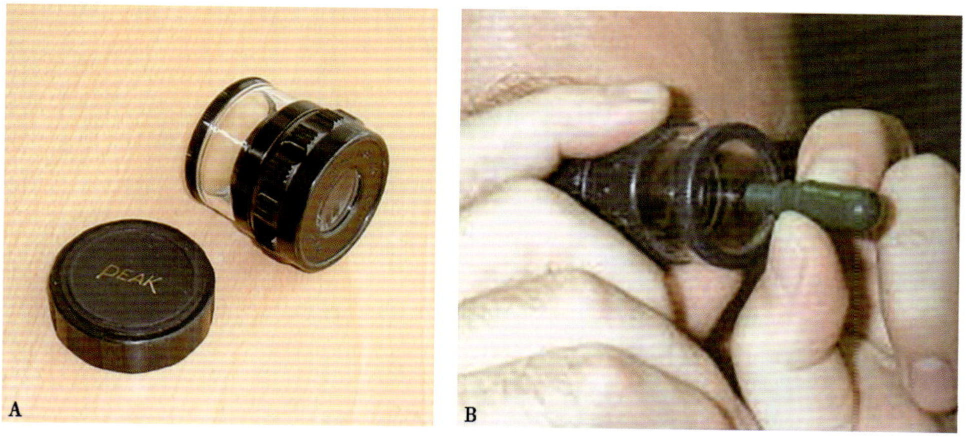

图 4-20　放大镜及镜片表面检查

（2）把镜片放在镜片测座上。

（3）调整仪器焦距。

（4）调整放大倍率。

（5）检查镜片的边缘轮廓，绘出镜片轮廓图（锐形、钝形、棱形、方形、缺口和碎屑）。

4．暗视场显微镜　利用对比检查镜片的外观。

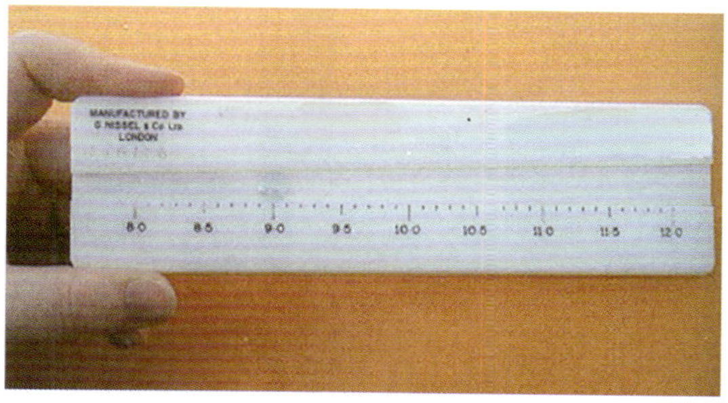

图 4-21　V 型直径测量器

检查方法：

（1）清洁、冲洗并且把镜片表面的水用纸巾尽量吸干。

（2）轻轻地把镜片放在暗视场显微镜的测座上。

（3）调整放大率和照明检查镜片。

（4）记录镜片的外观（如表面划痕、标记、裂痕、破损、残余物和沉淀物等）。

5．裂隙灯显微镜（slit lamp）　裂隙灯显微镜可以用来检查镜片的表面光洁程度，材料基质中有无不透明杂质，混浊和缺陷，观察镜片表面的划痕、破损及沉淀物的程度和类型。配戴者在戴镜状态下通常嘱其不眨眼，在镜片半干燥状态下尤其容易观察，确定镜片外表面是否有沉淀物。

小结：临床检查过程中，我们可以选择常用的设备检测镜片的参数，表 4-14 列出了检查的参数和需要的设备。

表 4-14　硬性透气性接触镜的检测和验证一览表

检测参数	设备
基弧	镜片曲率半径测定仪、角膜曲率计（附件）
后顶点屈光力	焦度计
镜片直径	V 型直径测量器、投影仪、10 倍放大镜
光学区直径	投影仪、10 倍放大镜
中心厚度	厚度测量仪、投影仪（带厚度测量功能）
边缘轮廓	边缘轮廓仪、投影仪、10 倍放大镜、裂隙灯显微镜
表面质量	边缘轮廓仪、投影仪、10 倍放大镜、裂隙灯显微镜 暗视场显微镜
表面湿润度	10 倍放大镜、裂隙灯显微镜

二、硬性透气性接触镜的修正

SCL的参数一般很难进行修改，而硬性接触镜由于材料的特性可以很好地按需进行一定修正。当镜片参数和处方有小偏差时，重新退回厂家会浪费时间，验配师利用一些工具进行简单的修正，方便了配戴者。在镜片配戴过程中镜片表面的划痕、沉淀物及屈光度变化，也可以通过镜片的修正技术适当避免更换新的镜片。

（一）镜片修正工具

1. 抛光研磨机　主要部件为一转盘，上可置换不同的研磨头，如图4-22所示。

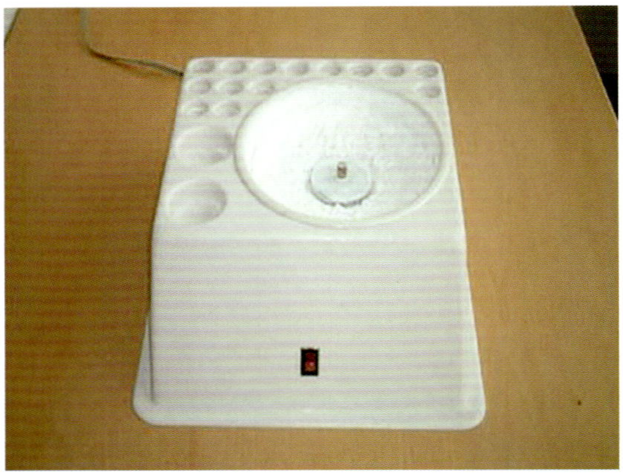

图4-22　抛光研磨机

2. 吸管　用于固定镜片，可以吸住镜片进行各种操作，如图4-23所示。

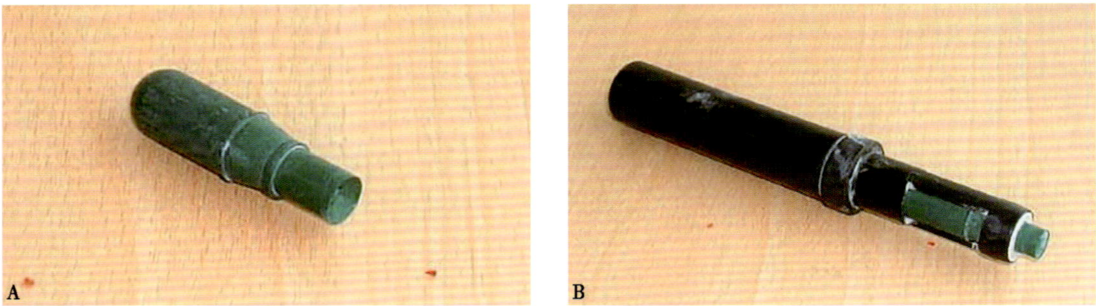

图4-23　吸管

3. 研磨盘　圆形的支撑盘，将绒面布紧紧绷在上面，可以对镜片的前后表面进行抛光和屈光度的修正。如图4-24所示。

4. 研磨头　一般为金属制作，备有不同的曲率半径，可用于修改镜片的基弧、中周弧，也有海绵做的研磨头，对镜片的内面做小修正。如图4-25所示。

5. 圆锥海绵头　可以用于抛光镜片的内表面，也用于研磨镜片的边缘。如图4-26所示。

6. 钻石头　用于修改镜片的直径和中周弧度。V形钻石头用于修改镜片的直径及缺损；凸形钻石头用于修改周边弧（图4-27）。

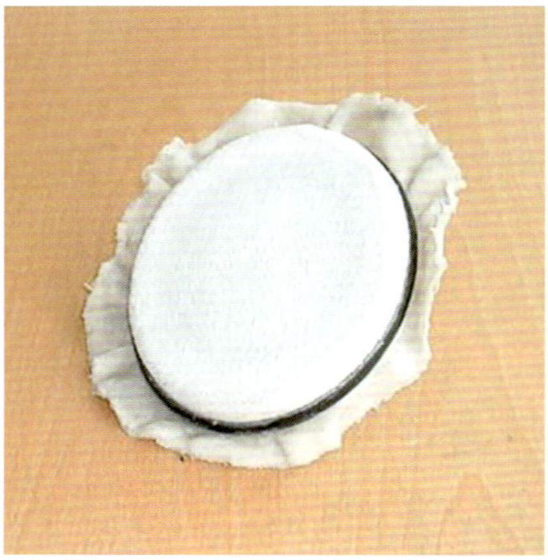

图4-24　研磨盘

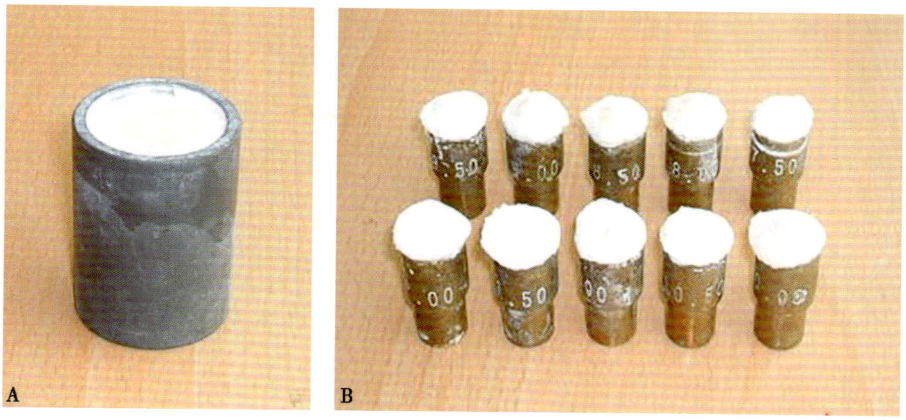

图 4-25　各种弧度的圆铜头

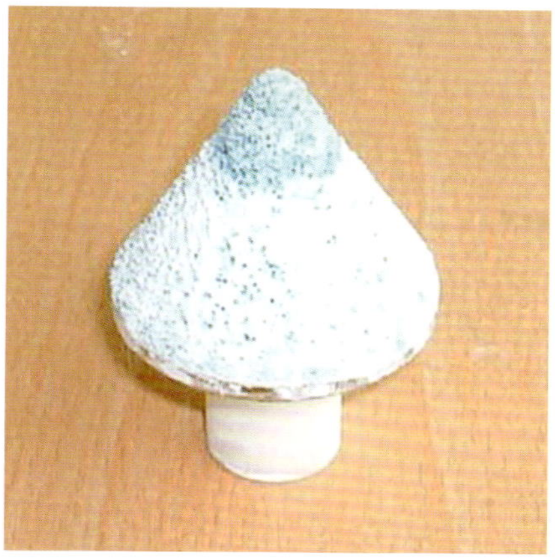

图 4-26　圆锥海绵头

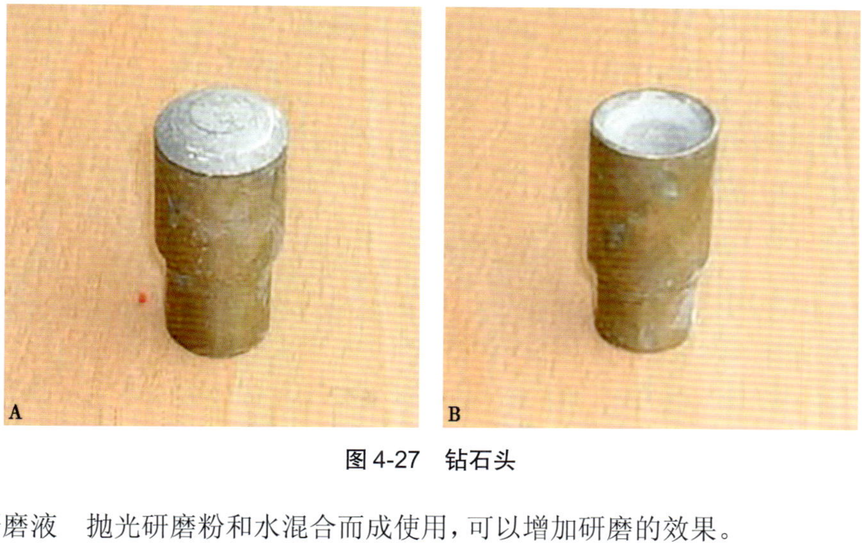

图 4-27　钻石头

7. 研磨液　抛光研磨粉和水混合而成使用，可以增加研磨的效果。

8. 相应的检测仪器　镜片参数的修正过程需要通过检测仪器来指导和验证，需要投影仪、V 形直径尺、焦度计、镜片曲率半径测定仪、镜片厚度仪，修正的同时进行检测，防止过度修正，确保修正的参数符合既定的处方。

（二）镜片修正的内容

1. 镜片表面的抛光　清洗镜片和抛光研磨的工具，不能留有任何的小颗粒，否则在研磨过程会刮伤镜片的表面。

吸棒吸住镜片的中央，镜片凸面朝外。

将研磨盘置于转盘上，转盘可以带动研磨盘匀速转动，在抛光盘的绒棉布上滴上研磨液，研磨的过程中要不断地加入研磨液。

研磨盘转动后将镜片轻轻触及绒棉布，保持镜片呈 45° 角，并且向轮轴转动方向相反的方向旋转，镜片的旋转可用手指或镜片旋转器控制。

把镜片压入海绵，时间一般控制在 10～20s。

通过把吸棒垂重放置在海绵上并且把镜片压入海绵旁中心部 10～12 次，以抛光镜片的中心。

每隔 20～30s 抛光后检查镜片表面情况并测量镜片焦度是否发生变化。

抛光凹面时把镜片的凹面向外吸附在吸棒上。

将抛光剂加入圆锥形海绵，并且使镜片后表面接触旋转的海绵圆锥，向相反的方向旋转，镜片与锥形海绵保持 30° 角度。

注意：设曲轮轴的转速（小于或等于测区钟 1 000 转），适用于抛光。较小的压力将确保好的光学质量。下列镜片为不适当或不充分的镜片抛光。当镜片压入海绵很深而时间很久时，抛光后镜片上可能仍然有痕迹（图 4-28）。

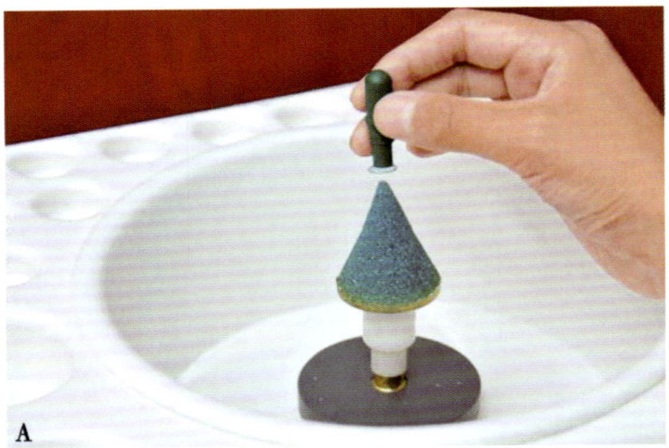

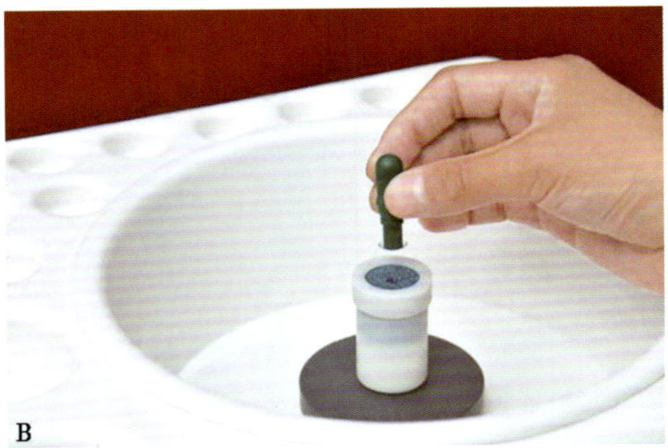

图 4-28　硬性透气性接触镜镜片的抛光

2. 屈光度修改　用焦度计测量镜片的度数。

清洗镜片和抛光研磨的工具，不能留有任何的小颗粒，否则在研磨过程会刮伤镜片的表面。

吸棒吸住镜片的中央，镜片凸面朝外。

将抛光盘置于转盘上，转盘可以带抛光盘匀速转动，在抛光盘的绒棉布上滴上研磨液。

抛光盘转动后将镜片以微小的压力接触绒棉布，始终保持和布平面成 90 度角并保持镜片距海绵边缘约 2.5cm 处。

同时匀速转动镜片，转动方向和抛光盘方向相反，如当转盘顺时针旋转则镜片逆时针旋转，镜片应该不应该在吸盘轴向上旋转。

每隔 10s 重新测量镜片的度数，如度数未能达到需要增加的度数，重复上述过程。

上述研磨过程中镜片中央部分比周边部分研磨的更多些，修正后的镜片是负度数增加了。

如想增加正度数，手柄与平研磨盘成约 45° 角或更大的角，使镜片的周边部研磨程度大于中央部，但这种加正度数的修正情况出现较少（图 4-29）。

3. 中周弧度修改

（1）清洗镜片和抛光研磨的工具。

（2）吸棒吸住镜片的凸面中央，镜片凹面朝外。

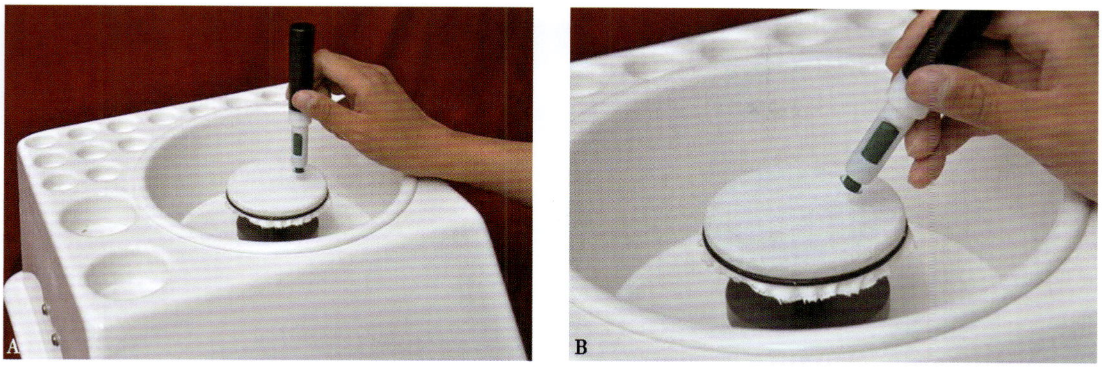

图 4-29　硬性透气性接触镜镜片屈光力的修改

（3）将研磨头置于转盘上，滴上研磨液，研磨头弧度选择比预计修正值偏陡，即如当需要的周边曲率是 9.0mm，则采用 8.8mm 的弧顶磨头。

（4）抛光盘转动后将镜片与研磨头保持 30 度角，让镜片的中周部碰及研磨头。

（5）同时匀速转动镜片，转动方向和抛光盘方向相反。

（6）时间一般控制在 10～20s。

（7）隔 10s 检查镜片表面情况，研磨和检测反复进行，一直到达到预定的目标。

注意：一般用于放松镜片的配适，即在验配过程中出现镜片过紧，可以用 10mm 的铜头来放松镜片。理论上可以收紧镜片，实际上很少人这样做，因为担心会影响镜片的中心厚度。

4. 镜片边缘的修正　清洗镜片和抛光研磨的工具。

（1）吸棒吸住镜片的凹面中央，镜片凸面朝外。

（2）将锥形研磨头置于转盘上，滴上研磨液。

（3）抛光盘转动后将镜片边缘与研磨头保持一定角度，不同的角度对应不同的边缘厚度和边弧的弧度。

（4）同时匀速转动镜片，转动方向和抛光盘方向相反。

（5）时间一般控制在 10～20s。

（6）修正中反复核实镜片边缘的形状、厚度和弧度是否达到预定目标，并注意要确保镜片直径没有缩小。

5. 直径缩小　直径的缩小也可以通过抛光研磨的方法，用 V 形钻石头缩小直径至所需大小，用凸形钻石头再造周边弧，然后用铜头处理结合部并抛光。需注意的是镜片直径变小后基弧、中周弧和光学区直径大小没有发生改变，镜片的后表面设计发生显著变化，会影响镜片的配适情况。

6. 小结　硬性接触镜的参数修正确实能及时地解决镜片参数有偏差地问题，特别是通过镜片参数修改来改善配适情况。目前接触镜的验配单位很少有功能齐全的镜片修正工具，很多只有少数几件只做简单的抛光或度数修正，而镜片的生产厂家有比较齐全的修正工具，技术也比较稳定，所以条件允许的话还是将镜片送到厂家修正。

（王海英）

参考文献

1. Muntz A，Lakshman NS，Sorbara L，et al. Tear exchange and contact lenses：A review.J Optom，2015，8（1）：2-11.

2. Wu Y，Carnt N. Contact lens user pro le，attitudes and level of compliance to lens care. Cont Lens Ant Eye 2010；33（4）：183-188.

3. Shoff ME，Joslin CE. Effacy of contact lens systems against recent clinical and tap water acanthamoeba isolates. Cornea 2008；27（6）：713-719.

4. Joslin CE，Tu EY. The association of contact lens solution use and Acanthamoeba keratitis. Am J Ophthalmol 2007；144（2）：169-180.

实训 4-1　RGP 镜的摘戴训练

一、实训目的

1．掌握：RGP 镜片的清洁、消毒和护理。

2．掌握：RGP 镜片戴入和取出的技术，并可指导患者进行摘戴。

3．了解：目前使用的 RGP 镜片护理系统。

二、实训材料

RGP 试戴镜片，硬性接触镜护理液，荧光素试纸，裂隙灯显微镜，纸巾，镜子。

三、实训步骤

1．指导老师介绍硬镜戴入和取出的常用方法并演示。

2．操作前应充分清洗双手，同组同学相互练习。一组 3 位同学，分为 A、B、C，A 给 B 戴镜，C 观摩并提出改善意见及建议，以此类推，循环练习，后续练习均遵循该循环。

3．制订配戴适应计划和复查的内容表格。

4．介绍 RGP 镜片护理系统的各种成分，演示清洁和消毒过程。

5．配戴者的宣教：所有的配戴者都应该了解配戴接触镜的目的、步骤和合理使用护理液的重要性。

实训 4-2　RGP 镜的配适评估

一、实训目的

1．掌握：硬镜验配的方法。

2．掌握：荧光素的形态与镜片配适状态的关系。

二、实训设备及材料

角膜曲率仪（角膜地形图仪）、综合验光仪、裂隙灯显微镜、诊断用试戴片、荧光素条、硬镜护理液、滴眼液。

三、实训步骤

1．试戴片选择

（1）根据角膜曲率，角膜散光量选择试戴片的基弧。

（2）根据验光结果选择试戴片的屈光度。

2．配适评估

（1）评估镜片的动态配适（位置，移动度，运动的类型，运动的速度及镜片的稳定性）。

（2）荧光素染色。

（3）评估镜片的静态配适（中央，旁周边及边缘）。

（4）调整至理想配适状态。

3．片上验光

4．确定处方

5．选择比理想配适镜片基弧平 0.20mm 或以上的镜片，观察配适松的镜片的动态配适和静态配适状态。

6．选择比理想配适镜片基弧陡 0.20mm 或以上的镜片，观察配适紧的镜片的动态配适和静态配适状态。

7. 建议分组模式，一组3位同学，分饰检查者，被检者及监督员身份，循环练习。

四、试验记录

检查者：________　被检者：________　监督员：________

检查日期：________　指导教师：________

试验记录表1

评价项目	记录项目	
眼别	□右	□左
角膜曲率计读数	____D____mm @____ ____D____mm @____	____D____mm @____ ____D____mm @____
眼镜屈光度数	____DS____DC×____	____DS____DC×____
HVID/VVID	____mm/____mm	____mm/____mm
眼睛健康检查 指导者____	□阴性　□轻度发红 □刺激征　□角膜染色	□阴性　□轻度发红 □刺激征　□角膜染色
试戴片：____ 材料：____	BOZR____mm 度数____D 厚度____mm 镜片直径____mm 设计	BOZR____mm 度数____D 厚度____mm 镜片直径____mm 设计
镜片配戴评价(体验配适合适)		
中央定位	水平(*N/T*)____mm 垂直(*S/I*)____mm	水平(*N/T*)____mm 垂直(*S/I*)____mm
瞬目时镜片运动	____mm	____mm
运动类型	□平滑　□不稳定　□顶点旋转	□平滑　□不稳定　□顶点旋转
运动速度	□快速　□一般　□慢速	□快速　□一般　□慢速
稳定性	□是　□否 如果选择否，请解释 ____ ____	□是　□否 如果选择否，请解释 ____ ____
中央荧光素形态	□堆积　□匹配　□接触	□堆积　□匹配　□接触
旁周边荧光素形态	□堆积　□宽 接触 □匹配　□窄 接触	□堆积　□宽 接触 □匹配　□窄 接触
边缘宽度 水平(鼻侧/颞侧) 垂直(顶部/底部)	____mm/____mm ____mm/____mm	____mm/____mm ____mm/____mm
边缘空隙	□低　□一般　□高	□低　□一般　□高
配适类型	□平　□陡　□理想 □接受　□不能接受	□平　□陡　□理想 □接受　□不能接受
戴镜验光	____DS　____VA ____DS____DC×____ ____VA	____DS　____VA ____DS____DC×____ ____VA
如果不能接受，如何改进？		
病人舒适度评价	0　1　2　3　4　5	0　1　2　3　4　5
问题	双眼配适情况是否存在差异？并解释原因。	

试验记录表 2

评价项目	记录项目	
眼别	□右	□左
角膜曲率计读数	______D______mm @______ ______D______mm @______	______D______mm @______ ______D______mm @______
眼镜屈光度数	______DS______DC ×______	______DS______DC ×______
HVID/VVID	________mm/________mm	________mm/________mm
眼睛健康检查 指导者__________	□阴性　□轻度发红 □刺激征　□角膜染色	□阴性　□轻度发红 □刺激征　□角膜染色
试戴片：________ 材料：__________	BOZR__________________mm 度数__________________D 厚度__________________mm 镜片直径______________mm 设计	BOZR__________________mm 度数__________________D 厚度__________________mm 镜片直径______________mm 设计
镜片配戴评价（体验配适偏松）		
中央定位	水平（*N/T*）______________mm 垂直（*S/I*）______________mm	水平（*N/T*）______________mm 垂直（*S/I*）______________mm
瞬目时镜片运动	____________mm	____________mm
运动类型	□平滑　□不稳定　□顶点旋转	□平滑　□不稳定　□顶点旋转
运动速度	□快速　□一般　□慢速	□快速　□一般　□慢速
稳定性	□是　□否 如果选择否，请解释 __________________________ __________________________	□是　□否 如果选择否，请解释 __________________________ __________________________
中央荧光素形态	□堆积　□匹配　□接触	□堆积　□匹配　□接触
旁周边荧光素 形态	□堆积　□宽 接触 □匹配　□窄 接触	□堆积　□宽 接触 □匹配　□窄 接触
边缘宽度 水平（鼻侧 / 颞侧） 垂直（顶部 / 底部）	 ________mm/________mm ________mm/________mm	 ________mm/________mm ________mm/________mm
边缘空隙	□低　□一般　□高	□低　□一般　□高
配适类型	□平　□陡　□理想 □接受　□不能接受	□平　□陡　□理想 □接受　□不能接受
戴镜验光	______DS　　______VA ______DS______DC×____ ______VA	______DS　　______VA ______DS______DC×____ ______VA
如果不能接受，如何改进？		
病人舒适度评价	0　1　2　3　4　5	0　1　2　3　4　5
问题	双眼配适情况是否存在差异？并解释原因。	

试验记录表 3

评价项目	记录项目	
眼别	□右	□左
角膜曲率计读数	______D______mm @______ ______D______mm @______	______D______mm @______ ______D______mm @______
眼镜屈光度数	______DS______DC×______	______DS______DC×______
HVID/VVID	________mm/________mm	________mm/________mm
眼睛健康检查 指导者________	□阴性　□轻度发红 □刺激征　□角膜染色	□阴性　□轻度发红 □刺激征　□角膜染色
试戴片：________ 材料：________	BOZR________________mm 度数________________D 厚度________________mm 镜片直径____________mm 设计	BOZR________________mm 度数________________D 厚度________________mm 镜片直径____________mm 设计
镜片配戴评价(体验配适偏紧)		
中央定位	水平(*N/T*)____________mm 垂直(*S/I*)____________mm	水平(*N/T*)____________mm 垂直(*S/I*)____________mm
瞬目时镜片运动	____________mm	____________mm
运动类型	□平滑　□不稳定　□顶点旋转	□平滑　□不稳定　□顶点旋转
运动速度	□快速　□一般　□慢速	□快速　□一般　□慢速
稳定性	□是　□否 如果选择否，请解释 ________________________ ________________________	□是　□否 如果选择否，请解释 ________________________ ________________________
中央荧光素形态	□堆积　□匹配　□接触	□堆积　□匹配　□接触
旁周边荧光素 形态	□堆积　□宽 接触 □匹配　□窄 接触	□堆积　□宽 接触 □匹配　□窄 接触
边缘宽度 水平(鼻侧/颞侧) 垂直(顶部/底部)	________mm/________mm ________mm/________mm	________mm/________mm ________mm/________mm
边缘空隙	□低　□一般　□高	□低　□一般　□高
配适类型	□平　□陡　□理想 □接受　□不能接受	□平　□陡　□理想 □接受　□不能接受
戴镜验光	______DS　　______VA ______DS______DC×____ ______VA	______DS　　______VA ______DS______DC×____ ______VA
如果不能接受，如何改进？		
病人舒适度评价	0　1　2　3　4　5	0　1　2　3　4　5
问题	双眼配适情况是否存在差异？并解释原因。	

notes

实训 4-3　RGP 镜的检测及修正

一、实训目的

1. 学习使用基弧仪、厚度测量仪、焦度计、放大镜、镜片轮廓投影仪、V 形直径测量器及暗视场显微镜等设备。

2. 学习测量镜片的基弧、厚度、后顶点屈光度、表面质量、边缘轮廓、直径的方法。

3. 测量镜片，获得和标签相同的结果。

4. 能够修改 RGP 的直径。

5. 能够修改 RGP 的基弧。

6. 能够修改 RGP 的前表面。

二、实训设备及材料

基弧仪、厚度测量仪、焦度计、放大镜、镜片轮廓投影仪、V 形直径测量器及暗视场显微镜、诊断镜系列、护理液、研磨抛光机、各种型号的研磨头、抛光盘、吸棒、研磨液、钻石头。

三、实训步骤

（一）RGP 镜的检测

1. 使用裂隙灯显微镜检测镜片表面质量。

2. 使用基弧仪测定硬镜镜片的表面曲率半径（BOZR）。

3. 使用焦度计测量镜片的后顶点屈光力。

4. 使用厚度测量仪测量硬镜的中心厚度。

5. 使用镜片轮廓投影仪测量镜片的总直径和光学区直径。

6. 完成测量并正确填写记录表，带教老师核对结果并总结。

（二）RGP 镜的修正

1. 带教老师介绍 RGP 镜的修正工具的正确使用方法。

2. 带教老师示教有关修正技术。

3. 学生进行分组练习，内容如下：表面抛光、屈光力修改、中周弧度修改、镜片边缘的修正、直径缩小。

4. 学生进行讨论，总结交流实践经验，带教老师总结。

四、试验记录

（一）RGP 镜的检测

镜片编号	表面质量	BOZR	镜片屈光力 /D	中心厚度（CT）/mm	镜片总直径 / mm	镜片光学区直径 /mm

（二）RGP 镜的修正

修正项目	实践心得	教师总结
表面抛光		
屈光力修改		
中周弧度修改		
镜片边缘的修正		
直径缩小		

notes

第五章　环曲面接触镜对散光的矫正

多数屈光不正眼或多或少伴发一定量的散光，框架眼镜采用球柱面光学透镜进行矫正，球面接触镜则利用镜片下的泪液透镜进行矫正或利用等效球镜进行姑息性矫正。根据屈光矫正的原则，矫正眼在戴镜后理应获得最佳的视敏度，环曲面接触镜则可以使视网膜像面获得更好的解像质量，柱面或球柱面接触镜称为环曲面接触镜。

第一节　接触镜矫正散光

散光为屈光不正的一种形式，散光的发现和定量是屈光检查中重要的环节，也是屈光矫正的关键所在。

一、散光眼概述

学习目标

1. 掌握：规则性散光眼的矫正。
2. 熟悉：规则性散光的屈光状态。
3. 了解：散光眼的分类。

（一）散光眼的定义

在调节静止的情况下，平行光线入眼后不能形成焦点，则该眼称为散光眼（astigmatism eye）。

（二）散光眼的分类

1. 属性分类

（1）规则性散光（regular astigmatism）：屈光界面两个焦量差异最大的子午线互成直角，称为规则性散光，该类散光通常可望采用环曲面光学透镜进行矫正。

（2）不规则性散光（irregular astigmatism）：屈光界面一条或多条子午线的自身曲率发生无规律变化，称为不规则性散光。

（3）双斜散光（double bevel astigmatism）：屈光界面两个焦量差异最大的子午线斜向交叉，称为双斜散光。

2. 规则性散光的分类

（1）单纯性散光（simple astigmatism）：又分为单纯性远视散光和单纯性近视散光，系指平行光线入射散光眼后，一条焦线恰好聚焦在视网膜上，另一条焦线聚焦在视网膜前或视网膜后（图 5-1A）。

（2）复性散光（compound astigmatism）：又分为复性远视散光和复性近视散光，系指平行光线入射散光眼后，两条焦线都聚焦在视网膜前，或都聚焦在视网膜后（图 5-1B）。

（3）混合性散光（mixed astigmatism）：系指平行光线入射散光眼后，一条焦线聚焦在视网膜前，另一条焦线聚焦在视网膜后（图 5-1C）。

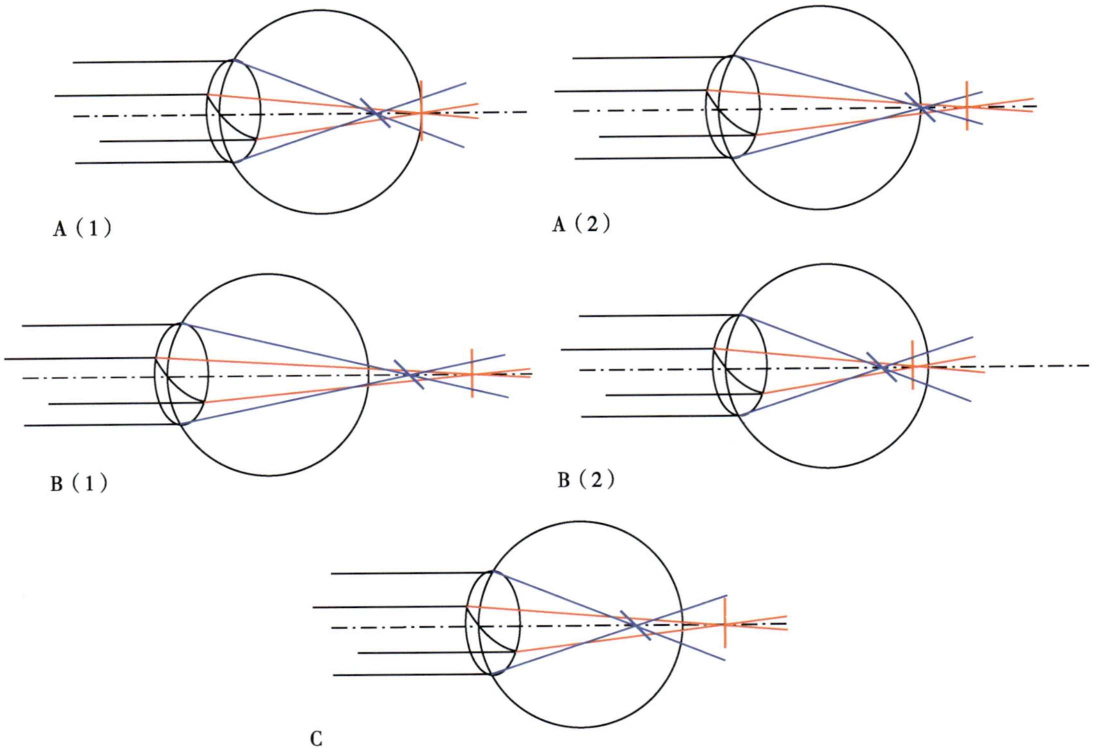

图 5-1　规则性散光的分类

3. 规则性散光眼的量值分类

（1）微度散光：散光度≤0.75D。

（2）低度散光：散光度为 1.00～1.50D。

（3）中度散光：散光度为 1.75～−2.50D。

（4）高度散光：散光度≥2.75D。

4. 规则性散光眼的轴向分类

（1）顺规散光（with rule astigmatism）：指近视散光的轴位为 180°±30°，远视散光的轴位为 90°±30°。眼的屈光体系垂直向屈光力较强，多为来自角膜的散光，又称为直接散光。通常角膜曲率仪所测定的角膜性散光与屈光定量所测定的屈光性散光量值和轴位相近（图 5-2A）。

（2）逆规散光（against rule astigmatism）：指近视散光的轴位为 90°±30°，远视散光的轴位为 180°±30°。眼的屈光体系水平向屈光力较强，多为来自晶状体的散光，又称为间接散光，角膜曲率仪所测定的角膜性散光与屈光定量所测定的屈光性散光量值和轴位差异较大（图 5-2B）。

（3）斜向散光（oblique astigmatism）：指散光轴位为 45°±15°或 135°±15°。多为来自角膜与晶状体的叠加性散光（图 5-2C）。

（4）规则性散光轴向组成比率：散光人群中以顺规散光最多，约占 60%，逆规散光约占 17%，斜向散光约占 23%。

（三）规则性散光的屈光状态

1. 史氏光锥　平行光线入射规则性散光眼后，不能形成焦点，焦力较大的子午向光线聚合为一条焦线，焦力较小的子午向光线聚合为另一条焦线，形成一前一后两根互相垂

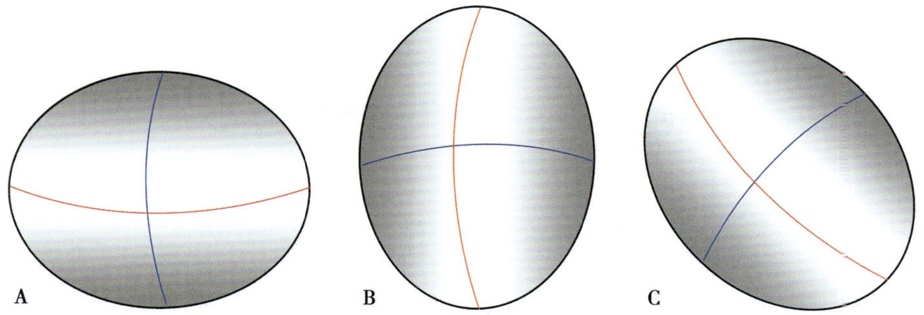

图 5-2　散光眼的轴向分类

直的焦线，焦线的间隙称为焦间距，光线所形成的两个顶点相对的锥形结构称为史氏光锥(Sturm conoid)。

2．最小弥散圆　史氏光锥结构的锥顶部圆形光斑影像称为最小弥散圆(minimum confusion circle)，是规则性散光眼影像变形最小的焦面。最小弥散圆的直径与规则性散光的焦量值正相关(图 5-3)。

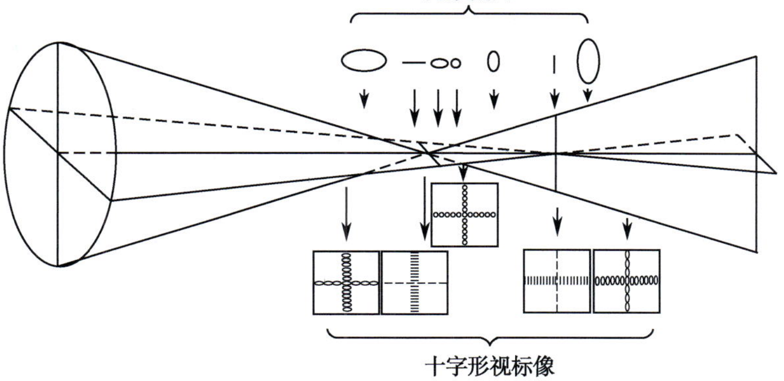

图 5-3　散光眼的史氏光锥

(四)规则性散光眼的表现

1．视力下降　由于规则性散光眼两个主子午线的目标光线不能同时在视网膜上清晰成像，只能选择性观看最小弥散圆，则视标像光能量分散，颜色变淡，边缘不清。散光屈光度较大时，甚至可诱发单眼复视。

2．视觉疲劳　虽然通过调节不能克服规则性散光，但通过调节可以将最小弥散圆影像调整到近于视网膜的焦面上，求得较好的视力，长时间的调节和辨认不够清晰的影像必然导致疲劳。

3．视物变形　由于规则性散光眼两个主子午线的放大率不同，会诱使目标影像变形；若主子午轴线位于斜向，会诱使目标影像斜向畸变。为了克服目标物的失真，配戴者常采取习惯性眯眼，用眼睑遮盖散光眼垂直向子午线的聚焦效果。

(五)规则性散光眼的发生率和屈光度组成比

1．发生率　通常认为低于或等于 0.50D 的散光无临床矫正价值，≥0.75D 的规则性散光眼人群发生率约为 23%，在屈光不正眼中≥0.75D 的规则性散光眼发生率约为 67%。

2．屈光度组成比　散光眼人群中的屈光度组成比如表 5-1 所示，可知柱镜屈光度≤2.00D 的散光眼约占 88%，可选配软性环曲面接触镜或硬性球面接触镜，而≥2.25D 的散光眼约占 12%，是硬性环曲面接触镜的主要适应人群。

表 5-1　规则性散光眼的屈光度组成比

	散光度 /D					
	<0.50	0.75～1.00	1.25～1.50	1.75～2.00	2.25～3.00	>3.25
患病率	21.89%	41.49%	15.23%	9.16%	9.38%	2.85%

（六）规则性散光眼的矫正

1. 矫正原理　可以将规则性散光眼看成是轴位相互垂直的两个焦力不同的生理圆柱透镜叠合而成，光学圆柱透镜可以修改（补偿或抵消）其中一个生理圆柱透镜的量值，使眼的屈光体系各个子午向焦力相等。在矫正过程中，光学圆柱透镜可以单独移动一根焦线的聚焦位置，从而缩小并消除焦间距，最终使光线入射规则性散光眼后形成焦点（图 5-4）。

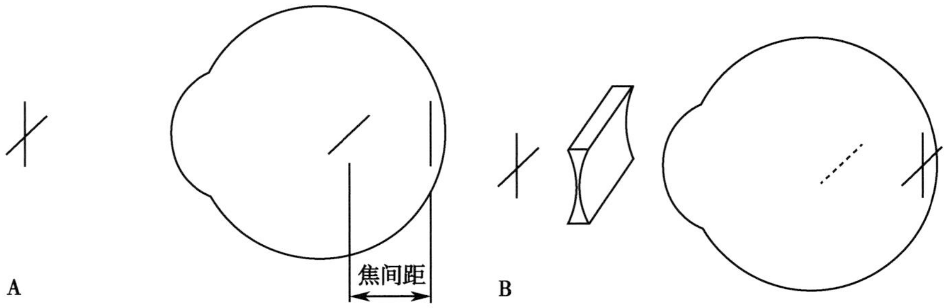

图 5-4　光学圆柱透镜矫正散光眼

2. 矫正方法

（1）球柱镜联合的环曲面框架眼镜为最普遍的矫正手段，优点是矫正视力清晰，成功率高，缺点是：①矫正高度散光或斜向散光时像差会导致难以克服的影像的畸变、偏斜和空间定位的误差；②不能矫正不规则性散光；③遇有双眼球镜屈光度、柱镜屈光度或柱镜轴位差异过大，达到屈光参差的程度，环曲面框架眼镜透镜酿成的双眼影像差异或不能被配戴者接受。

（2）球面角膜接触镜可利用镜片下的泪液形成的圆柱透镜对于散光眼进行补偿性矫正，尤其是硬性球面接触镜矫正效果颇佳。优点是：①镜片下的泪液透镜不仅可以矫正角膜的规则性散光，且能矫正角膜的不规则性散光；②由于镜眼矩很小，故有效地克服了光学透镜矫正散光眼时的影像畸变。缺点是：①遇到高度角膜散光，镜片的附着不稳定，中心定位不理想；②由于角膜与泪液的折射率差异，可能遗留残余散光。

（3）软性或硬性环曲面角膜接触镜用于矫正眼的散光，因矫正视力清晰稳定，像差相对较低已经越来越多成为视光师的选择。

二、球面接触镜矫正散光眼的分析

学习目标

1. 掌握：泪液透镜矫正散光的原理和规律。
2. 熟悉：等效球镜矫正散光的方法。
3. 了解：配戴接触镜的屈光动态。

（一）接触镜的屈光分析

1. 角膜的屈光　角膜的中心和边缘的厚度相差很小，在眼的屈光系统中，通常把角膜的前表面和后表面看作近似平行的弧面，当平行光线通过很薄的平行弧面透镜时并不发生

notes

折射（图 5-5A），因而角膜本身的屈光作用被忽略不计。而几乎没有屈光作用的角膜借自身的弯曲度包容了房水则形成了 40.00～45.00D 平凸透镜的屈光效果（图 5-5B），占据了眼的屈光焦力总量的 70%～75%，角膜的屈光力可计算如式 5-1。

$$D_c = \frac{n-1}{r_c} \quad \text{（式 5-1）}$$

式中 D_c 为角膜的屈光力，r_c 为角膜的前曲率半径（单位 m），n 为角膜和房水的综合折射率（1.337 5）。

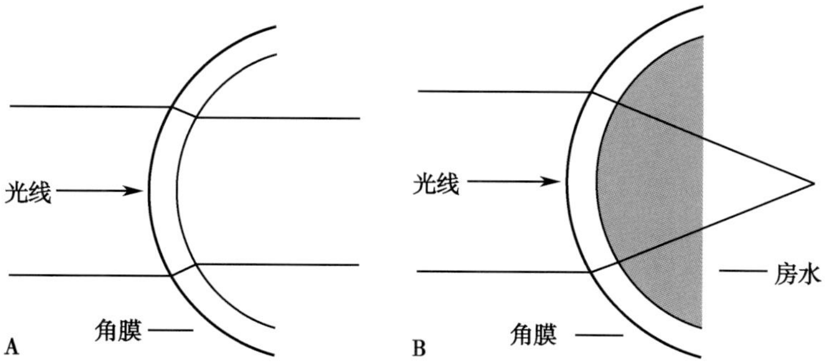

图 5-5　角膜的屈光

2．配戴接触镜的屈光动态　配戴接触镜后，可以理解为接触镜修改了角膜原有的屈光状态，由接触镜、镜片下的泪液、角膜和房水组成了新的屈光体系。该新的屈光体系具有 5 个屈光界面和 4 个层次的屈光介质。屈光界面分别为镜片的前表面、镜片的后表面、泪液的前表面、泪液的后表面、角膜的前表面；屈光介质分别为镜片材料、泪液、角膜和房水（图 5-6）。

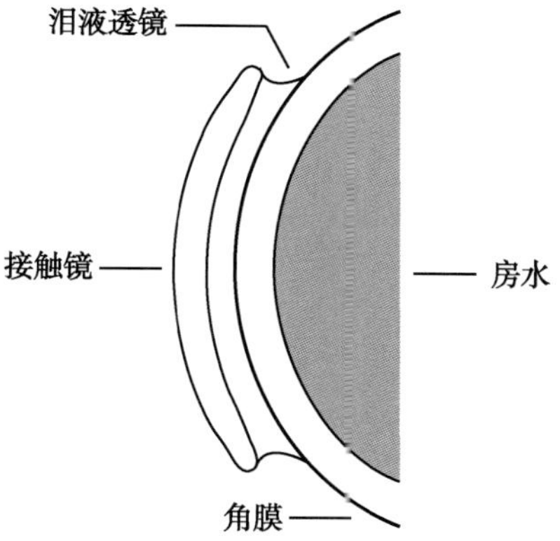

图 5-6　接触镜与角膜的综合屈光

戴镜后新的屈光体系屈光焦力可计算为接触镜屈光度、泪液透镜屈光度和角膜原有的屈光度的合量（式 5-2）。

$$D=D_l+D_t+D_c \quad \text{（式 5-2）}$$

式中，D 为戴镜后新的屈光体系屈光焦力，D_l 为接触镜屈光度，D_t 为泪液透镜屈光度，D_c 为角膜原有的屈光度。

3．泪液透镜　配戴接触镜后，夹在接触镜的后表面与角膜的前表面之间的泪液受前后界面的塑造形成泪液透镜，虽然受瞬目影响泪液透镜的厚度不稳定，但形态和屈光度相对恒定，利用薄透镜公式可求出泪液透镜屈光度的近似值（式 5-3）。

$$D_t = \frac{n_t-1}{r_l} + \frac{1-n_t}{r_c} \quad \text{（式 5-3）}$$

式中，D_t 为泪液透镜屈光度，r_l 为接触镜后表面曲率半径，r_c 为角膜前表面曲率半径，n_t 为泪液的折射率（1.336）。

（二）泪液透镜矫正散光

1．矫正原理　角膜性散光眼配戴球面接触镜后，接触镜的内表面光学区为球面形，散光眼的角膜前表面为环曲面形，其间若填入泪液，则形成类似交叉圆柱镜的泪液透镜（图 5-7）。

例如：角膜曲率仪测试结果为 42.25@180/42.75@90，屈光定量测试的结果为 −4.00DS/

−0.50DC×180，若选择接触镜的后曲率为42.50D，则理想的泪液透镜应呈±0.25D交叉圆柱镜（图5-8）。

2. 残余散光　泪液透镜与角膜前表面紧密嵌合，镜片的外表面若为球面形，则眼的角膜散光理应得到充分矫正，然而如果软性接触镜的可塑性过强，同时角膜的散光度过高，则有可能将角膜前表面的凸球柱面形态不同程度地复制到镜片的前表面，从而留下一定量欠矫散光影响矫正的效果，称为残余散光。所以泪液透镜矫正角膜性散光的效果在很大程度上是由镜片的弹性模量来决定的，在实际应用中得知硬性接触镜优于软性接触镜，而软性接触镜则应选择低含水量、厚度较大或切削工艺制作的镜片来最大限度地形成预期的泪液透镜。

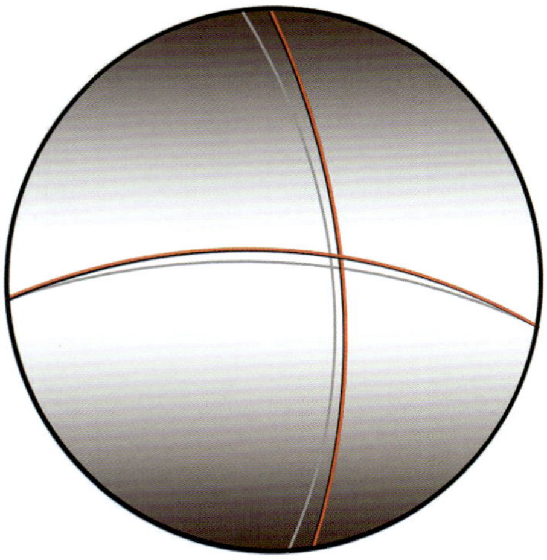

图5-7　泪液透镜

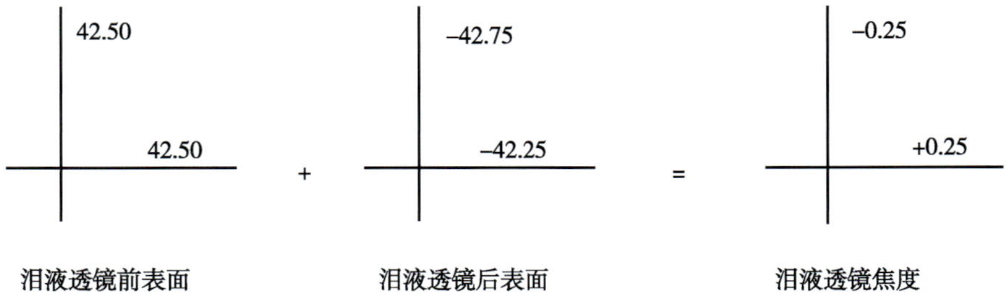

图5-8　泪液透镜的焦力分析

此外，泪液透镜的形成有赖于接触镜和戴镜眼两方面的条件，若戴镜眼的散光以角膜性散光为主，同时接触镜的弹性模量够大，则泪液透镜形成则较为充分，散光的矫正效果较好；戴镜眼的散光以非角膜性散光为主，则泪液透镜对于眼的屈光性散光矫正作用不显著，戴镜后未获矫正的散光也称为残余散光。

3. 指数性散光　已知球面接触镜是利用泪液透镜后表面的环曲面与角膜前表面的环曲面相互嵌合来矫正散光的。在角膜散光度较高时，尤其是配戴硬性接触镜，泪液透镜形成较为充分时，由于泪液的折射率为1.336，角膜的折射率为1.376，诱使上述互相嵌合的柱面透镜的屈光度不同，从而留下一定量欠矫散光影响矫正的效果，称为指数性散光（图5-9）。

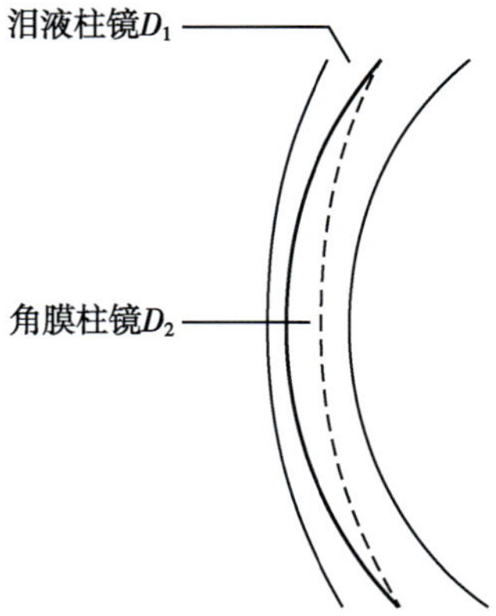

图5-9　指数性散光

如图5-9所示，D_1为泪液柱镜的屈光度，D_2为角膜柱镜的屈光度。泪液透镜的后曲率（即角膜透镜的前曲率）半径r_1为7.67mm（44.00D），泪液透镜的前曲率（即角膜透镜的后曲率）半径r_2为7.94mm（42.50D），指数性散光D_i可计算如下。

$$D_1=\frac{1.336-1}{0.007\,94}+\frac{1-1.336}{0.007\,67}=1.490$$

$$D_2=\frac{1.376-1}{0.007\,67}+\frac{1-1.376}{0.007\,94}=1.667$$

$$D_i=D_1-D_2=1.667-1.490=0.177\text{（D）}$$

4. 泪液透镜对屈光性散光的矫正效果　屈光性散光为常规屈光定量测试后所得的散光值，屈光性散光为角膜性散光和非角膜性散光（主要为晶状体散光）的合量，其中角膜性散光可通过角膜曲率仪测得。如上所述球面接触镜所形成的泪液透镜能够在一定程度上矫正角膜性散光，当角膜性散光获得矫正的同时可能会导致戴镜眼的屈光状态发生多种变化。

（1）大部矫正：当角膜曲率仪测定所得的角膜散光处方与常规屈光定量测试所得屈光性散光处方的轴位和屈光度相近时，证实眼的屈光性散光主要由角膜因素所致，可望通过泪液透镜获得大部矫正。例如：角膜曲率仪测试结果为 42.25@180/43.25@90，屈光定量测试的结果为 −4.00DS/−1.00DC×180，则戴球面接触镜可望获得较好的散光矫正效果。

（2）部分矫正：当角膜曲率仪测定所得的角膜散光处方与常规屈光定量测试所得的屈光性散光处方的轴位和屈光度不一致时，说明屈光性散光为角膜性散光和非角膜性散光的合量，泪液透镜只能使其获得有限的矫正。例如：角膜曲率仪测试结果为 42.25@180/43.25@90，屈光定量测试的结果为 −4.00DS/−1.25DC×30，则戴球面接触镜只能获得部分散光矫正效果。

（3）无矫正：当角膜曲率仪测定所得的角膜散光度很低，而常规屈光定量测试所得的处方有一定量散光时，说明屈光性散光主要为非角膜性散光，泪液透镜无望使其获得矫正。例如：角膜曲率仪测试结果为 42.25@180/42.25@90，屈光定量测试的结果为 −4.00DS/−1.00DC×90，则戴球面接触镜散光无望获得矫正。

（4）获得性散光：当角膜曲率仪测定所得的处方有较大散光，而常规屈光定量测试所得的处方散光值很低，间接证实被测眼角膜性散光与非角膜性散光屈光度相近，轴向相垂直，二者发生抵消。泪液透镜的介入，由于矫正了部分角膜性散光，可使原来常规屈光定量测试并无屈光性散光的眼显示出获得性散光。例如：角膜曲率仪测试结果为 42.25@180/43.25@90，屈光定量测试所得的结果为 −4.00，则戴球面接触镜有可能发生 −1.00×90 的获得性散光。

（三）等效球镜矫正散光

1. 矫正原理　软性球面接触镜所形成的泪液透镜对于角膜性散光的矫正度是有限的，即使镜片的弹性模量较理想，矫正限度也仍然不超过 0.75D；依靠硬性球面接触镜的泪液透镜矫正散光，对于非角膜性散光则没有矫正作用，通常配戴接触镜后的残余散光是依靠等效球镜来矫正的。

如前所述，平行光线进入散光眼就会形成一前一后两条相互垂直的焦线，两焦线之间形成顶点相对的史氏光锥，接触镜的矫正屈光度若使前焦线接近视网膜，则与前焦线垂直的目标影像都不清晰；若使后焦线接近视网膜上，则与后焦线垂直的目标影像都不清晰；若调整接触镜的球镜矫正屈光度，使史氏光锥的最小弥散圆接近视网膜，则各方位的目标影像都有相同的清晰度，能够使散光眼最小弥散圆影像落在视网膜焦面的球面屈光度称为等效球镜屈光度。

2. 矫正原则　等效球镜的计算方法是将常规屈光定量测试所得屈光性散光处方中的球镜屈光度 DS 加上柱镜屈光度 DC 的半量（式 5-4）。

$$D = DS + \frac{1}{2DC} \qquad \text{（式 5-4）}$$

采用等效球镜接触镜矫正散光眼是有限度的，主要受配戴眼的耐受度和散光的焦量两方面的制约。

（1）配戴眼的耐受度：若在屈光处方中球镜屈光度相对柱镜屈光度比例过小，则配戴眼对于等效球镜矫正的耐受度就会下降，原则如下。

原则 1：在屈光处方中柱镜屈光度≤0.75D，则球镜屈光度至少是柱镜屈光度的 3 倍或以上才能耐受等效球镜的矫正，如柱镜屈光度为 0.75D，球镜屈光度须≥2.25D。

原则 2：在屈光处方中柱镜屈光度≥1.00D，则球镜屈光度至少是柱镜屈光度的 4 倍或以上才能耐受等效球镜的矫正，如柱镜屈光度为 1.00D，球镜屈光度须≥4.00D。

(2) 散光的焦量限度：若柱镜屈光度≥2.00D，则无望利用接触镜的等效球面屈光度进行矫正，因为点目标光线入散光眼后焦间距过大，所形成的弥散圆直径过大，注视眼无法通过视心理将其理解为点目标影像。

(四) 散光眼矫正效果的评估

1. 散光眼配戴接触镜的矫正视力以不低于验光的球柱面联合试片的矫正效果为成功的标准。

2. 常见散光眼配戴接触镜的矫正视力低于验光的球柱面联合试片的矫正视力，若仅比验光的矫正视力低一行，则仍是可以接受的。

3. 散光矫正的成功与否与配戴者对矫正视力的心理期望相关，以及配戴者对不全矫正所产生的视力模糊和视觉疲劳的耐受程度相关。

第二节　软性环曲面接触镜

如前所述，在屈光不正眼中大约 67% 具有不能忽略的规则性散光，故在验配接触镜的过程中不可避免地要遇到矫正散光的问题，然而其中有部分散光眼由于球镜屈光度相对柱镜屈光度比例过小，或因柱镜屈光度过大等原因，必须配戴环曲面接触镜。更由于等效球镜形成的弥散圆模糊影像具有潜在导致近视发展的弊端，业界倾向于尽量采用环曲面接触镜彻底矫正眼的散光。

一、软性环曲面接触镜概述

学习目标

1. 掌握：软性环曲面接触镜常用库存规格。
2. 熟悉：软性环曲面接触镜的屈光度类型。
3. 了解：软性环曲面接触镜的设计类型。

(一) 软性环曲面接触镜的定义

软性接触镜的两个相互垂直的主子午线具有不同的屈光焦力，称为软性环曲面接触镜 (soft toric contact lenses)，或称为软性托力克接触镜。

(二) 软性环曲面接触镜的分类

1. 设计类型　软性环曲面接触镜为球柱面设计，其光学原理和光学结构同于环曲面框架光学眼镜透镜，只是为了适应与角膜的前表面相配适，镜片的整体形态比环曲面框架光学眼镜更弯曲。近年来由于软性接触镜的工艺、设计发生了突破性发展，绝大多数产品均采用内球面外环曲面设计，内曲面仅用于控制镜片与配戴眼的配适，外曲面用于对散光的精准矫正。

早期软性环曲面接触镜分为不同设计类型，分别适用于不同类型和不同程度的散光眼。

(1) 内环曲面外球面镜片：适用于中低度角膜性散光眼，利用镜片的内表面环曲面与角膜的外表面环曲面嵌合，达到矫正散光的目的。

(2) 内球面外环曲面镜片：适用于非角膜性散光眼，利用镜片的外表面环曲面矫正眼的

notes

非角膜性散光。

(3) 内外双环曲面镜片

1) 适用于角膜性散光和非角膜性散光相混合的散光眼，利用角膜曲率仪或角膜地形图定量角膜性散光，由镜片的内表面环曲面与角膜的外表面环曲面嵌合；通过片上验光测定屈光性散光余量，并由镜片的外表面环曲面进行矫正。

2) 也用于高度角膜性散光眼，由于镜片折射率为1.42～1.44，而角膜的综合折射率为1.337 5，当角膜性散光超过3.50D以上时，若镜片内表面环曲面与角膜外表面充分相互嵌合，镜片的柱镜屈光度就会大于角膜的散光屈光度，形成过矫指数性散光，所以必须在镜片外表面制作环曲面来抵消部分内表面的柱镜屈光度。

2. 屈光度的标示　软性环曲面接触镜可用于矫正各种类型的散光眼，分为单纯性近视散光镜片、复性近视散光镜片、单纯性远视散光镜片、复性远视散光镜片和混合性散光镜片等。远视散光镜片或混合散光镜片的参数标定的方法通常以负柱镜的方式来表示，这一点与综合验光仪采用负圆柱透镜的试片进行测试相似。

例如：验光处方为：+3.50DS/+0.75DC×100，环曲面角膜接触镜的参数标定为：+4.25DS/−0.75DC×10。

例如：验光处方为：−1.50DS/+2.25DC×70，环曲面角膜接触镜的参数标定为：+0.75DS/−2.25DC×160。

（三）常用库存规格

1. 柱镜屈光度分档　传统的软性环曲面接触镜的柱镜屈光度分档有4档库存系列（即0.75D、1.25D、1.75D、2.25D）或3档库存系列（即1.00D、1.50D、2.00D）。为了减少库存，柱镜屈光度分档步距通常为0.50D，实际验配时，处方中相近的散光屈光度可酌情降低0.25D，如散光屈光度为2.00D，若库存无此规格，可选配1.75D。随着库存成本下降，有视光师建议将软性环曲面接触镜的柱镜屈光度增至8档库存系列（即0.75～2.50D，步距0.25D）。随着制作工艺的改进，多数环曲面软性接触镜的生产商已经可以定制2.75D、3.25D、3.75D、4.25D，又称为高4档系列。

2. 柱镜轴位分档　传统的环曲面软性接触镜的柱镜轴位分档为10档库存系列（即70°、80°、90°、100°、110°、160°、170°、180°、10°、20°）。为了减少库存，柱镜轴位分档步距通常为10°，实际验配时，处方中相近的散光屈光度可酌情向90°或180°方向靠拢5°。如散光轴位为15°，可选配10°；散光轴位为75°，可选配80°。有些柱镜轴位规格配出的机会不多，例如30°～60°和120°～150°等斜向轴位的镜片，常规片库很少储备。随着配戴者对于环曲面接触镜接受程度的提高，有视光师建议将软性环曲面接触镜的柱镜轴位增至18档库存系列，称为全轴方位库存，步距为10°，斜向轴位的镜片每个规格至少备1片，配出后随即向生产商订购。

3. 库存分析　软性环曲面接触镜与环曲面框架光学眼镜的库存最大的区别是除了要考虑不同的球镜屈光度与柱镜屈光度组合之外，还必须考虑球镜屈光度、柱镜屈光度与柱镜轴位的组合，因此将软性环曲面接触镜的库存称为二维排列组合，该种组合方式决定软性环曲面接触镜比环曲面框架光学眼镜的库存可能大十数倍。上述常用规格为根据日常验配处方中常见的球柱轴组合总结出的库存模式，最精简实用的库存量约为2 000片左右，若考虑常用规格备2～3片库存，库存量大约增至4 500片，足够日常应用。然而总会有少数散光屈光度高于2.25D或散光轴位为斜向的配戴者需要配戴软性环曲面接触镜，为了满足临床的需要，库存量7 000片左右的模式可满足任意球镜屈光度、柱镜屈光度和柱镜轴位组合的订镜处方需求。

二、软性环曲面接触镜柱镜轴位的稳定方法

学习要点

1. 掌握：环曲面接触镜的旋移效应。
2. 熟悉：柱镜轴位的稳定方法。
3. 了解：软性环曲面接触镜的片标。

（一）环曲面接触镜的旋移效应

1. 眼睑力对柱镜轴位的影响 环曲面接触镜与环曲面框架光学眼镜的最大区别在于接触镜不具有眼镜框架对于柱镜子午轴位的制约。兹将软性接触镜的在眼状态，即镜片漂浮在泪液表面时可能受到的力学影响因素分述如下。

（1）镜片与角膜之间的密封空间中，因充满了泪液产生内向的附着张力。

（2）镜片内表面形态与角膜的形态非常相近，二者嵌合后产生流体静力。

（3）镜片受地心引力的影响，产生向下的悬垂重力。

（4）瞬目时眼睑对于镜片产生垂直向的牵移力。

（5）瞬目时睑缘对镜片的推动力不均衡，产生旋向力，被称为旋移效应。

镜片配适恰当时，上述附着张力和流体静力可以维持镜片的位置居中定位，但不能克服大多数配戴者眼睑力的不均衡，人类下睑鼻高位的解剖特点使镜片受旋向力的影响，镜片钟面 12 点位在眼内周而复始地向颞侧定向转动，从而影响软性环曲面接触镜柱镜轴位的稳定性，给软性环曲面接触镜的验配带来困难（图 5-10）。

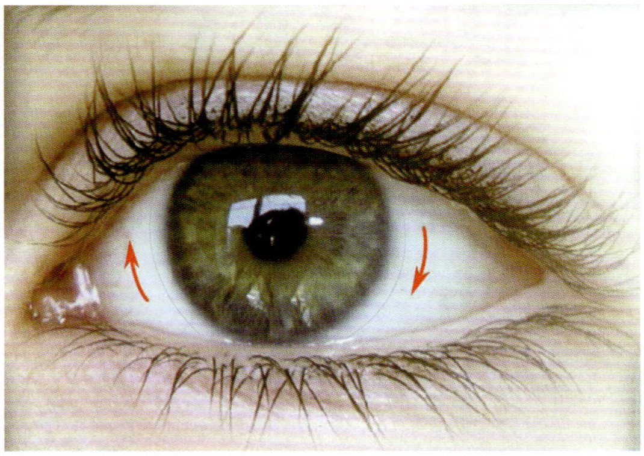

图 5-10 眼睑力对镜片柱镜轴位的影响

2. 镜片厚度不均匀对柱镜轴位的影响 由于环曲面镜片各径线的厚度不均匀，使眼睑旋向移动力的作用表现得更为明显，因为当瞬目时鼻下侧睑缘作用于镜片的凸起部分，使镜片旋向移动的效率大大提高。其中逆规散光的软性环曲面接触镜受眼睑力的影响最小，顺规散光次之，斜位散光受影响则最大，常因轴位不稳定导致验配失败，这也是软性环曲面接触镜的库存通常不备斜位柱镜规格的原因之一。

（二）柱镜轴位的稳定方法

1. 棱镜稳定法（prism ballast） 镜片整体制作成底向下的棱镜，利用棱镜较厚的部分相对不易纳入上睑下和棱镜具有一定的垂重作用，使镜片保持稳定的轴方位（图 5-11A）。该方法又称为“瓜子稳定法”，因用食指和拇指挤捏附有汁水的瓜子，只有薄的部分会留在指缝间，犹如较厚的镜片棱镜底向不易进入上眼睑下一样，是接触镜仿生学的工艺方法之一。

2. 动力性稳定法（motive ballast） 将镜片的上方和下方削薄，利用瞬目时上、下睑的动力夹住镜片较薄的区域，使镜片保持稳定的轴方位（图 5-11B），该方法又称为双薄稳定法。

3. 截边稳定法（truncation ballast） 将镜片的下边缘截去，将截缘部尽量制作平滑，利用下睑缘托住截平的镜片下边缘，使镜片处于稳定的轴方位（图 5-11C）。该方法因瞬目时

截缘进入下眼睑后方和角膜区内可诱发异物感，以及睑位偏低的配戴眼稳定效果不佳等缺点，现已不常使用。

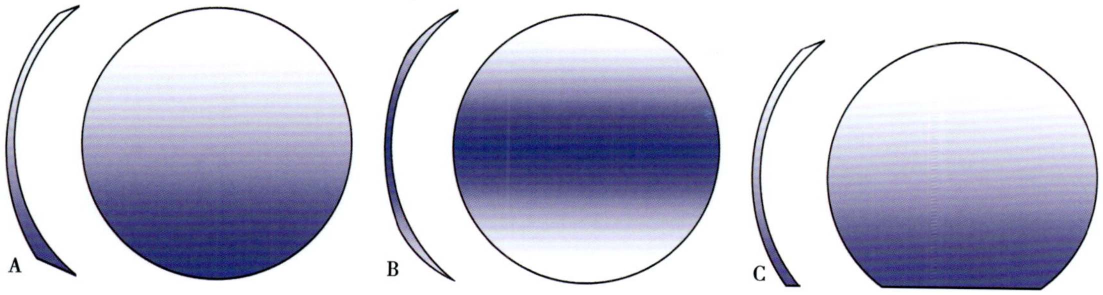

图 5-11 柱镜轴位的稳定方法

4. 周围棱镜稳定法（round prism ballast） 将镜片中心区直径 6～7mm 的范围置入制作精准的微型环曲面光学区，使之充分覆盖瞳孔区域，称为迷你光学区设计。光学区以外的镜片整体制作成底向下的棱镜，利用棱镜稳定原理使镜片保持稳定的轴方位（图 5-12）。该种镜片设计将镜片分为两个功能区域，中心的光学区只用来矫正视力，由于球柱镜形态不延伸到光学区以外，因此回避了负透镜边缘渐厚，以及环曲面镜片因各径线的厚度不均匀诱发的旋移效应。而镜片周边区只用来维持镜片的子午轴向，有效地减少了整片棱镜设计的镜片厚度。由于上述设计大大提高了软性环曲面接触镜的轴位稳定性，且镜片较薄，透氧性能和舒适度均有所改善，故问世以后立即被生产商普遍采用。

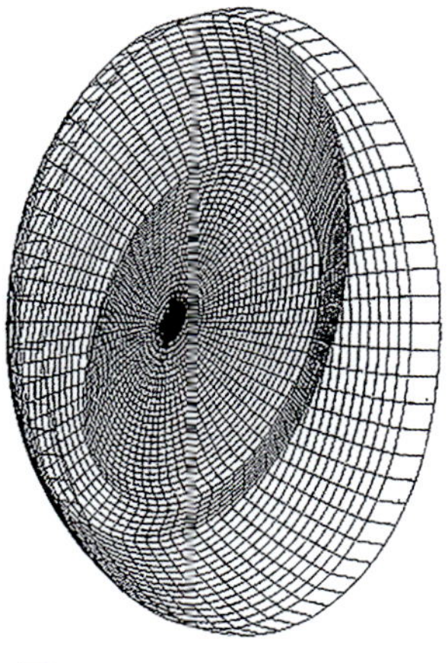

图 5-12 周围棱镜稳定法

5. 四点平衡稳定法（four dots balance ballast） 参照周围棱镜稳定法，中心的迷你光学区的环曲面设计不变，将镜片周边区设计为上下双薄形态来维持镜片的旋向稳定性，并进一步将左右两侧周边部厚区选择性削薄，使镜片非光学区留下 4 个点状隆起，4 点连线呈大致呈水平矩形（图 5-13）。当瞬目以后，瞬间镜片的四个定位点就会撑住上下睑缘，可以有效地维持镜片的柱镜子午轴向，在控制镜片的旋移效应的基础上可以使镜片的厚度更薄。

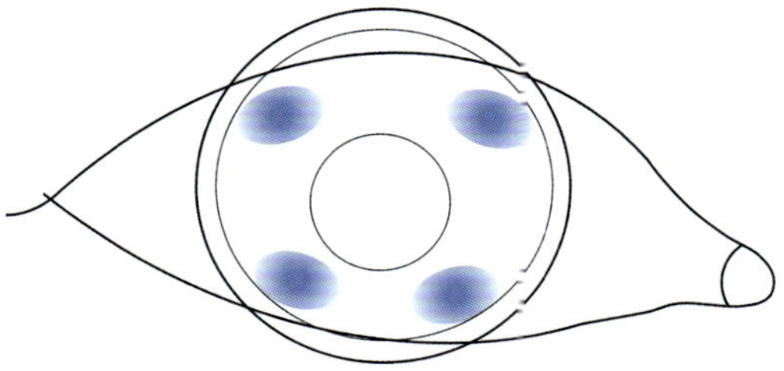

图 5-13 四点平衡稳定法

（三）软性环曲面接触镜的片标

1. 片标的作用 接触镜为透明圆形镜片，因此无法对戴镜后镜片是否发生旋移偏误进行评估，为了判断软性环曲面接触镜柱镜轴方位是否存在旋向偏误或旋向定位不稳定，必须在镜片特定的位置制作能够辨识的标记，作为标定镜片子午方位旋向定位的参照物，称为软性环曲面镜片的片标。片标位置有多种多样，如图 5-14 所示，其中以 3 点、6 点、9 点，或 5 点、6 点、7 点两种模式较为常见。片标多数采用激光镌刻，为了避免镌刻标记的毛糙面网罗泪液沉淀物，现已有采用彩色印染的方法制作。

2. 片标与柱镜轴位的区别 片标并非软性环曲面接触镜柱镜的轴方位，设置方法是先将接触镜柱镜的轴位固定在规定的方位，然后在镜片非光学区制作参照片标，戴镜以后如果片标在预期的方位，（例如片标位于 3 点、6 点、9 点的设计位置），则可以间接地推测接触镜柱镜的轴方位就一定在屈光处方所规定的位置（图 5-15）。

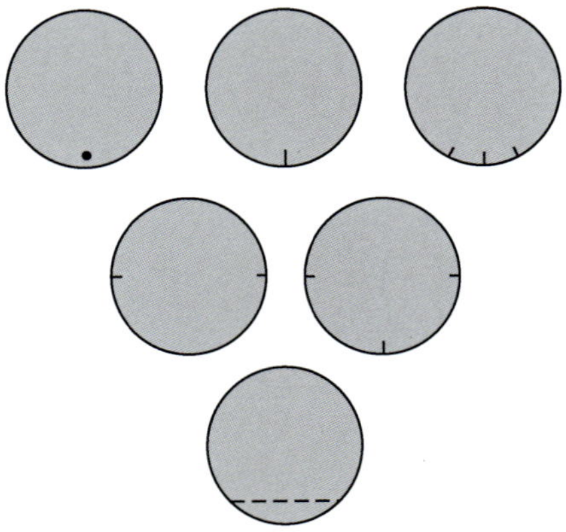

图 5-14　环曲面接触镜的片标

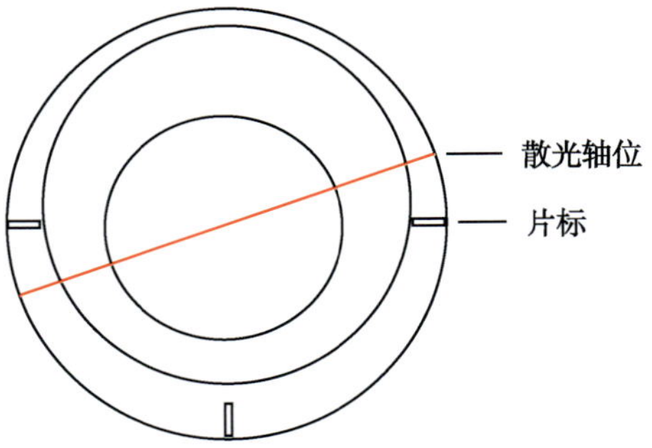

图 5-15　片标与柱镜轴位的关系

三、软性环曲面接触镜的验配

学习要点

1. 掌握：评估环曲面接触镜的片标。
2. 熟悉：环曲面接触镜片标旋向误偏的修正。
3. 了解：环曲面接触镜顶点屈光度换算。

（一）验配工具

验配软性环曲面接触镜应准备以下基本设备：电脑自动验光仪、综合验光仪、投影视力表、角膜曲率仪、角膜地形图仪、软性环曲面接触镜试戴镜、软性接触镜护理液、软性接触镜润眼液、裂隙灯显微镜（附带测量目镜）、专用收水盘、洗手设施和纸巾适量。

（二）配前检查

1. 问诊和保健资料建立同验配软性球面接触镜。

2. 采用裂隙灯显微镜对配戴者进行常规外眼检查，方法同软性球面接触镜的验配前检查步骤。

3. 采用电脑自动验光仪和综合验光仪进行常规屈光检查，获得远用屈光处方，方法同验配框架眼镜和软性球面接触镜。注意在屈光检查时着重利用交叉圆柱镜等测试方法精确定量被测眼的散光屈光度和轴位。

4. 采用角膜曲率仪、角膜地形图仪对于配戴眼的散光性质进行分析，检测方法见于本教材相关章节。值得注意的是，屈光检查处方的参数显示柱镜屈光度超过 4.00D，须认真阅读角膜地形图，排除圆锥角膜。若确诊为圆锥角膜，则不易获得满意的镜片配适，镜片的旋向偏误不易控制，可能导致验配失败，宜放弃验配。

5. 其他接触镜验配前特殊检查，如眼底、眼压和泪液质量分析等项检查方法同验配软性球面接触镜。

（三）适应证分析

1. 与软性球面接触镜对照比较　如前所述，当屈光处方中散光≤0.75D，球镜屈光度与柱镜屈光度的比值≥3；或屈光处方中散光介于 1.00～2.00D 之间，球镜屈光度与柱镜屈光度的比值≥4，均可试将屈光处方中的柱镜屈光度换算成等效球镜屈光度，从而选择配戴技术要求不高的软性球面接触镜。因为软性环曲面接触镜作为屈光矫正工具有着不能回避的缺点，就是柱镜的轴位没有稳定可靠的依托，若在戴镜的过程中发生柱镜轴位偏误，则反致视觉质量下降。故以往有视光师认为若配戴软性球面接触镜能够获得满意的矫正视力，则尽量不配戴软性环曲面接触镜。

近年来一方面由于软性环曲面接触镜的制作技术有了长足的改进，柱镜轴位的旋移效应发生率获得有效控制，验配成功率大大提高，更重要的是人们开始认识到采用等效球镜屈光度替代柱镜，配戴者视网膜影像始终由弥散圆组成，是导致近视配戴者视疲劳和近视程度发展的潜在诱因，故普遍提出即使屈光处方中的球镜屈光度足够高，也应该对0.75D散光进行矫正，且配足常戴。

2．环曲面接触镜类型选择　通过常规屈光检查和角膜曲率仪测定，对屈光处方中的散光性质进行分析。近年来软性环曲面接触镜已多采用迷你光学区设计，已经没有制作工艺上的困难，通常制造商选择将镜片的环曲面全量制作在镜片的外曲面。

3．泪液透镜的干扰　散光眼的角膜前界面多为环曲面，在配戴软性环由面接触镜后，泪液透镜在一定程度上修改了原有的角膜性散光，打破了原来角膜-晶状体所形成的散光稳态，使戴镜后眼的散光屈光度发生变化，甚至发生轴位变化。因此在试戴软性环曲面接触镜时，有必要进行片上验光，该项检查并非仅仅是简单的增减球镜屈光度，观察矫正视力的变化，必要时应采用交叉圆柱镜复核眼的散光处方。

4．矫正效果的预测　在软性环曲面接触镜的配戴眼中，逆规散光由于镜片轴位稳定，故矫正效果最稳定；散光屈光度介于0.75～2.50D之间者，成功率较高；处方中球镜度较高者，容易获得较好的效果。而单纯性散光、混合性散光，因配戴者基础视力较好，对于矫正视力要求较高，往往不易获得满意的效果。

（四）验配

1．顶点屈光度换算　由于屈光检查所使用的光学透镜与接触镜距离被测眼之间的镜眼距不同，对于被测眼所显示的有效屈光度有差异，所以在验配接触镜时必须对屈光检查所获得的屈光处方进行顶点屈光度的换算，换算的原理和方法参见本教材相关章节。所不同的是，平行光线入射散光眼后在两个主子午线分别聚焦，故在作顶点距离屈光度换算时须对两个主子午线分别进行顶点屈光度换算。

例如验光处方为−4.00DS/−1.25DC×180，顶点换算如图5-16A所示，顶点屈光度换算以后的软性环曲面接触镜处方应为−3.75/−1.00×180。

例如验光处方为−5.25DS/−2.00DC×180，顶点换算如图5-16B所示，顶点屈光度换算以后的软性环曲面接触镜处方应为−4.75DS/−1.75DC×180。

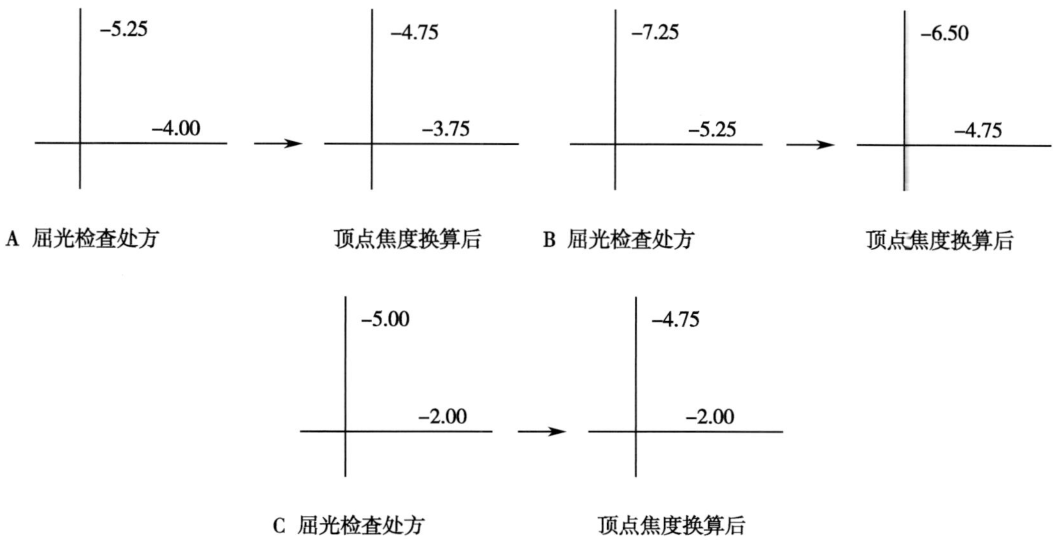

图5-16　软性环曲面接触镜顶点屈光度换算示例

在实际验配中，为了适应常规库存规格，若换算后的处方中柱镜屈光度少许超过 2.25D，可考虑将部分柱镜屈光度进行等效屈光度换算，将减去的柱镜 1/2 量值加到球镜屈光度上。例如验光处方为 −2.00DS/−3.00DC×180，顶点换算如图 5-16C 所示，顶点屈光度换算以后的软性环曲面接触镜处方应为 −2.00DS/−2.75DC×180，可试换算为 −2.25DS/−2.25DC×180。

2. 试戴

(1) 试戴片规格，常规试戴片球镜屈光度为 −3.00D，柱镜屈光度为 −0.75D，轴位为 70°、80°、90°、100°、110°、160°、170°、180°、10°、20°等 10 种，基弧为 8.3、8.6 两种，共计 20 片。也有视光师将试戴片规格扩大到全子午方位，甚至备有 1.00D、1.50D 和 2.00D 等 3 档柱镜屈光度，一套试戴片多达 108 片。

(2) 试戴片的保管，软性环曲面接触镜试戴片使用后的清洁、消毒和贮存同于软性球面接触镜试戴片。由于目前软性球面接触镜试戴片已经大多改用抛弃型镜片，用完即弃，故软性环曲面接触镜的试戴片也有改用抛弃型镜片的趋势。

(3) 选择试戴片，首片试戴片选择基弧为 8.6mm，球镜屈光度为 −3.00D，柱镜屈光度为 −0.75D，选择最接近验光处方的柱镜轴位。

(4) 戴镜和摘镜的方法同软性球面接触镜。

3. 评估配适　戴镜 15min 以后观察配适，评估镜片的覆盖度、中心定位、移动度、下垂度、松紧度、舒适度和清晰度，方法同于软性球面接触镜。所不同的是要求在没有角膜周边压迹或血管苍白区的情况下，尽量减少镜片的移动度，因软性环曲面接触镜的配适偏紧可以减少镜片的旋移倾向。评估的标准是松紧度试验（即上推试验）不大于 70%。

4. 评估片标

(1) 片标的观察方法：采用裂隙灯显微镜弥散投照法观察镜片的片标，初学者若不能顺利找到片标，可试将裂隙灯显微镜的倍率调至低倍率（×6），改用中低照度进行观察，或改用背面投照法发现片标。由于片标在镜片固定的位置上，故只要裂隙灯显微镜的焦面会聚镜片的外表面应该不难发现（图 5-17）。

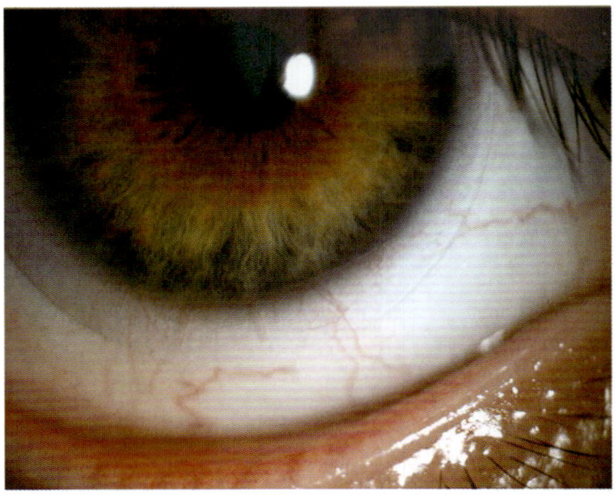

图 5-17　裂隙灯显微镜所观察到的片标

(2) 片标的位置的认识：如前所述软性环曲面接触镜的片标为标定镜片子午方位的旋向参照物。以钟面 3、6、9 点片标为例，采用裂隙灯显微镜观察时，若镜片在配戴后未发生旋向偏误，镜片的片标应该固定在钟面 3 点钟、6 点钟和 9 点钟的位置上；以钟面 5、6、7 点片标为例，采用裂隙灯显微镜观察时，若镜片在配戴后未发生旋向偏误，镜片的片标固定在钟面 5 点钟、6 点钟和 7 点钟的位置上。

(3) 片标旋向误偏的修正：由于受眼睑力、角膜环曲面形态和非球面形态等因素的影响，软性环曲面接触镜配戴到角膜面上以后，片标可能发生旋向偏误，即不在预期的钟面位置上。验配人员需要评估片标是顺时针旋偏，还是逆时针旋偏，并测定旋偏的圆周角量值。片标子午位置的评估可借助以下方法。

1) 利用裂隙灯显微镜的量角目镜直接测试（图 5-18）。

2) 利用试镜架散光轴位刻度进行测试。

3) 若为钟面 5、6、7 点片标，则相邻片标间隔 30°，可通过下睑中点直接估读旋偏的圆周角量值。

若片标顺时针旋偏，将原处方的散光轴位加上旋偏角；若片标逆时针旋偏，则将原处方的散光轴位减去旋偏角，采用换算以后的散光轴位修正原屈光处方的散光轴位。口诀为：钟面顺加逆减。若单独评估钟面6点片标，则口诀可定为：左加右减。

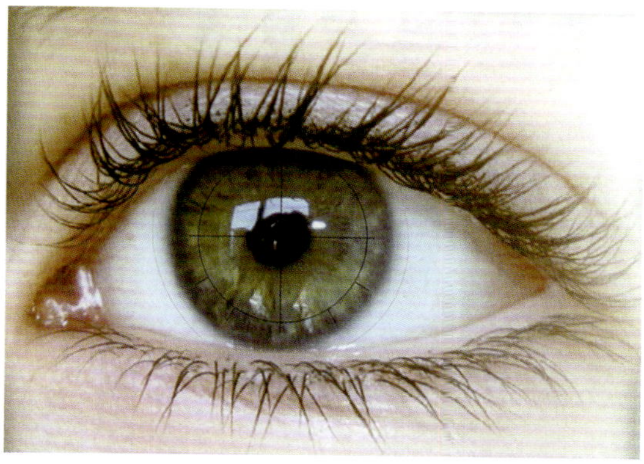

图 5-18　采用裂隙灯显微镜的量角目镜判别片标旋向偏误

例如：被测眼的验光处方为 −3.00DS/−1.00DC×10，如图 5-19A 所示，处方为 −3.00DS/−1.00DC×10 的透明镜片在 10° 的轴位上有一外表看不见的柱镜，试戴后发现片标顺偏 10°（图 5-19B），则眼睛的散光轴位与顺偏以后镜片的 20° 轴位相重合，故处方应修正为 −3.00DS/−1.00DC×20。

例如：被测眼的验光处方为 −4.75DS/−1.25DC×10，如图 5-19C 所示，处方为 −4.75/−1.25×10 的透明镜片在 10° 的轴位上有一外表看不见的柱镜，试戴后发现片标逆偏 10°（图 5-19D），则眼睛的散光轴位与逆偏以后镜片的 180° 轴位相重合，故处方应修正为 −4.75/−1.25×180。

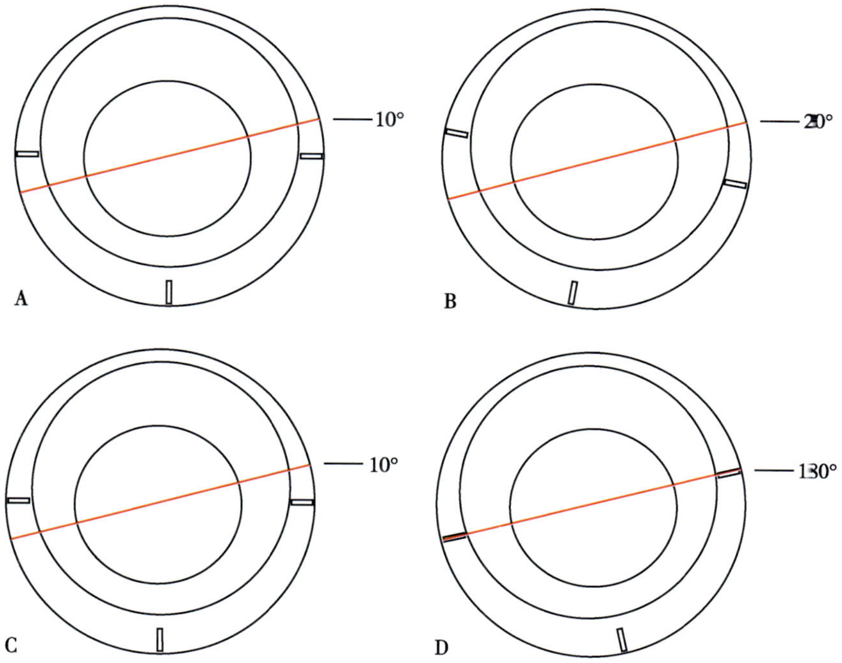

图 5-19　采用顺加逆减的方法修正镜片旋偏

5. 处方参数与库存镜片规格不同的替代办法　由于常用片库的镜片规格有限，通过顶点屈光度换算和试戴修正后的软性环曲面接触镜的处方参数规格可能片库中没有，需要在现有的库存镜片规格中选择参数相近的替代镜片，修正的方法为：柱镜屈光度不同，选择低档柱镜；柱镜轴位不同，选择靠近中心档（90 度或 180 度）的轴位。

例如：处方为 −3.00DS/−2.00DC×10，库存中没有柱镜屈光度为 2.00D 规格的镜片，可选择改用处方参数为 −3.00DS/−1.75DC×10 的镜片。

例如：处方为 −3.00DS/−1.00DC×15，库存中没有柱镜轴位规格为 15° 的镜片，可选择改为 −3.00DS/−1.00DC×10 的镜片。

notes

6. 片上验光

(1) 片上验光的目的是定量配戴模拟软性环曲面接触镜后，配戴眼除去试戴片和泪液透镜的矫正作用所遗留的屈光不正余量。测试方法同于常规屈光检查。

(2) 若试戴片发生旋向偏误，需根据修正后的柱镜轴位处方参数更换试戴片规格，以下检测步骤均在试戴片上进行。

(3) 单眼红绿视标测试，增减球镜试片直至红绿视标平衡。

(4) 单眼交叉圆柱镜测试，定量散光余量的屈光度和轴位。

(5) 双眼视力平衡检测，注意排除优势眼欠矫。

(6) 进行单眼、双眼矫正远视力和近视力测试。

(7) 计算试戴片和片上验光结果的合量处方，注意片上验光所得的屈光不正余量仍然应该进行顶点屈光度换算。

例如：试戴片处方为 −3.00DS/−0.75×180，片上验光处方为 −4.75DS/−1.50DC×180，片上验光处方 −4.75DS/−1.50DC×180 经过顶点屈光度换算为 −4.50DS/−1.25DC×180（图 5-20A），试戴片和片上验光结果的合量处方为 −7.50DS/−2.00DC×180（图 5-20B）。

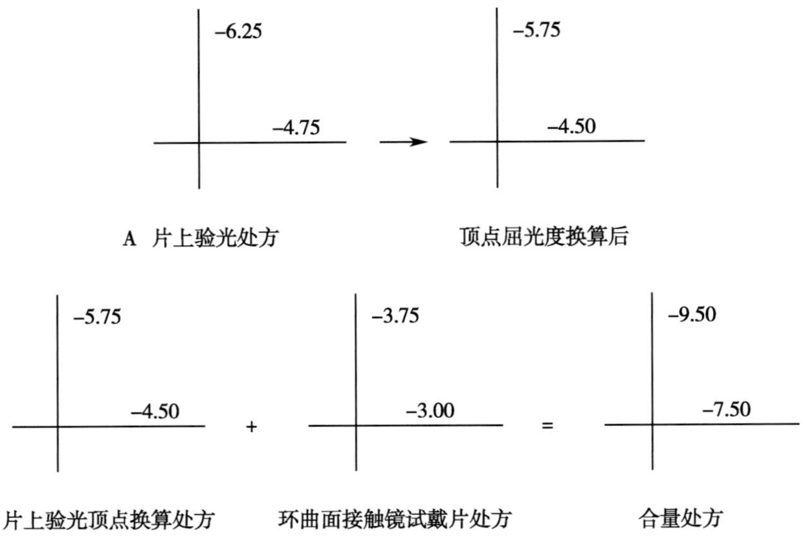

图 5-20 试戴片和片上验光结果的合量分析

7. 矫正效果的评估 配戴软性环曲面接触镜的矫正效果应与框架球柱联合镜片相同或略好，若矫正视力低于框架球柱联合镜片，则要评估双眼视力能否满足配戴者期望，即使配戴者认可，还要观察是否因散光欠矫或误矫，导致头晕、视物变形等症状。若有不能忽略的症状，需考虑改用其他矫正方法。

实训 5-1 软性环曲面接触镜的验配

一、实训目的

1. 掌握：软性环曲面接触镜的适应证分析。
2. 掌握：软性环曲面接触镜的验配方法及流程。
3. 熟悉：软性环曲面接触镜的柱镜轴位稳定方法。

二、实训设备

1. 案例素材

案例 1：屈光处方 R：−3.00DS/−1.00DC×10，曲率处方 R：43.00@100/42.00@10

案例 2：屈光处方 R：−4.00DS/−1.25DC×180，曲率处方 R：43.50@90/43.00@180

案例 3：屈光处方 R：−5.25DS/−1.50DC×170，曲率处方 R：44.50@80/44.25@170

案例 4：屈光处方 R：−7.50DS/−1.50DC×100，曲率处方 R：42.75@100/43.50@10

案例 5：屈光处方 R：−4.75DS/−1.25DC×90，曲率处方 R：44.00@90/44.50@180

案例 6：屈光处方 R：−6.50DS/−2.00DC×80，曲率处方 R：41.50@80/43.50@170

2. 软性环曲面接触镜试戴片一套，软性接触镜护理液及润眼液，洗手设施、专用收水盘及纸巾适量。

3. 综合验光仪和投影视力表，裂隙灯显微镜（附带测量目镜）。

实训步骤：

1. 学员试根据不同案例素材配前检查的屈光处方和曲率处方选择首片试戴片的参数，尤其是试戴片柱镜轴位的选择，以及基弧的选择（8.3mm、8.6mm），并说出理由。

2. 在有条件提供多套试戴片的实训场所，学员还须考虑试戴片球镜屈光度的选择（−3.00D、−6.00D），以及柱镜屈光度的选择。

3. 学员参照软性接触镜的常规操作方法进行戴镜、摘镜操作，戴镜 15min 后，用裂隙灯显微镜观察镜片配适。对镜片覆盖度、中心定位、移动度、舒适度和清晰度的评估方法同于软性球面接触镜，注意松紧度的评估标准差异。

4. 受眼睑力、角膜环曲面形态、非球面形态等因素的影响，试戴片片标可能发生旋向误偏。学员须正确评估片标的位置、测定旋偏的圆周角，并依据"钟面顺加逆减"或"左加右减"的口诀修正处方。

5. 若试戴片发生旋向偏误，学员需根据修正后的柱镜轴位处方参数更换试戴片规格，并在综合验光仪上实操进行片上验光。

6. 学员计算试戴片和片上验光结果的合量处方，试写出软性环曲面接触镜的完整订镜处方。

注意事项：

1. 若屈光检查处方的参数显示柱镜大于球镜（不包括单纯性散光），或柱镜屈光度超过 2.50D，可考虑进行适量的等效球面换算，将柱镜 1/2 量值加到球镜屈光度上。

2. 若在裂隙灯下发现片标的位置在每次瞬目后发生变化，可试将试戴片基弧缩小一档或直径扩大一档；若片标顺时针或逆时针发生较稳定的旋向偏误，则需进行镜片处方修正。

3. 极少数配戴者戴镜之后，矫正视力不良，片上验光发现散光屈光度无端增加，或轴位发生改变，须进行角膜曲率的测定，比较角膜散光与屈光处方散光的差异，排除镜片下的泪液透镜矫正了部分角膜散光，打破了原有的角膜 - 晶状体散光稳态，导致晶状体散光焦力外显。

结果记录：

软性环曲面接触镜配适评估		
	1 号镜片	2 号镜片
中心定位	水平	水平
	垂直	垂直
角膜覆盖度		
镜片移动度		
垂直滞后量		
水平滞后量		
上推试验		
配适特征	过松 / 过紧 / 合适	过松 / 过紧 / 合适
改进意见		

续表

软性环曲面接触镜配适评估		
	1号镜片	2号镜片
舒适度		
镜片旋向误偏		
片标示意图		
试戴片品牌：	试戴片参数：	订片处方：

课后思考：

1．试述软性环曲面接触镜顶点屈光度换算的方法。

2．试述软性环曲面接触镜片标旋向误偏的修正方法。

3．试述处方参数与库存镜片规格不同的替代办法。

第三节　硬性环曲面接触镜

临床遇有散光眼，视光师会首先选择采用光学框架眼镜、硬性球面接触镜或软性环曲面接触镜进行矫正，尤其是硬性球面接触镜可以自然形成动态性泪液柱镜，对于甚至高达3.00D的角膜性散光仍然有良好的矫正效果，是简便易行的矫正方法。然而仍然有部分散光眼在尝试上述各种矫正方法以后均不理想，不得不选择采用硬性环曲面接触镜进行矫正，故硬性环曲面接触为散光眼的各种矫正方法的备选方案。

一、硬性环曲面接触镜概述

学习要点

1．掌握：硬性环曲面接触镜的适应证。

2．熟悉：硬性环曲面接触镜的稳定方法。

3．了解：硬性环曲面接触镜的矫正类型。

（一）硬性环曲面接触镜的定义

硬性接触镜的两个相互垂直的主子午向具有不同的屈光焦力，称为硬性环曲面接触镜（toric RGP contact lenses），或称为RGP托力克接触镜。

（二）硬性环曲面接触镜的适应证

1．屈光性散光以非角膜性散光为主，硬性球面接触镜的矫正效果不理想。

2．角膜性散光过高，硬性球面接触镜移动量过大甚至脱出眼外，或矫正视力不够稳定。

3．斜向角膜性散光过高，在瞬目时硬性球面接触镜呈环绕性摆动，导致异物感较大，配戴者不能耐受。

4．双眼球镜屈光度、柱镜屈光度或柱镜轴位差异过大，形成屈光参差。配戴环曲面光学框架眼镜（球柱镜联合）无法克服双眼视差。

5．配戴软性环曲面接触镜并发症反复发作，如巨乳头性结膜炎、干眼、角膜新生血管等。

（三）硬性环曲面接触镜的分类

硬性环曲面接触镜如同软性环曲面接触镜一样，缺乏框架眼镜的镜圈依托，柱镜轴位的子午方位没有定位保障，需要借助特殊设计求得柱镜轴位的稳定。

1. 硬性环曲面接触镜在眼状态的力学分析　硬性环曲面接触镜在眼状态的位置受到镜片与角膜之间的附着张力、泪液的流体静力，镜片自身的悬垂重力，以及眼睑对于镜片的垂直牵移力、旋向力等因素的影响。与软性接触镜不同的是由于硬性接触镜不具有可塑性，当镜片内曲面与角膜形态不同时，镜片受力后位置的偏离量更大。硬性接触镜受瞬目牵移力的影响，垂直向的移动量是软性接触镜的2～4倍；而当镜片内曲面与角膜形态相似时，硬性接触镜与角膜之间的嵌合附着是控制镜片移动量和旋向偏误的有利因素。

2. 硬性环曲面接触镜的稳定方法　硬性环曲面接触镜在眼状态需要从两个方面控制其位置的稳定性，一个是镜片整体的居中定位，另一个是柱镜轴位符合处方要求，且稳定不变，控制方法如下。

（1）棱镜稳定法：与软性环曲面接触镜相同，根据“瓜子原理”，在镜片的周边非光学区负载底向下的棱镜，以达到克服镜片的旋向偏误的目的。

（2）截边稳定法：将镜片下边缘或上边缘适量截除，相当于软性环曲面接触镜上下削薄的做法，用于同时控制镜片的居中定位和旋向偏误。

（3）内环曲面稳定法：遇到较高的角膜性散光，将镜片内表面制作成与角膜的环曲面相近的形态，利用镜片与角膜嵌合后产生的附着张力维持镜片位置的稳定性。

3. 硬性环曲面接触镜的矫正类型　针对散光眼屈光性散光的性质，硬性环曲面接触镜的矫正类型可分为以下几种。

（1）前环曲面后球面镜片：用于矫正屈光性散光成分主要为非角膜性散光的散光眼。

（2）后环曲面前球面镜片：用于矫正屈光性散光成分为中度角膜性散光的散光眼。

（3）前后双环曲面镜片：用于矫正屈光性散光成分为角膜性散光和非角膜性散光相混合的散光眼，或用于高度角膜性散光的散光眼。

二、硬性前环曲面接触镜

学习要点

1. 掌握：硬性前环曲面接触镜参数修正方法。
2. 熟悉：硬性前环曲面接触镜的设计特点。
3. 了解：硬性前环曲面接触镜试戴片的规格。

（一）硬性前环曲面接触镜的设计特点

1. 形态概述　从屈光处方和角膜曲率处方分析，散光眼的屈光性散光成分主要为非角膜性散光，硬性接触镜的前表面参照屈光处方制作成环曲面形态，用于矫正配戴眼的非角膜散光，后表面制作为多弧球面，用于与角膜的前表面相适应，镜片非光学区负载底向下的三棱镜，用于对镜片的旋向偏误进行控制。镜片的负载棱镜底向中点标定激光片标。

2. 参数分析

（1）总直径：通常为9.50mm，必要时设计为10.00～11.00mm。验配时可酌情通过增加镜片总直径来扩大镜片的矢深，从而取得镜片的居中定位，并控制镜片的移动度过大和旋向偏误。

（2）后光学区：位于后表面中心区，直径7.00mm。曲率屈光度39.50～46.00D，步距0.25D，与角膜曲率测试值相适应。

（3）第二弧：位于后表面非光学区，宽度0.75～1.20mm，曲率屈光度比光学区平1.00D。

第二弧是为了适应角膜表面周边渐平的非球面形态。

（4）边缘弧：位于后表面边缘，宽度 0.50mm，曲率屈光度比光学区平 9.00D。瞬目时，眼睑力定时压翘动较平的边缘弧可以引流镜片下的泪液，形成镜片下泪液与外界循环交换。

（5）中心厚度：影响硬性前环曲面接触镜的中心厚度的主要因素为加载于镜片前表面的柱镜屈光度，设配戴眼屈光检查测试值为逆规性散光 −4.00D×90，角膜曲率测试值为 42.00@180/42.00@90，为了矫正配戴眼的散光，环曲面接触镜前表面水平向屈光度设计为 38.00D，垂直向屈光度设计为 42.00D，根据眼镜光学垂度公式可知，镜片的中心厚度必须满足两个主子午向的弧面矢深差，若镜片总直径为 9.50mm，该例垂直向与水平向的弧面矢深差约为 0.18mm，加上镜片的球镜厚度和稳定性棱镜厚度，镜片厚度至少应设计为 0.28mm。

故硬性前环曲面接触镜的中心厚度必须参照镜片的柱镜屈光度来定量，设柱镜屈光度为 2.00D，中心厚度约为 0.20mm，柱镜屈光度每增加 0.25D 中心厚度约增加 0.01mm，规律如表 5-2 所示。

表 5-2　硬性前环曲面接触镜的中心厚度与柱镜屈光度的相关规律

柱镜屈光度 /D	中心厚度 /mm	柱镜屈光度 /D	中心厚度 /mm
2.00	0.20	4.00	0.28
2.50	0.22	4.50	0.30
3.00	0.24	5.00	0.32
3.50	0.26	5.50	0.34

（6）棱镜度（prism）：为了减少镜片的重量和厚度，从而减少镜片的悬垂重力和眼睑垂直牵移力对于镜片定位的影响，现代数码切削工艺制作的稳定性棱镜仅为 $0.50^{\triangle}$～$2.25^{\triangle}$，量值与镜片垂直向屈光度相关，原则是镜片垂直向负屈光度越大棱镜负载值越低，镜片垂直向正屈光度越大棱镜负载值越高，规律如表 5-3 所示。必须注意的是，屈光参差的配戴者可能因镜片垂直向屈光度的差异诱使双眼负载棱镜发生互差，双眼垂直向棱镜互差超过 $1^{\triangle}$ 就可能导致视疲劳。

表 5-3　硬性前环曲面接触镜的棱镜负载值与垂直向屈光度的相关规律

镜片垂直向屈光度 /D	棱镜负载值 /$^{\triangle}$	镜片垂直向屈光度 /D	棱镜负载值 /$^{\triangle}$
>+4.00	2.25	+0.75～−0.75	1.25
+3.75～+3.00	2.00	−1.00～−2.75	1.00
+2.75～+2.00	1.75	−3.00～−4.75	0.75
+1.75～+1.00	1.50	>−5.00	0.50

（二）硬性前环曲面接触镜的验配

1. 验配工具　验配硬性前环曲面接触镜应准备以下基本设备：电脑自动验光仪、综合验光仪、投影视力表，角膜曲率仪，角膜地形图仪，硬性前环曲面接触镜试戴镜、硬性接触镜护理液、硬性接触镜润眼液、裂隙灯显微镜（附带测量目镜）、荧光素钠试纸若干、专用收水盘 1 只、洗手设施、纸巾适量。

2. 配前检查

（1）验配硬性前环曲面接触镜同于验配硬性球面接触镜，须进行一般资料、配镜目的、过去史和戴镜史等情况的调查。

（2）采用裂隙灯显微镜对配戴者进行常规外眼检查，方法同验配硬性球面接触镜。

（3）采用电脑自动验光仪和综合验光仪进行常规屈光检查，获得远用屈光处方，方法同验配硬性球面接触镜。

（4）采用角膜曲率仪、角膜地形图仪对于配戴眼的散光性质进行分析，检测方法见于本教材相关章节。

（5）分析屈光性散光的性质，硬性前环曲面接触镜的适用范围以非角膜性散光为主，或≤1.25D 低度角膜性散光，因这部分散光眼不适用硬性后环曲面接触镜。

（6）其他接触镜验配前特殊检查，如眼底、眼压和泪液质量分析等项检查方法同验配硬性球面接触镜。

（7）眼睑条件的评估

1）睑裂宽度的测定，睑裂的宽度系指平视时上下睑缘之间的线状距离。理想的配适应在向前平视时，镜片的上边缘略置于上睑之后，故睑裂的宽度以略小于镜片的总直径 1.0～1.5mm 为宜。我国人群睑裂宽度均值为 7.8～8.8mm，故硬性前环曲面接触镜的总直径≥9.5mm 为宜。睑裂宽度低常或高常均影响镜片的定位。

2）睑缘的位置的评估，瞬目时睑缘对硬性前环曲面接触镜的稳定附着影响颇大。常见的睑缘与角膜的相对位置关系有 5 种，分别为正常型、下高型、下低型、上高型和上低型（图 5-21）。其中下高型眼睑对于棱镜稳定法镜片的定位影响很大，下低型眼睑则影响截边稳定法镜片的定位。

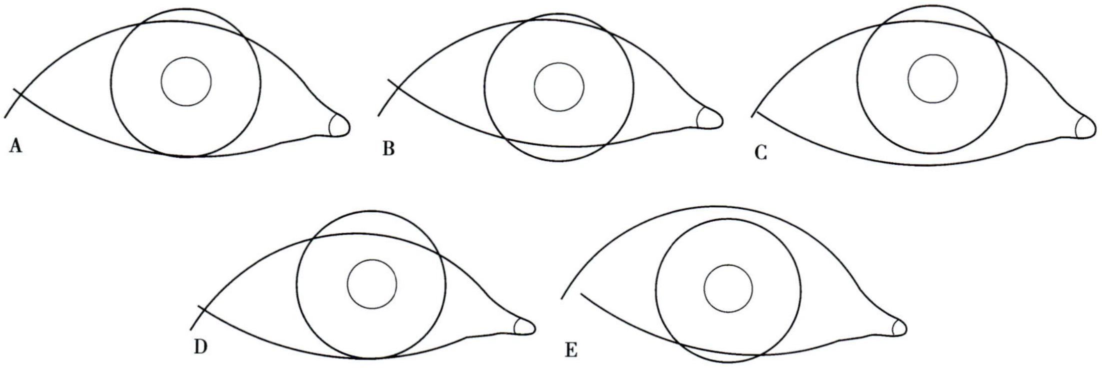

图 5-21　常见的睑缘与角膜的相对位置关系

3）眼睑的弹性的评估，眼睑松紧度对镜片的摩擦阻力在很大程度上控制着镜片的配适，常将眼睑的弹性分为松、中、紧三个等级，紧型眼睑对于棱镜稳定法镜片的定位影响很大。

3．试戴片的规格

（1）总直径：常用试戴片有 9.5mm 和 10.2mm 两种。

（2）基弧：通常以后表面光学区的曲率屈光度来标定的试戴片系列，若步距梯度为 0.50D，从 39.50D 至 46.00D，计有 14 片，若步距梯度为 0.25D，从 39.50D 至 46.00D，计有 27 片（图 5-22）。

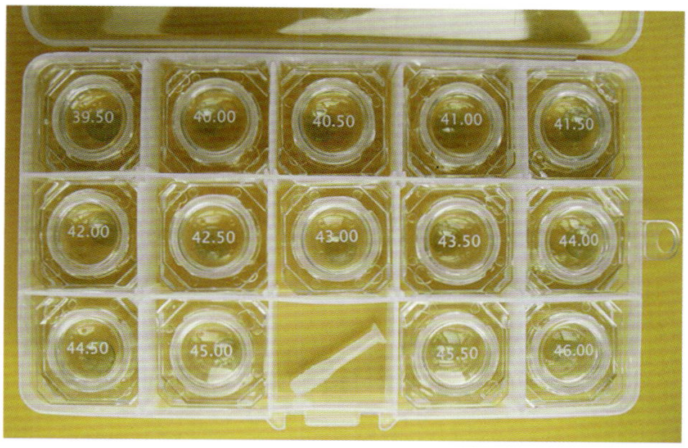

图 5-22　硬性前环曲面接触镜试戴片

(3) 屈光度：常用试戴片前表面为单纯性球镜屈光度 -3.00D。

(4) 棱镜：常用试戴片附加棱镜为 BD1△。

(5) 片标：设置为钟面 3、6、9 点位置。

4. 首片试戴片的选择 根据角膜曲率的平 k 值、角膜散光度等因素选择第一片诊断性试戴镜片的基弧规格，方法如下。

(1) 若角膜散光≤0.50D，首片试戴片选择角膜平 k 值曲率屈光度的测定值 -0.25D。由于角膜散光不高，故须使试戴片内曲面较角膜曲率略平坦，以利于镜片下的泪液与外界交换。

(2) 角膜散光为 0.75～1.25D，首片试戴片选择角膜平 k 值曲率半径的测定值。使试戴片内曲面与角膜平子午线相同，角膜弯子午线方向镜片下有一定缝隙供泪液与外界循环沟通。

(3) 角膜散光≥1.50D 则不适用硬性前环曲面接触镜，首选使用硬性后环曲面接触镜。

例如：角膜曲率测定值分别为 42.00@180 和 42.37@90，角膜散光为 0.37D，首片试戴片可选择曲率屈光度值为 41.75D。

例如：角膜曲率测定值分别为 42.00@180 和 43.00@90，角膜散光为 1.00D，首片试戴片选择曲率屈光度值为 42.00D。

例如：角膜曲率测定值分别为 42.00@180 和 43.50@90，角膜散光为 1.50D，则不适用硬性前环曲面接触镜，考虑改用硬性后环曲面接触镜。

5. 配适观察 将择定的第一片试戴镜片充分清洁、冲洗，内表面充盈润眼液，为配戴眼戴上，待 15～20min 镜片处于稳定状态后，观察镜片的动态配适和静态配适。

(1) 动态配适评估：观察镜片的中心定位、移动量、移动形式和移动速度，评估方法和评估标准同于硬性球面接触镜。

(2) 静态配适评估：采用荧光素染色、钴蓝光源投照、以裂隙灯显微镜弥散投照法低放大倍率及黄色滤光镜进行观察，评估戴镜后镜片下和镜片周围的泪液染色状态，评估方法和评估标准同于硬性球面接触镜。

(3) 片标旋向偏误的评估和修正：由于硬性接触镜移动度较大，片标旋向偏误的发生率较高。若片标不在预期的钟面位置上，验配人员须精确定量镜片旋偏的圆周角度，修正镜片散光轴位的方法同软性环曲面接触镜。

6. 后表面曲率参数修正 根据镜片在眼状态的动态配适和静态配适评估结果调整试戴镜片的后表面曲率参数，方法同于硬性球面接触镜。经验证明，棱镜稳定法设计的硬性前环曲面接触镜最大的配适问题是镜片不能居中定位，由于镜片偏位所显示的像散效应和棱镜效应在很大的程度上影响视力矫正效果。可试用以下方法进行修正。

(1) 增加弧弯，将试戴片曲率屈光度增大 0.25，可以适量提高镜片的负压张力，促使镜片居中定位。

(2) 增加总直径，将镜片总直径增大到 10.20mm 或更大，可以增加镜片的矢深，提高镜片下泪液的流体静力，控制镜片的移动量和旋向偏误。

(3) 增加第二弧宽度，增加总直径的基础上将镜片后表面第二弧宽度增大到 1.00mm 或 1.20mm，可以提高镜片对于角膜非球面形态的适应，通常认为第二弧与同位角膜的弯度配合是镜片居中定位的要素。

(4) 改用截边稳定法制作镜片，截边法镜片主要用于硬性前环曲面接触镜。是在各种稳定方法均不能奏效，镜片顽固的偏位，且伴有旋向偏误倾向的情况下，不得已采用的定位手段。该方法的优点是可收镜片定位的显效，缺点是瞬目时截缘酿成对于角膜和眼睑的刺激，不易适应。且对于个别逆规性角膜散光的案例，因截边镜片缩短了垂直径，放弃了对于

notes

垂直向角膜曲率的依托，镜片可发生左右摆动，形成新的不稳定因素。

1）截边镜片的设计，将镜片的下边缘截去 0.4～0.6mm，镜片下方的镜片截缘可以稳定的依托在下睑缘上（图 5-23A），由于截边削去了棱镜稳定法镜片的棱镜所在的位置，截边镜片须在镜片原有稳定性棱镜量的基础上再加 0.50△～0.75△。个别镜片在配戴后顽固地偏位停留在角膜上方，也可以将镜片上边缘截去 0.3～0.5mm，以求镜片上方的截缘可以稳定的依托在上睑缘上（图 5-23B）。

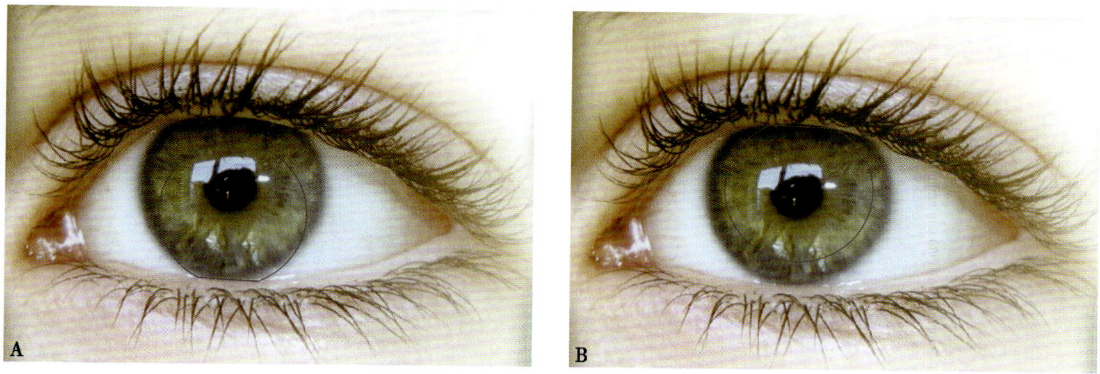

图 5-23　截边镜片的设计

2）截边镜片的旋向偏误，由于下睑缘的解剖位置常呈鼻高位 10°～15°，使得镜片负载棱镜的底顶线向双颞侧倾斜，所以一旦选择截边设计，镜片即必然发生旋向偏误，根据试戴的结果修正原处方的柱镜轴位是不可避免的。根据镜片钟面 6 点片标的旋向子午方位定量，原则是右眼柱镜轴位适当减量，左眼柱镜轴位适当增量（图 5-24）。

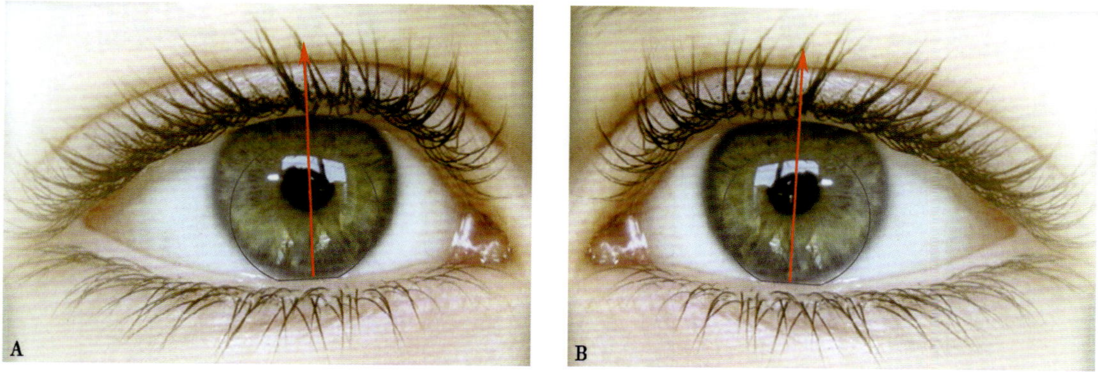

图 5-24　截边镜片的旋向偏误规律

3）如前所述，睑裂过宽或下低型眼睑的配戴眼，由于镜片的截缘不能如愿依托于下睑上，故不能选择配戴截边稳定法镜片。

7. 片上验光　如果测试结果提示屈光性散光与角膜性散光差异较大，证实配戴眼具有非角膜性散光，或主要为非角膜性散光伴有少量角膜性散光，适合配戴硬性前环曲面接触镜。但泪液透镜对于屈光状态可能产生一定量影响，且无法精确预估，必须采用片上验光的方法进行处方精调，方法如下。

（1）分析屈光性散光性质，例如：配前检查屈光处方为 −8.50/−2.00×90，曲率处方为 42.25@180/42.50@90，角膜性散光柱镜仅为 0.25×180，可判断配戴眼散光主要为非角膜散光。

（2）首片试戴片选择曲率 42.00，通过配试评估对试戴片后表面曲率参数进行调整，使试戴片在眼稳态大致居中定位，并评估稳定的旋向偏误。

（3）放置综合验光仪验光盘，参照本例配前检查验光处方，减去试戴片球镜屈光度 −3.00D，可试先置入 −5.50DS/−2.00DC×90，进行 MPMVA 调试，对柱镜轴位和屈光度进行交叉圆柱镜精调。经验证实：由于泪液透镜矫正了角膜性散光，片上验光的柱镜屈光度和轴位均略有变化。对片上验光处方进行必要的顶点屈光度换算。

（4）参考试戴片旋向偏误圆周角对处方柱镜轴位进行“顺加逆减”换算，方法见软性环曲面接触镜。

（5）根据试戴片曲率参数、试戴片屈光度加片上验光顶点换算处方的屈光总量填写硬性前环曲面接触镜订单。本例屈光总量为 −8.00/−1.75×90（图 5-25）。

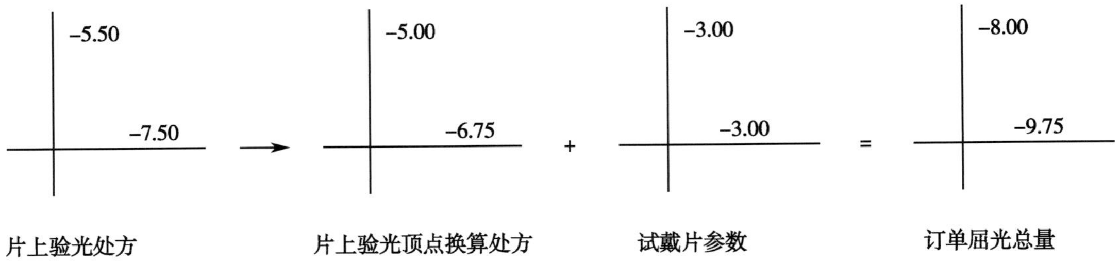

图 5-25　硬性前环曲面接触镜试戴片屈光度与片上验光处方合量的计算

三、硬性后环曲面接触镜

学习目标

1. 掌握：硬性后环曲面接触镜后光学区与角膜的不全性嵌合。
2. 熟悉：硬性后环曲面接触镜后光学区的第二弧设计。
3. 了解：硬性后环曲面接触镜的设计形态。

（一）硬性后环曲面接触镜的设计

1. 形态概述　从配戴眼屈光处方结合角膜曲率处方分析可知，散光眼的屈光性散光主要为角膜性散光，硬性接触镜的后表面光学区参照屈光处方设计为球柱面形态，用于矫正配戴眼的角膜性散光，后表面非光学区设计为较平的球面或环曲面，与同区角膜前表面相适应。镜片前表面光学区设计为球面，前表面非光学区采用削薄缩径设计，以减轻镜片的重量和厚度。镜片不采用棱镜和截边等稳定设计，而是利用镜片的后环曲面形态与角膜环曲形态嵌合，泪液的流体静力可以对镜片的居中定位和旋向偏误进行有效控制，故通常镜片也无片标。

2. 参数分析

（1）硬性后环曲面接触镜的总直径、光学区直径、边缘弧、中心厚度等参数均与硬性前环曲面接触镜大致同，仅前后表面光学区和第二弧设计有所区别。

（2）后光学区与角膜的不全性嵌合

1）硬性后环曲面接触镜依赖后光学区形态与角膜嵌合，从而抵消性矫正角膜性散光，但是由于镜片材料的折射率为 1.44～1.49，而角膜的综合折射率为 1.337 5，二者充分嵌合后则发生指数性散光，或称诱导性散光。为了避免指数性散光带来的屈光误差，硬性后环曲面接触镜的柱镜屈光度大约取角膜生理柱镜屈光度的 2/3，配戴后镜片后表面与角膜表面取不全性嵌合。当角膜性散光≤1.25D，镜片后环曲面与角膜表面嵌合所产生的流体静力不足以控制镜片的旋向定位；当角膜性散光≥3.75D，为了避免诱导性散光，镜片后环曲面与角膜表面的形态差异过大，也会影响镜片的旋向定位。因此硬性后环曲面接触镜矫正角膜性散光适应证范围为 1.50～3.50D，而这一范围几乎囊括了 95% 必须矫正的角膜性散光，使硬性后环曲面接触镜成为角膜性散光有效的矫正手段。

2）后光学区曲率的定量方法如下，设角膜散光屈光度为 D_c，镜片材料的折射率为 n，若镜片的后环曲面形态与角膜环曲面形态完全相同，则镜片所显示的柱镜屈光度 D_l 可计算如下：

$$D_l = \frac{D_c(n-1)}{1.337\,5-1} \qquad \text{（式 5-5）}$$

设角膜散光柱镜屈光度为 3.00D，镜片材料的折射率为 1.48，若镜片的后环曲面形态与角膜环曲面形态完全相同，按照（式 5-5）计算镜片的柱镜屈光度为 −4.25D，比角膜的柱镜屈光度大 −1.25D。为了使镜片能较准确的矫正眼的角膜性散光，需将镜片的散光度减去 −1.25D。又为了保证镜片能与角膜大致嵌合，可将需要减去的 −1.25D 分散到镜片的平曲率和弯曲率上，平曲率加上 0.50D，弯曲率减去 0.75D。设角膜曲率的测试值为 42.00@180/45.00@90，则镜片的后环曲面可设计为 42.50@180/44.25@90。设镜片材料折射率为 1.48，为了避免指数性散光的发生，参照角膜性散光的量值，镜片后光学区曲率的设计参考值如表 5-4 所示。

表 5-4　硬性后环曲面接触镜后光学区曲率设计与角膜散光屈光度的相关规律

（材料折射率 1.48）　单位：D

角膜散光屈光度	镜片修正值		
	总修正值	平曲率加值	弯曲率减值
1.50	0.62	0.25	0.37
2.00	0.87	0.37	0.50
2.50	1.00	0.25	0.75
3.00	1.25	0.50	0.75
3.50	1.50	0.50	1.00

（3）第二弧设计

1）第二弧位于后表面紧邻光学区，宽度 0.70～0.8mm，视镜片的定位情况增减。

2）通常第二弧设计为球面形，曲率屈光度比光学区平均曲率屈光度为 2.50D。例如，镜片光学区的曲率屈光度为 42.50@180/44.25@90，平均曲率屈光度为 43.375D，则第二弧曲率屈光度设计为 40.875D。

3）参考角膜地形图提示，如果第二弧相应的角膜区域为不能忽略的环曲面，则第二弧如果设计为球面形有可能影响镜片的定位效果，故可将第二弧设计为环曲面，平曲率屈光度和弯曲率屈光度分别比相应的光学区曲率屈光度平 2.50D。例如，镜片光学区的曲率屈光度为 42.50@180/44.25@90，则第二弧曲率屈光度设计为 40.00@180/41.75@90。

4）有的设计方案将第二弧宽增大至 1.00～1.20mm，扩大非光学区附着面，并设计为非球面形，是提高镜片的定位质量的有效方法。

（4）硬性后环曲面接触镜前光学区设计为球面，用于矫正配戴眼的球面屈光不正。

（二）硬性后环曲面接触镜的验配

1．验配工具和配前检查同于其他常规硬性接触镜。

2．试戴片规格

（1）曲率参数：为适应角膜曲率屈光度的测试值，试戴片的标称曲率屈光度设计为 39.50～46.00D，步距梯度为 0.50D，计 14 片；若步距梯度为 0.25D，从 39.50D 至 46.00D，计有 27 片。（标称曲率屈光度为配戴眼角膜平曲率屈光度测试值，并非试戴片实际曲率屈光

notes

度，试戴片实际曲率屈光度参考戴镜眼角膜曲率屈光度测试值和柱镜屈光度的修正值设计，具体方法见表 5-4。）

（2）柱镜参数：试戴片的柱镜标称值为配戴眼角膜散光的测试值，常用的柱镜参数为 −1.50D、−2.00D、−2.50D、−3.00D 和 −3.50D。故试戴片总计达 70～135 片。

（3）试戴片前表面参照角膜平曲率屈光度设计为球面 −3.00D。

3. 配适评估　根据角膜平曲率屈光度测试值和角膜散光测试值选择相应的试戴片，试戴片形成在眼稳态后进行动态配适和静态配适评估，方法同于硬性球面接触镜。所不同的是镜片的移动量略减少，荧光素图像接近于无散光眼（图 5-26）。

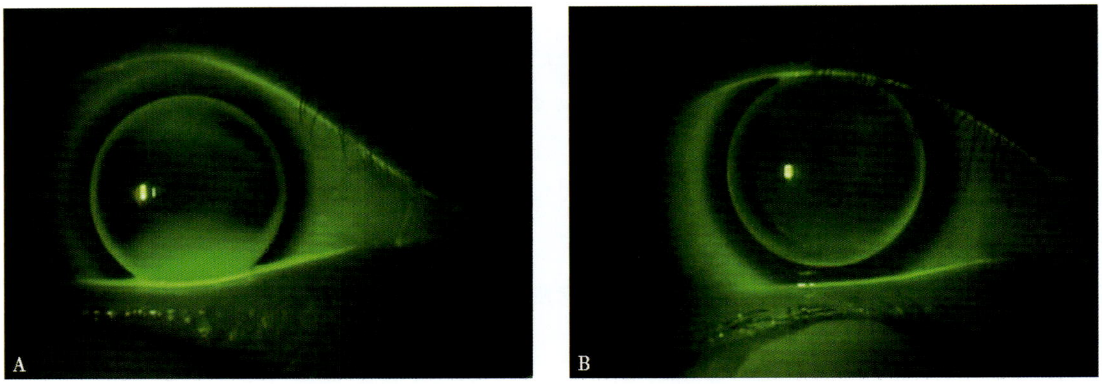

图 5-26　硬性后环曲面接触镜与硬性球面接触镜的荧光素图像对比

4. 片上验光　由于镜片依赖后光学区环曲面与角膜表面不全性嵌合来定位，故并无片标可供对镜片旋向偏误的性质和量值进行评估，片上验光则是矫正质量的最终保障。由于镜片的后环曲面设计将角膜性散光基本矫正，通常片上验光的结果应该主要为球面屈光不正屈光度，若片上验光处方超过 4.00D 须进行顶点屈光度换算，由于试戴片后环曲面步距为 0.50D，故片上验光的结果仍可能有少量过矫或欠矫残余散光。

例如配戴眼配前检查屈光测试处方为 −7.75DS/−2.75DC×180，曲率测试处方为 42.00@180/44.75@90。

（1）首片试戴片参数参考角膜平曲率屈光度 42.00，柱镜屈光度为 −2.50D。

（2）放置综合验光仪验光盘，由于试戴片的后环曲面已将角膜散光基本矫正，片上验光时选择配前检查验光处方的球镜屈光度减去试戴片的 −3.00D 预置屈光度，本例为球镜 4.75D，进行 MPMVA 定量分析。

（3）置入 −0.50D 柱镜，轴位分别试置于配前检查处方柱镜的主子午线（本例为 180 度和 90 度）进行清晰度比较，180 度清晰为柱镜欠矫，90 度清晰为柱镜过矫，二者清晰度相同为柱镜矫正适当。

（4）对片上验光处方屈光度进行必要的顶点屈光度计算。

（5）根据试戴片曲率参数和柱镜屈光度参数、试戴片屈光度加片上验光顶点换算处方的屈光总量填写硬性前环曲面接触镜订单。本例屈光总量为 −7.50D。

四、硬性双环曲面接触镜

学习目标

1. 掌握：硬性双环曲面接触镜前表面设计。
2. 熟悉：硬性双环曲面接触镜的形态概述。
3. 了解：硬性双环曲面接触镜的验配。

（一）硬性双环曲面接触镜的设计

1. 形态概述　已知硬性接触镜的后表面制作成与角膜表面形态相近的环曲面，可以利用二者嵌合使镜片稳定附着，并矫正角膜性散光，但由于二者折射率的差异，充分嵌合后则诱发指数性散光。为了避免指数性散光带来的矫正误差，硬性后环曲面接触镜只能降低柱镜屈光度，与角膜取不全性嵌合，若是配戴眼角膜性散光过高，则镜片后表面与角膜表面形态差异过大，导致镜片配适不稳定。故当配戴眼角膜性散光≥3.50D 时，倾向于使镜片后表面与角膜表面充分嵌合，将二者折射率差异预期带来的指数性散光定量制作到镜片的前表面进行抵消性矫正，以期兼顾镜片的稳定附着和视力矫正。其后硬性双环曲面接触镜的应用逐步延伸到所有角膜性散光≥2.00D 的配戴眼，乃至于角膜性散光≥2.00D 合并非角膜散光的配戴眼。硬性双环曲面接触镜的后环曲面形态用于与角膜表面充分嵌合，以维持镜片持续稳定的定位，前环曲面形态则主要用于矫正球面屈光不正，并抵消镜片后环曲面所带来的诱导性散光，以及眼的非角膜性散光。目前在硬性接触镜中双环曲面接触镜已经发展成为矫正各种屈光性散光眼的主要手段。

2. 参数分析

（1）硬性双环曲面接触镜的总直径、光学区直径、第二弧、边缘弧、中心厚度等参数设计均与硬性后环曲面接触镜大致相同。

（2）后表面光学区环曲面设计，轴位和屈光度参照角膜曲率处方。

（3）前表面光学区除了矫正球面屈光不正，环曲面柱镜的设计参数可通过镜片材料的折射率与角膜的折射率的差异进行计算（见式 5-5），以镜片折射率为 1.48 为例，前表面设计参数的修正值计算如表 5-5 所示。计算的结果仅为片上验光的参考值，具体的设计参数须经过试戴片在眼状态的片上验光结果决定。

表 5-5　硬性双环曲面镜片前光学区柱镜修正值与角膜散光屈光度的相关规律

（材料折射率 1.48）　单位：D

角膜散光屈光度 /D	镜片前表面修正值	角膜散光屈光度 /D	镜片前表面修正值
2.00	0.87	3.50	1.50
2.50	1.00	4.00	1.62
3.00	1.25	4.50	1.87

（二）硬性双环曲面接触镜的验配

1. 硬性双环曲面接触镜的验配工具、配前检查同常规硬性接触镜。

2. 试戴片规格

（1）曲率参数：为适应角膜曲率的测试值，试戴片的标称曲率设计为 39.50～46.00D，步距梯度为 0.50D，计 14 片，试戴片的标称曲率为配戴眼角膜平曲率测试值，即试戴片实际平曲率。

（2）屈光度参数：试戴片前表面参照配戴眼角膜平曲率设计为球镜屈光度 −3.00。

3. 配适评估　根据角膜平曲率屈光度测试值选择相应的试戴片，试戴片形成在眼稳态后进行动态配适和静态配适评估，方法同于硬性球面接触镜。镜片的配适较硬性后环曲面接触镜更为稳定。

4. 片上验光　由于试戴片的后表面与角膜表面完全嵌合，几乎没有泪液透镜的干扰。片上验光的结果应该为试戴片遗留的屈光残量，即若干球面屈光不正和诱导性散光。

例如配戴眼配前检查屈光处方为 −8.50DS/−3.50DC×180，角膜曲率处方为 41.50@180/45.00@90。

（1）试戴片参数选择曲率值 41.50。

（2）放置综合验光仪验光盘，由于试戴片的后环曲面与角膜表面取完全性嵌合，产生约 −1.50DC×180 过矫柱镜，故首先置入 −1.50DC×90 试片，使过矫柱镜大致获得矫正（图 5-27）。

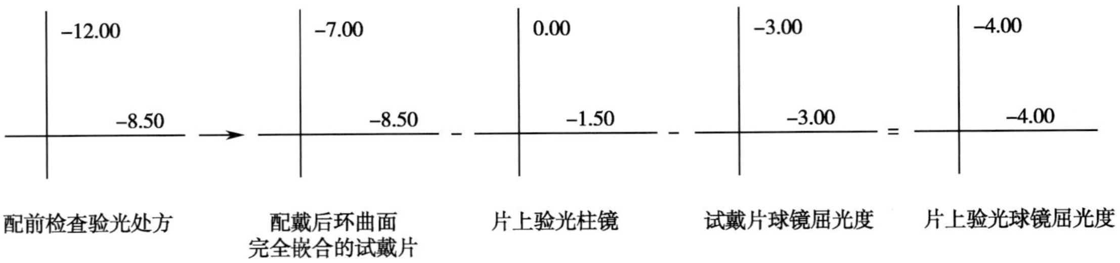

图 5-27　硬性双环曲面接触镜片上验光参数的由来

（3）由于可能有不定量的非角膜性散光外显，故置入交叉圆柱镜，进行柱镜轴位和屈光度精调分析。

（4）将配前检查屈光处方的球面屈光度减去试戴片预置 −3.00，再减去各子午向过矫 −1.50D，本例应该置入 −4.00D，进行 MPMVA 定量，获得片上验光处方，实施必要的顶点屈光度换算。

（5）根据试戴片曲率屈光度参数、试戴片屈光度加片上验光顶点换算处方的屈光总量填写硬性前环曲面接触镜订单。本例屈光总量为 −6.75DS/−1.25DC×90（图 5-28）。

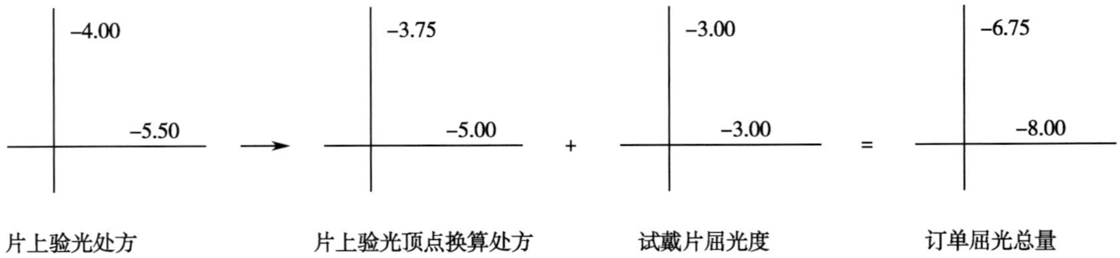

图 5-28　硬性双环曲面接触镜试戴片加片上验光的屈光总量

比较硬性双环曲面接触镜与硬性后环曲面接触镜二者的区别可知：硬性后环曲面接触镜后光学区与角膜的不全性嵌合，其柱镜屈光度大约取角膜散光的 2/3，优点是镜片相对较薄；而硬性双环曲面接触镜取后光学区与角膜的完全性嵌合，诱导性散光由前表面精确矫正，优点是镜片的定位良好。

实训 5-2　硬性环曲面接触镜的验配

实训目的：

1. 熟练掌握根据配戴眼条件选择不同类型的硬性环曲面接触镜。
2. 熟练掌握根据配戴眼条件选择不同类型的硬性环曲面接触镜试戴片规格。
3. 熟练掌握不同类型的硬性环曲面接触镜片上验光的试片预计值。
4. 熟练掌握不同类型的硬性环曲面接触镜订镜处方的计算。

实训设备：

1. 案例素材

案例 1：屈光处方 R：−6.50DS/−2.00DC×80，曲率处方 R：41.25@80/41.00@170

案例 2：屈光处方 R：−7.75DS/−4.00DC×10，曲率处方 R：44.50@100/40.50@10

案例 3：屈光处方 R：−5.50DS/−3.00DC×170，曲率处方 R：45.25@80/42.25@170

案例 4：屈光处方 R：−9.75DS/−4.50DC×180，曲率处方 R：44.00@90/39.50@180

案例 5：屈光处方 R：−8.50DS/−2.50DC×180，曲率处方 R：43.50@90/41.00@180

案例 6：屈光处方 R：−7.50DS/−2.50DC×100，曲率处方 R：40.75@100/41.00@10

2. 不同类型的硬性环曲面接触镜试戴片各 1 套。

3. 综合验光仪和投影视力表 1 套。

实训步骤：

1. 学员试根据不同案例素材配前检查的屈光处方和曲率处方选择适用的硬性环曲面接触镜类型，并说出理由。

2. 假定镜片材料的折射率为 1.45，学员在选中的类型试戴套片中选出案例首片试戴片参数。

3. 假定试戴片选择正确，各个类型试戴片均自带 −3.00D 球面屈光度，学员试在综合验光仪上实操置入片上验光的试片预计值。

4. 假定置入的片上验光的试片预计值正确，学员试写出硬性环曲面接触镜的订镜处方。

注意事项：

1. 因为无法找到足够的硬性环曲面接触镜的适应证配戴者，本实训仅限于根据案例处方选择首片试戴片种类和规格。

2. 在模拟试戴以后，分析戴镜眼和试戴片的屈光合量，参照案例处方在综合验光仪上复现应该出现的片上验光的球柱镜组合。并根据试戴结果分析试戴片与片上验光合量开具硬性环曲面接触镜的订镜处方。

课后思考：

1. 试述怎样根据不同的屈光处方和曲率处方选择硬性环曲面接触镜的种类。

2. 试述怎样定量硬性后环曲面接触镜后曲率规格。

3. 试述怎样定量硬性双环曲面接触镜的前表面柱镜。

（齐　备　　许　薇）

参考文献

1. 齐备. 角膜接触镜学. 北京：人民卫生出版社，2014.

2. 吕帆. 角膜接触镜学. 第 2 版. 北京：人民卫生出版社，2011.

3. Nathan Efron. Contact lens practice.Second Edition. London：Butterworth Heinemann Elsevier，2010.

5-1扫一扫，测一测

第六章　角膜塑形镜的验配

第一节　角膜塑形镜的设计与适应证

学习目标

1. 掌握：现代反转几何 Ortho-K CL 的镜片设计，角膜塑形镜的适应范围。
2. 熟悉：现代角膜塑形镜的作用原理，角膜塑形镜的主要物理性能要求。
3. 了解：角膜塑形镜的历史和发展，角膜塑形镜的设计变迁。

角膜塑形用硬性透气接触镜（rigid gas permeable contact lenses for orthokeratology），以下简称角膜塑形镜（orthokeratology，Ortho-K），是一种通过改变角膜表面形态来矫正屈光不正的硬性高透气性接触镜。与普通硬性透气性角膜接触镜（RGP）的设计不同，角膜塑形镜的外曲面设计较简单，内曲面则相对复杂。内曲面不再与角膜平行或吻合，而是在镜片和角膜之间制造一些间隙，利用泪液膜的液压按摩作用，使角膜组织重新分布，从而达到塑形的效果。

一、角膜塑形镜的历史和发展

中国人最早发现睡眠时若将小沙袋置于闭合的眼睑上可降低近视度数。1888 年，研究者曾试图应用玻璃制作巩膜镜片，压迫角膜的顶端变平坦，从而提高近视患者的裸眼视力。1950 年末至 1960 年初，早期的接触镜研究者发现硬性接触镜（PMMA 材料）可改变角膜的形态和眼球的屈光力，从而开创了角膜塑形镜的设计理念。

最初设计的角膜塑形镜于 1960 年开始被应用。早期，研究者尝试用一系列较角膜平坦的接触镜片改变角膜形态，逐渐降低近视度数并提高裸眼视力。首先配戴较角膜中央区曲率轻微平坦（0.12～0.37D）的镜片，随后应用一系列更加平坦的镜片持续改变角膜中央曲率，裸眼视力。在每个阶段，都维持一种轻微平坦的配适关系。当获得了理想的裸眼视力，或者达到了最大的矫正效果后，即应用最后一副镜片维持视力，并逐渐减短镜片的配戴时间和 / 或配戴频率。角膜塑形镜配戴的最终目标是尽量缩短配戴时间，特别是夜间的配戴时间，而能维持好的裸眼视力。但是由于早期的制造技术有限，无法生产加工相对复杂的镜片内曲面形状。1990 年以前的镜片设计，镜片材料及配适理念与现在所知的角膜塑形镜有很大的差异。

随着镜片制作工艺技术的发展，特别是透气性硬性镜片材料的面世，已逐渐研发出了更新、更好的镜片用于角膜塑形术。革新的反转几何镜片设计可提供更稳定的配适，通常需要更少的镜片（常仅为 1 片）就能很快降低近视屈光度。现代技术的发展使原来看起来不甚可行的方法变得更安全更有效。

二、角膜塑形镜的设计变迁

（一）早期 Ortho-K 镜片设计

早期的 Ortho-K CL 的镜片设计可称为“传统几何设计”，即普通的球面设计，镜片后曲面的周边曲率较中央光学区曲率逐渐变平坦。镜片尽可能采用平坦配适，并维持尚可接受的镜片稳定位置。

在早期的镜片设计中，镜片上曾制作了许多的小孔以提高镜片的透气性。当时的研究者设想的理想的镜片设计应为中央平坦（压平角膜的顶部），周边陡峭（以定位镜片），这种镜片设计被称为“反转几何设计”。虽然设计者知道何种镜片特征能更好地达到角膜塑形效果，但当时落后的制片技术却限制了镜片的生产。因此，尽管早期的学者尝试了各种方法，结果总是非常相似的，平均只能减少 1.00D 的近视。

这种早期设计的镜片光学区较大，弧度较角膜平坦，镜片配戴时易发生偏中心，引起角膜散光，是导致镜片配适失败、不易被接受的主要原因。另外镜片使用的 PMMA 材料透气性差，易引起角膜水肿，更加重了角膜的变形。

（二）第二代 Ortho-K 镜片设计

20 世纪 70 年代初，Fontana 首次将反转几何的镜片设计理念用于角膜塑形术，他应用了改良的 C-N 双焦镜片，即镜片中央区较角膜曲率平坦 1.0D，但是周边区与角膜曲率匹配，这样通过旁中心泪液储留，有助于镜片的中心定位。同时通过泪液膜的液体压力，接触镜对角膜的顶压作用，促使角膜平坦，能较快地降低角膜顶端的弯曲度。这可以说是现代 Ortho-K CL 镜片设计的第一步。

1970 年早期制作的角膜塑形镜能矫正 −1.50～−2.00D 的近视。随后的研究者应用角膜曲率计监测角膜形态的改变，并进一步指导角膜塑形镜的配适，1975 年设计的角膜塑形镜可矫正 −3.00～−4.00D 的近视。尽管当时使用的 PMMA 材料有可能干扰角膜的生理代谢活动，但在治疗中却并未发现这种反转几何设计镜片其他明显的副作用。1980 年在关于角膜塑形镜的研究报告中认为，角膜塑形镜总体上来说是安全的。

虽然第二代镜片的设计称为反转几何，却还是与现在所应用的反转几何设计镜片不同，镜片的中心定位仍然不佳，配戴者需要全天配戴镜片以维持视力。

（三）3 弧反转几何设计的 Ortho-K 镜片

1981 年，Tabb 对角膜塑形镜片中周弧段的设计进行了改良，使其较镜片中央弧段的曲率更陡峭，以获得更加良好的中心定位，这种镜片的设计被称为 3 弧设计，是现代角膜塑形镜的基础。随后的几年内，研究者继续改良设计，并应用了标准的角膜曲率计制作镜片的中央和周边区曲率。3 弧设计的角膜塑形镜片并不是依靠外力压迫角膜，而是靠镜片在角膜平行附着时产生的分子张力达到角膜塑形的效果，因此不易对角膜造成机械性损伤。采用了可夜戴的镜片材料（*Dk* 值 >90），和小于角膜直径的镜片设计，在生理方面解决了接触镜片普遍存在的角膜缺氧问题，这一阶段的研究也证明角膜塑形镜是安全的。

但 3 弧反转几何设计的角膜塑形镜反转弧过宽，并忽略了周边弧的设计，边缘翘起度高，容易使镜片产生过度的运动，难以保持良好的镜片中心定位。每位配戴者一般要前后使用 3～5 副镜片，逐渐完成角膜塑形过程，以维持良好的日间裸眼视力。

（四）现代反转几何 Ortho-K 镜片设计

科技的发展和高透气性镜片材料的应用使现代角膜塑形术成为可能。随着高精密车床免抛光切削工艺的发展，角膜塑形镜片的设计可以更复杂，且有更好的可重复性。而角膜地形图和镜片配适软件的应用，有助于更好的理解角膜塑形的过程。

现代反转几何设计（complex reverse geometry design）是将角膜塑形镜的内曲面设计为

notes

数个曲率不同的弧面，通过基弧区的正向压力和反转弧区的负向吸引，使角膜组织重新分布，从而达到塑形的效果。由于内曲面各个功能弧面宽度的需要，角膜塑形镜的总直径常为 9.6～11.6mm，其中起塑形作用并且具有光学效应的后表面弧形区域为镜片的光学区 / 塑形区（optic zone），光学区直径为 5.5～7.0mm。为使镜片有足够的硬度和弹性模量，镜片中心厚度设计为 0.15～0.25mm。

现代反转几何 Ortho-K 镜片的设计主要可分为 VST（vision shaping treatment，视觉重塑治疗）与 CRT（corneal refractive therapy，角膜屈光矫治）两种。VST 采取了 4～6 个弧度的反几何多弧设计，而 CRT 采用了三弧区设计，两种设计方式略所不同。VST 设计的角膜塑形镜的第一弧为基弧（base curve，BC），是角膜塑形镜的光学区内曲面的曲率半径，选择可比角膜平坦 K 值再略平坦，基弧曲率半径常为 7.50～9.93mm。角膜塑形镜紧邻基弧的第二弧为反转弧（reverse curve，steeper curve，RC），反转弧曲率半径比基弧陡峭，用于补偿基弧与角膜中心曲率的差异所带来的矢深改变。反转弧可选择比 BC 陡 3.0～6.0D，也有些设计甚至陡 9.0D 或更多。反转弧宽（reverse curve wide）是镜片反转弧垂直于对称中心截面上的投影之间椭圆半轴的长度差，反转弧宽度为 0.4～1.0mm。第三弧为配适弧（alignment curve，fitting curve，AC），在角膜塑形镜中紧邻反转弧，比反转弧平坦，但比基弧陡峭，是配戴镜片时与中周边角膜适配定位的弧面。配适弧宽（alignment curve wide）是指配适弧垂直于对称中心截面上的投影之间椭圆半轴的长度差。配适弧宽度为 0.4～1.0mm。配适弧又分为配适弧 1 和配适弧 2。闭眼时配适弧 1 与角膜面紧密附着，限制角膜组织外溢。睁眼时配适弧 2 与角膜面紧密附着，通常设计为非球面。第四弧为周边弧（peripheral curve，PC）曲率比通常的 RGP 镜片略陡，边缘翘起与角膜之间的间隙 0.06～0.07mm，弧宽约 0.5mm（图 6-1）。

CRT 采取了三弧区设计，基弧区（base curve）直径为 6mm，为球面设计，用于平坦化中央角膜。反转区（return zone depth）为 S 形设计，宽度 1mm，连接基弧区与着陆角，主要控制镜片中心定位和中央压平，以 25μm 为梯度调整镜片总体矢高。着陆角（landing zone angle）为特殊切线式设计，与周边角膜相切，减少嵌顿风险，以 15μm 为梯度调整镜片总体矢高（图 6-2）。

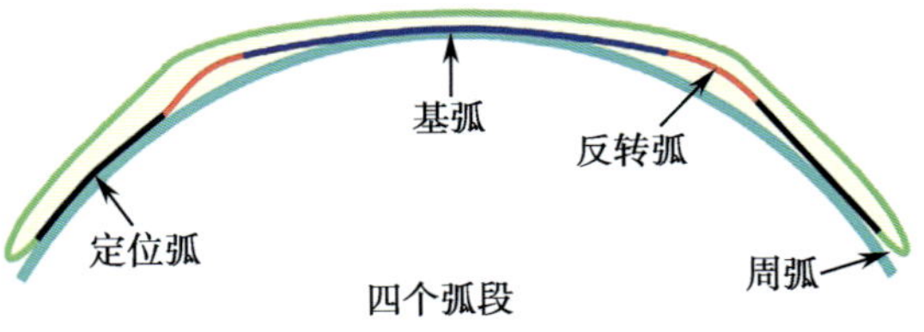

图 6-1 VST Ortho-K 镜片设计

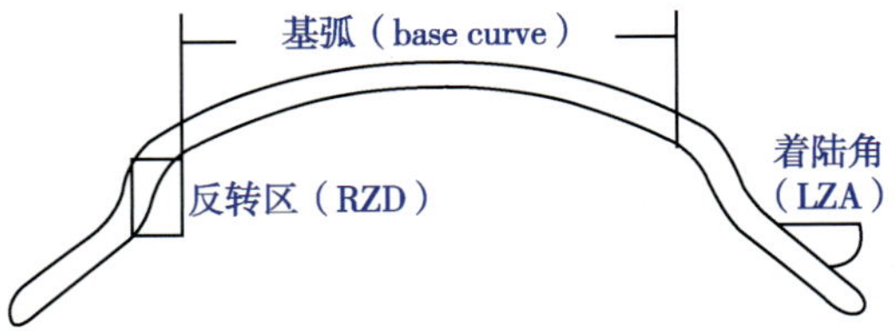

图 6-2 CRT Ortho-K 镜片设计

现代反转几何设计的角膜塑形镜片可更快、更安全的降低近视。镜片周边弧的设计可以为球面或非球面，周边弧段与角膜有更加切合的配适关系，从而可维持更好的镜片中心定位，与 3 弧设计的角膜塑形镜片相比，可减少镜片偏位诱导的角膜散光发生，对角膜顶端的压力小或者无压力（5μm 间隙），镜片有相对大的治疗区，显示出更好的维持效果，在过夜配戴后，效果大部分可维持。

在大多数情况下，仅需要 1 副镜片就可理想、快速的降低近视度数（经过 7～10 天的时间），应用一系列逐渐平坦镜片的角膜塑形过程已成为历史。

三、现代角膜塑形镜的作用原理

（一）角膜塑形镜的塑形原理

1. 角膜组织的重新分布　角膜塑形镜对角膜中央区相对平坦的配适关系可使近视配戴者的视力快速提高，在角膜地形图中显示为角膜的前表面曲率发生显著改变。但实际上，在角膜塑形过程中，屈光状态的改变效应更多来自角膜上皮的受压及角膜组织的重新分布，而非单纯角膜弯曲度的改变，角膜的总体厚度在角膜塑形过程中并没有明显改变。

2．角膜塑形镜的塑形力　由于角膜塑形镜片的硬度较高，且镜片下存在相对密闭的空间，因此，不仅是在镜片下中央区有正压力，镜片下的外围区域也存在着负吸引力。

角膜塑形镜的塑形力包括：

（1）配适弧的附着张力：配适弧面与角膜旁中心区匹配，在泪液的充填作用下，可产生较为稳定的附着张力，垂直于角膜面的内向合力，使镜片与角膜同心定位，同时限制角膜组织外移，从而保持角膜的塑形容量。

（2）基弧的压平力：镜片基弧区的曲率比角膜光学区平坦，借助配适弧的内向力，基弧内曲面被动的压平角膜中心区，使角膜中心区屈光力下降，同时将中心区角膜上皮细胞向中周边区移行。

（3）反转弧的负压力：瞬目后反转弧与角膜之间的泪液排出，产生垂直于角膜的负压外向合力，反转空间收纳中心区排移的角膜组织，使角膜旁中心区增焦。

（4）其他作用力：眼睑会对镜片产生外部的压力，眨眼时压力增高。眼球运动时也可产生压力。

3．角膜的塑形过程　角膜塑形镜的塑形力通过镜片下的泪液膜黏蛋白层起作用。中央镜片下薄的泪液膜（最低可接受的厚度是 5μm）产生了薄层的液压作用，沿着角膜表面切线运动。角膜上皮组织对压力很敏感，镜下的部分角膜上皮就从中心移至中周边部。因此，虽然角膜塑形镜的基弧区比角膜中央曲率平坦，镜片却并没有直接压迫角膜，不会出现明显的角膜中央区染色或刺激症状。

角膜上皮正常的厚度接近 50～60μm，而当配戴角膜塑形镜 3 个月后，角膜中央区上皮厚度明显变薄。角膜塑形术中组织移位的量可通过 Munnerlyn 公式计算出。

$$S=t_d^2\times D/3$$

式中，S 为角膜矢状高度改变（μm）；t_d 为治疗区直径（mm）；D 为需矫正的屈光度。

若治疗区直径为 6mm，要产生 1.0D 的降幅，则需要有 12μm 的角膜组织重分布。在治疗区内，可矫正的屈光度数与角膜组织矢状高度的改变量相关。在 Ortho-K CL 基弧不变的情况下，矢深越大，综合塑形力越大。由于角膜塑形镜片的各弧曲率是根据角膜的条件设计，自由度很小，因此在高度屈光不正的配戴者中，也可通过增加直径来满足加大矢深的要求。

因此，角膜塑形镜矫正近视的可能机制为：角膜组织中央区压迫变薄，细胞层数量降低；中周部变厚，细胞层数量增加，另外，还有角膜上皮细胞的压缩和细胞间液的流动，改变了角膜的矢高（图 6-3）。

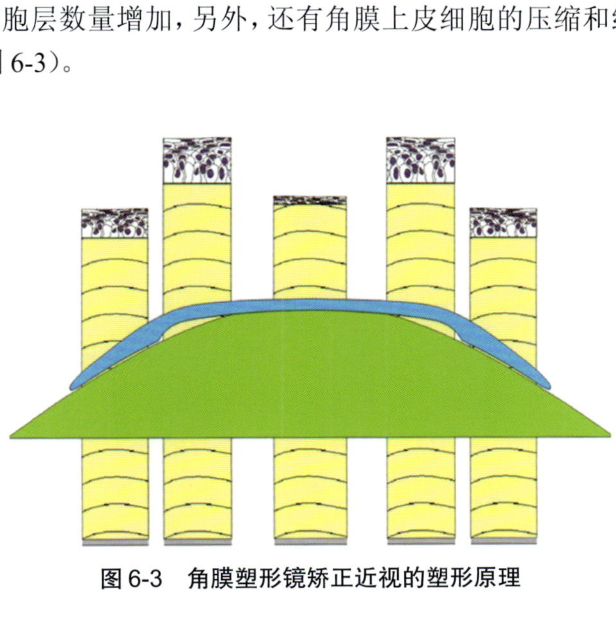

图 6-3　角膜塑形镜矫正近视的塑形原理

在摘除角膜塑形镜后，角膜厚度和裸眼视力可快速恢复（1天～1周内），而角膜地形图在2周后才逐渐恢复。角膜地形图的恢复时间是塑形改变时间的2倍。

（二）对角膜球形化的影响

最初的研究认为，角膜塑形镜可使角膜变得更加球面，这种变化称为球形化。球形化实际上就是角膜上皮重新分布的结果。角膜塑形镜能否成功与角膜的形状相关。角膜越偏向球面，偏心率越小，角膜塑形的效果越差。而角膜越偏向椭圆，偏心率越大，塑形成功的概率越大。在角膜塑形的过程中，角膜向球形化发展，角膜两条相交的径线曲率越来越接近，偏心率越来越小。但要注意，角膜的球形化仅发生在角膜表面很小的区域内，仅在治疗区域角膜为球形，当治疗区角膜变为球形时，也就到了塑形的极限。因此，角膜塑形术对完全球形的角膜（e=0）是不合适的。

屈光度变化 ΔRx 与偏心率的变化 Δe 的关系可归纳为以下公式：

$$\Delta e=0.21\times\Delta Rx$$

如拟配戴眼的屈光度为 −3.00D，要达到完全矫正，偏心率 e 值要达到 0.6。因此，根据治疗区角膜的非球面特性，可大致推断可能降低的近视度数。

近视的降低幅度也与角膜球形区的直径相关，当球形治疗区直径降低时，可以产生更高度的屈光改变。但若配戴者的瞳孔直径大，或照明度低，非常小的治疗区可影响视觉质量。因此，在高度屈光不正的配戴者中，也可通过应用第二副镜片维持并加大第一副镜片的改变效果。

四、角膜塑形镜的主要物理性能要求

（一）镜片材料的氧透过系数（*Dk*）值要求

角膜塑形镜通常为夜间配戴白天摘下，该种配戴方式阻碍了角膜前表面氧呼吸的生理通路，因此材料的透氧性能关系到角膜氧代谢的水平。角膜塑形镜所采用的镜片材料需能维持角膜最低的生理氧代谢，氧透过系数（*Dk*）夜戴型应大于 90（cm^2/s）。

（二）湿润性能的要求

与其他接触镜不同，角膜塑形镜内曲面与角膜形态不相吻合，部分镜片对角膜产生一定量的持续性压力，若镜片材料的湿润性能不符合要求，易使角膜表面脱水，上皮细胞层坏死脱落。而镜片的表面光滑度和湿润性可以增加附着张力，因此角膜塑形镜片所采用材料的湿润角至少应≤30°。

（三）硬度性能

角膜塑形镜片内曲面可以对角膜形态定量修改，然而角膜为生物体的一部分，既有“形态记忆”可塑特性，又有“形态复原”恒常特性。镜片的塑形力度与其材质的肖氏硬度正相关，故材料应具备足够的硬度。若镜片的硬度和弹性不足，在配戴过程中镜片有被角膜塑形的可能。肖氏硬度应≥88，使塑形尽快达到并维持在预期的形态，减少中间过程不稳定性眩光等副反应。

（四）镜片断裂强度和变形强度

用垂直于角膜塑形镜片径向的平行平面夹持镜片，并对镜片边缘经沿径向施力。当角膜塑形镜片的变形量（镜片变形时，两平行平面的间距相对于形变前的间距比）达到30%时，边缘特定点所受的力应大于70g。当角膜塑形镜片的变形量达到70%时镜片不破裂，此时所承受的变形力应不小于200g。

（五）镜片的其他质量要求

1. 镜片材料　角膜塑形镜所使用材料为含有机硅和有机氟成分的聚合材料。材料应与人眼组织有良好的生物相容性，对配戴者的眼睛无刺激作用，不含有毒、有害物质。

2. 镜片材质　材质的整体应无气泡、条纹、雾痕、残余颗粒、夹杂物等现象产生。表面应光滑均匀，无斑点、明显划痕和凹坑等疵病。边缘应光滑，不得有缺损，毛刺现象，镜片各弧面的连接处应平滑规则，过渡均匀一致。

3. 镜片颜色　为区分左右眼镜片，避免戴错，角膜塑形镜片应设计为两种不同的颜色。

五、角膜塑形镜的适应范围

对于每个配戴者来说，许多因素可影响角膜塑形镜配戴的成功率。医师必须建立严格的入选和排除标准，为成功配适提供最大的可能。还有要充分考虑配戴者的动机，良好的动机是保证长期治疗成功的关键性因素。另外，建立准确、恰当的预期值也很重要，如果配戴者的预期值太高，医师必须解释镜片的限制之处，以便配戴者能够清楚地了解可能的结果。

（一）配戴人群及其眼部参数的选择

1. 8岁以上年龄，少年儿童进行性近视。

2. 球镜度 −0.75～−6.00D，球镜的度数越高，塑形效果的预测性越差。高于 −6.00D 的中高度近视，能否接受角膜塑形术，需由医师根据自身经验和配戴者个体条件及需求决定。

3. 角膜曲率为 40.00～46.00D。

4. <1.50D 顺规角膜散光，或散光度少于 1/2 球镜度，<0.75D 逆规角膜散光。

5. 角膜形态周边部更平坦，*e* 值较大。

6. 正常范围的瞳孔直径。

7. 正常范围的眼压。

8. 无角结膜疾病，其他眼疾或配戴 RGP 的禁忌证。

9. 常参加娱乐和体育活动，或某些特殊职业，既需要良好的裸眼视力，日间又不希望任何矫正眼镜的近视配戴者。

10. 有经济能力承担治疗期间所有的费用。

（二）角膜塑形镜的禁忌证

1. 配戴者的预期值不现实。

2. 球镜度低，散光高，逆规散光 >0.75D，角膜形状不规则，或有明显的晶体散光。

3. 非常陡（≥46.00D）或者非常平（≤39.00D）的角膜平曲率值。

4. 角膜为球形（$e \leqslant 0.1$），或角膜 *e* 值与屈光不正度数不匹配。

5. 大瞳孔直径，可能会引起眩光的问题。

6. 其他眼部禁忌证，包括各种原因导致的中重度干眼症，泪囊炎，严重眼睑闭合不全，眼球震颤，青光眼，眼前节炎症活动期等。

7. 全身禁忌证，包括急性副鼻窦炎，严重的糖尿病，正在使用皮质类固醇、阿托品类等对角膜塑形有影响的药物，类风湿性关节炎等胶原结缔组织疾病，精神病患者等。

8. 对试戴镜片反应很差的配戴者。

9. 个体条件相对禁忌证，年龄小于 8 岁，个人卫生不良及不能遵医嘱配戴者均为相对禁忌证。

10. 年老的配戴者，角膜的顺应性差，改变的幅度小而且慢。眼窝深陷，或非常松弛的眼睑，可能会影响镜片的中心定位，夜间睡眠时眼睑对镜片的压力低，塑形效率较差。

notes

第二节 角膜塑形镜的验配程序

学习目标

1. 掌握：试戴镜参数的选择，镜片配适评估方法。
2. 熟悉：验配前检查项目，镜片的调整方法。
3. 了解：角膜地形图的分析方法。

在验配角膜塑形镜之前，必须详细客观介绍角膜塑形镜的原理和治疗作用，特别要强调角膜塑形镜降低近视是一个可逆、暂时性的过程，摘镜后角膜将逐渐恢复原状。强调配戴者及其家属要有良好的依从性，严格按医嘱执行使用规程，与医师密切配合。同时要提及角膜塑形镜每年大约的医疗费用，以便配戴者家庭有一定的经济能力保证日常的护理、定期眼部和镜片检查，并保证能及时更换镜片。

一、验配前检查及试戴镜片参数选择

（一）验配前检查

1. 裸眼视力和矫正视力（包括远、近视力）。

2. 屈光检测，包括主观和客观检影验光，儿童需睫状肌麻痹验光。

3. 角膜曲率检测，采用电脑自动曲率仪或者手动角膜曲率仪测定配戴者双眼两个主子午向角膜中心曲率。若为平角膜，角膜塑形的空间有限，近视度数较高时，不能获得理想的矫正。

4. 角膜地形图检测，采用角膜地形图仪测定配戴者双眼角膜的几何形态，分析配戴眼的角膜散光和角膜 e 值。若角膜散光度过大或周边区曲率不均衡，可影响镜片的中心定位和附着力。

5. 角膜直径检测，采用裂隙灯显微镜的刻度或尺子，测定角膜的直径。原则上镜片的直径应比角膜的直径小 1～1.5mm。

6. 角膜厚度检测，采用 A 型超声波或其他光学仪器测量配戴者双眼的角膜厚度。

7. 角膜内皮检查，采用非接触式角膜内皮细胞显微镜，拍摄并获得细胞密度、平均细胞面积、变异系数和六角形细胞比率的参数，与同年龄组正常参数进行对照，并作为戴镜前的基础数据以观察戴镜对角膜内皮细胞的影响。

8. 眼轴检测，采用 A 型超声波或其他光学仪器测量配戴者双眼轴长。若配戴眼近视屈光度不高，但眼轴长明显增长，提示角膜塑形的效果不良。

9. 眼压检测，采用非接触眼压计测量配戴者双眼眼压。国人的眼压均值为 11～21mmHg，由眼压决定的球壁硬度构成角膜塑形的后模量，影响镜片的塑形效率。眼压偏低，后模量太小，则塑形效果慢而欠量，通常眼压低于 12mmHg，则须慎择试戴。眼压偏高，后模量太大，则塑形效果快而足量，但弹复也快，效果不能持久。眼压高于正常值者可能为青光眼，禁忌配戴角膜塑形镜。

10. 外眼部常规检查，采用裂隙灯显微镜检查配戴者双眼外观、眼睑、泪器、睑结膜、球结膜、角膜、前房、房水、虹膜、瞳孔和晶状体。

11. 眼底检查，采用眼底镜检查配戴者双眼眼底，排除严重的视网膜及视神经病变。

12. 泪液膜分析，用 Schirmer 试纸或酚红染色棉丝测定泪液分泌量、存储量，检测泪液膜破裂时间（BUT，泪液膜稳定性检查），利用泪膜镜检查评价泪液膜表面性状。若泪液膜

稀薄或量少可影响镜片的稳定附着。若泪液量明显减少，泪液膜性状评定已到Ⅳ级，说明配戴者有干眼倾向，一般不适宜配戴角膜塑形镜，并需要进一步详查。

13. 根据条件酌情施行对比敏感度/眩光对比敏感度及波前像差等检查。

（二）试戴镜片的参数选择

若要准确的验配角膜塑形镜，必须有丰富的RGP镜片验配知识，完善的术前检查仪器，以及多参数的角膜塑形镜试戴镜片。使用试戴镜片不仅可以获取有用的配适信息，指导处方，观察配戴者角膜有无不良反应，还可在某种程度上评价角膜塑形镜的塑形效果。在配戴角膜塑形镜前，软性接触镜应至少停戴3天，而RGP镜片应至少停戴2周。

1. 试戴镜片的规格　不同厂商、不同加工实验室有不同的设计方案，因而会给出不同的选片原则。试戴镜片的规格直径为10.2～11.0mm之间，压平焦值为−3.00～−6.00D，标定曲率为39.00～46.00D，0.25D或0.50D梯度递增。

2. 试戴镜片的选择　可根据验配前检查测定的屈光度数、角膜直径、角膜曲率数值，同时参考角膜地形图中的角膜形态和偏心率，选择试戴镜片的直径和曲率。试戴镜片曲率参数的选择通常可参考角膜中央区平坦曲率值，然而由于人眼的e值离散度很大，试戴镜片常因配戴眼e值的偏差发生略松或略紧的配适不良，可根据角膜地形图的数据及镜片配适软件，选择最初的试戴镜片。

二、配适评价与调整方法

（一）配适评估

正确评估试戴镜片的配适情况对于能否成功验配角膜塑形镜是特别关键的。配适评估应该建立在荧光素染色图形和角膜地形图的分析上。戴镜至少10～30min以上，待泪液稳定和眼睑痉挛减轻后再评估，否则会影响镜片定位，使配适评估不准确。首先用裂隙灯显微镜弥散照明法评估镜片的动态配适，之后再用荧光素钠染色滤光式照明法评估镜片的静态配适。

1. 镜片的中心定位及活动度　良好的镜片中心定位和活动度是配适成功的前提。采用裂隙灯显微镜弥散式投照法分析试戴片的中心定位和移动度。

（1）镜片的中心定位：正常的中心定位要求镜片垂直和水平的坐标向偏位均≤0.5mm。若镜片偏离角膜中心，不但视力效果差，还会使角膜局部变形。

（2）镜片活动度：在瞬目时镜片移动度为1～2mm，镜片活动时垂直顺滑、速度适中较为理想。基弧区始终覆盖瞳孔区，静止位置允许略偏下方。

2. 荧光素染色评估

（1）角膜塑形镜配适良好的荧光素图形（图6-4）：采用裂隙灯显微镜滤光式投照法分析配戴镜片后的荧光素钠染色图形。

1）首先确定良好的中心定位。

2）治疗区的宽度应大于3～4mm，要注意，接触镜的基弧区并没有直接接触角膜上皮细胞层，而是薄的泪液膜黏蛋白层维持在接触镜片与角膜上皮之间。

3）要有完整、封闭的反转弧区，荧光充盈、适当的反转区宽度。反转弧区为围绕平坦治疗区的宽而深的荧光素图形区域。反转弧区游离，呈鲜绿色环形亮区，宽度0.5～1.0mm。CRT设计镜片的反转弧区宽度较VST设计更宽。反转弧区可维持主动的泪液交换，在反转弧区应没有或仅有小的气泡，若出现大的气泡则说明反转弧太深。

4）均匀一致的配适弧区（着陆区）平行附着，可稳定镜片的位置，呈均匀环形淡绿色暗区，均一360°与角膜平行接触，宽度由试戴片的直径决定。瞬目时应无荧光逃逸。

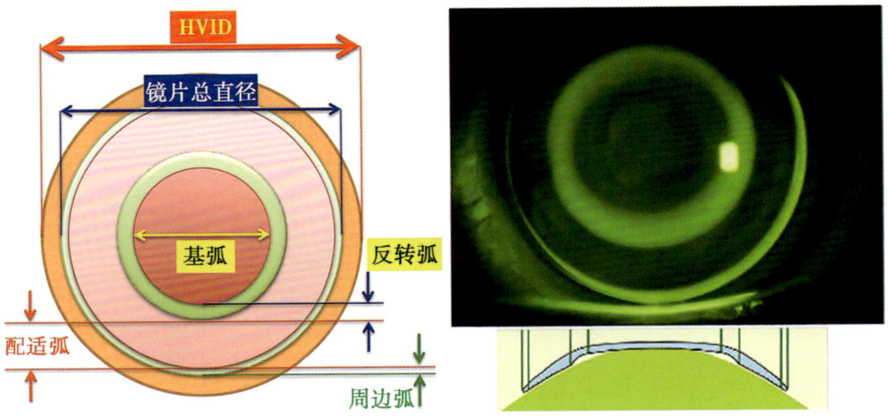

图 6-4　Ortho-K 配适良好的荧光素图形

5）适当的边缘翘起（周边弧），周边弧：周边弧区游离，呈鲜绿色环形亮区，宽度 0.5mm 左右。周边弧的荧光素应当显示出可接受的宽度和清除率，在镜片运动时可有足够的泪液交换。

这种荧光素配适图形，联合良好的镜片中心定位，足够的镜片运动和泪液交换，提供了更大的成功配适概率。

（2）角膜塑形镜配适不良的荧光素图形（图 6-5）

1）配适过松：若镜片配适偏松，则中心定位可发生偏位，常偏上方，也可偏下方或颞侧、鼻侧。基弧呈较小水平椭圆暗区，反转弧亮区宽，下边界渐进性钝变，配适弧游离状暗区减少或缺如，周边弧亮区翘起度 >0.70μm，移动度 >2.0mm。

2）配适过紧：若镜片配适偏紧，中心定位可良好，或偏向下方。中央基弧区暗区小，或呈弥散状亮区，反转弧亮区有深层气泡，配适弧暗区宽且接触过紧，周边亮区翘起度 <0.70μm，移动度 <1.0mm。

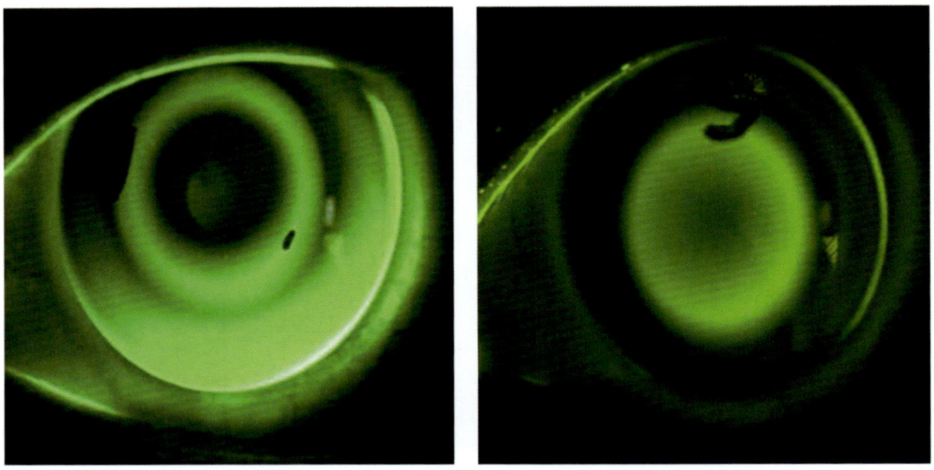

图 6-5　Ortho-K 配适不良的荧光素图形

3. 角膜地形图评估　大多数的角膜地形图仪器可给出不同的图形，允许医师更加准确的评估镜片配适，比较角膜塑形前后的改变，随访角膜形状的动态变化，并判断镜片的矫正效果。

（1）角膜地形图的解读

1）差异图和绝对图的读取：正确解读角膜地形图是角膜塑形镜成功验配的关键因素。在角膜地形图的解读中，差异图通常很有帮助，但也易误导。若塑形前的角膜地形图就存在显著的不对称、扭曲，或者不理想的光学特性。那么，塑形后的角膜地形图也不会显示出很好的规则性或更理想的光学特性。若仅通过差异图判断治疗的效果，塑形后差异图中的角膜不对称可能会被错误的解释为治疗效果不理想。因此，在读取角膜地形图时，也需分析绝对图，而不仅是差异图给出的相对信息。

2）轴性图：轴性（矢状）图按照有颜色的角膜轮廓显示角膜的矢状直径，可用于说明角膜表面的光学（力学）作用。应用轴性图可反映角膜屈光度的改变。轴性图的缺点是不能分析由于角膜局部扭曲导致的小的离散性改变。

3）切线图：切线图可用于描述角膜局部形状的改变。切线图的主要优点在于，它可显示局部点或区域内，角膜曲率更细微的改变。

4）屈光力图：屈光力图代表角膜中心到周边部的实际屈光力。与轴性图和切线图不同，角膜的周边部屈光力增加。屈光力图可最准确地显示角膜塑形术后治疗区的直径。

（2）角膜塑形镜配适良好的角膜地形图（图 6-6）：若镜片配适良好，则角膜中央区变平坦，中周部变陡峭。角膜地形图中，中央区为圆形蓝色短波区，中心外围呈大致正圆的环形黄红色长波区，环外围有蓝色或绿色基本完整的边缘区域，显示典型的“牛眼”图形，也说明镜片的中心定位合适。注意，一般来说，牛眼这个词是用于描述角膜地形图，而不是荧光素钠评估图形。若角膜地形图的结果不是牛眼图，则这个镜片可能是不合适的，推荐重新试戴进行调整。镜片中心定位是成功配戴角膜塑形镜的关键因素，镜片偏心可导致角膜的不规则性改变（图 6-7）。

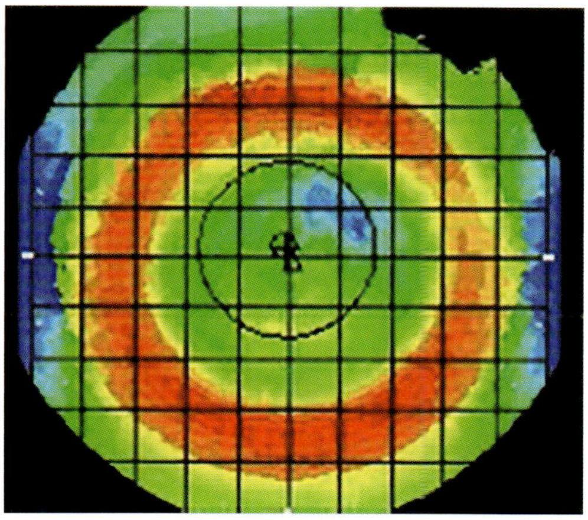
图 6-6　Ortho-K 配适良好的角膜地形图

（3）角膜塑形镜配适不良的角膜地形图

1）偏松或偏紧的镜片配适：如果镜片配适偏松，可能会偏中心，出现向上偏位。如果镜片配适偏紧，反转弧区会出现气泡，中央治疗区直径会较预期小，出现向下偏位。

2）中央岛外观：角膜地形图显示有较基线更陡的中间区（中央岛），周围被平坦的深环所环绕。可能为镜片的基弧区不够平坦，因此对角膜中央区上皮的压迫不够，而中周部配适太紧，需要改变镜片参数。也可能是角膜的散光过大，镜片各弧面与角膜表面配适差，顶点区形成了不均匀的压力。

3）笑脸图形：如果角膜地形图为下方笑脸图形，即上方角膜较平坦，形成了部分的环，下方角膜有相对陡峭的区域（笑脸），说明镜片上偏位，需要改变参数。如果这发生在瞳孔区，则配戴者会有眩光。

4）皱眉图形：与笑脸图相反的图形是皱眉图。在这种情况下，相对陡的区域位于上方（皱眉），下方为平坦区。皱眉图产生的原因是镜片下方偏位。

5）另外还有一些配戴者的角膜地形图可表现为：局部角膜地形图不规则，环拥挤，或不完全的环等。

（二）镜片调整

在现代角膜塑形术中，通常仅需一副镜片就可很好的矫正屈光不正，同时维持良好的中心定位及合适的配适图形。但有时也需调整镜片，以达到更满意的角膜塑形效果。

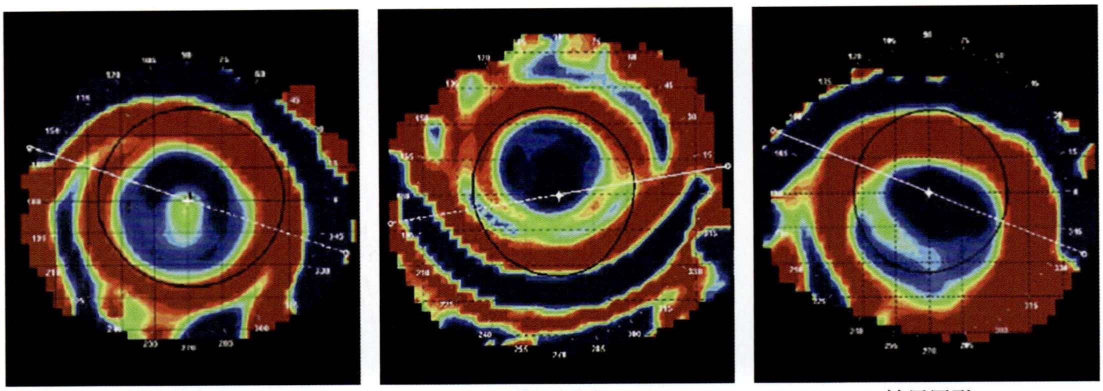

中央岛外观　　　笑脸图形　　　皱眉图形

图 6-7　Ortho-K 配适不良的角膜地形图

在一些角膜塑形镜的配适中，荧光素图形可能会随时间发生改变。主要的改变在于，原平坦的中央配适，变得相对陡峭。这种配适仍显示宽的反转弧，但存在顶端间隙，同时周边接触区较前更宽。这种荧光素图形的改变说明，应用角膜塑形镜后，角膜形状发生了进一步改变，而角膜形状的继续改变也说明角膜塑形镜还没有达到完全的潜力。这时，可继续试戴较初始镜片再略平坦的镜片，并评估角膜形状是否还会有进一步的改变。在这种情况下，延长试戴镜片的配戴时间也是值得推荐的。

角膜塑形镜的配适理念与普通 RGP 镜片不同。在调整镜片时，医师必须完全了解角膜塑形镜的配适关键点。理想的角膜塑形镜配戴终点为：裸眼视力达到预计水平或更好，轻度的远视（0.50～0.75D），角膜地形图为牛眼图形，在镜片摘除 10～12h 内有最小的回退，2～3 个月内塑形效果逐渐趋于稳定。

三、镜片屈光度确定及处方

取得了满意的角膜塑形镜试戴效果后，需再行片上验光，即戴镜状态下的主观和客观验光，根据顶点距离效应进行处方换算，决定最终选用镜片的降度值。

注意，若采用电脑自动验光仪检测配戴眼的屈光状态，可能会测出较高的假性散光。故配戴眼的屈光状态应主要采用主观验光和客观检影验光进行测定。

1. 角膜塑形镜相关的屈光度　角膜塑形术涉及的屈光度包括：塑形焦度、补偿焦度和矫正焦度。

（1）塑形焦度：配戴角膜塑形镜时，角膜中心区压平减焦，而周边区负压增焦，这两种因素的动态平衡完成了角膜塑形的过程。摘下镜片后，降低的近视屈光量称为塑形焦度。塑形焦度是角膜中心区的压平减焦和周边区的负压增焦两种因素的合量。塑形焦度就是平常说的“降度”。

（2）补偿焦度：考虑到摘镜后角膜因为自身的记忆功能，至下午或晚上会出现部分压平度数的反弹，临床上往往会设计角膜塑形镜过矫 0.50～1.00D，为保证晚上戴镜之前也有较好的矫正视力，这部分过矫的度数以光学透镜的形式制作在角膜塑形镜的光学区前曲面。因角膜塑形镜片通常设计为过矫 0.75D，故补偿焦度常为 +0.75D。

（3）矫正焦度：矫正焦度 = 塑形焦度 + 补偿焦度。

2. 订单　制定订单时，应包括订片单位、订片日期、配戴者姓名和编号，VST 设计需提供定位弧、降度、镜片屈光度和镜片直径等，CRT 设计需提供基弧、反转区、着陆角、镜片屈光度和镜片直径，如对颜色和设计有特殊要求应特别注明。

notes

第三节　角膜塑形镜配戴指导

学习目标

1. 掌握：角膜塑形镜的摘、戴镜片操作指导，镜片清洁、消毒指导。
2. 熟悉：定期复查、配戴及更换时间的指导。
3. 了解：镜片的参数核对，镜片的检测方法。

一、镜片确认、检测、清洗

镜片送达后，需先核实镜片参数、确认镜片加工质量，再通知配戴者。取镜时，要认真核对配戴者的姓名和病历记录。

（一）镜片的参数核对

角膜塑形镜均为定制，在数据传递、标定参数、包装运输过程中都可能产生差错，故收到定制镜片后，须根据订片单对镜片的各项参数进行仔细核对。

（二）镜片的检测

配戴前要检测镜片的外观质量、基弧、焦度和直径。

1. 外观质量　采用投影检测仪放大10倍观察镜片，排除镜片裂痕、边缺、表面刮损、凹陷、基质异物、气泡及几何中心偏移等。

2. 基弧　采用半径仪检测镜片的基弧值，并与参数单据核对。

3. 焦度　采用焦度计测定镜片的焦度值，并与参数单据核对。

4. 直径　采用投影检测仪测定镜片的直径，并与参数单据核对。

（三）镜片的清洗

用硬镜护理液清洁揉搓镜片的内外两面，清除镜片表面的蜡渍等异物，冲洗10～20s，再浸泡在添加了硬镜护理液的硬镜镜盒中消毒4～6h。

二、角膜塑形镜的摘、戴镜片操作指导

对配戴者及其家属进行严格的培训，指导戴镜、摘镜练习，使之掌握戴镜和摘镜的要领。向配戴者讲解初次戴镜的临床表现和注意事项。

（一）戴前准备

在每次触摸角膜塑形镜前，都要用流动的水和中性肥皂充分洗手。保持指甲短而修剪齐整，勿使指甲接触镜片。在干净、平整、柔软的桌面上护理或戴摘镜片，以免掉落在地上或遗失。每次配戴前都要检查镜片外观是否符合要求，若镜片有划痕、裂纹、破损等情况均不得使用，若镜片有沉淀物则须清洁处理后再使用。建议按先右后左的顺序摘戴镜片。

（二）戴镜

用护理液或不含防腐剂的生理盐水冲洗镜片，内曲面向上托在右手食指指端，在镜片内曲面注满润眼液或不含防腐剂的人工泪液，防止戴镜时气泡进入镜片后方。嘱配戴者面向下俯，注视桌面上的平面镜，医师用左手食指或中指按住配戴者右眼上睑睑缘并向上充分撑开，用右手中指按住配戴眼下睑睑缘并充分撑开，将右手食指指端上的镜片快速轻柔地放置在配戴眼的角膜上，轻轻放松眼睑，嘱配戴眼轻眨数次，用纸巾拭去溢出润眼液，按上述方法先右后左依次配戴。

若戴镜后配戴者诉有异物感，可嘱其向下注视或在眼内滴入1～2滴专用润眼液，可减

轻症状。在戴镜过程中，若镜片被挤出睑裂或掉落在桌面上，须重新用护理液处理后再戴。若戴镜后，发现有明显的镜片下气泡，则需取下重新配戴。

（三）配适评估

嘱配戴者适应30min以上，观察并记录镜片的静态配适和动态配适。

（四）摘镜

1. 吸棒法　配戴眼滴数滴润眼液，轻轻眨眼数次，撑开上下眼睑，将吸棒的盘端挤压在镜片表面，轻轻取下镜片。用吸棒取下镜片时，理想的情况为稍有阻力。若阻力小，则镜片太松。若取下镜片时阻力太大，有"噼啪"声，则镜片太紧。

2. 用手操作法

（1）双手操作法：摘镜片时也可利用双手进行操作，用左手食指拉开上睑后再轻轻下压，使上睑缘顶住镜片上缘，用右手的食指拉开下睑，并利用下睑缘使镜片下缘脱离角膜。摘镜时，需在面部下方放置软布，以免镜片脱落后破碎或丢失。

（2）单手操作法：睑裂大的配戴者可试用单手进行操作。嘱配戴者睁大眼睛，充分暴露镜片的边缘，面部朝向正前方或略朝向外侧方，将戴镜同侧手的食指或中指，垂直放在外眦部，朝外上方牵拉双睑。此时睑裂变狭，上下睑缘轻压镜片的边缘部，随瞬目将镜片挤出，镜片脱出时用另一只手接住镜片。在牵拉眼睑时，如睑缘外翻，或镜片被覆盖于眼睑下方，镜片则不易被脱出。

三、镜片配发、清洁护理指导

（一）角膜塑形镜的配发

发给配戴者初次戴镜的成套用品，包括镜片护理液、润眼液、镜片盒、吸棒和使用说明书等。

（二）镜片清洁、护理

角膜塑形镜片的护理对维持镜片的最佳状况很重要，同时也可减少后表面的沉积物，防止角膜上皮损伤或染色。配戴者必须知道在每次配戴后镜片都需要规范的清洗和消毒，要指导配戴者，使其完全掌握如何规范清洗和维护镜片。

1. 镜片清洁、护理、保存方法

（1）在镜片盒内先注入2/3容量的专用护理液。

（2）将摘下的镜片放置于手掌心，滴3～5滴专用的护理液。

（3）用食指或中指按放射方向揉搓清洗。

（4）以拇指和食指轻轻捏住镜片，用专用护理液冲洗镜片。

（5）将冲洗后的镜片，放置在硬性接触镜的专用镜片盒内，用护理液浸泡消毒4h以上。

（6）镜片长期不用时，须经严格清洁、冲洗、消毒，并储存在专用的护理液中，并定期每周更换护理液。再次配戴前须再充分清洁、冲洗，并浸泡消毒4h以上。

（7）去蛋白酶清洗能够除去镜片上的蛋白质沉积物。一般建议每1～2周使用去蛋白酶处理一次，应认真按照去蛋白酶说明书进行操作。镜片经去蛋白酶处理后，必须仔细清洗干净，以免对眼睛产生刺激等不良反应。

2. 护理液使用注意事项

（1）需严格按照护理液的类型和使用说明使用，使用顺序不得颠倒。

（2）护理液须在有效期及开瓶有效期内使用。

（3）手指、镜片或镜片盒等外界污物勿触及瓶口。打开瓶盖后，瓶盖内口向上放置。

（4）常温、避光、干燥环境下保存。

（5）护理液在使用期间发生混浊、眼刺激、眼红应立即停止使用。

(6) 用过的护理液禁止重复使用。

(7) 必须使用专用的护理液护理镜片，禁止使用任何其他液体(如自来水或软性镜片护理液等)护理镜片。

3. 镜片盒使用注意事项

(1) 镜片盒是微生物污染的重要来源。为了防止眼部感染，应每日对镜片盒进行清洁、冲洗，保持镜片盒的清洁卫生。

(2) 每1～2周用专用的清洁刷将镜片盒刷洗干净、沸水浸烫10min并风干。

(3) 应按照生产商或眼科护理专业人员推荐的时间定期更换镜片盒，一般每3个月更换一次。

四、定期复查、配戴及更换时间指导

(一) 角膜塑形镜的定期复查

配戴角膜塑形镜后，需定期复查监测眼部的改变，评估镜片对角膜形状的影响，及裸眼视力情况。角膜塑形术成功的标准为：裸眼视力和屈光塑形量达到预计的水平，配戴眼看远看近均无复视，可长期配戴角膜塑形镜，角膜透明、上皮健康完好。

告知配戴者复查时间表，并强调定期复查的重要性。

1. 复查的时间 为戴镜后第1天、第1周、第1个月、第3个月、以后每3个月。

2. 复查项目 包括以下内容：

(1) 主诉：询问配戴者戴镜的时间，有无自觉症状，视力稳定情况等。

(2) 视力：包括远视力和近视力，裸眼视力和戴镜视力。

(3) 屈光检查：测定并记录角膜塑形后的屈光处方，对照初诊检测结果分析屈光塑形量。配戴角膜塑形镜后，电脑自动验光仪测量数据不准确，需采用检影和主观验光进行屈光检查。在中高度屈光不正的配戴者中，可能需要一些时间才能达到最大的改变效果。

(4) 角膜曲率检测：测定并记录塑形后的角膜曲率，对照初诊检测结果，分析曲率塑形量。

(5) 角膜地形图检测：角膜地形图检测可提示角膜塑形的程度、质量，为修正镜片参数提供依据。

(6) 眼压检测：测定并记录角膜塑形后的眼压，若在角膜塑形过程中发生眼压异常，则须停止戴镜。

(7) 眼部常规检查：采用裂隙灯显微镜检查配戴眼的睑结膜、球结膜、角膜和房水等。排除睑结膜水肿、混浊、充血、乳头增生、滤泡形成；排除球结膜充血水肿、睫状充血或混合充血；排除角膜上皮脱落，如有角膜上皮荧光素染色，应停止戴镜进行彻底治疗；排除角膜浸润、角膜内皮沉积；排除房水混浊等。

(8) 镜片检查：应检查镜片的基弧、度数、直径、清洁度、有无裂痕、缺损、污染、沉淀、变色、变形、表面沉淀物等，并进行相应的处理或建议更换镜片。如镜片已经破损则不宜继续配戴；如镜片轻度刮损，可以采用抛光机进行整复；如镜片有多量沉淀物，须彻底清洗后才能使用。

(9) 配适检查：眼部检查和镜片检查完成之后，还应进行镜片的配适检查，配适不良无法调整则需更换镜片参数。

(10) 每3～6个月应检查眼轴、角膜厚度、角膜内皮细胞、对比敏感度等。

3. 复查的记录 包括配戴者的症状，视力，屈光矫正度，检查时所见到的眼部阳性体征，镜片的检查结果等。

(二) 配戴时间、方式及镜片更换

现代角膜塑形镜主要是过夜配戴，建议每晚配戴。一副镜片的使用周期一般为1年，超长使用塑形效果会下降。

第四节　角膜塑形镜的常见问题及处理方法

学习目标

1. 掌握：角膜染色的处理方法。
2. 熟悉：配戴者裸眼视力欠佳的原因及处理方法。
3. 了解：其他角膜塑形镜的常见问题及处理方法。

一、角膜染色

在角膜塑形镜的配戴中，轻度角膜点状染色是最常见的。

（一）常见原因

1. 基础的干眼问题。
2. 镜片表面磨损，镜片后碎屑和/或沉积物、异物。
3. 镜片与角膜黏附，不正确摘除黏附的镜片。
4. 镜片有过多的中央接触。
5. 镜片材料的透氧性低，护理液的过敏反应和毒性反应等。

（二）处理方法

1. 首先需要鉴别是真正的角膜染色，还是移去黏附的镜片时角膜上皮表面增厚的黏液。这时可能需要几分钟的时间稀释黏液，再观察角膜的情况。

2. 若仅为轻度的角膜中央点染，在停戴镜片几小时后可完全修复，这在角膜塑形镜配戴者中经常会遇到，不需特别干预。

3. 若出现致密的上皮染色，应当停戴镜片并复查，确保角膜上皮愈合后才能重新戴镜。

4. 日常护理镜片时要掌握清洁镜片的要领。每日认真清洗镜片，在角膜塑形镜片的后曲面，常规用手指清洗的方法很难移去所有的表面沉积物，特别是反转弧区蓄积的沉积物，因而易引起上皮染色。在这种情况下，可应用浸泡护理液的优质棉签仔细去除反转弧内的污点和沉积物。必须联合使用有清除蛋白作用的蛋白酶或多功能护理液每周进行除蛋白护理。

5. 如果判断是镜片设计导致的角膜染色，则需更换镜片，避免机械性摩擦。

6. 如为缺氧相关，要使用高透氧材料的镜片；如为护理液相关，可考虑更换护理用品。

二、角膜塑形镜的镜片黏附

（一）常见原因

1. 在角膜塑形镜过夜配戴后，镜后泪液膜的水层变薄、黏度增加，因此镜片易黏附到角膜上。镜片黏附使荧光素钠不能自由的进入镜后空间，则出现很大的暗区。这种情况很容易引起角膜中央区染色和生理代谢方面的不良反应。摘除镜片后角膜上常可见镜片的压痕。

2. 一些角膜塑形镜的镜片很薄，薄的镜片硬度更低，更易顺应角膜的形状且脆弱。因此，应用薄的镜片更易发生镜片黏附。

3. 镜片的反转弧或配适弧过紧，也常为镜片黏附的主要原因。

notes

4. 镜片后表面的污损、粗糙、沉淀也可引起镜片的黏附。

（二）处理方法

1. 在配戴角膜塑形镜之前，必须指导配戴者如何发现镜片的黏附，并让其知道如何安全的取出镜片，减少风险。否则摘取镜片的动作可能会导致角膜上皮损伤和眼痛。

2. 在试图从眼中取出黏附的镜片之前，恢复完全、自由的镜片运动是很重要的。推荐的指导包括：滴入润眼液或人工泪液，拇指轻推下睑缘以控制镜片的边缘，使泪液可以流入到镜片下。持续轻柔的指推，直到发现足够的镜片运动。通过指推法，黏附的镜片很容易松动。

3. 如果镜片黏附是由于镜片配适过紧，可调整镜片参数解决这个问题。若镜片中心定位好，可将反转弧放平 0.50D，明显偏心时需改变配适弧，或将其同时放平。若周边弧的宽度小，泪液循环不足，可将周边弧的宽度加大。

4. 应指导配戴者掌握清洁镜片的要领，尤其是保证后表面的洁净度。

三、角膜色素弧

在角膜塑形镜的配戴者中，可出现角膜下方中周部不完全的色素弧。这种不完全的色素弧或环，与圆锥角膜的 Fleischer 环类似，邻近治疗区边缘，位于泪液池下。可在戴镜 2 周后开始出现，随着时间的进展，逐渐发展为接近完全的环，从而更加明显。

（一）常见原因

1. 角膜色素弧出现的常见原因为，角膜曲率突然改变，导致泪液蓄积，泪液中含铁血黄素成分沉积。

2. 角膜色素弧的出现与角膜塑形镜使用时间长，近视度数高，降度设计大有关，尤其降度设计超过 6.00D 时更易出现。

3. 出现角膜色素弧的配戴者中，70% 以上存在配适状态不良，镜片过紧或黏附于角膜，镜片下泪液循环差，存在大量气泡，或镜片明显偏位。角膜地形图显示，65% 以上的配戴者存在角膜变形，甚至假性圆锥角膜样变。角膜上皮损失的比率也很高。

（二）处理方法

1. 需改变镜片的设计，并建议更换镜片。

2. 角膜色素弧是可逆的，在停戴镜片 2 周～2 个月内角膜色素弧可消失。

四、摘除镜片后的屈光回退

当摘除角膜塑形镜后，有一定的屈光回退。在大多配戴者中，屈光回退量相对小，且在摘镜几小时后发生。因此，在验配和设计角膜塑形镜时，常留有轻度的远视（0.50～0.75D）用于补偿回退。实际上，即使仅配戴了 1 夜的角膜塑形镜，3 天后角膜才能完全恢复。角膜塑形镜一般不会引起角膜的永久改变，停戴后角膜形状在 3 个月内逐渐回到基线。

（一）常见原因

1. 临床中若出现快速的屈光回退，则说明镜片压迫不够充分。

2. 也可能为角膜变化的限度所致。近视的降度越小，摘镜后维持的时间越长；降度越大，摘镜后角膜的反弹越快。

3. 若镜片使用时间较长，出现变形、污损也会使疗效降低。

（二）处理方法

1. 需调整镜片的设计，恢复良好的中心定位和配适状态。

2. 可建议配戴者延长戴镜时间，以保持良好的视力效果。

3. 在镜片到达使用周期，应及时更换镜片，以保证良好的疗效。

notes

五、视力欠佳

（一）常见原因

1. 若配戴者的裸眼视力很差，可能为镜片偏中心导致角膜扭曲。

2. 或镜片治疗区太小而瞳孔直径大。Ortho-K CL 治疗区的直径大小，对能否获得满意的裸眼视力也是很重要的。如果治疗区相对于瞳孔直径偏小，视力可能被幻影、眩光、光晕所影响。可发生在白天，更多见于昏暗照明瞳孔散大时。

3. 也可能为角膜弹性度、硬度、弧度、直径、厚度，或眼压、泪液质量等个体差异所致。

4. 角膜塑形镜也会对散光、像差和对比敏感度产生影响，导致视觉质量下降。角膜塑形镜术治疗后，角膜的不规则散光可能会增加。配戴角膜塑形镜后，角膜产生了非生理性的改变，角膜中央区变扁平，相应周边区的屈光度增高，这种形态改变在提高裸眼视力的同时，也改变了角膜的像差成分，使像差增加。同屈光手术一样，配戴角膜塑形镜后高阶像差增加，但比屈光手术后检测到的高阶像差改变要低。角膜塑形镜术后，高空间频率的对比敏感度下降，而低空间频率的对比敏感度不变。

（二）处理方法

1. 首先要确认镜片的中心定位、移动度及配适状态是否合适，不合适需要调整镜片。

2. 可通过增大镜片光学区直径来解决眩光的问题。

3. 如配适状态良好，角膜无任何不良反应，考虑为配戴者的个体差异所致，也可再观察等待至少 2～3 周，直至角膜完成塑形，尤其是近视度数较高者。

4. 若角膜曲率过于平坦，角膜塑形的效果也往往欠佳。

5. 医生还应该考虑镜片是否左右眼戴反。

六、镜片偏位

角膜塑形镜需要在角膜的特定位置稳定附着，这主要依赖于镜片的配适弧与角膜平行吻合所产生的张力来实现的。当镜片在角膜稳定附着后，镜片基弧区对角膜的压平量才可以根据近视度来实现。

（一）向下偏位

1. 常见原因

（1）由于重力的作用，或上睑的作用将镜片推向下方，导致镜片下方移位是最常见的镜片偏移问题。角膜是非球面非对称性的，而角膜塑形镜片是球面对称的，当闭睑时镜片可能会回到角膜中心。

（2）镜片下方移位可能为配适过于陡峭，与角膜面无法平行接触，形成角度，使表面张力降低，促使镜片偏离中心。但若在睡眠后发现镜片向下方偏位，则可能是由于配适状态松弛。

2. 处理方法

（1）刚戴镜时有轻度的下方移位，配戴者无视物模糊等症状，角膜地形图检查显示治疗区无明显偏下方，则为可接受的配适状态，不需处理。

（2）若镜片下移明显，配戴者出现虚影等症状，需要进行镜片调整。若镜片配适陡峭，可将配适弧放平 0.25～0.50D，增加后表面张力，改善镜片的中心定位。若配适状态松弛，则需将配适弧收紧。

notes

（3）偏重可减轻镜片的重量改善中心定位，可将镜片中心厚度由 0.23mm 减至 0.19mm。

（4）或增大镜片直径，增加与角膜的接触面积以提高中心稳定性，也可将镜片的前弯削薄。

（二）向上偏位

1. 常见原因

（1）镜片的上方移位并不多见，常见的原因为镜片配适偏松，偶见镜片固着于上方，则属于过紧配适。

（2）上眼睑张力高或高度散光。

2. 处理方法

（1）配适过松可将配适弧收紧 0.25～0.50D，加大镜片直径，或增加镜片的中心厚度 0.03～0.05mm，使镜片重心下移，也可考虑棱镜稳定设计。若配适过紧，则将配适弧放平或将直径缩小。

（2）或薄化镜片边缘，减少边缘翘起度 0.02mm，以减少上睑的牵拉作用力，改善镜片的中心定位。

（三）侧方偏位

1. 常见原因

（1）镜片的侧方移位是角膜塑形镜验配中较难解决的一个问题。常见的原因是眼睑和重力促使镜片偏心的作用力超过了维持镜片中心定位的表面张力。

（2）角膜逆规性散光使表面张力集中于 90 度径线上，使镜片更趋于侧方移动。角膜地形图显示鼻侧和颞侧高度明显相异也容易出现镜片向侧方偏移。

2. 处理方法

（1）可试增大镜片直径或加宽配适弧，通过增加镜片表面接触面积增加表面张力。

（2）也可改变基弧，增加顶点区域的接触，以促进中心定位。

（3）可采用环曲面设计，增加镜片和角膜的匹配度，改善侧向偏位。

（4）另外应检查镜片的清洁度，镜片前表面出现沉淀物也会增加眼睑的摩擦力。

七、镜片压痕

（一）常见原因

1. 常为镜片偏心，镜片与角膜的配适关系改变，某些区域对角膜产生过度的压力，以致局部出现凹痕和变形。

2. 若镜片位于中心而出现压痕，则为过紧的配适。

（二）处理方法

1. 调整好镜片的中心定位，可减轻因镜片偏位产生的压痕反应。

2. 改善镜片的配适状态。

3. 也可有针对性地对镜片内曲面交界处和边缘区进行打磨抛光。

八、镜片拱顶

（一）常见原因

反转弧或配适弧过陡、过紧，夹持相对应的中周部角膜区域，使镜片中心不能接触角膜中央区。荧光素染色图形可见中央光学区域因存留多量染色泪液而呈现亮区。

（二）处理方法

根据荧光素染色图形和角膜地形图，分析各弧段与角膜的配适关系并加以调整。如配适弧过紧，可适当放平 0.50～1.00D。

notes

九、镜下气泡

(一) 常见原因

1. 镜片下少量气泡较常见，往往过夜戴镜后可以消失。

2. 若镜下气泡持续存在，则常为反转弧或配适弧偏紧，镜下泪液无法进行良好的循环，气泡大量停留在镜片下方，在镜片的压迫下，出现角膜表面纱幕状微凹。

(二) 处理方法

1. 若镜片中心定位良好，活动度适宜，仅镜下有少量气泡，无角膜染色，一般不需特别处理。

2. 若镜下气泡少于 45 度，可观察第二天是否出现角膜染色，出现角膜染色，则需更换镜片。

3. 若气泡多于 45 度，摘除镜片，在凹面滴入润眼液后再戴镜，继续观察，气泡大较难排除，并出现角膜染色，需改善镜片设计。若配适偏紧，需将配适弧放松。若反转弧面下气泡较多，可将反转弧放平或设计 2 个反转弧区。

4. 在一些过夜配戴角膜塑形镜的配戴者中，当配戴者睁眼时，许多小气泡可能会出现在镜后泪液膜中。虽然这些蜂窝状的气泡可能会引起小的 / 暂时性的视力下降，但总体上来说是无害的，并不需改变镜片的设计。

十、角膜基质水肿

角膜塑形镜片在角膜水肿时可起到“夹子”的作用，抑制角膜中央区的水肿。虽然角膜塑形镜片较普通的 RGP 镜片可更明显的抑制角膜上皮细胞增殖(配戴角膜塑形镜 7 天，上皮细胞增殖率抑制了 58%，14 天抑制了 63%；而配戴普通 RGP 镜片 14 天仅抑制了 32%)。但是，角膜塑形镜却并不会影响角膜上皮细胞的组织化学功能，不会引起角膜细胞的代谢紊乱。

(一) 常见原因

1. 若在过夜戴镜后出现角膜基质水肿，首先要考虑镜片的 *Dk* 值。氧供的下降会导致角膜基质层水肿，表现为条纹。若水肿很重，可出现角膜后弹力层皱褶。

2. 若角膜塑形镜的镜片厚度较大，也会降低角膜的氧代谢。

(二) 处理方法

1. 采用高透氧(*Dk*)材料制造角膜塑形镜是很重要的。

2. 可改变镜片的设计，使用相对薄的镜片。

十一、眼前节感染

眼前节感染，尤其角膜感染是接触镜中最严重的并发症。角膜塑形镜的镜片与普通 RGP 镜片没有本质的区别，因此如所有的接触镜一样，也存在眼前节感染的风险。

(一) 常见原因

1. 大多数遵从医嘱的角膜塑形镜配戴者，眼前节感染及镜片、镜片护理产品污染的概率极低。镜盒、镊子和吸棒等配件是发生眼前节感染的主要污染源，定期清洁、消毒、更换镜片及其护理配件，可大大降低眼前节感染的风险。

2. 镜片护理不规范，镜片暴露于自来水等也会增加眼前节感染的风险。

(二) 处理方法

1. 保持手和手指的卫生，避免将镜片及护理产品储存在卫生间潮湿环境。镜片及其护理配件需及时更换、清洁、消毒。避免揉眼，揉眼时可能会将睫毛和眼睑的微生物传播到眼内。

2. 不能应用任何形式的生水或者未消毒的水清洗镜片。

第五节　角膜塑形镜对近视的控制作用及与屈光手术相比的优缺点

学习目标

1. 熟悉：角膜塑形镜对近视进展的控制作用。
2. 了解：角膜塑形术与屈光手术相比的优缺点。

一、角膜塑形镜对近视进展的控制作用

（一）角膜塑形镜对近视进展的控制作用

目前，国内外大量研究证实角膜塑形镜能有效控制青少年近视的发展。与框架眼镜相比，角膜塑形镜能延缓32%～63%的眼轴增长，从而延缓近视的进展。

当然，对眼轴增长的控制作用个体差异很大，这可能与近视的多病因相关，也与不同的眼部参数有关，研究发现，基线屈光度越高、年龄越大、瞳孔越大、角膜屈光力改变越大，眼轴增长越缓慢。但是从近视控制的有效性来看，近视后越早配戴角膜塑形镜，最终近视控制效果越佳。

（二）角膜塑形镜控制近视进展的可能原因

关于近视进展的原理，有研究表明，视网膜成像质量通过一系列视觉信号会影响眼轴的增长从而对近视的发展产生影响。黄斑中心凹的视力最为敏锐，因此以往大多数近视眼的研究是针对黄斑中心进行的。如光学离焦理论，不少学者通过大量的动物实验表明，采用正镜片或负镜片使幼年动物眼产生人为的近视或远视，可以使其眼轴发生相应地变化，因为模糊的视觉信号会促发体内调控系统以维持最清晰的物像呈现在视网膜上，例如负镜片使焦平面落于视网膜后，产生人为的远视，为获得清晰物像，视网膜需要向后移位至焦平面处，从而眼轴增长，向近视方向发展。

直到近十几年，周边屈光对近视进展的重要性才逐渐为我们所认识。周边屈光是指视网膜黄斑中心凹8°以外区域的屈光状态，很多研究均显示周边屈光和中心屈光之间存在着密不可分的关系，周边屈光的形态可能会影响中心屈光的发展。如眼周边屈光相对中心向远视离焦，就可以刺激眼轴发生补偿性的增长；反之，周边相对中心向近视离焦时，则会阻止眼轴的增长，进而延缓近视的发展。而配戴角膜塑形镜后，由于镜片的逆几何设计使角膜中央平坦，旁周边陡峭，从而周边视网膜呈现相对近视离焦，使得角膜塑形镜在矫正中心屈光不正的同时也改变了周边屈光，对近视的进展起到了一定的干预作用，这也是很多研究者推测角膜塑形镜控制近视的可能机制。

除此之外，还有研究认为角膜塑形镜控制近视的机制可能和改变角膜像差、角膜生物力学、睫状肌调节及脉络膜厚度等因素有关。

二、角膜塑形术与屈光手术相比的优缺点

角膜塑形镜的目的是“重塑”角膜，以非手术学的方法暂时性降低近视和提高裸眼视力。通过应用接触镜片，角膜塑形术可有目的性的改变角膜形状，使角膜中央区平坦化，以降低或消除近视，同时也可部分降低角膜散光。

（一）角膜塑形术与屈光手术相比的优点

1. 相对于现代屈光手术，角膜塑形镜的主要优点是它的可逆性。若出现镜片偏位导致角膜不规则散光，可通过暂停角膜塑形镜的配戴，以使角膜完全恢复。

2. 屈光手术适用于18周岁以上，屈光度稳定两年以上人群。而角膜塑形镜的治疗不依赖于年龄，尤其适合于年龄较小、近视进展较快的儿童配戴者。并有循证证据支持角膜塑形镜可有效延缓青少年儿童近视的进展。

3. 当屈光手术效果不佳，视力差或者不稳定时，也可以配戴角膜塑形镜改善视觉质量，提高术后视力。因为屈光手术后角膜中央区平坦改变，普通的球面设计甚至非球面设计均不能获得适宜的配适状态，角膜塑形镜的设计形态则更能匹配这种角膜的形态，可应用角膜塑形镜，联合中央硬镜材料周边软镜材料设计的镜片（piggyback镜片），和硅水凝胶镜片，帮助屈光手术后没有达到预期效果的患者提高视觉质量。

（二）角膜塑形术与屈光手术相比的缺点

1. 角膜塑形镜相对于屈光手术的缺点在于，通过角膜塑形镜矫正的屈光不正量是有限的，并且不是一劳永逸的，只要停戴，度数总会反弹。

2. 每位配戴者角膜对角膜塑形镜的反应有很大的个体差异性，这使医生很难预测结果。

3. 对于某些配戴者来说，对RGP镜片的不耐受可能也会成为问题。

（三）结语

现代角膜塑形技术已有20余年的历史，国内引入这项技术投入临床使用也接近20年。美国食品与药品管理局（FDA）在1998年5月批准了日戴型角膜塑形镜，2004年12月3日批准了夜戴型角膜塑形镜的临床使用。但在角膜塑形镜的研究领域，仍有很多未知待于探索。目前，角膜塑形镜的设计主要用于矫正中低度近视，逐渐挑战更高近视、更高散光，并慢慢向矫正远视、老视拓展。为配戴者提供了一种可与屈光手术互补的安全、有效、可逆的、暂时性降低近视和延缓近视进展的选择。

当然，在验配角膜塑形镜时，必须严格掌握角膜塑形镜的适应证和禁忌证，做好配前检查和配适评估，认真指导配戴者摘、戴镜方法及护理注意事项，进行定期跟踪随访，对依从性差的配戴者需多次教育培训。若发现眼部异常时必须立即停戴及时复查，以达到最好、更安全的治疗效果。

（韦　严　姜　珺）

6-1扫一扫，测一测

参考文献

Lipson MJ，Brooks MM，Koffler BH. The Role of Orthokeratology in Myopia Control：A Review. Eye & contact lens，2018，44（4）：224-230.

实训6-1　角膜塑形镜的配适评估

一、实训目的

1. 掌握：角膜塑形镜的验配流程。
2. 掌握：角膜塑形镜片荧光素显像特征。
3. 熟悉：角膜塑形镜片的处方确定。
4. 熟悉：角膜塑形镜片试戴片的选择。
5. 了解：角膜塑形镜的适应证和禁忌证。

二、实训设备及材料

角膜曲率仪（角膜地形图仪）、角膜塑形镜诊断镜系列、裂隙灯显微镜、荧光素条、综合验光仪、硬镜护理用品。

三、实训步骤

1．总体验配流程图

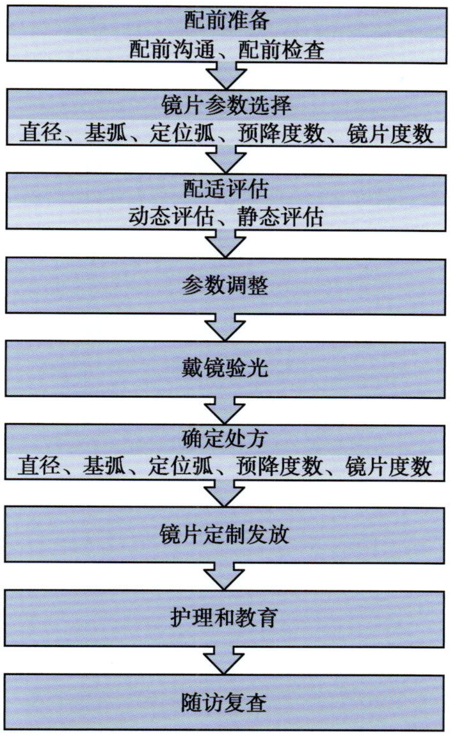

2．验配前准备

（1）配前沟通：详细了解患者的验配目的，家长的理解能力，同意书的主要内容。

（2）配前检查：①眼部检查：裂隙灯显微镜检查、角膜地形图检查、眼压、泪膜质量、角膜内皮、眼轴长度、眼底检查，必要时查角膜厚度。②屈光状态检查，包括屈光状态、远/近裸视力和矫正视力检查。

3．试戴镜的参数选择　试戴镜参数的选择是指根据配前检查的屈光度、角膜直径、角膜地形图平坦 *K* 值、角膜地形图 *e* 值及角膜散光量等检查结果从某一特定品牌提供的试戴镜片中选出最符合角膜形态、对角膜影响最小并且能够达到预期效果的镜片。

试戴镜的基本参数包括镜片的总直径（OAD）、镜片的定位弧（AC）、基弧（BC）、镜片的度数（D）以及预期降低的度数。由于每种品牌镜片的设计都有其特殊性，有些品牌甚至以一系列代码来表示不同的反转弧和定位弧，所以验配者必须熟悉厂家提供的验配参数的具体代表意义。

试戴镜片通常表示如下：

42.00/−2.00/8.60/+0.75/10.6，

↑　↑　↑　↑　↑

①　②　③　④　⑤

（①定位弧 FK　②预降度数 RX　③基弧 BC　④镜片度数 PWR　⑤镜片直径 DIA）

1）镜片总直径的选择：角膜塑形镜片的总直径选择比 HVID 小 1.0～1.5mm。常用试戴片直径是 10.6mm。

2）镜片定位弧的选择：定位弧对镜片的定位和稳定性起关键作用。一般首选平坦 *K* 作为第一副试戴片的定位弧。结合 *e* 值和散光量微调。举例：角膜曲率或角膜地形图显示

41.25D/42.0D@90，e 值 0.45，那么定位弧可以首选 41.25D。

3）基弧的选择：通过计算获得，基弧 =FK−D−0.75D，FK 为角膜平坦 K 值，D 为要降低的等效球镜度数，0.75 为 Jason Factor。

4）镜片的度数：等于 Jason Factor，一般为 +0.75D。

4．配适评估　诊断镜通常适应 30 分钟，对于敏感者可以滴表面麻醉剂，减少刺激和等待时间，进行配适评估。

配戴评估：在裂隙灯显微镜下观察镜片的静态配适合动态配适。静态配适包括基弧、反转弧、定位弧及边弧的荧光配适，见实训图 6-1，动态配适包括中心定位、覆盖度和活动度。

1）静态配适：理想的静态配适为：①镜片的中央区为基弧区，理想状态基弧区呈现 5～6mm 左右的暗区。②反转弧区：呈现 360° 环形规则的浓绿色亮环，宽度 0.6～1.0mm。③定位弧区：宽度 0.6～1.5mm，镜片与角膜应保持相对平行状态，该区域泪液层较薄，染色后呈淡绿或淡黑。如该区域下有较多的荧光，提示过于平坦。如呈现黑暗无荧光，则说明偏陡。④周边弧区：镜片边缘翘起，有一 360° 环形规则浓绿色亮环。宽度正常值在 0.4～0.5mm，其意义在于有益于镜片的活动和促进镜下的泪液交换。

2）动态配适：理想的动态配适为：①镜片中心定位：让患者正视前方，观察睁眼时镜片的静态位置。如镜片中心与瞳孔中心相吻合则表示定位中心。若偏心程度<0.5mm，为可接受。若偏心量>0.5mm，容易引起角膜散光加大以及不规则、视物重影、眩光等症状。②活动度：正常瞬目时允许有 1～2mm 的活动度。③覆盖度：瞳孔始终包含在基弧区。

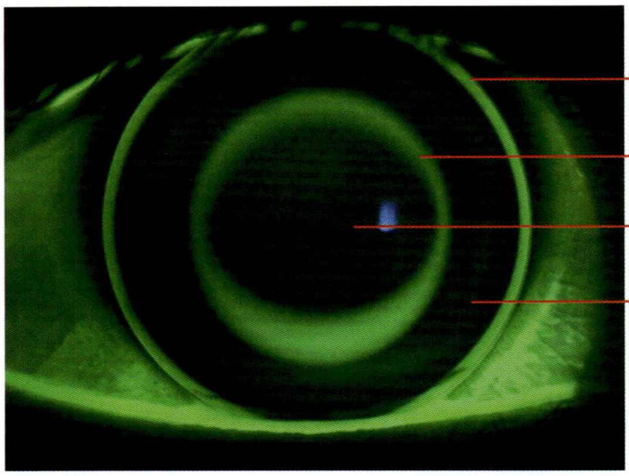

实训图 6-1　各弧度的标志

5．戴镜验光验证镜片预期降低度数　经试戴评估确定最终的理想镜片后进行戴镜验光，在综合验光仪上，经雾视之后只追加球镜度数，以获得最正的度数达到最佳的视力。将所追加的球镜度数与试戴镜片的预期降低度数相加就是需定做的角膜塑形镜片的预期降低度数。这个结果可以与眼睛本身的验光度数进行核对。

6．确定角膜塑形镜的处方，下订单　根据前面的检查结果确定角膜塑形镜片的处方，包括：品牌、类型、基弧、预期降低近视度数、定位弧、镜片直径、镜片的屈光度和颜色特殊情况如反转弧变陡峭修改 0.1mm，增加 AC 的直径 0.2mm 等等，这需要有经验后再操作。

7．参数的核对与镜片分发

（1）在分发之前，重新核对患者姓名和镜片的各项参数，用焦度仪、镜片投影仪、曲率半径测定仪等仪器对镜片进行检测，核实各项参数的准确性，确认镜片加工质量。

（2）分发镜片，戴上定做的镜片后，重新检测戴镜视力，镜片的评估，尤其是镜片的荧光素图形评估。

（3）指导患者及家长进行镜片的摘、戴练习，清洗、消毒、冲洗、保存镜片等护理操作。

向患者及家长交代相关注意事项，可能出现的不良反应，护理常规，紧急情况的处理。

8. 随访安排与注意事项交代：夜戴者戴镜后次日早晨、1 周、1 个月，3 个月，以后每 3 个月复查。

实训报告：

角膜塑形镜片的配戴评估表

	右眼				左眼			
	AC	预期降低 P：	P	DIA	AC	预期降低 P：	P	DIA
第一次试戴片：________								
第二次试戴片：________								

配戴评估：	右眼 第一片	右眼 第二片	左眼 第一片	左眼 第二片
静态定位：	中央 / 上 / 下 / 颞 / 鼻	中央 / 上 / 下 / 颞 / 鼻	中央 / 上 / 下 / 颞 / 鼻	中央 / 上 / 下 / 颞 / 鼻
眨眼定位：	中央 / 上 / 下 / 颞 / 鼻	中央 / 上 / 下 / 颞 / 鼻	中央 / 上 / 下 / 颞 / 鼻	中央 / 上 / 下 / 颞 / 鼻
活动度：	正好 / 松 / 紧	正好 / 松 / 紧	正好 / 松 / 紧	正好 / 松 / 紧
覆盖度：	好 / 可接受 / 不可接受	好 / 可接受 / 不可接受	好 / 可接受 / 不可接受	好 / 可接受 / 不可接受
BC 区：	中等 / 大 / 小	中等 / 大 / 小	中等 / 大 / 小	中等 / 大 / 小
中央压迫：	中等 / 淡 / 浓	中等 / 淡 / 浓	中等 / 淡 / 浓	中等 / 淡 / 浓
RC：	适合 / 陡 / 平	适合 / 陡 / 平	适合 / 陡 / 平	适合 / 陡 / 平
AC：	适合 / 陡 / 平	适合 / 陡 / 平	适合 / 陡 / 平	适合 / 陡 / 平
PC：	适合 / 宽 / 窄	适合 / 陡 / 平	适合 / 陡 / 平	适合 / 陡 / 平

____

整体印象：______________________________

戴镜验光：______________________________

最后处方：右：______________ 左：______________

第七章　接触镜的特殊应用

第一节　圆锥角膜的接触镜验配

学习目标

1. 掌握：圆锥角膜的早期诊断，验配 RGPCL 的大体设计。
2. 熟悉：圆锥角膜的角膜地形图典型改变。
3. 了解：圆锥角膜的典型临床征象。

圆锥角膜是青少年时期较常见的屈光性疑难疾病，好发于 15～25 岁，因角膜失去正常的弧形，呈现圆锥形或类圆锥形的异常突出变形，而导致角膜的光学性能严重降低，对青少年视觉发育的危害甚为严重。利用眼视光领域中接触镜的先进技术应是最简便易行，最有效的矫正方法。国内外一些学者甚至提出 99% 的圆锥角膜患者均应首先选择使用不同种类的接触镜进行矫正和治疗，从而使圆锥角膜的视觉质量迅速发生质的转变，恢复和提高至正常视力及双眼视觉功能。目前已有很多患者可以终身受益于这项技术。

一、圆锥角膜的临床诊断和分型

（一）诊断标准

1．早期诊断（角膜地形图改变有重要参考价值）

（1）角膜中央曲率值≥47.00D。

（2）下方与上方角膜曲率差值（I-S 值）>1.26D。

（3）双眼角膜屈光度差≥2.50D。

（4）Placido 环最大一环与最小一环屈光度差值≥4.50D

（5）Sim*K* 差值≥4.50D

（6）角膜局部或某一象限突出，曲率值>49.0D。

（7）SAI（角膜表面非对称指数）和 SRI（角膜表面规则性指数）明显增大。

（8）角膜后表面高度异常增加（>22μm，pentacam），前表面高度正常考虑后圆锥角膜。

2．可疑圆锥角膜（亚临床期）　可疑圆锥角膜就像可疑青光眼一样，是对临床有圆锥角膜发展趋向，但不一定最后发展成圆锥角膜的综合征的总称，包括以下几方面：

（1）圆锥角膜家族史。

（2）一眼已确诊为圆锥角膜，对侧眼通过角膜地形图检查发现角膜某一象限轻度变陡。

（3）无任何临床症状，视力或矫正视力尚好。

（4）无明显圆锥角膜体征，但存在以下情况者：

1）高度角膜散光

2）Sim*K*>47.00D

3）角膜规则性轻度下降

4）近视、散光进行性增长，高度角膜散光和角膜曲率较正常人群高。

（二）圆锥角膜的临床分型

1. 根据角膜强主径线曲率半径值（*SK*）（表 7-1）

表 7-1　圆锥角膜的简单分型

分型	*SK*
可疑圆锥角膜	45.0～48.0D
轻度圆锥角膜	49.0～53.0D
中度圆锥角膜	54.0～58.0D
重度圆锥角膜	59.0～63.0D
极重圆锥角膜	＞63.0D

2. 根据综合临床征象　根据病变初期和进行期发展的不同程度的临床表现分为可疑、轻度、中度、重度、极重和急性水肿期（表 7-2）。

3. 典型临床征象

（1）角膜前突、薄化：随病变加重角膜向前方逐渐突出，绝大多数为前突，而且病变区逐渐变薄（图 7-1），与正常角膜厚度比较，可薄化至角膜厚度的 1/5、1/2、2/3 或 3/4。

（2）角膜瘢痕：前弹力膜破裂形成的浅层斑痕，形态可呈现丝网纹状，点状、条状，可融合成小、大片状。因瘢痕混浊形成的部位、范围、深度、厚度，可对视觉产生不同的影响（图 7-2）。

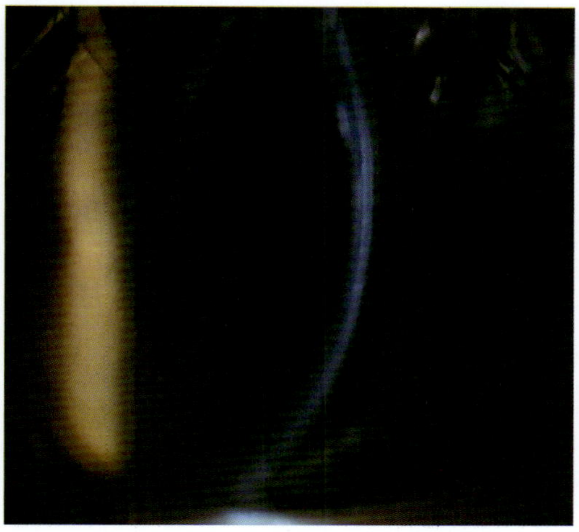

图 7-1　圆锥角膜病变区前凸薄化

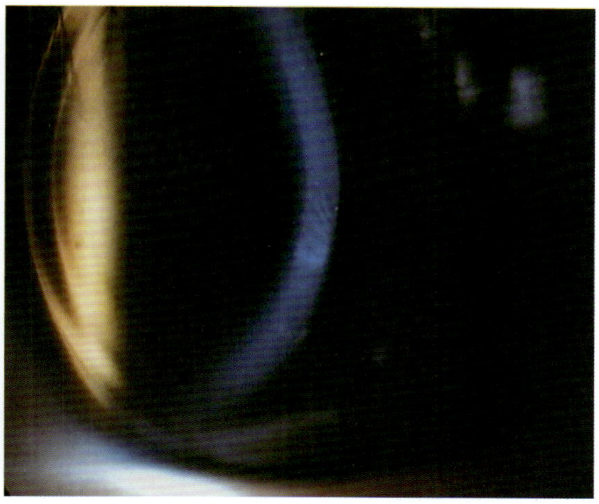

图 7-2　圆锥角膜病变区瘢痕混浊

表 7-2　圆锥角膜患者的临床分型

程度	角膜曲率半径 /mm	近视度 /D	角膜散光度 /D	角膜地形图检查			裂隙灯角膜显微镜检查	框架眼镜矫正视力
				SK	SAI	SRI		
可疑	≤6.90	4.50～8.00	2.00～6.00	＞47.0D	＞0.8	＞0.8	无明显改变	≥0.6
轻度	≤6.50	6.00～10.00	3.00～8.00	＞50.0D	＞1.0	＞0.9	无明显改变，或中央区以及某一象限轻度前突，厚度减薄不超过 1/4，浅层轻度点状混浊，或细条状混浊	0.4～1.0

续表

程度	角膜曲率半径 /mm	近视度 /D	角膜散光度 /D	角膜地形图检查			裂隙灯角膜显微镜检查	框架眼镜矫正视力
				SK	SAI	SRI		
中度	<6.00	7.00 ~ 15.00	4.00 ~ 9.00	>55.0D	>3.0	>3.0	角膜病变区锥状前突明显，厚度减薄 1/3～1/2，可见上皮点状剥脱，浅层点片状瘢痕混浊，基质层 Vogt 条纹，FL 环	0.1 ~ 0.6
重度	测不出	>−10.00 测不出	>−8.00 测不出	>60.0D	>4.0	>4.0	角膜整体变形，明显圆锥状前凸，厚度减薄 2/3 左右，病变区瘢痕混浊明显加重，基质层 Vogt 条纹，FL 环亦加重，可出现后弹力层皱褶，Munson 现象	无法矫正

（3）角膜基质条纹，Fleischer 环：位于基质深部和后弹力层水平的垂直皱褶细线，亦可现水平线。随着病变区角膜厚度的减低，排列相互平行的白色线条的范围有增宽趋势。Fleischer 环位于圆锥基底处，为棕黄色全环或半环，是沉积在上皮基底层的含铁血黄素，在裂隙灯钴蓝光下容易发现（图 7-3）。

（4）急性水肿：源于病变区角膜后弹力层的突然破裂，使房水进入角膜基质，而出现不同程度的水肿、混浊，甚至出现大泡。症状可见视力突然降低。眼肿胀，患者会产生恐慌。另外有时可能造成与单纯疱疹病毒性角膜炎等角膜感染的误诊。一旦水肿消退后遗留角膜瘢痕，突起可变得平坦，若部位偏离角膜中央光学区，视力会有所改善。

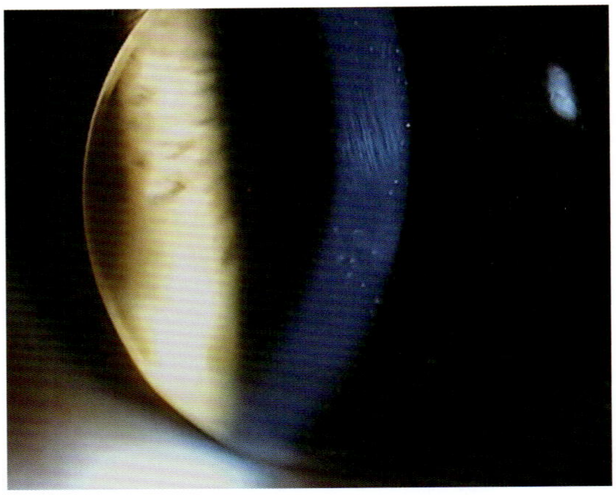

图 7-3　圆锥角膜基质条纹和 Fleischer 环

（三）角膜地形图典型改变

利用计算机辅助的角膜地形图有助于圆锥角膜的早期筛查和诊断，并可分析出病变发展的程度与范围，有针对性地选择接触镜透气性接触镜设计、配戴方法和更换时机，以及评价戴镜后角膜形态的改变。目前常用表面投照式角膜地形图进行观察与分析。

1. 对称蝶形与非对称蝶形　角膜地形图显示圆锥角膜呈对称或非对称蝶形，*SK* 值>49.0D，形态可为水平对称、垂直对称或斜轴对称或同轴非对称以及非同轴非对称（图 7-4）。

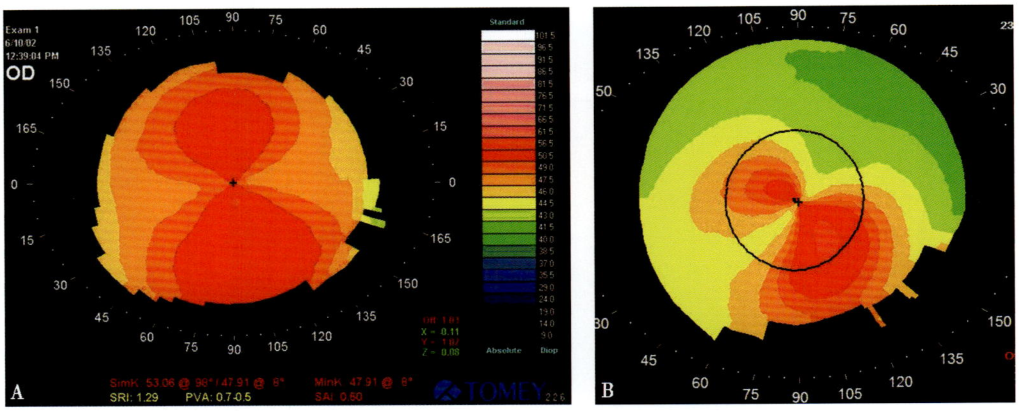

图 7-4　对称蝶形与非对称蝶形圆锥角膜

A. 对称　B. 非对称

多为轻度，少数可为中度圆锥角膜。

2. 乳头形　乳头形圆锥角膜显现小范围局限性突起，多见下方或鼻、颞下方区域，多为轻度圆锥角膜（图 7-5）。

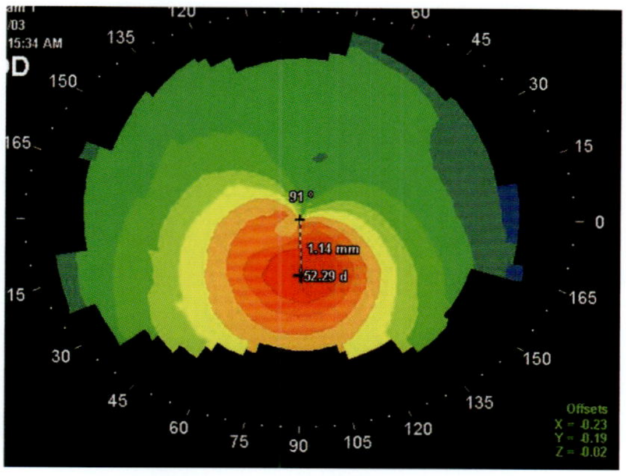

图 7-5　乳头形圆锥角膜

3. 卵圆形和圆形　比乳头形局限性突起范围增大，近似卵圆形。进一步增大病变范围，角膜 1/2 或 2/3 以上区域突起，可呈现圆球形。多为中、重度圆锥角膜（图 7-6）。

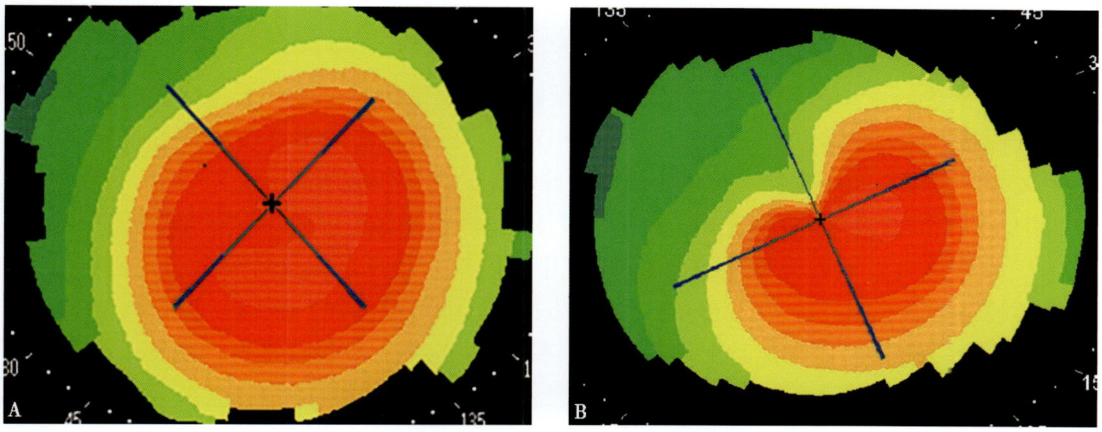

图 7-6　圆形（A）和卵圆形（B）圆锥角膜

4. 不规则形　圆锥病变高度突起致角膜形态高度扭曲变形，甚至中央区与周边区呈分离状态，地形图可测面积明显缩小，基本为重度或极重度圆锥角膜（图 7-7）。

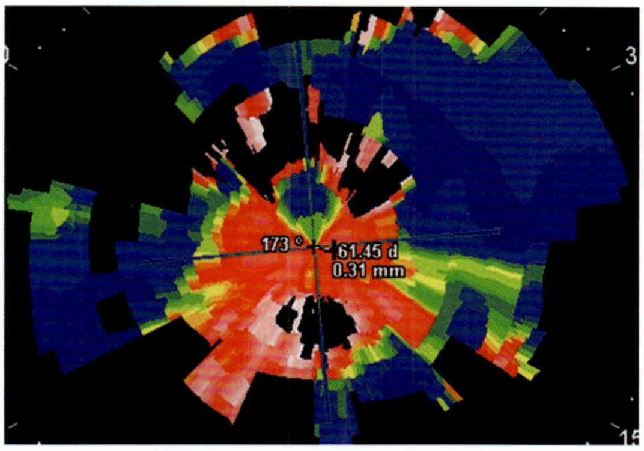

图 7-7　不规则形圆锥角膜

二、镜片材料和设计的选择

（一）接触镜材料的选择

接触镜材料主要包括软性接触镜（soft contact lens，S 接触镜）和硬性接触镜（hard contact lens，H 接触镜）。

1．软性接触镜材料　可有单纯水凝胶材料软性接触镜（Hy-S 接触镜）和硅水凝胶材料软性接触镜（Si-Hy S 接触镜）。详见基础篇。软性接触镜因无法有效矫正不规则散光，一般不单独使用，某些圆锥角膜可利用其对角膜的保护作用与硬性接触镜组合使用，即软性接触镜＋硬性接触镜的 piggyback lens（后述）。

2．硬性接触镜材料　硬性接触镜材料可以分为单纯聚甲基丙烯酸甲酯硬性接触镜（polymethalmethacrylate，PMMA 硬性接触镜）和透气性硬性接触镜（rigid gas-permeable contact lens，RGP 接触镜）。

PMMA 硬性接触镜不容易变形，护理简单，光学矫正良好，但透气性极差，长期使用，将导致角膜慢性缺氧，严重影响角膜上皮和内皮的代谢与健康。以往的高透气性接触镜（高 *Dk* 值）容易发生变形，出现沉淀，容易破损，对散光的矫正也较差，所以中度透气性接触镜（*Dk* 值：50～60）一般作为日戴首选镜片。近几年新研制的超高透气接触镜材料（*Dk* 值：163），具有足够的机械强度，并有抗紫外线和亲水性处理，而且可防止蛋白质等沉淀物形成。因这种超高透气性接触镜光学质量高，舒适度高，容易适应，安全性高而且处方相对简单，所以逐渐成为首选的透气性接触镜。

（二）接触镜设计的选择

1．硬性透气性接触镜的总体设计　可疑或轻度圆锥角膜一般可选择球面或非球面设计透气性接触镜，若能达到最佳矫正视力，相对良好配适状态和舒适度则可处方订制。若效果欠佳应考虑更换一些针对圆锥角膜的特殊设计的透气性接触镜。

中度以上的圆锥角膜基本上应选择特殊设计的透气性接触镜以适应不同角膜变形的需求。

2．硬性透气性接触镜直径的选择　轻、中度圆锥角膜可采用通常矫正近视、散光的透气性接触镜的直径（8.50～9.30mm）。中度以上的圆锥角膜，因普通接触镜的稳定性差，中心定位不良，随瞬目、眼球运动时容易偏移和脱落，可选择大直径或小直径两种不同的配戴方式与原则。较大直径（9.5～10.8mm）的接触镜，可以获得较好的中心定位、镜片稳定性和矫正效果。较小直径的接触镜直径偏小（8.0～8.9mm）也可以获得较好的镜片定位和矫正效果。

3．硬性透气性接触镜基弧（BC）的选择　多数圆锥角膜中央、旁中央区前突，进行性薄化，而周边部仍为正常形状。选择透气性接触镜基弧则不能以角膜曲率半径测定值为基准，应从角膜的整体来考虑。一是根据临床分型，二是角膜 Placido 环的映照范围，三是参照周边部的角膜曲率来大致选择试戴镜的基弧。轻度圆锥角膜，Placido 映照环范围基本上与角膜直径相近，周边部角膜正常的情况下，首选 7.60～7.80mm BC。中度圆锥角膜，Placido 环径相当于角膜直径的 2/3～3/4，角膜非对称增大时，首选 7.30～7.50mm BC。重度圆锥角膜，Placido 环径相当于角膜直径的 1/2 左右，不连续，而且角膜高度扭曲变形，中心与周边区呈分离状，可首选 6.80～7.10mm BC 的透气性接触镜试戴（图 7-8）。最终根据配适状态、视力等进行调整和处方。

4．硬性透气性接触镜周边部设计　圆锥角膜的角膜中央区与周边部的曲率半径相差较大，非对称显著，所以镜片周边部的设计是否与角膜形态相适宜非常重要。戴镜后，先确认静止状态和活动状态下，镜片周边是否对角膜上方或其他象限产生压迫，镜片活动的方向和幅度，中心位置是否良好，荧光素染色后观察泪液的分布状态。

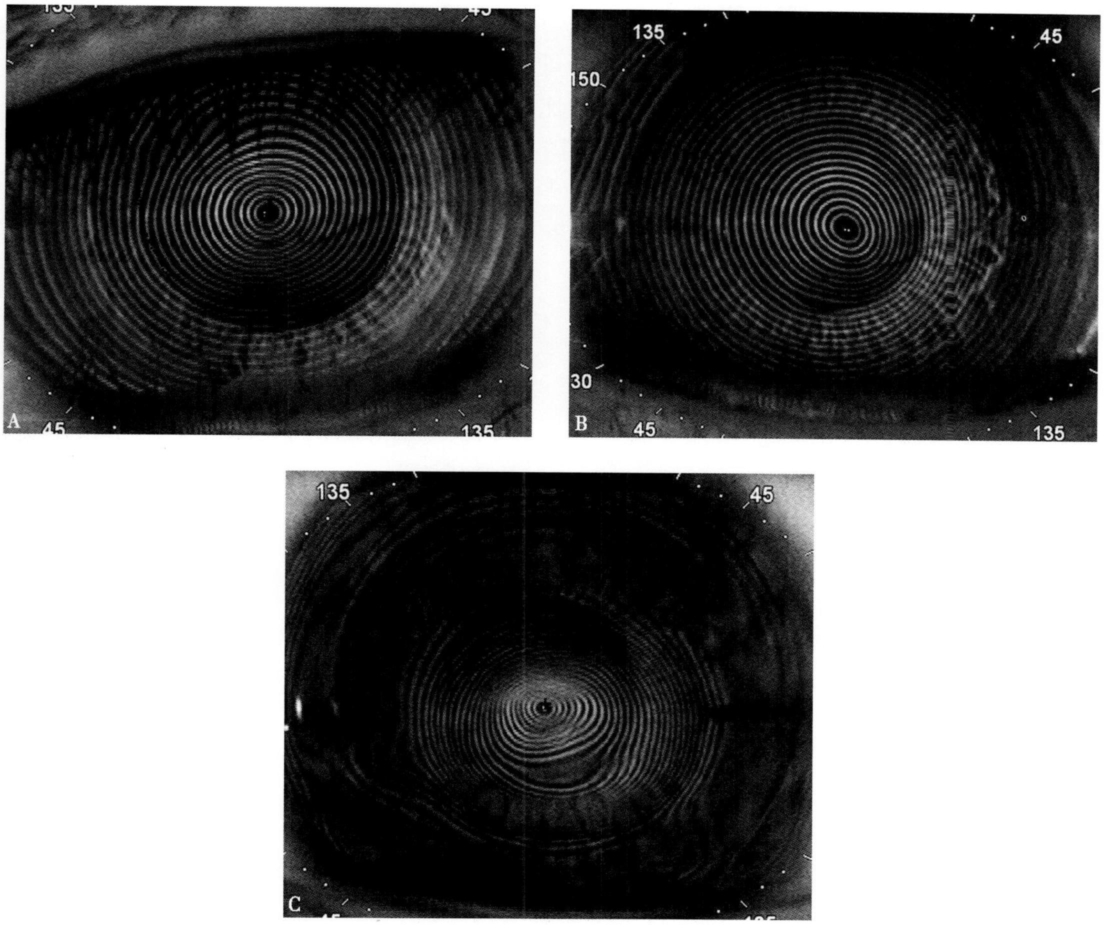

图 7-8　Placido 环像与范围

A. 轻度　B. 中度　C. 重度

周边弧设计主要包括斜面弧(bevel)形态与幅度，边缘翘起高度(edge lift，EL)等参数。各厂商加工制造的透气性接触镜 bevel 形形色色，有着不同的特点。眼视光专业人员应在充分熟知其适应性的基础之上选择不同的周边弧设计进行试戴，有条件的情况下最好能针对不同病例的需求，对 bevel、EL、接合部做一定的修改，这样可提高戴镜的成功率。

5. 硬性透气性接触镜的处方　普通屈光不正选择试戴片的度数时，通常选用与实际屈光度相接近的数值，然后进行追加矫正，硬性透气性接触镜处方度与实际屈光度相差甚小(顶点距离换算值)。角膜变形的圆锥角膜则两者相差甚大。而且不同的配适状态亦有较大差异。例如一个中度圆锥角膜病例。其实际屈光度为 −9.50DS/−5.50DC×70，眼镜矫正视力 0.2，硬性透气性接触镜处方度则为 7.40mm/−5.50D/9.5mm，矫正视力 1.0。在实际验配中，中度以上圆锥角膜的近视度均超过 6.00D，高度突出的病例甚至超过 12.00D。透气性接触镜实际处方中，近视度 <3.00D 的约占 40%，<6.00D 的约占 80%，所以，选择中度以上圆锥角膜的试戴片度数，不必参考实际度数，近视度最好不超过 6.00D，同样在戴试戴镜的基础上再进行追加矫正，以获得最佳矫正视力。

三、圆锥角膜的实际验配

(一) 三点和两点接触法

1. 三点接触法　所谓三点接触法是硬性透气性接触镜与圆锥角膜顶点部和角膜周边部自上至下三个区域产生接触(图 7-9)，但接触的程度及范围可能有明显的不同，无论何种设计，在保持较好的中心定位及泪液交换的基础上，三点接触法应为比较理想的配戴方法。

2. 两点接触法　硬性透气性接触镜支撑于上睑及圆锥顶点之间，下方呈悬浮状态。这种方法有时可用于病变进行发展的病例，仍可保证较好的泪液交换，长时间戴镜出现角膜矫形效果。但因活动度较大，与三点接触法比较稳定性差，而且可能因圆锥角膜顶点部位的摩擦导致角膜上皮损伤，角膜白斑形成（图 7-10）。

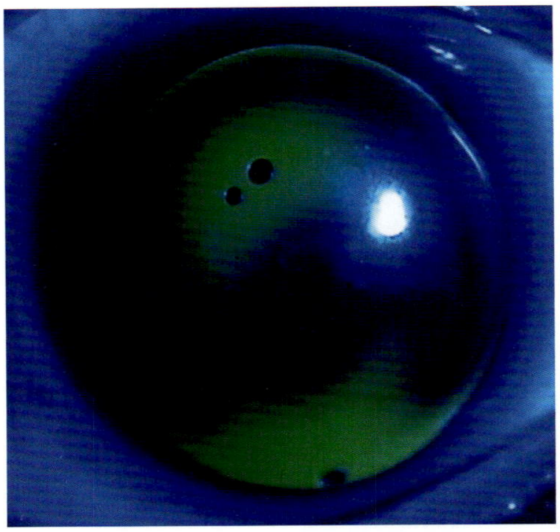

图 7-9　圆锥角膜配戴硬性透气性接触镜（三点接触）

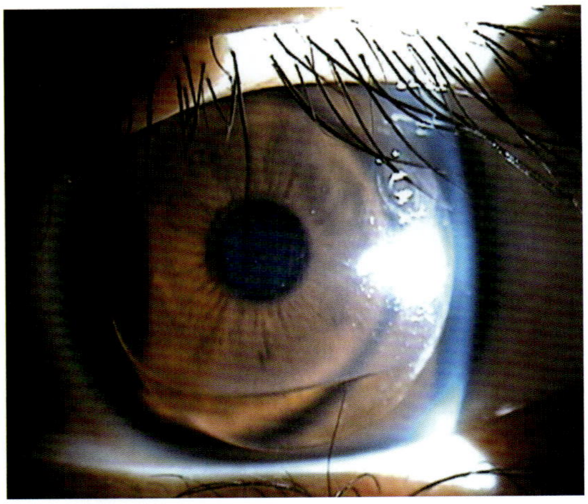

图 7-10　圆锥角膜配戴硬性透气性接触镜（两点接触）

（二）球面与非球面接触镜透气性接触镜验配

1. 大小直径的利弊　小直径较陡的设计比较容易处方，不易产生摩擦，进而防止瘢痕形成或加重。但异物感较强。稳定性差，或可出现黏附和压痕。

大直径较平坦的设计异物感较少，定位性好，泪液循环较好，可促使角膜平坦化，但处方较难，掌握不好可引起顶点摩擦导致瘢痕混浊加重。若为无瘢痕形成的轻中度圆锥角膜，可首选大直径镜片。

某些病变区位于周边部的圆锥角膜，或非对称、非规则显著，无法获得较好配适的病例，亦可考虑选择 11.0mm 左右的超大直径镜片（图 7-11）。

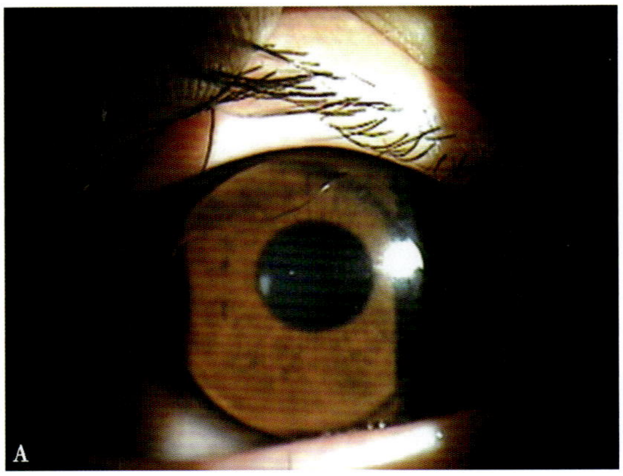

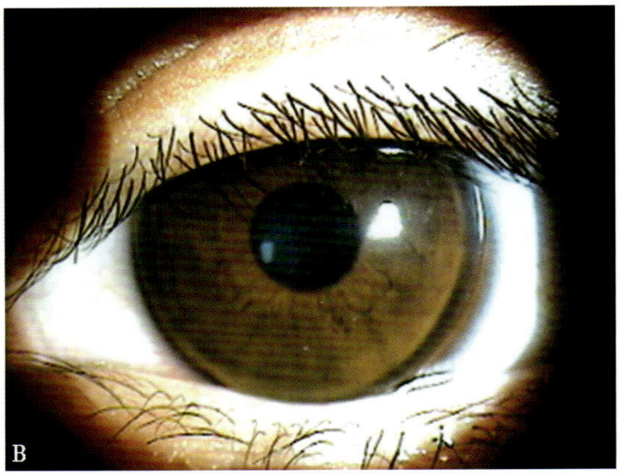

图 7-11　圆锥角膜配戴硬性透气性接触镜（不同直径）

A. 小直径（7.5mm）　B. 大直径（9.2mm）

2. 非球面设计硬性透气性接触镜　正常角膜原为非球面状态，圆锥角膜均有不同程度的不规则变形。使用单纯球面设计的透气性接触镜，配适状态及舒适程度的问题较明显，若将透气性接触镜内表面设计为非球面，有可能获得一定的改善。或可利用透气性接触镜中央区 4.0～5.0mm 区域为球面，周边部为非球面的设计，或可根据离心率，与角膜形状近似的二次曲线（$X^2+(Q+1)Y^2-2RY=0$），采用透气性接触镜中央区内面光学部均为非球面的设计，对提高舒适度有一定效果。

镜片前后曲面均为非球面设计，除了可改善配适状态，提高舒适度之外，尚可减少球面像差，提高视觉质量。

病例介绍：

诊断：右眼轻度圆锥角膜　左眼可疑圆锥角膜

裸眼视力：右眼：0.1，左眼：0.1。

验光：右眼：−8.25DS/−2.00DC×20=0.9

　　左眼：−8.00DS/−1.25DC×160=0.9

角膜曲率：右眼：*K*：47.66D/48.72D，左眼：*K*：43.50D/45.00D

处方：右眼：双非球面设计接触镜透气性接触镜：

　　基弧：7.50mm，屈光度：−7.25D，直径：9.2mm

　　左眼：双非球面设计接触镜透气性接触镜：

　　基弧：7.80mm，屈光度：−7.00D，直径：9.2mm

矫正视力：右眼：1.0 左眼：1.0

（三）特殊设计透气性接触镜验配

1. 多弧设计　中、重度圆锥角膜，圆锥部位突出更为显著，与周边部位形状反差更大，球面或非球面设计硬性透气性接触镜均无法适应角膜的形态，配适状态不良。为确保泪液交换，减轻镜片边缘对周边角膜的压迫和边缘的悬浮，则需要镜片后表面有多个弧面的特殊设计。可以有 3 弧、4 弧圆锥镜片（图 7-12），光学区 BC 越陡与周边部弧度之差越大。可依据角膜中央到周边曲率变化的关系，设定几个参数值 A5～A15，数值越高，差值越大，周边弧亦为非球面。临床结果显示与球面和非球面透气性接触镜相比，针对中、重度圆锥角膜处方多弧设计镜片，能够明显改善中心定位，配适状态，舒适度和稳定性，90% 以上患者获满意矫正效果。

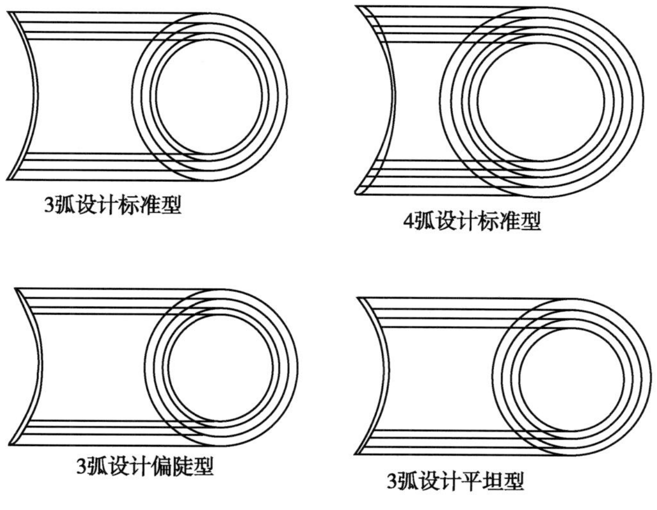

图 7-12　后表面多弧设计圆锥角膜用透气性接触镜

病例介绍：

诊断：双眼中度圆锥角膜

裸眼视力：右眼：0.1，左眼：0.1

验光：右眼：−9.00DS/−5.00DC×10=0.5

　　左眼：−9.00DS/−5.50DC×170=0.5

角膜曲率：右眼：*K*：48.50D/54.50D

　　　　左眼：*K*：48.75D/54.75D

处方：右眼：多弧设计透气性接触镜：

基弧：7.10mm，屈光度：−8.75D，直径：9.6mm

左眼：多弧设计透气性接触镜：

基弧：7.10mm，屈光度：−8.25D，直径：9.6mm

矫正视力：右眼：1.0，左眼：1.0

2. RoseK 设计　Rose K 设计特点是缩小光学区直径，内弧中央区成圆锥形。

设计思路考虑尽可能减少镜片与锥顶的接触，但两者的距离也不能太大；尽可能减少旁中央（锥顶周围）的泪液聚集；旁周边部镜片尽可能与角膜轻微相接触；边缘部有理想的翘起高度，保证镜片下泪液的正常交换（图 7-13）。

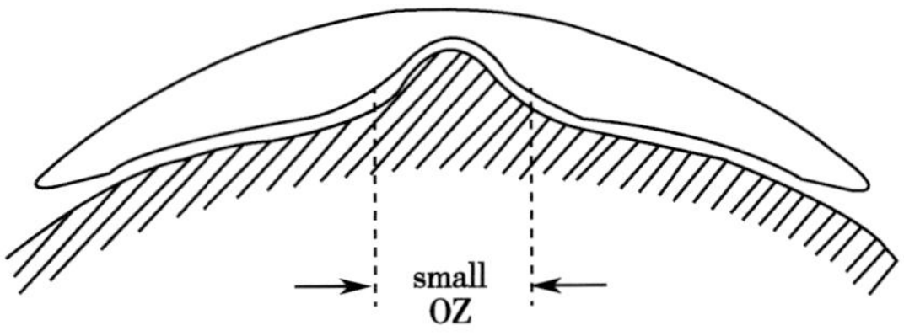

图 7-13　RoseK 设计接触镜　透气性接触镜

理想配适状态——镜片与圆锥角膜的锥顶轻微接触而对锥顶不产生压力，基弧半径大小随光学区直径大小而改变，基弧越小光学区直径越小，试戴镜系列基弧半径越小屈光度越高。验配之中需根据荧光染色显示的配适状态调整基弧，光学区直径和总直径等参数，直至获得理想的配适状态。

病例介绍：

诊断：右眼重度圆锥角膜，左眼中度圆锥角膜

裸眼视力：右眼：0.1，左眼：0.2。

验光：右眼：−15.00DS/−6.00DC×140=0.3

左眼：−7.00DS/−9.00DC×105=0.6

角膜地形图显示：角膜前突和不规则形变显著。

处方：双眼验配 Rose K 接触镜透气性接触镜，

右眼：基弧：6.60mm，屈光度：−12.00D，直径：9.2mm

左眼：基弧：7.10mm，屈光度：−8.50D，直径：9.2mm

矫正视力：右眼：0.6+，左眼：1.0+。

3. E1 设计　E1 设计特点是周边区非球面多弧设计，镜片边缘翘起高度高于普通硬性透气性接触镜，直径较小，仅为 8.8mm（图 7-14）。E1 设计镜片亦能有效改善圆锥角膜的配适状态和泪液循环，从而提高舒适度和矫正视力。

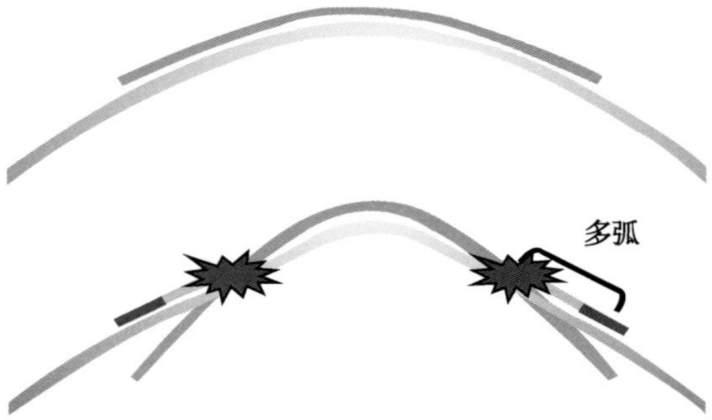

图 7-14　E1 设计　硬性透气性接触镜

病例介绍：

诊断：右眼：重度圆锥角膜，左眼：中度圆锥角膜

裸眼视力：右眼：0.1，左眼：0.2。

验光：右眼：−14.00DS/−5.00DC×25=0.4

左眼：−9.75DS/−5.50DC×160=0.5，

角膜地形图改变：见图 7-15。

处方：右眼：基弧：6.70mm，屈光度：−11.50D，直径：8.8mm

左眼：基弧：7.40mm，屈光度：−8.50D，直径：8.8mm

配适状态：见图 7-16。

矫正视力：右眼：1.0−，左眼：1.0+。

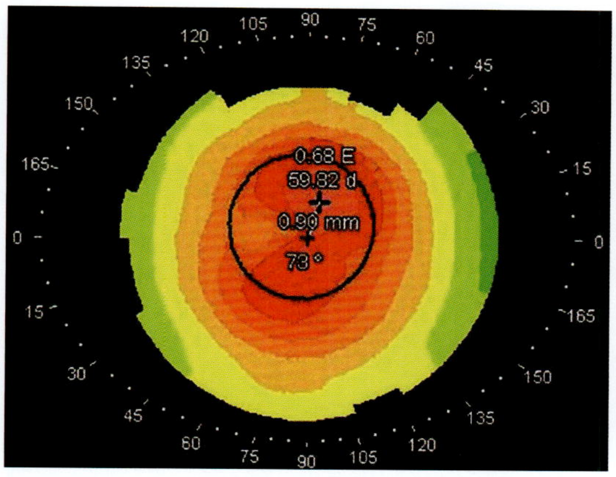

图 7-15　中度圆锥角膜地形图改变

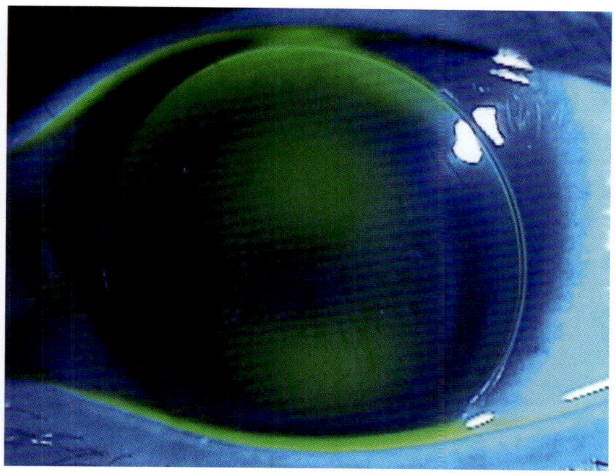

图 7-16　中度圆锥角膜配戴 E1 透气性接触镜

4．软硬组合型镜片（piggyback lens，PBL）　软性接触镜上面加载硬性透气性接触镜，称为背驮式或软硬组合型镜片系统（PBL）。

改良型 PBL 可将硬性透气性接触镜镶嵌于软性接触镜表面，其稳定性更好。

80% 以上圆锥角膜可依赖球面、非球面或特殊设计的硬性透气性接触镜获得较好的矫正视力。但部分患者因病变突出严重，角膜高度变形，单纯使用透气性接触镜时，镜片无法稳定于角膜上，异物感明显、疼痛明显无法耐受，有些因透气性接触镜长期的机械性刺激，角膜上皮经常出现损伤、瘢痕化加重等。为提高接触镜验配成功率，保护角膜上皮，促进创伤修复，使高难度患者尽快恢复视力，可考虑试用 PBL。

目前多采用高含水，抛弃型或频繁更换型软性接触镜作为基底（或可考虑使用硅水凝胶镜片），优点是 *Dk/t* 值高，弹性度好，表面张力强，上面透气性接触镜不易脱落，更换频率高，减少了污染和沉淀，利于发挥软性接触镜的治疗效果。

根据戴软性接触镜时的眼表面曲率半径测定值和角膜地形图的改变，选择不同设计，不同基弧、屈光度、直径的透气性接触镜进行试戴，待软性接触镜和透气性硬性接触镜均显现良好的中心定位，各自适宜的移动度，患者耐受良好的状态下，再进行屈光追加矫正，确定最佳处方。

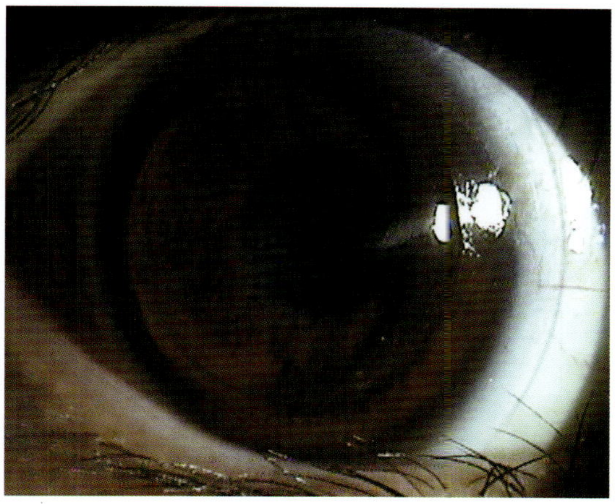

图 7-17　圆锥角膜配戴 piggyback lens

病例介绍（图 7-17）：

硬性透气性接触镜矫正 10 年余，左眼角膜中央区已见小片状浅层瘢痕，右眼轻度条纹形瘢痕，戴镜时间较前缩短，舒适度下降。

诊断：右眼中度圆锥角膜，左眼重度圆锥角膜。

裸眼视力：右眼：0.05，左眼：0.01。

验光：右眼：−13.50DS/−5.00DC×100=0.4

　　　左眼：−16.00DS/−7.00DC×60=0.1

角膜曲率：右眼：55.48D/50.75D，左眼：58.33D/51.14D

处方：

双眼采用 piggyback 配戴方式。双眼配戴硅水凝胶软性接触镜和透气性硬性接触镜。

硅水凝胶软性接触镜参数：（双眼）基弧：8.40mm，屈光度：−1.00D，直径：14.00mm。

lens OU Si-Hy 软性接触镜 8.40mm/−1.00D/14.0mm. 接触镜软性接触镜之上

透气性接触镜参数：

右眼：基弧：7.5mm，屈光度：−7.00D，直径：9.60mm

左眼：基弧：7.3mm，屈光度：−8.25D，直径：9.6mm

矫正视力：右眼：1.0，左眼：0.8。

接触镜患者自觉视力和舒适度均有明显改善。

四、角膜移植术后及角膜基质环植入术后的接触镜验配

（一）角膜移植术后

1．术后角膜形态　角膜移植术后的并发症，较为常见的为角膜不规则散光术后结合调整拆线和激光角膜屈光手术可以消除部分角膜散光。术后角膜地形图检查可获得角膜移植术后角膜的不规则程度和范围。其他并发症还有角膜白斑、角膜实质层损伤、角膜软化等。术后角膜形态各异，整体变形，需角膜地形图分析。术后 1 年之内屈光状态不稳定，缝线拆除后屈光有变化，陡峭角膜 K 值 >49.0D，角膜不规则散光明显，框架眼镜矫正视力低于 0.3 以下，仍需利用接触镜充分矫正屈光问题以提高视力。

2．角膜移植术后屈光矫正　根据临床应用经验角膜移植术后的接触镜验配多数选择透气性硬性接触镜。一般情况下可在角膜移植术后 3 个月开始验配透气性硬性接触镜，其基弧范围多选择 7.10～8.50mm。

角膜移植术后适宜验配硬性透气性接触镜，可保持较好矫正视力。

3．注意事项　需密切关注角膜内皮细胞密度、形态（图 7-18A，图 7-18B）。密度明显降低的状态一定选择超高透氧的硬性透气性接触镜材料，以减低长期戴镜的缺氧反应；另外还需关注免疫排斥反应；原发病复发；角膜敏感度降低；上皮脆弱和感染。

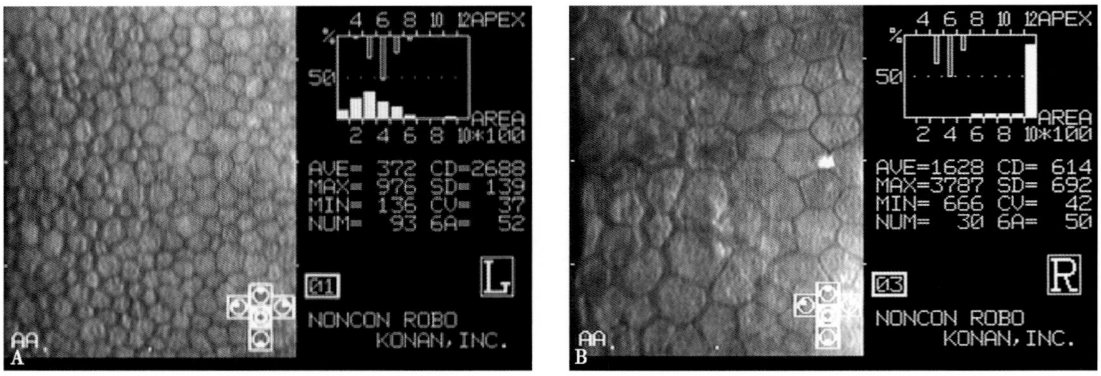

图 7-18　正常角膜和角膜移植术后内皮细胞密度和形态

A．正常角膜　B．角膜移植术后

4．病例介绍

病例一：

诊断：双眼圆锥角膜。

病史：右眼角膜移植术后 4 年，左眼角膜移植术后 18 个月。

裸眼视力：右眼：0.1，左眼：0.1。

验光：右眼：−12.00DC×90=0.7（小孔）

　　　左眼：−9.50DC×90=0.7（小孔）

角膜地形图显示：角膜散光右眼：15.00D，左眼 11.72D（图 7-19）。

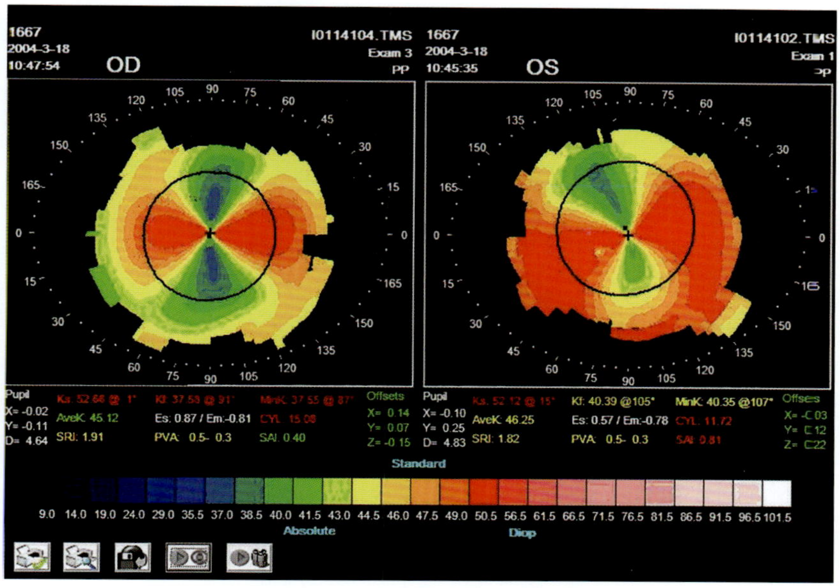

图 7-19　角膜移植术后角膜地形图改变

处方一：双眼配戴超高透氧双非球面设计透气性硬性接触镜

右眼：基弧：7.35mm，屈光度：−6.25D，直径 8.8mm=1.0。

左眼：基弧：7.30mm，屈光度：−7.00D，直径 8.8mm=1.0。

矫正视力：右眼：1.0，左眼：1.0。

处方二：戴硬性透气性接触镜 3 年后，可见角膜散光降低，接触镜更换处方二。

右眼：基弧：7.50mm，屈光度：−6.00D，直径 9.0mm=1.0。

左眼：基弧：7.40mm，屈光度：−6.75D，直径 9.0mm=1.0。

矫正视力：右眼：1.0，左眼：1.0。

戴镜期间镜片状态接触镜：配适状态尚好，中心定位和活动度适中。

眼表健康：每年观察角膜内皮细胞改变，其密度和形态均无明显改变。

病例二：

诊断：双眼圆锥角膜。

病史：右眼角膜移植术后 2 年，左眼在其他医院验配接触镜透气性接触镜，但未能适应戴镜。双眼视力均明显低下，框架眼镜配戴困难，因而迫切要求进行接触镜视力矫正。

裸眼视力：右眼：0.1，左眼：0.1。

眼前节检查：右眼：角膜移植片中央区透明，缝线拆除，上方大片状混浊，12 点方位有新生血管长入。左眼：角膜中央区前突，轻度薄化。

角膜地形图显示：双眼角膜非规则散光。

验光：

右眼：−7.00DS/−7.00DC×45=0.6

左眼：−6.00DS/−6.00DC×130=0.4

接触镜：

处方：（E1 透气性接触镜设计）

右眼：基弧：7.00mm，屈光度：−10.00D，直径：8.8mm。

左眼：基弧：7.20mm，屈光度：−6.25D，直径：8.8mm。

矫正视力：右眼：1.0-，左眼：1.0+。

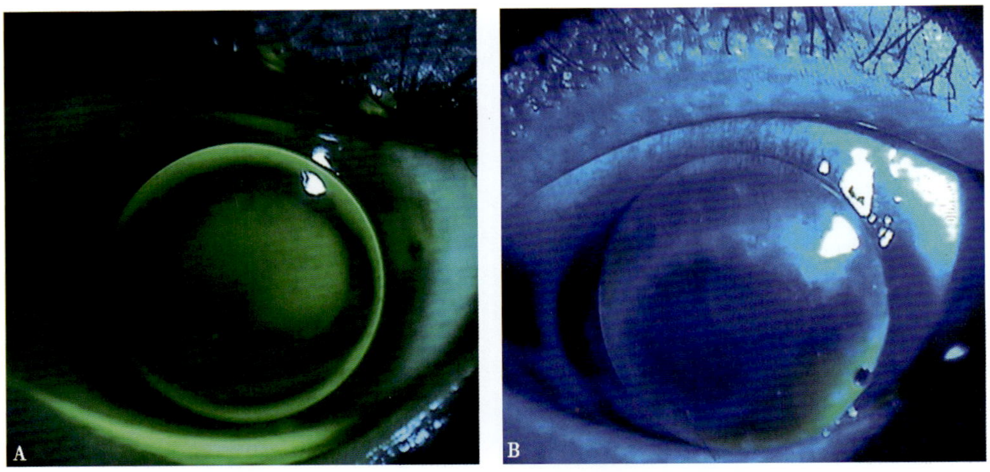

图 7-20　角膜移植术后配戴硬性透气性接触镜状态

戴镜后随访：双眼戴镜可见中心定位良好，活动度适度（图 7-20），矫正视力良好，患者可很快适应。

（二）角膜基质环植入术后

1. 术后并发症及不良反应　这种手术是在角膜周边部做两个放射状 2/3 深度的切口，将两片 PMMA 材料的环状片段（弧长 150 度）植入角膜的基质层内，位于中心 6.8～8.1mm 范围有些病例术后发现角膜隧道处出现混浊、沉淀物及新生血管等。

严重的术后并发症少见，如：角膜溶解、排斥、角膜隧道感染等。

基质环植入对一些轻度圆锥角膜患者，虽然术后可减轻角膜前突，不同程度提高裸眼视力，但还有相当一部分患者仍对视觉不满意，主诉视物不清，有重影，夜间视力困难，眩光等，甚至仍残留高度近视和高度散光，因此术后仍需探讨如何重新利用硬性透气性接触镜进行屈光再矫正。

2. 病例介绍

病例：

诊断：右眼：屈光不正（近视），左眼：圆锥角膜。

病史：患者配戴硬性透气性接触镜 2 年余，对戴镜状态和视力比较满意，但对每日镜片的清洁处理感觉烦琐，在其他诊所选择了角膜基质环置入手术（Intacs）治疗。术后双眼视力均未能达到满意效果，右眼 0.6，左眼 0.1，因此于术后 8 个月再次要求利用硬性透气性接触镜进一步提高视力。

地形图检查：图 7-21 显示了术前术后角膜地形图的改变。

术后裸眼视力：右眼：0.4，左眼：0.1。

术前术后屈光度的变化：

术前验光：右眼：−5.00DS =1.0

　　　　　左眼：−3.25DS/−2.50DC×130=1.0

术后验光：右眼：−2.00DS/−1.00DC×20=1.0

　　　　　左眼：−4.50DS/−1.25DC×130=0.8+

眼前节检查：图 7-22～图 7-23 显示了术后以及配戴硬性透气性接触镜的裂隙灯下观察。

处方：（透气性接触镜）

术前接触镜处方：

右眼：基弧：8.10mm，屈光度：−3.75D 直径：9.6mm=1.2。

左眼：基弧：8.10mm，屈光度：−4.25D，直径：9.5mm=1.0。

术后接触镜处方：

右眼：基弧：8.30mm，屈光度：−3.50D，直径：9.8mm。

左眼：基弧：8.00mm，屈光度：−4.50D，直径：9.8mm。

矫正视力：右眼：1.0，左眼：1.0−。

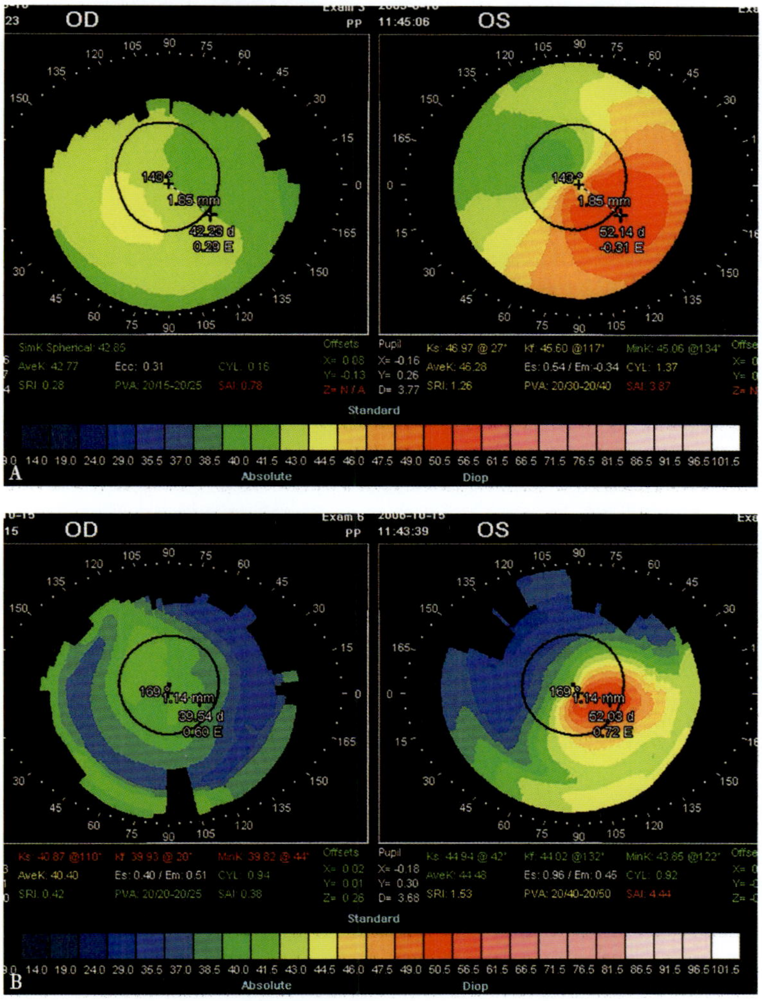

图 7-21　圆锥角膜 Intacs 术前、术后角膜地形图

A. 术前　B. 术后

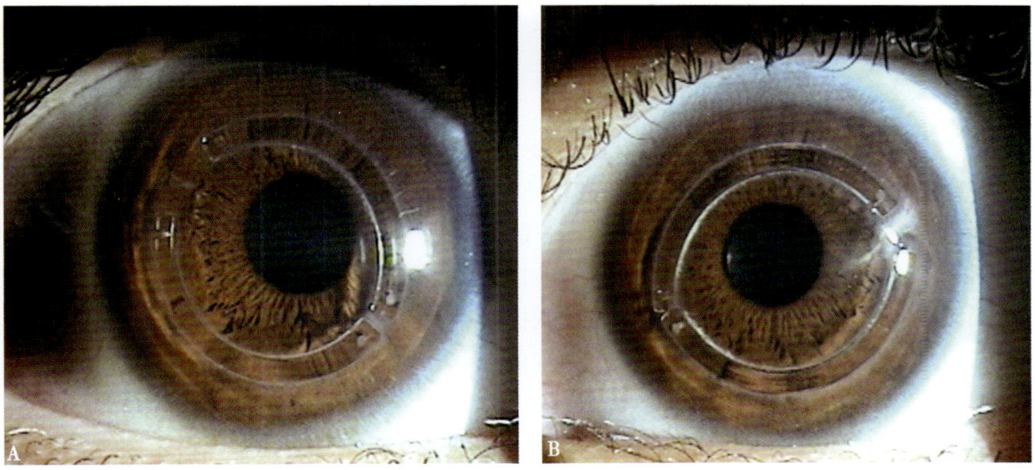

图 7-22　圆锥角膜 Intacs 术后裂隙灯下所见

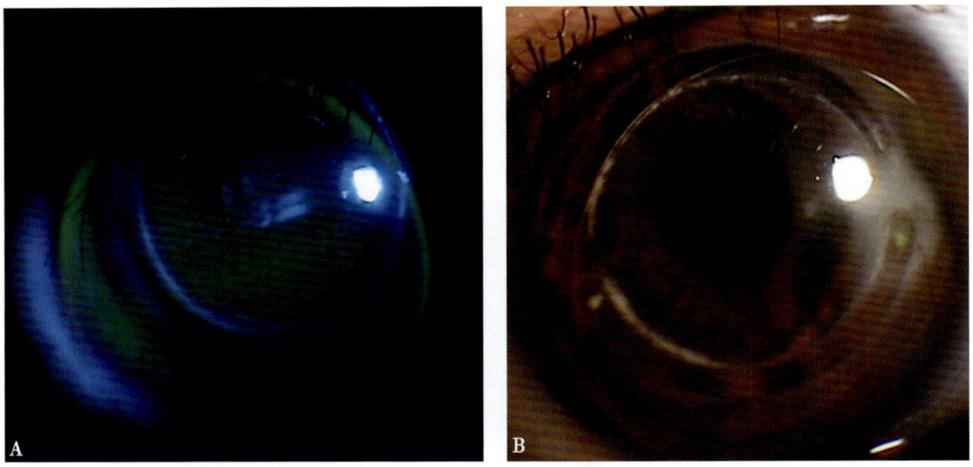

图 7-23 圆锥角膜 Intacs 术后配戴硬性透气性接触镜

第二节 眼外伤术后及先天性白内障术后无晶状体的接触镜应用

学习目标

1. 掌握：眼外伤术后选择使用接触镜的原因和先天性白内障术后无晶状体眼的接触镜矫正优势。
2. 熟悉：外伤术后眼表地形图的改变对接触镜验配的指导意义。
3. 了解：人工晶状体（IOL）植入术后的接触镜验配。

眼挫伤及眼穿通伤是最常见的眼外伤，大多数患者能在受伤当时及时就医，进行外伤缝合等急症处理，然后根据损伤情况施行白内障摘除，玻璃体及视网膜手术等。而手术后如何进行视力矫正，促进双眼视觉的恢复则是比较棘手而又不容忽视的大问题，特别是绝大多数患者为少年儿童，又以单眼患者居多。处于视觉发育时期的少年儿童眼部外伤后的视觉管理应包括尽早手术修复和药物治疗，以及稳定后的视力矫正，两方面缺一不可，早期处置即使十分成功，若不能及时有效地矫正屈光不正，也将会前功尽弃。先天性白内障术后无晶状体的儿童患者及时有效地利用接触镜矫正高度屈光不正、屈光参差，对于防治斜视、弱视具有十分重要的意义。

一、眼外伤术后的接触镜矫正

（一）术后接触镜的选择使用

1. 选择接触镜矫正的原因　临床统计少年儿童眼外伤术后无晶状体眼的患病率很高，常伴有虹膜、瞳孔等多部位的损伤，情况比较复杂（表 7-3），放置人工晶状体困难较多，特别是少儿外伤性白内障术后无晶状体眼的人工晶状体植入，因种种原因目前尚无法普及推广，单眼受伤的患者，两眼 10.00D 以上屈光参差很难利用框架眼镜矫正，配戴接触镜则是唯一的选择。另外角膜穿通伤或裂伤缝合后形成的瘢痕，不规则性散光，以及虹膜缺损等，也是屈光矫正的种种难题。对于这部分病例，目前应积极地推广使用接触镜矫正，充分利用接触镜优越的光学特性，在高质量提高视力的同时，还可用于保护角膜，形成瞳孔，美化外观。

2. 接触镜种类的选择　考虑到外伤术后角膜高度不规则性散光（往往>3.00D）的问题，以及长期安全配戴的问题，应首先选择硬性透气性接触镜。因为硬性透气性接触镜比软性接触镜的光学性能更佳，对角膜散光的矫正效果良好，而且硬性透气性接触镜相对角膜覆盖面少，泪液循环好，透氧性高，较少产生眼表并发症。

表 7-3　少年儿童眼外伤术后的眼部诊断

诊断	眼数/只	百分比/%
角膜白斑（包括粘连性白斑）	37	71.2
外伤性白内障术后无晶状体眼	46	88.5
瞳孔变形，瞳孔散大	32	61.5
虹膜粘连，虹膜萎缩	16	30.8
虹膜缺损（包括部分缺损）	12	23.1
玻璃体混浊	10	19.2
玻璃体切割术后	7	13.5
外斜视	8	15.4
角膜移植术后，角膜变性	6	11.5
视网膜震荡，黄斑病变	6	11.5
IOL 植入术后，后发障（YAG 术后）	3	5.8
视神经萎缩	2	3.8
视网膜脱离术后	1	1.9

（二）术后硬性透气性接触镜验配效果

1. 单纯硬性透气性接触镜验配　汇总部分笔者门诊验配病例可作为临床参考（表 7-4）。

可见球镜度、散光度差异很大，角膜曲率的变异很大，因此验配硬性透气性接触镜的基弧范围亦较大，有或无晶状体眼的镜片正负屈光度范围亦较大。

硬性透气性接触镜矫正视力明显优于框架眼镜矫正视力。矫正视力>0.6 的比率硬性透气性接触镜占 44.2%，另有其他报告指出硬性透气性接触镜矫正视力≥0.8 者可占 53.57%。

表 7-4　眼外伤术后验配接触镜透气性接触镜病例（n=24）

	范围	$\bar{x}\pm s$
年龄	8～45 岁	24.4±15.5
球镜度	1.75～17.00D	7.19±4.70
散光度	2.50～10.25D	4.65±3.57
FK	40.00～49.25D	42.74±2.26
SK	45.00～54.50D	48.17±3.21
接触镜基弧	7.00～8.30mm	7.76±0.36
接触镜度数		
无晶状体眼	+5.00～+16.00D	+10.39±3.80
有晶状体眼	−1.75～−13.00D	−4.84±3.63
裸眼视力	3.00～4.60	3.93±0.43
框架镜视力（框架眼镜 VA）	3.70～5.00	4.45±0.39*
接触镜视力（接触镜 VA）	4.00～5.00	4.76±0.25*

* 框架眼镜矫正视力与接触镜矫正视力比较 P=0.001

2. piggyback 接触镜　某些病例采用软性医疗美容片外加硬性透气性接触镜的 piggyback 接触镜，既可有效提高视力同时又改善了外观和畏光症状。但与软性医疗美容片组合的 piggyback 接触镜透气性较差，长期使用可能会对角膜生理代谢活动产生干扰，因此需要我们更加密切地观察患者角膜有无各种不良反应，镜片的配适状态是否良好等。

（三）人工晶状体（IOL）植入术后的接触镜验配

若 IOL 植入术后患者仍存在近视、远视，角膜高度不规则性散光，晶状体散光，高度屈光参差，或有虹膜损伤、缺损，瞳孔散大等，而导致视力明显低下，框架眼镜无法矫正时还需要利用接触镜来进一步提高视力和双眼视觉，同时改善畏光流泪等症状。

（四）验配病例介绍

病例一：

诊断：右眼继发性圆锥角膜；右眼外伤术后无晶状体眼

病史：右眼外伤 2 年余。

眼部检查：右眼角膜颞下缝合处条形瘢痕，虹膜颞侧缺损，瞳孔变形移位，玻璃体混浊（图 7-24）。

角膜地形图显示：右眼角膜下方明显突出，不规则形变，出现圆锥角膜样改变（图 7-25）。

裸眼视力：右眼 0.05，左眼：0.5。

验光：右眼：+3.25DS/=2.75DC×550=0.3

左眼：−2.25DS/−1.25DC×50=1.0

接触镜：

处方：（双眼双非球面设计透气性接触镜）

右眼：基弧：7.70mm，屈光度：+9.00D，直径：9.6mm。

左眼：基弧：8.00mm，屈光度：−2.00D，直径：9.6mm。

矫正视力：右眼：0.5，左眼：1.0。

戴镜 9 个月后角膜地形图显示角膜形态明显改善（图 7-25）。

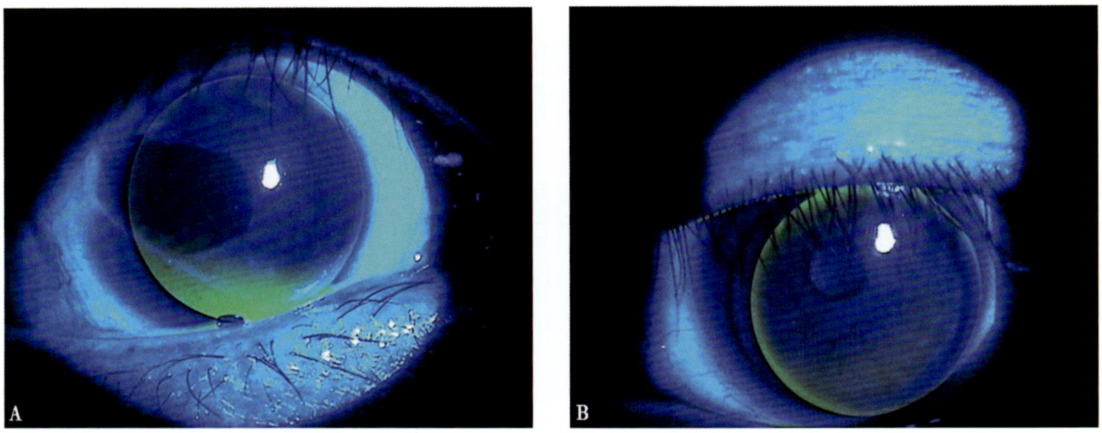

图 7-24 双眼配戴 RGPCL 状态

A. 右眼外伤术后无晶状体眼　B. 左眼普通近视

病例二：

诊断：左眼穿通伤，晶状体摘除、视网膜脱离复位术后

病史：眼外伤术后无晶状体眼，无虹膜，角膜瘢痕，玻璃体混浊，视网膜裂孔，视网膜复位术后。角膜散光散大（图 7-26）。

左眼裸眼视力：0.06

验光：左眼：+9.00DS/−5.75DC×150 = 0.5^{-}

处方：（piggyback lens，医疗美容片软性接触镜 + 透气性硬性接触镜）

左眼（透气性接触镜）：基弧：8.30mm，屈光度：+11.00D，直径：9.6mm。

矫正视力：左眼：0.5

notes

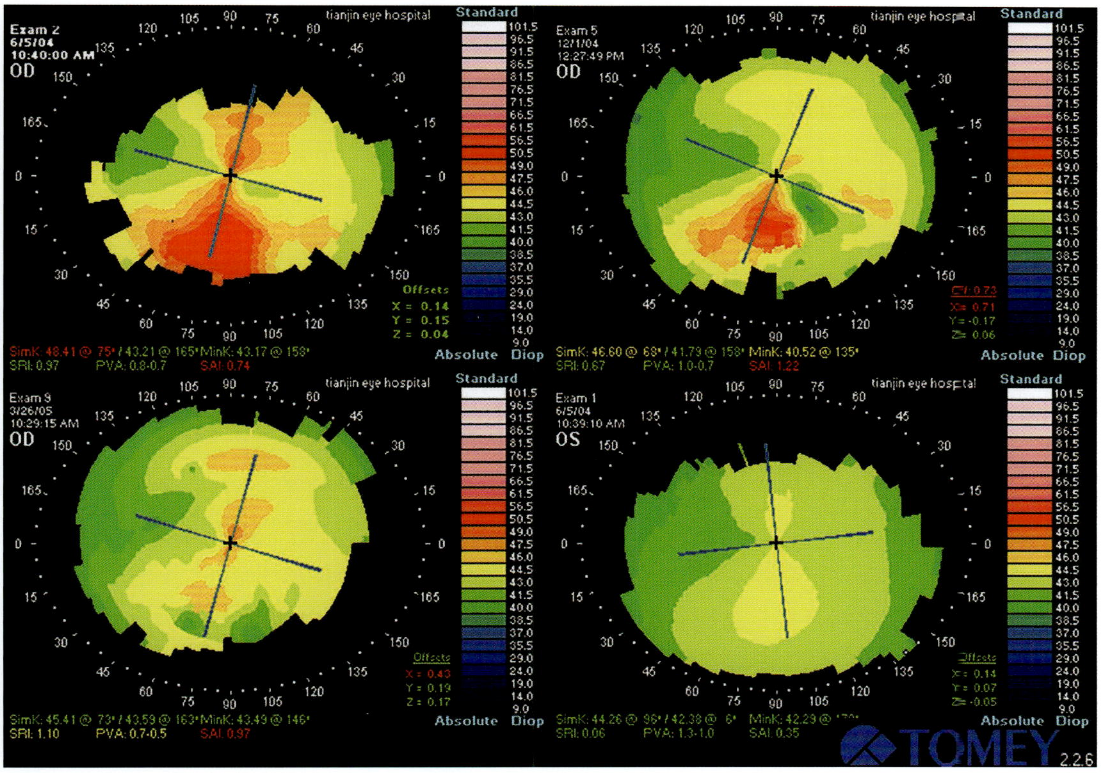

图 7-25

左上：右眼外伤术后 1.5 年，右上：戴 RGPCL 6 个月后

左下：戴 RGPCL 9 个月后，右下：左眼近视

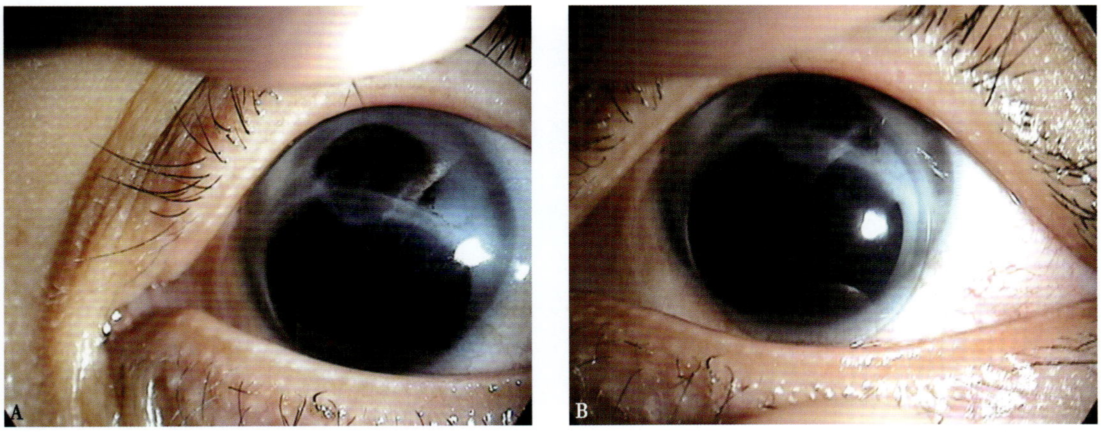

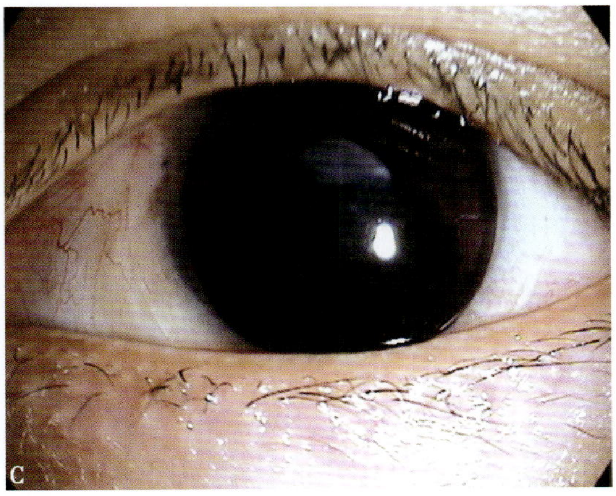

图 7-26　眼外伤术后裸眼及配戴 CL 裂隙灯所见

A. 裸眼　B. 单纯配戴 RGPCL　C. 配戴 Piggyback Lens（虹彩 SCL+RGPCL）

二、先天性白内障术后无晶状体眼的接触镜矫正

（一）接触镜矫正的优势

先天性白内障术后无晶状体眼，患儿年龄较小，通常视力 0.02～0.3 或更低，部分可伴发黄斑发育不良或弱视，视野无缺损，因存在高度远视，或高度屈光参差、高度散光、不规则散光，若戴普通框架眼镜矫正，视网膜像倍率会明显增大，可达 25%～30%，若配戴接触镜会降至 5%～10%。框架眼镜还会引起视野缩小，像差增大，单眼患者不等像视增大，或散光无法消除，不适症状明显，外观容貌欠佳，进而会影响心身健康。相反接触镜矫正的优势在于最大限度缩小视网膜像倍率，扩大视野，不同程度消除像差和散光，消除不等像视，从而视物自然、舒适，促进双眼视觉发育，改善外观和美容矫形。

（二）如何验配接触镜

1．择优选择　针对数月至几岁的儿童患者，如何选择科学的矫正方法，如何提高戴镜矫正效果，如何促进视觉发育，如何保证安全性是首要考虑的问题。需要根据患儿的眼部状况、屈光及双眼视功能状况，明确诊断，还应根据患儿的生活环境，患儿的家庭状况，患儿家长的配合程度，详细分析框架眼镜与接触镜的优劣。

2．眼部及屈光检查　进行常规眼视光学检查，若不能配合需在睡眠时利用手持自动验光 / 角膜曲率仪，手持裂隙灯，检眼镜等进行检查。最好能获得以往手术时检测的各项参数作为参考。2 岁以下无法配合检查视力，可根据选择观看法，或滚球以及其他刺激物的目标追随等方法去评估。可行的情况下其他一些特殊检查也应施行，如角膜地形图，角膜内皮细胞，眼轴长度，角膜厚度，视觉电生理等，以助精确选择接触镜并有效评价安全性能。

3．接触镜材料与设计选择

（1）材料：为保证配戴安全必须选择高透氧性（$Dk \geqslant 100$）硬性透气性接触镜或硅水凝胶软性接触镜。

（2）设计：球面、非球面、环曲面、其他特殊设计等，因与成人眼部参数有所不同，必须因人而异进行特别订制。

4．监督管理　需反复多次培训患儿家长掌握正确的摘、戴镜方法和清洁护理方法，6 岁以上自理能力强的患儿也可通过培训在家长的监督下自行进行操作护理。儿童戴接触镜，定期复查需更为频繁和严密，以有效监控接触镜的有效性和安全性，另外儿童在视觉发育过程中的各种变化，需及时更新处方及镜片，不可单纯拘于镜片的使用寿命。

（三）病例介绍

病例一：患儿女，18 个月

诊断：右眼先天性白内障术后无晶状体

病史：右眼先天性白内障术后 11 个月。

裂隙灯检查：角膜上方线性瘢痕 2mm，瞳孔轻度上移变形，无晶状体。左眼正常。

检影验光：右眼：+17.00DS/+1.50DC，左眼：+1.50DS/+0.75DC。

IOL Master 检查，右眼轴长：20.38mm。右角膜曲率：7.66mm/7.52mm。

右眼处方：（硬性透气性接触镜）基弧 7.60mm，屈光度：+18.00D。直径：9.2mm。

随访：每日 5～8 小时戴镜并配合左眼遮盖、弱视训练。戴镜 8 个月后，电脑验光：右眼：+16.50DS/−0.50DC，左眼：+0.50DS/−0.50DC。角膜曲率：右眼：7.79mm/7.62mm，左眼：7.81mm/7.51mm。粗查视力：右眼：0.6，左眼：0.6。右眼重新处方：基弧：7.70mm，屈光度：+18.00D，直径：9.2mm。

病例二：患儿男，5 个月

诊断：双眼先天性白内障术后无晶状体

病史：双眼先天性白内障术后2.5个月。

裂隙灯检查：双角膜、前房、瞳孔均无异常，双眼无晶状体。

检影验光：右眼：+20.0DS，左眼：+19.00DS。

角膜曲率：右眼：7.87mm/7.22mm，左眼：8.03mm/7.18mm。

根据试戴，评价配适状态和进一步检影验光，确定接触镜处方。

处方：（硬性透气性接触镜）

右眼：基弧：7.60mm，屈光度：+19.00D，直径：9.2mm。

左眼：基弧：7.70mm，屈光度：+18.00D，直径：9.2mm。

同时配合外戴眼镜补足所需屈光度。

随访：每日5～7小时戴镜并配合弱视训练，每6个月更换一次镜片。戴镜26个月后，电脑验光：右眼：+16.50DS/−1.50DC，左眼：+16.75DS/−2.50DC，角膜由率：右眼：7.72mm/7.19mm，左眼：7.70mm/7.14mm，重新处方：右眼：基弧：7.60mm，左眼：+18.00D，直径：9.4mm，左眼；基弧：7.60mm，屈光度：+18.00D，直径：9.4mm（图7-27、图7-28），接触镜矫正视力：（儿童视力表）双眼0.6～0.7。

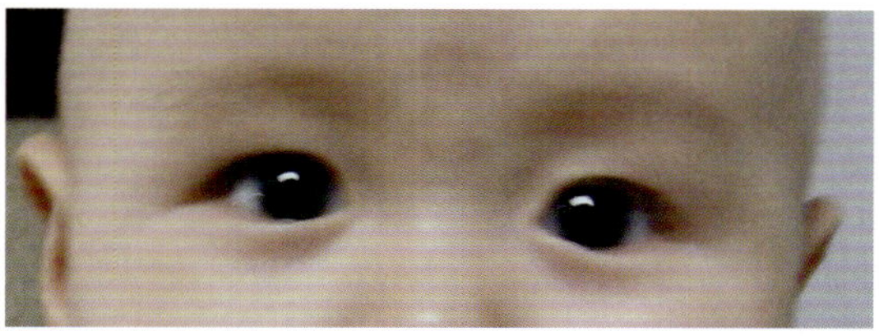

图7-27　眼外伤玻切＋环扎＋前房人工晶状体植入术后角膜地形图改变

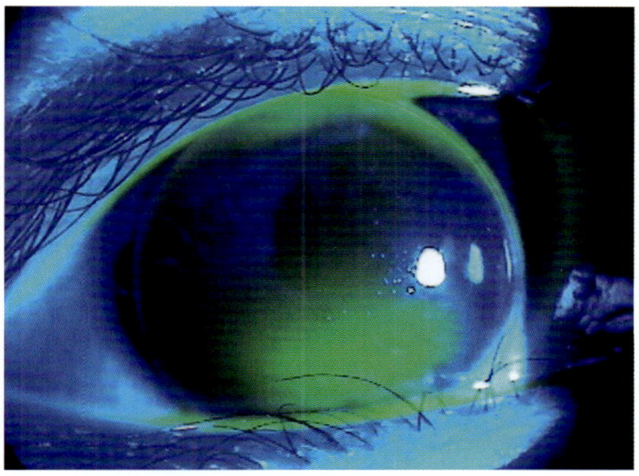

图7-28　配戴RGPCL状态（与图7-27同例）

第三节　老视的接触镜矫正

学习目标

1. 掌握：老视配戴接触镜的适应证和非适应证及戴接触镜的常用方法。
2. 熟悉：中老年人眼表的特点，特别关注泪液的改变。
3. 了解：中老年的眼部改变对配戴CL的影响。

中老年人由于调节力的逐渐降低，明视范围逐渐缩小，出现老视现象。老视眼虽基本上可用框架眼镜矫正解决不同距离的清晰问题，但不能满足医学、社会、心理等方面的所有需求。有些长期配戴接触镜者，即使出现老视，也不情愿完全脱离接触镜；有些从光学矫正效果、美容、环境等方面考虑，认为接触镜具有较大优势，或因各种原因无法配戴框架眼镜；有因体育娱乐活动、社交活动需求，因而喜欢选择接触镜矫正。所以中老年仍享有使用接触镜的权力。

一、适应证与非适应证

（一）适应证

高度近视、远视、高度散光、屈光参差、单眼无晶状体眼、虹膜缺损、既往配戴接触镜无异常发生、外眼部健康、喜爱体育活动的老视患者适宜配戴接触镜。

（二）非适应证

存在严重角、结膜疾患、干眼、外眼部异常、青光眼、白内障、眼底疾患、糖尿病、胶原病等全身抵抗力低下者，既往配戴接触镜不适、问题较多，无自理能力或无他人照管者，满足于使用框架眼镜者，不宜配戴接触镜。

二、中老年的眼部改变对配戴接触镜的影响

随着年龄的增加，眼球及附属器会出现一系列的改变，在某种程度上将对使用接触镜产生不利的影响。

（一）眼睑的改变

眼眶内脂肪减少、肌张力降低，上眼睑与眼球表面的密着度低下，出现上睑下垂倾向，不能将接触镜有效地牵拉向上方而保持较好的中心定位，下眼睑的皮肤张力和弹性力降低，与眼球表面密着度低下，使接触镜摘戴镜操作困难，而且不容易维持接触镜的位置与方向。

（二）泪液量与质的变化

年龄增加，分泌细胞减少，泪液量减少，接触镜上的沉淀物增多，容易发生过敏反应。随着年龄增长，眼睑闭合不全的比率有所增加，而且快速睡眠的次数、持续时间减少，不利于泪液循环，容易导致眼干涩、异物感、充血、镜片黏附于眼表。

（三）角、结膜的改变

中老年易患翼状胬肉、睑裂斑，一方面影响接触镜的活动度和中心定位，另一方面接触镜的机械性刺激和过敏性反应亦可能使病变加重。球结膜与巩膜的附着性降低，软性接触镜的活动可伴有球结膜的牵拉，妨碍了接触镜下的泪液交换。

（四）瞳孔的变化

瞳孔的大小关系到视网膜照度和景深，同时接触镜的光学区必须充分覆盖瞳孔，如果透气性接触镜的光学区小于瞳孔，会出现眩光现象。瞳孔径在 12～18 岁以后，随着年龄增长逐渐缩小。20 岁时明适应、暗适应时的瞳孔径为 5mm 和 8mm，80 岁时仅有 2mm 和 2.5mm。配戴同心圆型双焦点接触镜时，瞳孔大小和位置的变化影响接触镜周边双焦度数部分的机能发挥。

三、接触镜的选择应用

综合患者年龄、调节力的残余量、有无接触镜配戴经验、使用环境、对不同距离的视觉要求等具体状况，具体分析，进行选择。

（一）降低近视接触镜远用度

视远、视近不需要最佳矫正视力时，可将远用接触镜度数降低 0.25～0.75D，适用于老视初期。

（二）接触镜与框架眼镜并用

视远、视近均需良好视力，特别是操作微细精密仪器装置的技术人员，既往使用接触镜的老视患者，两种眼镜配合使用，最能令人满意。可配戴远用接触镜，近用时戴老视眼镜，或双焦点、渐进多焦点等眼镜。高度近视患者亦可近用戴接触镜，远用时外戴框架眼镜，光学矫正效果更佳。

（三）单视法（monovision technique）

1. 何为单视法　单视法是一种最快、最容易、最奏效的矫正老视的方法，一般一只眼戴单焦点接触镜矫正远视力，另一只眼矫正近视力。有时可利用多焦点接触镜产生三焦效果，被称为改良单视法。单视法已无双眼视觉，认为是在高级中枢抑制下的交替视。单视法使视觉环境发生较大改变，需适应一段时间才能耐受，要对患者进行充分的说明，必须进行试戴，十分谨慎地得出最佳处方。

2. 验配方法　单视法的验配相对比较简单。

（1）测定远视力、矫正度数，测定近视力、近用下加度数及范围。

（2）确认优势眼，患者学习、工作位置等，因有可能影响近用眼的选择。

（3）利用试戴镜片体验单视效果。

一般可将优势眼或近视度较低眼作为远用眼，进行视远全矫正，另一只眼进行视近全矫正。老视患者在处理接触镜方面有一定困难，最好使用着色接触镜。如果使用远视接触镜，镜片中心厚度大，为保证充足的供氧，一般选用高含水软性接触镜或 *Dk* >40 的透气性接触镜。另外镜片周边部可以采用透镜设计，减轻重量防止镜片定位于下方。还可推荐采用单视法的患者使用三片接触镜，其中两片远用镜，一片近用镜，在视远活动时，可使双眼均戴用远用镜，有利于恢复双眼立体视。

（四）多焦点接触镜

1. 交替视型

分段型（图 7-29）：接触镜上方为远用部，下方为近用部，近距离视时视线朝向下方，瞳孔相对位于接触镜下方，通过近用部视物。为防止接触镜在角膜上转动，与环曲面接触镜的稳定性设计相同，需作棱镜稳定或截平式加工。

优点：远方、近方均视物清晰，可采用较松弛的配适状态，有利于泪液循环。

缺点：接触镜设计及配适所需技术性很高，伴随视轴移动所需的接触镜移动度必须适当、精确，分段高度的调整比较困难，棱镜稳定及截平式稳定设计加工可使戴镜不舒适。若发生接触镜旋转、活动度较大时，视物不稳定，近距离视时必须向下方视。

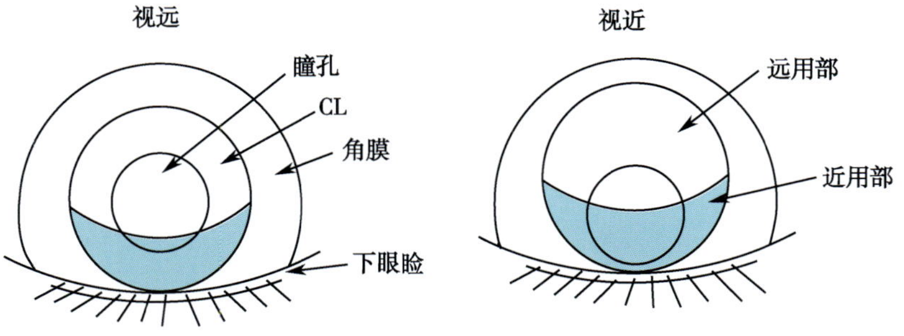

图 7-29　眼外伤性白内障 IOL 植入术后及 YAG 激光术后
大直径特殊设计 RGPCL 配戴

2. 同时视型

（1）同心圆型（图 7-30）：接触镜中心部设有远用度数或近用度数。

优点：不受接触镜转动的影响，不需稳定设计，适用于瞳孔大的患眼。缺点：需良好的中心定位，一般采用较紧的配适状态，近方物、远方物同时视，既有清晰的物像，又有模糊的影像存在，需大脑中枢对主要物像进行选择，对比度降低，可有虚影、晕环等，需一段时间逐渐适应。

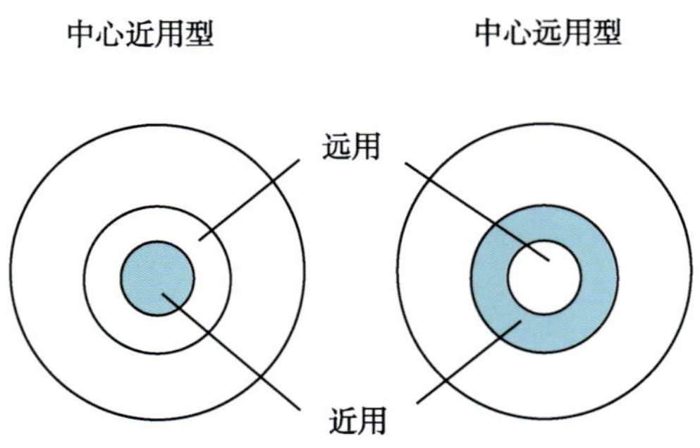

图 7-30　5 个月幼儿双眼先天性白内障术后
无晶状体眼配戴高透氧 RGPCL

（2）非球面型（图 7-31）：从镜片的中央到边缘，屈光度逐渐变化，瞳孔区包括视远区和视近区镜片，大脑会“选择”注视物体的清晰图像，中央光学区可以是视远区也可以是视近区。由于视近时瞳孔缩小，视远时瞳孔散大的生理作用机制下，中央光学区视近设计可以更好地发挥作用。

优点：不受视轴移动时伴随的接触镜移动的影响，存在中间距离焦点，无像的跳跃现象，各距离视力更清晰，感觉更舒适，阅读不受限制，使用方便，外观自然。缺点：需良好的中心定位，必须采用较紧的配适状态，清晰像与模糊像同时存在，大脑中枢需对物象进行选择，对比度降低，有虚影、晕环等，需适应一段时间，仅适用于 +1.50D 以内的轻度老视患者。

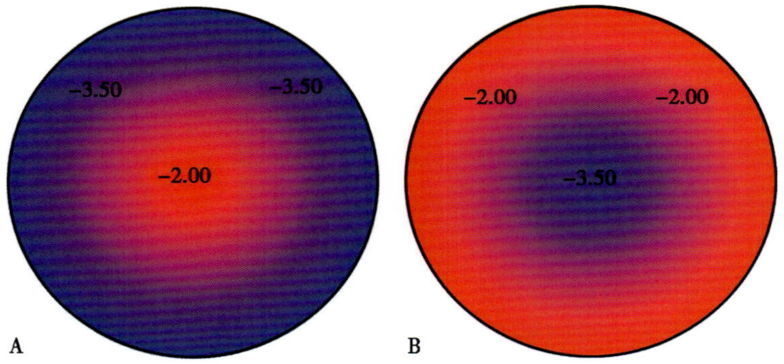

图 7-31　RGPCL 配适状态（与图 7-30 同例）
A. 中央光学区 - 视远　B. 中央光学区 - 视近

（3）衍射型（图 7-32）：接触镜后面制成同心圆状沟，利用光的衍射和干涉现象，将振幅分割为 0 次衍射波（屈折）——远用效果和 1 次衍射波（屈折与衍射）——近用效果，此外尚有部分高次波成分发生。

优点：容易验配，舒适度高，对中心定位无需过高要求，无需视线移动。缺点：入射光约 20% 为高次衍射光，近用、远用仅各占 40%，成像较暗，视近时需适度照明，暗处对比敏感度下降，可有色差、虚影、晕环等，缩瞳后效果降低。

3. 改良单视法（modified monovision）　一只眼使用多焦点接触镜（通常是非优位眼），中央部为近用部，其周边为中间距离所用的屈光度，另一眼（优位眼）使用单焦点远用屈光度接触镜。或双眼均配戴多焦点接触镜，优位眼侧远用部加最佳远用矫正度数，近用部加中间距离用度数，而非优位眼侧远用部加中间距离度数，近用部加必要的近距离视度数，这样既可扩大双眼的明视域，又可使中间距离视物清晰。

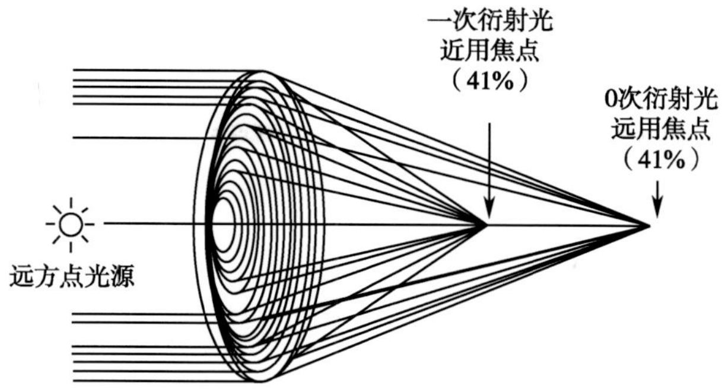

图 7-32　矫正老视用分段交替视型接触镜

另外还有其他一些改良法，如多焦点接触镜中央区为远用部，其尺寸在优势眼侧加大，非优势眼侧减小，或中央区为近用部，其尺寸在优势眼侧减小，非优势眼侧加大等。实际上，双眼均选用多焦点接触镜时，由于左右眼解剖学的差异，生理上瞳孔的相异等原因，往往使双眼远视力和近视力很难等同，其结果则产生无意识的改良单视效果。

4. 多焦点接触镜的验配方法

（1）验配前的检查

1）问诊：患者对视力的需求，近距离工作的状况，夜晚是否驾车，眼及全身的既往病史，接触镜配戴史等。

2）客观屈光检查、角膜曲率半径测定：若已戴用接触镜者，为测定数据准确，需摘镜一晚后再查。角膜曲率半径测定值为参考数值，需根据实际配适状况决定 BC 值。

3）泪液量测定：泪液量少的病例，角、结膜损伤的发生率较高，接触镜易污染，舒适度差。

4）裂隙灯显微镜检查：除一般角、结膜常规检查外，还应对泪湖、睑裂宽、瞳孔径等进行评估。

5）确认优势眼：选择改良单视法时需确认优位眼。

（2）验配程序

1）主觉验光：矫正远视力、近视力，原戴接触镜者摘除一夜后再查，较为精确。

2）多焦点接触镜种类的选择（参考）：

散光　　1.50D 以上 ⟶ 硬性透气性接触镜
瞳孔　　大 ⟶ 同时视型
　　　　小 ⟶ 交替视型 ⟵ 小
视力要求　高 ⟶ 交替视型　　睑裂
　　　　低 ⟶ 同时视型 ⟵ 大

此外，还需参考原有接触镜配戴时与眼睑的关系，静止位置，接触镜的活动度，下方视时接触镜的位置等进行选择。

3）试戴镜的选择：不同种类接触镜基弧的选择各异，请参照使用说明书，试戴镜的度数应尽量接近实际度数。

4）配适状态的评价：试戴 20～40 分钟后进行评价，观察瞬目时接触镜的活动度，瞬目后接触镜的静止位置，透气性硬性接触镜还需观察荧光素染色的泪液分布形态。同心圆型（同时视型），非球面型必须具有良好的中心定位，一般采用较陡峭的配适状态，但不能对角膜生理产生不良影响。

观察下方视时接触镜的位置和转动，分段型接触镜的边缘应支撑在下睑缘上，镜片不发生转动，若镜片滑入下眼睑下，出现 30° 以上的转动，会有视近障碍，可考虑缩小接触镜直径，加强棱镜或加大截平部位，以控制接触镜的转动。

观察分段分界线的位置和方向，分段型接触镜处于静止位置时，分界线位于瞳孔下缘或以下 0.5～1.0mm 处。视远有障碍应降低分界线，视近有障碍应提高分界线。另外，接触镜静止时，分界线一般应为水平方向，稍偏于鼻上侧时，尚有可能使用，偏于颞上侧时，瞳孔视近时有可能偏离近用部，所以应仔细确认，谨慎处方。

5）追加矫正：使用综合验光仪时，瞳孔比通常的状态大，最好利用试镜架进行追加矫正，确定视远、视近的度数。

6）接触镜参数和度数的变更：成品接触镜最低使用一周后，再进行各项检查，有必要可变更参数和度数。多焦点接触镜的更换频率较一般接触镜高，应取得产品公司的协助和患者的理解。

5. 多焦点接触镜设计应用新进展

（1）多焦点接触镜的需求：发达国家应用多焦点接触镜矫正老视的比率逐年增加，如法国从 2010 年至 2014 年，占总体接触镜配戴人群的比率，由 6% 增至 8%，而美国由 8% 增至 9%。国内目前仍很低，但伴随国民生活品质的提升和整体接触镜的迅速普及，相信将来应用会明显增加。调查显示中国人口的年龄中位数如下：2000 年为 29.6 岁，2010 年为 34.6 岁，而到了 2020 年，会到达 37.7 岁，至 2030 年可达 42.1 岁。到 2030 年，中国人口有一半已经进入老视年龄，很多需要渐进多焦点眼镜。

（2）近年的发展创新：多焦点镜片的材料、设计和配戴方式在不断创新。一些镜片采用水凝胶材料，另有一些采用硅水凝胶材料，或有采用低含水非离子材料，以减少镜片的蛋白质沉淀，同时不易吸附泪液，不易眼干。配戴方式多为频繁更换型或日抛型，使得操作上更方便、简洁，并进一步减少了眼表的不良反应。各生产企业推出的新设计大多为中心区视近的非球面镜片，但各设计理念有所不同，作用于眼表亦会有不同的顺应与影响。

举例见图 7-33～图 7-35。

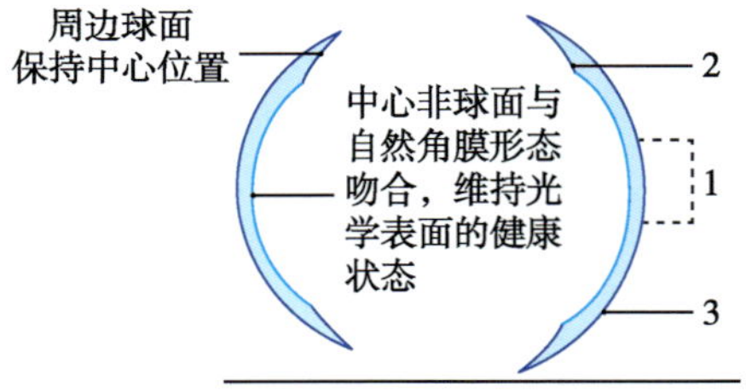

图 7-33　矫正老视用同时视（同心圆）型多焦点 CL

1. 光学性顺应不同年龄与屈光度的瞳孔大小改变
2. 球面 / 非球面后表面可将镜片中心精确对准瞳孔区
3. 使用经过验证的 etafilcon A 材料和 Lacreon 技术提升舒适度和泪膜稳定性

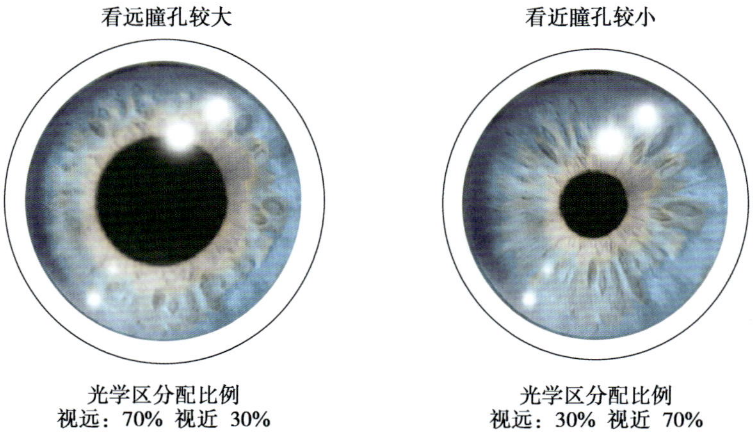

图 7-34　非球面多焦设计接触镜

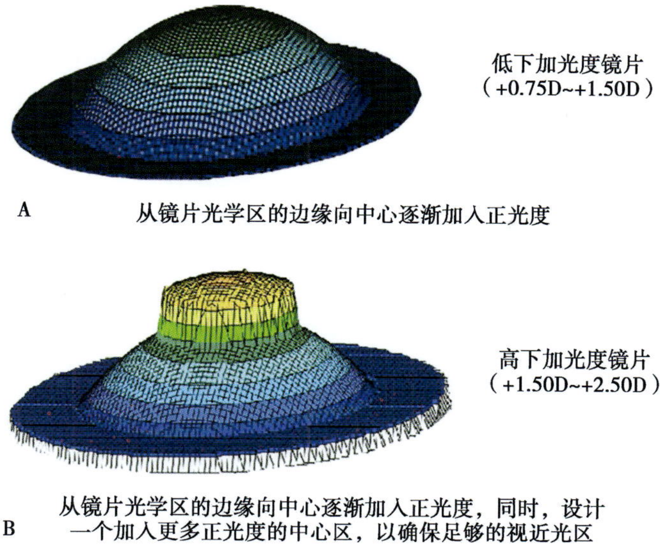

图 7-35　矫正老视用衍射型双焦点 CL

四、中老年患者验配接触镜需留意的问题

（一）接触镜与框架眼镜视近时所需的调节量不同

配戴远用接触镜和框架眼镜的患者近距离明视时必要的调节量有所不同，这是由于两种眼镜与眼的距离不同而产生的，而且与屈光不正的种类相关。近视眼所需的调节量，近视时接触镜>眼镜，远视时接触镜<眼镜，因此随年龄增长调节力逐渐降低的近视患者，一旦由眼镜变更使用接触镜时，会产生视近障碍。

（二）接触镜与框架眼镜视近时所需的辐辏量不同

注视近方物体时，伴随调节产生辐辏运动。配戴框架眼镜时因光线偏离光学中心产生棱镜效应，而改变光线方向（凸透镜向光学中心方向，凹透镜向光学中心的反方向）。接触镜由于与眼的同步运动不产生棱镜效应，所以近视患者使用接触镜的辐辏量大于眼镜，两者之差，度数越高，视近物距离越近，则越大。中老年患者初期使用接触镜时应留意这方面的问题。

（三）配戴接触镜的精细操作能力

进入高龄，手的精细操作能力下降，而且调节力低下，视近物不清，如无接触镜使用经验，较难适应接触镜的实际操作。

第四节　角膜屈光手术后的接触镜矫正

学习目标

1. 掌握：角膜屈光手术后角膜形态的改变及术后矫正用接触镜的特殊设计。
2. 熟悉：角膜屈光手术后角膜表面特点。
3. 了解：术后镜的验配程序。

角膜屈光手术日益发展的今天，使眼视光医师更加关注手术后视觉方面的各种问题，同时也提出了如何再进一步改善手术不足之处的方式方法问题。鉴于目前角膜屈光手术条件、设备、经验等方面存在的差异，不可能使所有接受手术的患者均能达到术前设定的目标，即使是条件非常优越的大型医院也会难免发生一些失误和预测不到的问题，出现术后欠矫、过矫、带入性散光，导致术后视力达不到最佳效果，也不能满足患者摘掉眼镜的需求，尚有引起明显的高阶像差和屈光参差的病例，使视觉质量明显下降，并干扰双眼的视觉功能。

考虑解决术后屈光不正的问题，与2次或多次施行角膜屈光性手术相比，我们认为采取非手术的方法应更为有效和安全。多次手术必然增加了发生严重并发症的危险，如继发圆锥角膜等，其后果值得深思。

这部分患者由于手术后角膜表面出现了显著的形态改变，即角膜中央区变平坦，旁周边区变陡峭的改变，若再考虑选择接触镜进行视力矫正，对镜片的设计则提出了更高的特定要求。

一、角膜屈光手术后选择验配接触镜的理由

根据笔者的临床观察，绝大部分病例是LASIK术后，少数病例是PRK术后和RK术后，年龄20～45岁，术后数月至十数年不等，裸眼视力均低于0.7。除继发圆锥角膜之外（参见本章第一节），均残留不同程度近视、远视和散光，更有超过6.00D的高度近视或超过3.00D的高度散光和屈光参差，残余球镜度范围−1.00～−18.75D，散光度范围0.75～4.50D；有些存在不规则散光，高阶像差明显增高，视力矫正不良，或同时有重影、光晕、眩光、视物变形等症状；有些虽双眼残余屈光度不高，利用普通框架眼镜亦能矫正良好，但患者不愿戴框架眼镜，不改手术时初衷；另有术后又受外伤致外伤术后无晶状体眼的病例。

非手术矫正目前仍考虑两大类，框架眼镜和接触镜。如果术后残余的近视、远视和散光度不高，不存在屈光参差，当然仍推荐使用最为简便的框架眼镜矫正。如果术后残余的球镜度和散光度很高，特别是显现不规则散光，或存在较大的屈光参差，从光学理论上框架眼镜矫正不良或无法矫正，则只有借助于接触镜，尤其是利用透气性接触镜的光学优势来进行有效矫正。

二、术后角膜形态的改变

角膜屈光手术后角膜形态学的改变，与正常角膜相比曲率半径在角膜中心区增大，而旁周边区减小（图7-36），表面几何形态恰恰相反，这种形态与角膜塑形镜配戴后相近（图7-36）经角膜地形图分区观察其曲率值改变。笔者选择30眼术后的患者进行TomeyⅣ角膜地形图观察，（角膜表面30个投照环，计算每6环的平均曲率，共分为5区（图7-37），同时选择验配角膜塑形镜的中低度近视眼（−2.00～−5.00D）30眼，戴镜后获良好规则角膜形变的角膜地形图，亦分为5区，通过比较发现两组无论是中心区、旁中心区，还是旁周边区、周边区，其角膜曲率值并无明显差异（表7-5）。

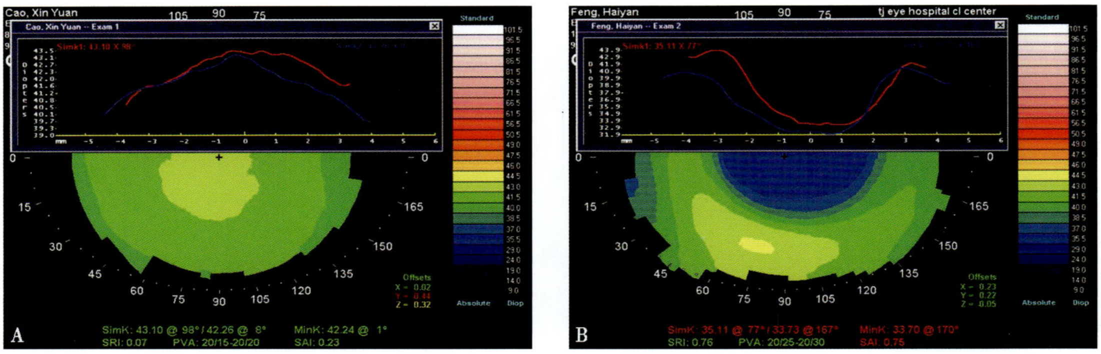

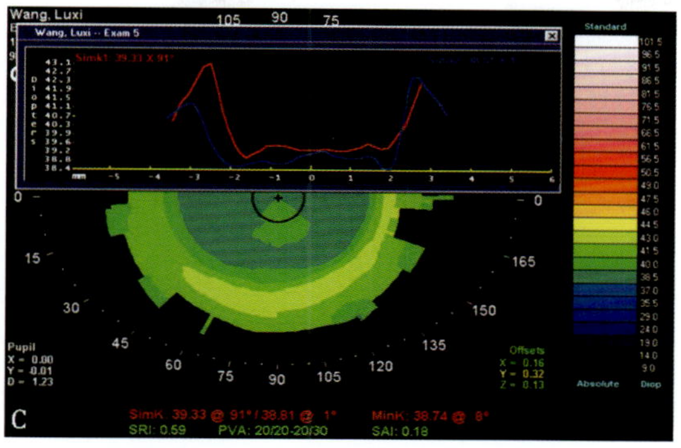

图 7-36 角膜地形图两条主子午曲线形态
A. 正常角膜 B. LASIK 术后 C. 角膜塑形镜配戴后

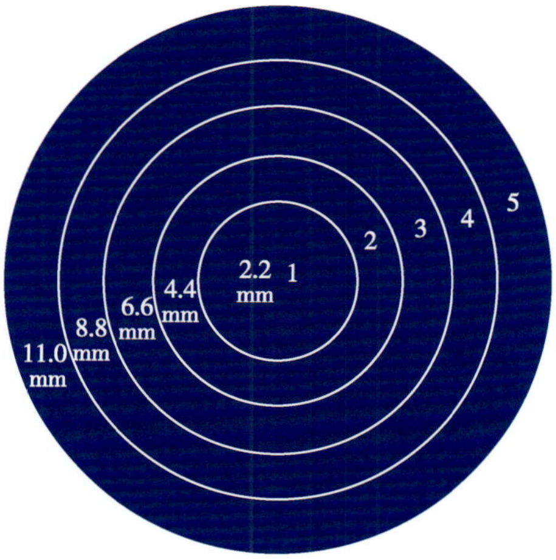

图 7-37 角膜投照环分为 5 区(每 6 环划为 1 个区)

表 7-5 角膜地形图显示两组各区曲率值改变比较

	1 区	2 区	3 区	4 区	5 区
角膜屈光手术后 /D	39.24±2.09	39.24±2.46	40.34±2.48	41.23±2.43	41.02±2.36
角膜塑形配戴后 /D	39.27±1.23	39.88±1.19	41.39±1.43	41.21±1.45	40.50±0.79
t	−0.069	−1.270	−1.458	0.038	1.211
P	0.945	0.210	0.166	0.970	0.232

三、术后矫正用接触镜的特殊设计

普通球面或非球面设计透气性接触镜达不到良好配适状态和舒适稳定的矫正视力，国外目前已特别开发了专门针对手术后使用的接触镜，而这种镜片的设计与目前所用角膜塑形术的所谓逆几何形后表面 4～6 弧设计镜片（角膜塑形镜）非常相似，而且配戴角膜塑形镜后角膜地形图的改变也与术后相近，所以考虑可以利用这种角膜塑形镜的基本设计为手术后的患者服务。

从理论和实际应用上考虑，这种特殊设计的透气性接触镜（略称术后镜）并不等同于角膜塑形镜，虽然两种镜片设计很近似，但角膜塑形镜则是配戴于角膜形态完全正常的近视眼，通过合理的程序化的塑形过程，达到降低近视度、控制近视发展的效果，而术后镜则是针对屈光手术后角膜已变形，视觉质量降低、视力不良、框架眼镜和普通球面与非球面设计接触镜矫正困难，而且难于获得较好配适状态（与角膜表面的形态与生理的匹配性）的病例，选择利用这种特殊设计的镜片，可以明显改善配适状态，因而能获得良好的泪液循环以及对角膜的保护作用，最符合生理学的要求，与此同时促进了视力和视觉功能的提高。

当然在实际验配过程中，术后镜并非简单拿来即用，需要充分考虑个体的差异和需求进行处方。根据临床经验，首先参考角膜地形图的变化和屈光状态，定制一只试戴用的模板镜片，配戴模板镜片后再经过评估与调整，处方时在大框架设计下需要对各弧的曲率、直径，是否需环曲面设计等方面进行系统微调整，配戴正式镜片之后，有些还需要做适当的抛磨修改处理，才能进一步提高配戴成功率。

四、术后镜的验配方法

（一）眼视光检查

经裂隙灯显微镜、电脑验光 / 角膜曲率仪、综合验光仪、计算机辅助的角膜地形图、非接触角膜内皮显微镜、波前像差，对比敏感度等系统检查，观察术后角膜形态的改变，屈光状态，视觉质量和双眼视功能状况，分析其视力降低、矫正不良的原因，以明确诊断。

（二）根据试戴镜订制镜片

根据角膜地形图的形态选取设计相近的角膜塑形镜试戴镜或设计不同弧度和直径的术后镜试戴镜，经试戴 60 分钟基本适应后，再根据中心定位、活动度和荧光素染色图进行设计调整，再通过片上验光调整屈光度，直至获得最佳配适状态、最佳矫正视力和良好的舒适性，达到医患双方的满意后订制镜片。

（三）配戴指导

戴镜前尚需认真培训患者，以掌握规范的戴镜和护理方法，配合医师做好各项医疗管理。规定定期复查时间：戴镜后第 1 周、第 2 周、第 1 个月、第 3 个月，之后每 2～3 个月复查 1 次。复查内容：矫正视力，电脑验光，裂隙灯检查眼表健康状态、镜片配适状态和镜片洁净度、完整性，计算机辅助的角膜地形图检查，酌情检查角膜内皮细胞、角膜厚度、对比敏感度和波前像差，同时进一步监督指导护理程序、戴镜方法和时间。

（四）评价临床效果

戴镜 1 个月以上检查视力稳定性和配适状态，患者戴镜舒适度、视物清晰度、双眼视觉舒适度、戴镜持续时间以及操作性等项目，以及以往自觉症状的改善情况等进行主观评估，可配合问卷调查采取评分法。观察有无眼表并发症、波前像差改变以及角膜形态的变化。我们自己的观察显示，术后镜能降低总体和部分高阶像差，提高矫正视力（表 7-6）。

表 7-6　验配术后镜的基弧（BC）和视力（VA）

	接触镜 BC/D 范围 ($\bar{x}\pm s$)	裸眼 VA ($\bar{x}\pm s$)	框架镜 VA ($\bar{x}\pm s$)	术后镜 VA ($\bar{x}\pm s$)	t^*	P^*
LASIK	33.75～39.50 36.78±1.62	4.38±0.47	4.84±0.24	4.95±0.13	−2.808	0.008
PRK	33.50～40.00 35.94±1.96	4.49±0.31	4.84±0.15	4.96±0.11	−2.857	0.021
RK	31.25～39.00 35.25±2.96	4.38±0.43	4.83±0.12	5.00±0.00	−3.371	0.020

* 框架镜 VA 对比术后镜 VA

notes

（五）病例介绍

病例一：

诊断：双眼屈光不正，双眼 LASIK 术后，右眼继发性圆锥角膜

病史：双眼自幼近视，于 4 年前行双眼 LASIK 近视眼矫正术。术后逐渐视力下降。

术前屈光度：右眼：−7.00DS/−2.00DC×180=1.0，

左眼：−9.00DS=1.0。

裸眼视力：右眼：0.1，左眼：0.3。

验光：右眼：−8.50DS/−1.00DC×150=0.2（小孔镜），

左眼：0.5×−3.50DS/−2.50DC×110=0.5（小孔镜）。

A 超：（角膜中央厚度）右眼：0.396mm，左眼：0.515mm。

角膜地形图：右眼：50.96D/49.42D，左眼：44.03D/40.80D。

处方：右眼：非球面设计透气性接触镜（RGP），基弧：7.30mm，屈光度：−3.00D，直径：8.80mm。

左眼：非球面术后设计透气性接触镜（RGP），基弧：8.23mm。

屈光度：−1.5D，直径 10.00mm

矫正视力：右眼：1.0，左眼：1.0。

随访：戴镜 2 年后角膜地形图显示塑形效果明显，角膜形态明显改善，角膜散光明显降低（图 7-38）。戴镜时的波前像差较裸眼明显降低，尤其总体像差、总高阶和 2 阶像差更为显著（图 7-39）。

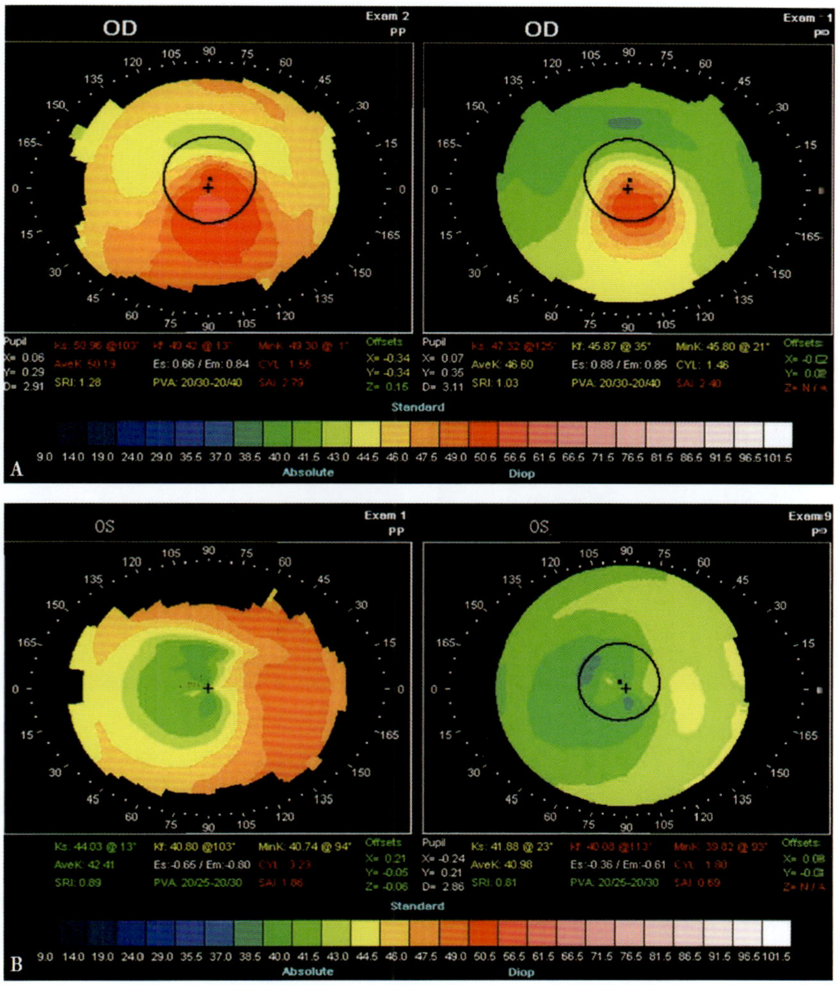

图 7-38　LASIK 术后 4 年配戴 CL 2 年后角膜地形图改变

A. 右眼圆锥角膜配戴 RGPCL，及 2 年后角膜地形图改变

B. 左眼残余近视散光戴 RGPCL，及 2 年后角膜地形图改变

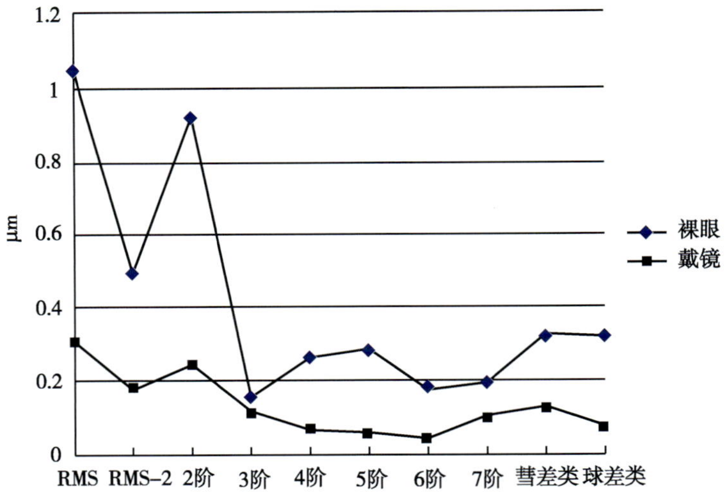

图 7-39 LASIK 术后裸眼及戴 RGDGP CL 的波前像差

（与图 7-38 同例）

病例二：

诊断：双眼近视眼，右眼 PRK 术后

病史：右眼 PRK 术后 9 年。左眼原近视度数为 -3.75D，配戴角膜塑形镜 3 年。双眼视力不平衡，而且左眼配戴角膜塑形镜始终良好。

角膜地形图：两眼的两条主子午曲线很相近（图 7-40）。

裸眼视力：右眼 0.2，左眼：1.0

验光：右眼：-3.00DS=1.0，左眼：-0.5DC=1.0。

选择右眼配戴术后镜，左眼继续角膜塑形镜。

右眼处方：基弧：37.25D，屈光度：+0.75D，直径：10.6mm

矫正视力：右眼：1.0，左眼：1.0。

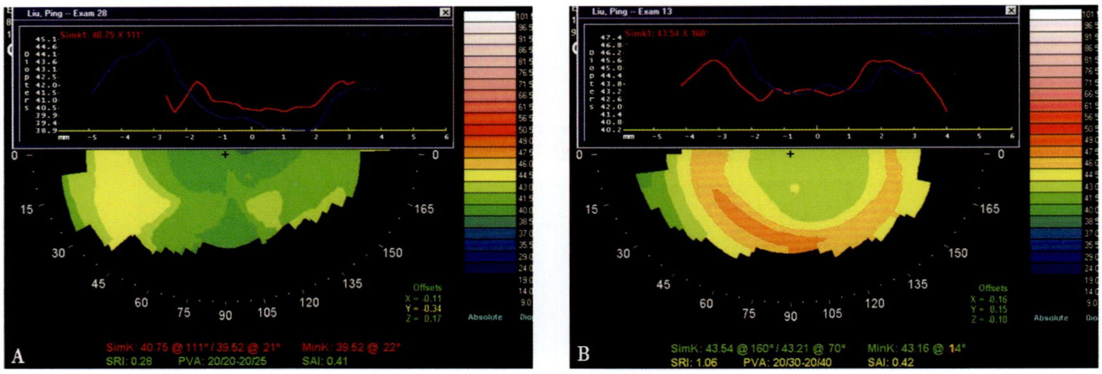

图 7-40 PRK 术后和角膜塑形术后角膜地形图改变

A. 右眼 PRK 术后 9 年，视力 0.2 B. 左眼角膜塑形镜配戴后 3 年，视力 0.9

病例三：

诊断：双眼高度近视眼，右眼弱视，双眼 LASIK 术后。

病史：双眼 LASIK 术后 8 年，视力低下。曾在其他医院验配普通球面透气性接触镜，但镜片配适不良，异物感强，不稳定易脱落（图 7-41）。

裸眼视力：右眼：0.01，左眼：0.1。

验光：右眼：-16.00DS/-2.75DC×60=0.25。

左眼：-7.50D/-1.50D×50=0.8。

眼轴：右眼：33.72mm，左眼：30.89mm。
角膜厚度：右眼：0.423mm，左眼：0.396mm。
处方：术后镜设计硬性透气性接触镜
右眼：基弧：38.75D，屈光度：−15.50D，直径10.60mm。
左眼：基弧：36.50D，屈光度：−9.50D，直径10.60mm。
矫正视力：右眼：0.4，左眼：1.0。
配适状态明显改善（图7-42），舒适度明显提高。

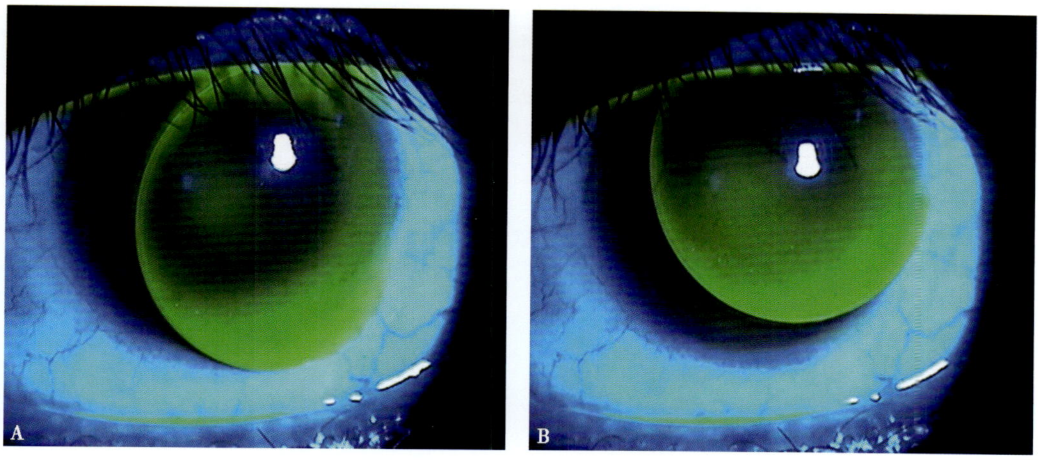

图7-41　LASIK术后8年配戴普通球面RGPCL，配适不良

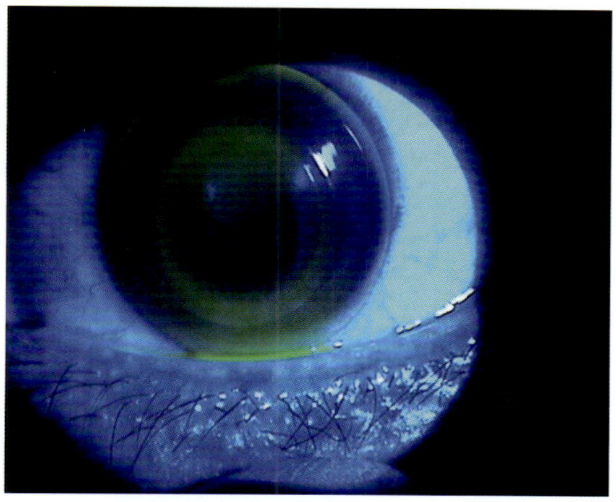

图7-42　LASIK术后配戴RGDGP CL（与图7-41同例）配适状态良好

第五节　接触镜治疗性应用

学习目标

1. 掌握：治疗性SCL的理想特点。
2. 熟悉：治疗性SCL的实际应用。
3. 了解：治疗性SCL的医疗管理。

接触镜的一大功效是作为光学镜片矫正屈光不正，提高视力，尤其针对高度屈光不正和屈光参差，其光学矫正效果明显优于普通框架眼镜。接触镜的另一大功效是作为眼表面的特殊保护膜，促进角膜创伤愈合，缓解眼部疼痛等症状，提高局部用药效能等为主要目的的治疗作用。伴随接触镜材质、设计及使用方法的推陈出新，接触镜已作为重要的辅助手段，在眼表疾病的治疗方面显现了广泛的临床价值。

一、治疗性接触镜的种类与选择应用

治疗性接触镜一般以亲水性软性接触镜（SCL）为主，利用其柔软、舒适、遮盖角膜完全、亲水及吸附药液的性质，通过镜片下泪液循环带给眼表面代谢所需的氧及营养成分，并排送出代谢产物，可保护角膜免受睑结膜及外界的刺激，促进角膜上皮的修复，减缓眼部疼痛，促进局部的新陈代谢，维持局部的药物浓度。

临床上多采用无度数的水凝胶材料（甲基丙烯酸羟乙酯，2-hydroxyethylmethacrylate，HEMA）的镜片，镜片的厚度及含水量依据使用目的的不同进行选择（表 7-7）。

表 7-7　治疗性软性接触镜的选择

中心厚度	0.20～0.43mm	遮盖不规整角膜表面
		微穿孔
	0.07～0.15mm	原发性角膜上皮疾病
		保护角膜防止外界刺激
含水量	>60%	轻度角膜上皮损伤伴角膜水肿
		药物缓释
	40%～55%	不规则角膜及角膜缘
	≤38%	眼表疾病伴有干燥症状

目前因抛弃型、频繁更换型软性接触镜在临床上大量普及推广，这些相对含水量较高，价格便宜，又可同时矫正屈光不正的镜片已成为治疗用接触镜的主流。治疗性接触镜应用于异常的角、结膜上，镜片很容易污染，产生沉淀，因此容易陷入低氧状态，使发生感染的概率增加。抛弃型和频繁更换型软性接触镜由于更换频繁则明显减少了镜片污染、沉淀，减少了炎性反应，有利于泪液循环，利于裂隙灯下观察，尤其针对巨乳头结膜炎，减轻症状，治疗效果在临床上是肯定的。

非含水性的胶样镜片可抑制眼表面的泪液蒸发，保持水分，可被利用治疗干燥性眼表疾病。最近也有利用透气性硬性接触镜（RGPCL）材料制成巩膜镜片，治疗重度干眼的报道。

治疗性软性接触镜的特点是柔软，配戴舒适；透氧性高，可以连续过夜配戴，将最大限度增进角膜修复等治疗效果；耐用性好，使机械性保护效应好；低含水性，镜片不易脱水。近几年研发的硅水凝胶软性接触镜与其他镜片相比，具有治疗性应用的更大优势（表 7-8）。

表 7-8　治疗性接触镜的常用种类和特点

镜片种类 / 特点	柔软性	透氧性	耐用性	低含水性
巩膜镜片	△△△	○○○	○○○	○○○
普通水凝胶镜片	○○	△	○	○
硅胶镜片	△	○○○	○○	○○○
抛弃型水凝胶镜片	○○○	○	△	△
硅水凝胶镜片	○○	○○○	○○	○○

注：○ 优；△劣。

notes

二、治疗性接触镜的实际应用

（一）保护角膜上皮

将软性接触镜作为眼表面的保护绷带，用于干眼、兔眼症、眼睑闭合不全、睑内翻、倒睫、春季卡他性结膜炎等。原则上采用日戴（daily wear，DW）方式，戴镜时保持适度的活动度。用于复发性角膜上皮糜烂、丝状角膜炎等，为防止对脆弱的角膜上皮的机械性刺激，可采用数日连续过夜戴镜（extended wear，EW）方式。

1．干眼 干眼使用治疗性接触镜的利弊尚有争议。通常眼表面的泪液蒸发量约为泪液分泌量的 6%，如果泪液分泌量减少至 1/10，理论上泪液量将丧失一半，再加上油脂层的破坏，状况则更为严重。干眼症配戴接触镜引起眼部损伤发生率的高低，取决于干眼的程度。轻度干眼，认为使用每日抛弃型软性接触镜是适宜的，并可配合人工泪液的频繁点眼，中度干眼可慎用每日抛弃型软性接触镜或非含水性接触镜，配合人工泪液、透明质酸的频繁点眼，或可并用泪点栓子、泪点闭锁术。更为严重的干眼，使用治疗性软性接触镜是比较困难的，而且容易引起感染。

其他临床学家有不同的看法，认为轻度病症的第一选择应是透气性接触镜，镜片的透氧系数（Dk 值）不宜高，不容易污染、沉淀，配适状态略紧，可使角膜 3 点、9 点处染色减少，出现充血症状时配合透明质酸点眼。对无论如何希望使用软性接触镜的患者，可考虑抛弃型软性接触镜的日戴，避免镜片的污染加重干眼症状。干眼使用接触镜常可见镜片黏附于角膜，所以尽可能增大镜片基弧半径，采取稍平坦的配适状态，非含水性接触镜还能利用荧光染色，确认镜片下泪液交换的良否。一般情况下，干眼使用接触镜的问题比较复杂，建议使用低含水厚型软性接触镜，选用不含防腐剂的点眼液也很重要。

2．兔眼症、面神经麻痹等眼睑闭合不全 是治疗性接触镜较好的适应证。低含水性厚型软性接触镜可使用，重症病例硅水凝胶软性接触镜更为适宜。当镜片较难获得良好中心定位时，需考虑加大镜片的直径，而绝非选择更小的基弧半径（BC），配适状态不可偏紧，以防止诱发镜片的黏附。

3．内翻倒睫、春季卡他性结膜炎 睑内翻倒睫、睑结膜巨乳头增生，造成角膜上皮糜烂、新生血管，甚至角膜溃疡时，可利用治疗性接触镜辅助治疗。局部滴用激素类点眼液，可期待软性接触镜的药液潴留效果，但必须充分注意激素性青光眼发生的可能性。春季卡他性结膜炎严重时，伴随瞬目活动，镜片会移位，很难获得良好的中心定位，使用薄型镜常可见镜片折叠扭曲，所以严重病例最好选用直径大的厚型镜片，偏紧的配适状态，日间戴镜，夜晚摘镜后使用眼膏。病变不十分严重者，可选择每日抛弃型软性接触镜，基弧较陡，较厚的镜片形状保持性好。

4．复发性角膜上皮糜烂、丝状角膜炎 复发性角膜上皮糜烂并非角膜上皮增殖、伸展过程中的问题，而是上皮连接性受到损害的问题。治疗可分急性期和慢性期，急性期角膜上皮缺损、异物感、疼痛明显时，可考虑眼科软膏 + 绷带镜或者配戴治疗性软性接触镜。软性接触镜的绷带样效果可减轻自觉症状，促进角膜上皮的伸展修复，角膜上皮缺损愈合后还需继续戴镜，以防止病变的复发，通常至少要戴镜观察 1～2 个月，期待能改善上皮细胞的连接性，最长甚至可戴镜 6 个月左右。高含水软性接触镜或低含水薄型大直径镜片，活动度较小配适状态较紧适用。镜片可 2～4 周更换一次，配合生理盐水点眼是很重要的，特别要指导患者在清晨起床时不可忘记滴用生理盐水。上皮下若见到纤维化组织，微小囊泡则治疗比较棘手。对原因不明的丝状角膜炎，在除去丝状物后配戴 2 周左右的软性接触镜有防止复发的效果。一般选择硅水凝胶大直径镜片，1 周连续过夜配戴后更换镜片。

5．术中保护角膜 施行视网膜剥离复位手术，眼眶手术等，为保护角膜，防止角膜干燥和物理刺激，也可考虑使用治疗性软性接触镜。最好选择日抛型软性接触镜。

（二）缓解疼痛，消除水肿，促进角膜创伤愈合

大泡性角膜病变、迁延性角膜上皮缺损、外伤性角膜上皮损伤、角膜化学烧伤、热烧伤、角膜手术后等配合使用治疗性软性接触镜，具有积极的临床意义。

1. 大泡性角膜病变　各种原因引起的大泡性角膜病变被认为是软性接触镜治疗性应用的较好适应证。护眼绷带样效应可以明显缓解疼痛，改善眼表面的不规整，同时药物缓释效应可以减轻水肿。软性接触镜配戴眼的泪液蒸发一般比非戴镜眼增强，为促使软性接触镜表面水分的蒸发，尽可能选择高含水软性接触镜，在稍松弛的配适状态下，一周左右连续过夜配戴，绝不可选择低含水软性接触镜。病变初期，配合使用高渗盐水点眼，一定程度减轻了角膜内皮的负担，透明性会有所改善。使用过程中发现镜片污染严重时应及时更换，另外要注意角膜新生血管的发生。

2. 迁延性角膜上皮缺损　角膜外伤、术后、慢性角膜溃疡经久不愈的浅层缺损，治疗性软性接触镜的适应证亦与压迫绷带同样考虑。眼软膏涂布 + 压迫绷带一般可行，但若为双眼性，而且要尽可能保存部分视力时，选用治疗性软性接触镜似乎更为合理，既能减轻疼痛，促进创面的修复愈合，又能在透明镜下随时观察局部的变化。处理原则为尽量降低对角膜上皮的刺激，保护上皮修复过程，促进细胞的伸展与连接，防止上皮再生后的再次脱落。薄型中、低含水，硅水凝胶软性接触镜或高含水软性接触镜均可利用，最好采取移动度小偏紧的配适状态。镜片更换的频度，一要考虑安全，减少并发症；二要考虑费用负担，依据眼部观察情况酌情考虑。某些眼药（抗青光眼药、非激素类抗炎药等）可能妨碍角膜创伤的愈合，配合治疗时需慎重考虑。

3. 角膜化学烧伤　特别是碱烧伤，容易向深部渗透，造成组织细胞的溶解坏死、纤维变性，患眼有明显的刺激症状，而且容易出现眼球粘连。使用浸泡高渗盐水的软性接触镜可以迅速置换出碱性物，减轻水肿，减轻疼痛、流泪等刺激症状，防止形成溃疡及睑球粘连。促进角膜上皮创伤的愈合，越早期使用疗效越好。所用软性接触镜必须在眼内保持良好形状，不易脱落，并发症少，所以大直径、厚型、透气性高的高含水软性接触镜和硅水凝胶软性接触镜连续过夜配戴比较合适。另外需配合散瞳、抗生素、激素、维生素等局部点眼治疗。

4. 角膜屈光矫正术后　PRK、LASIK 等术后绷带样软性接触镜有明显减轻疼痛的效果，而且可减轻上皮下混浊。硅水凝胶软性接触镜与其他镜片相比较，配戴舒适，透氧性高，可连续配戴，可随屈光度变化随时更换镜片，不降低视力。

5. 角膜移植术后　根据临床使用经验介绍，针对角膜移植术后的迁延性上皮愈合不良、移植片水肿、术后早期创口的渗漏、眼干燥、缝合线对结膜的刺激等方面治疗性软性接触镜十分有用，特别是角膜上皮成形术后，为促进上皮修复和植片保护，可考虑常规使用。角膜移植术后通常使用类固醇激素点眼抑制免疫排斥反应，所以治疗性软性接触镜不宜长期戴用，最好不超过 2 个月。新生血管的出现会影响免疫排斥反应的发生，需在裂隙灯下密切观察。术后点药的状态下戴镜，软性接触镜很容易污染，要谨防术后感染，因此一般选用抛弃型高含水软性接触镜，直径 14.0mm 左右。上皮修复困难的病例还可配合使用眼药。

一些眼外伤后施行角膜移植术的病例，植片较难存活，创面迟缓愈合，其他治疗无明显效果的情况下可考虑求助于治疗性软性接触镜的配合治疗。

举例：一个左眼被爆竹崩伤的病例，施行了 1 次羊膜移植，1 次自体结膜移植，1 次角膜板层移植均告失败，之后又行结膜瓣遮盖，仍无法改善明显刺激症状，仍见创面大片混浊、水肿，结膜瓣苍白，角膜凹凸不平。住院治疗期间试行配戴软性接触镜，以日抛型高含水软性接触镜处方，配合继续点药，戴镜 28 天，创面大部分瘢痕愈合，大量新生血管长入，刺激症状明显好转，出院后仍继续戴镜，配合点用抗生菌等药物并定期复查，最后瘢痕愈合，二期角膜移植术后恢复部分有用视力。

（三）药物缓释作用

利用软性接触镜含水的特性，吸取潴留部分药液，然后缓慢释放，以提高局部药物效能。例如将镜片浸入毛果芸香碱、碘苷（IDU）、生理盐水等溶液，然后戴在眼表面，以治疗青光眼、病毒性角膜炎、化学烧伤等症。各种药物吸收进入软性接触镜内，而后释放出的状况不尽相同，如毛果芸香碱，1 小时左右，释放出必要量的药物，再延长戴镜时间似乎无显效，而未经浸药的软性接触镜戴后点用毛果芸香碱，几乎不出现降眼压效果。

最早于 20 世纪 60 年代，开始探讨软性接触镜的药物缓释系统（DDS）的实际应用，20 世纪 80 年代末期提出胶原膜的使用方法，近年来又在继续深入探讨抛弃型软性接触镜的 DDS。普遍认为抛弃型软性接触镜不论在舒适度、透明性、透氧性、屈光性方面，还是在药物及防腐剂残留，吸附蛋白质对角膜影响等方面，更具有实用价值。特别在角膜感染的治疗方面，与局部频繁点药及结膜下注射法相比较，抛弃型软性接触镜的药物缓释作用更好。最新的实验结果指出，各种抛弃型软性接触镜对抗生素类点眼液的吸收与释放量，与软性接触镜的材质性质、含水量、三维结构，以及药液的分子量，药物浓度等有关。有关药物缓释系统的推广使用价值还需在临床上继续深入地进行观察研究。

（四）美容矫形镜（虹彩型接触镜）

带有虹膜色彩的虹彩型接触镜，适用于先天性无虹膜症，眼外伤等所致后天性无虹膜症或虹膜部分缺损，外伤性瞳孔散大，白化病，角膜白斑，小角膜小眼球等疾患。

1. 镜片种类　材质有普通硬性接触镜（PMMA）和软性接触镜（HEMA SCL），一般透气性比较差，但制造容易，价格相对较低。透气性硬性接触镜虽为目前光学矫正使用主流，但作为虹彩型镜片，尚未推广使用。

角膜中央部透明，有望明显提高视力的病例，使用瞳孔区透明加屈光度数的虹彩镜片，可获较好矫正视力及美容效果。瞳孔区染成黑色的不透明虹彩片，亦或称为义眼镜片，用于已丧失视力的角膜白斑或先天异常等症（图 7-43）。

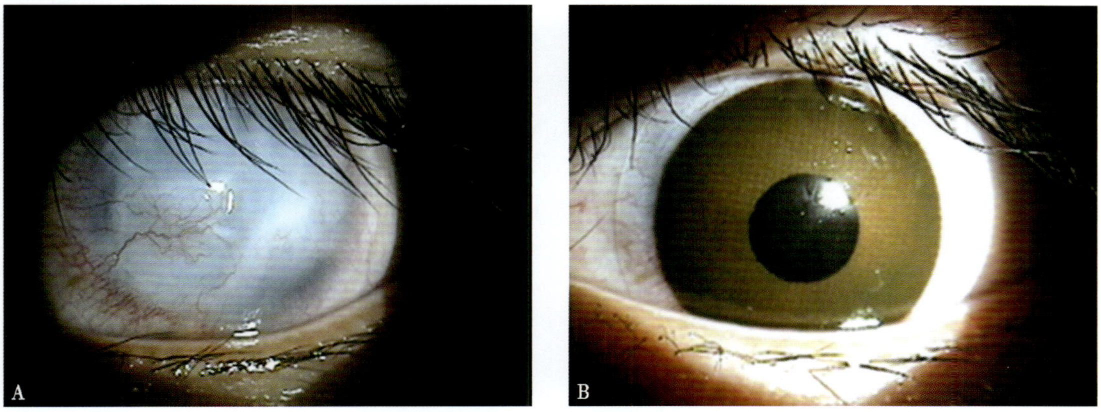

图 7-43　角膜白斑配戴美容型接触镜

A. 角膜白斑配戴美容型接触镜前　B. 角膜白斑配戴美容型接触镜后

2. 瞳孔区直径　虹彩型接触镜的一个重要问题是瞳孔区直径的设计，通常多采用 2.5～4.0mm 的瞳孔区直径，但在昏暗处显然不能满足需要。若能利用有调光功能的材料制成较大瞳孔区直径的虹彩接触镜比较理想，但实际上是非常困难的。曾有一例白化病患儿，我们为她配置了两副不同瞳孔区直径的虹彩片，2.5mm 瞳孔径用于室外活动，以解决极度畏光的问题，而 4.0mm 瞳孔径用于室内活动。

3．视野问题　配戴虹彩型接触镜会引起视野的变化，使用不同瞳孔区直径镜片，周边视野缩小 5°～20°。

三、治疗性软性接触镜的医疗管理

与普通光学矫正用软性接触镜截然不同，治疗性软性接触镜是戴在患有各种角膜疾病的眼表面，戴镜时间的长短，方法，选用镜片的种类，需从治疗的角度，因人而异加以考虑。复诊观察需比寻常更为频繁，有必要时每日复查。如为高龄患者或幼儿患者必须要求有专人照管，协助护理。病情严重者最好住院治疗观察。在防止镜片污染的基础上，配合适当的点眼药物以及预防继发感染应是最重要的医疗管理。

（一）并用点眼药

1．人工泪液　防止镜片干燥是成功应用治疗性软性接触镜的重要环节，镜片一旦干燥，镜片上的污物不容易脱落，继而沉淀，镜片变硬，配适状态偏紧，透氧性明显降低，引起一系列并发症。戴镜期间要不断提醒患者使用生理盐水或人工泪液频繁点眼，特别是连续过夜戴镜的情况下，指导患者决不可忘记就寝前与起床后立即点用人工泪液。

2．抗生素　一般情况下均配合点用抗生素类药物，在治疗原发疾患和预防感染方面十分必要。但药液容易使镜片变色、变形等，所以镜片最好频繁更换。

3．原发疾病治疗药　任何治疗性药物，如抗青光眼药，抗生素，类固醇激素类，消炎药等均可根据治疗方针常规使用，药物缓释作用也许能提高局部药效。但对药液中防腐剂的潴留应加以注意，一般高含水软性接触镜容易吸收也容易释放出，低含水软性接触镜不容易吸收，镜片内潴留的药液亦不容易释放出。

（二）并发症

1．配适过紧引起的损害　过紧配适状态下，缺血、缺氧等原因，可引起无菌性角膜浸润，无菌性前房积脓，新生血管，角膜水肿等，应尽可能更换镜片，加大基弧，改变为较松弛的配适状态，一般停戴后，症状可明显好转，严重的情况下可慎重使用类固醇激素点眼，更重要的则需与感染症进行鉴别。

2．镜片污染引起的损害　治疗性接触镜约 20% 可见污染沉淀，沉淀物中有分泌物，剥离的角膜上皮等有机物，干燥低氧乳酸增加产生的钙等无机物，细菌、真菌等微生物，药品中色素、防腐剂等。微生物污染虽为角膜感染症的原因，但因抗生素配合点眼，发生率并不高。一旦怀疑出现感染症必须立即终止戴镜，对镜片、结膜囊、角膜病灶进行细菌培养和药敏试验。蛋白质的污染沉淀是发生巨乳头结膜炎的原因，在医患双方密切配合下，严格把握清洁镜片及时更换等环节，可明显减少此类并发症的发生。

（谢培英　迟　蕙）

第八章　接触镜的护理

接触镜作为一种医疗用品，以其方便、美观、光学性能良好等优点日益成为现代生活不可缺少的一部分。接触镜配戴在眼睛表面，来自泪液和眼表以及周围环境的污染物会沉积在镜片表面，甚至沉积在镜片内部。沉积物的出现会导致镜片配戴舒适度下降，镜片光学性质改变，严重者诱发眼表面的感染。因此，接触镜的护理有着重要的意义，护理得当可以提高戴镜后视觉的清晰度，减少接触镜相关的并发症，也可保证镜片在使用寿命范围内的正常使用；而护理不当可导致眼部疾病或镜片损坏。因此接触镜的护理是镜片配戴舒适性、有效性和安全性的前提和保证。

接触镜的护理不是单独的一个概念、产品或方法，而是一个综合的过程，一般包括镜片的清洁、冲洗、消毒、保养等程序。接触镜的护理是接触镜配戴中的一个重要的环节，护理的正确与否是整个配戴成功的关键。而护理的质量取决于护理产品、配戴者、验配师三方面的因素。

（1）护理产品的选择：应根据不同的镜片材料和配戴者的具体情况来进行选择。例如：软镜和硬镜的材料特性不同，护理产品也应有所区别；配戴者的眼部如对某种护理产品过敏，应更换其他产品。

（2）配戴者的依从性：是护理成功的关键。正确的护理产品，如果采取了不正确的使用方法，也会大大降低护理质量。例如：配戴者超期使用护理液，不定期更换接触镜与储存镜盒等都是不恰当的护理行为。

（3）验配师的指导和随访：是保证护理成功的前提。接触镜验配师有责任对配戴者加强护理方面的教育和指导，并制定详细可行的随访计划，定期复诊，及时发现问题，防患于未然。

本章将全面阐述接触镜的护理知识，包括接触镜护理的概念，不同的护理产品及其特点，以及软镜和硬镜的护理等。

第一节　接触镜护理的概念与种类

学习目标

1. 了解：接触镜常见的沉淀物和其对于眼部的影响。
2. 掌握：接触镜护理的基本步骤。
3. 掌握：各种护理系统的优缺点。

一、接触镜护理的概念

（一）接触镜的沉淀物

沉淀物是指任何吸附在镜片表面和内部，不能被泪液冲掉且不易被常规护理方法清除的物质。接触镜护理的目的就是要清除这些沉淀物及污染物，保持镜片的清洁和减少致病因素，从而保证眼部健康和舒适及镜片在使用寿命内的正常使用（图 8-1）。

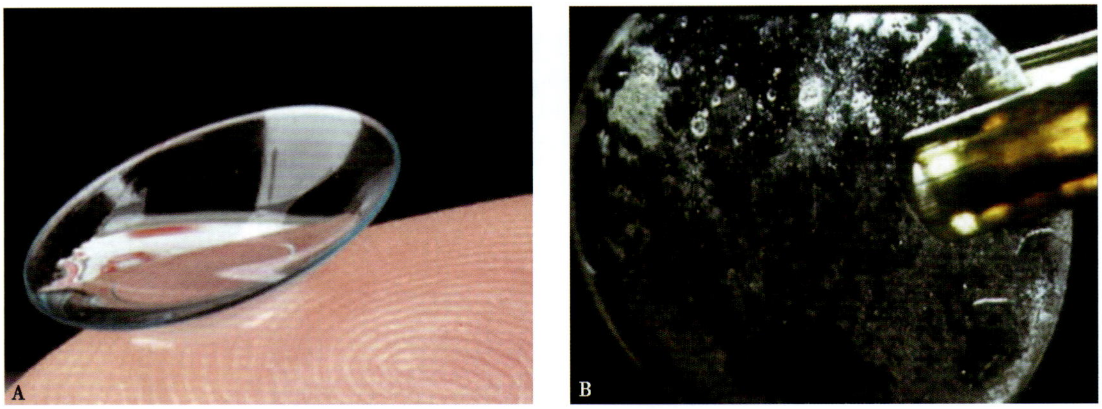

图 8-1　洁净镜片与镜片沉淀物

1．影响沉淀物形成的因素

（1）镜片材料特性：软镜材料具有海绵状特征，水分子和有机分子可自由出入，使沉淀物得以在镜片内和镜片表面形成。RGP 镜片材料孔径较小，沉淀物一般不易渗透进镜片的基质中，多残留在镜片的表面。

（2）含水量和离子性：软镜含水量的提高会增加沉淀物进入镜片内部的机会；离子型镜片由于镜片表面的电荷吸引，比非离子型镜片更易吸附蛋白沉淀物，而不带电荷的脂质沉淀物更易被非离子型镜片所吸引。例如，FDA 分类第Ⅳ类高含水离子型镜片，更容易吸附蛋白沉淀物，所以使用此类材料的镜片，应缩短更换周期以减少蛋白沉淀的影响。因此目前市场上此类材料的镜片均为短周期更换型。硅水凝胶镜片多为非离子材料，因此更容易因为脂质沉淀物形成对于视力产生影响，应更加注意清洗中的揉搓步骤以清除沉淀物，并尽量选择配戴周期短的镜片。

（3）镜片表面的完整性：镜片表面的光滑完整性也影响镜片沉淀物的形成。例如，镜片表面的划痕、破损更容易聚集沉淀物；摩擦系数大的镜片也可造成沉淀物的过多附着。

（4）泪液性质：接触镜处于泪液之中，泪液的性质直接影响镜片上的沉淀物形成。例如：有些人的泪液中脂质较多，故镜片上较易形成脂质沉淀物；巨乳头性结膜炎患者泪液中蛋白分泌异常，镜片上则较易形成蛋白沉淀物。

（5）戴镜方式：镜片配戴时间越长，沉淀物的数量和种类越多，这些沉淀物即使应用清洁液和去蛋白等手段彻底清洗，仍然会有 30% 左右的残留，因此长戴型镜片及更换周期较长的传统型镜片的沉淀物更多。

（6）配戴者的依从性：配戴者的依从性决定了镜片沉淀物的形成情况，护理不当、卫生习惯不良、依从性差的配戴者镜片的沉淀物会明显增加。

（7）环境、职业：经常处于多烟尘、高污染、酸碱挥发性的环境或从事相关职业者，镜片的沉淀物较多。

2．沉淀物的影响

（1）对镜片的影响：沉淀物会导致镜片脱水干燥、参数和形状改变、提前老化、变色，缩短镜片的使用寿命。

（2）对眼部的影响：沉淀物会使镜片透明性下降，影响视力；镜片移动过度，产生眼睑刺激感及视力波动感；降低氧传导性，增加角膜缺氧的风险；摩擦角结膜，引起角结膜上皮的刺激和损伤；发生睑结膜过敏反应，如巨乳头性结膜炎；沉淀物还会增加病原微生物附着

notes

的机会，导致角膜感染的风险增加。

3．沉淀物的检查 裂隙灯是最常用的检查镜片表面沉淀物的仪器，在戴镜情况下，裂隙灯检查可对沉淀物进行判断，还可摘下镜片直接用裂隙灯观察以明确沉淀物及其性质。

4．沉淀物的来源

（1）内源性沉淀物：主要来源于泪液，如：蛋白质、脂质、无机盐及细胞代谢产物等。

（2）外源性沉淀物：主要来源于周围环境的污染物。如：化妆品、异物以及在护理镜片过程中污染的细菌、脂质、真菌等。

5．常见沉淀物

（1）蛋白质沉淀

1）原因：正常泪液中含有大量蛋白质成分，如溶菌酶等，戴接触镜后这些成分可附着于镜片表面形成蛋白沉淀物。随着时间的延长，这些沉淀物会更加牢固地黏附于镜片表面并发生变性。变性的蛋白质会导致镜片的舒适度、视力和总体满意度下降，还会引起某些过敏反应，如接触镜相关乳头状结膜炎（CLPC）和巨乳头性结膜炎（GPC）。另外，镜片上的蛋白沉淀物一旦变性，即使应用蛋白酶片或接触镜护理液中的去蛋白成分也很难将其去除，因此，如果选用更换周期较长的传统型软镜，去蛋白程序必须定期进行。

2）表现：蛋白质沉淀物为半透明的硬块或薄膜，通常很薄，色白且表浅。严重时，蛋白质薄膜看起来像有霜的玻璃，可覆盖部分或全部镜片表面。

3）影响：中到重度的蛋白质沉积，可引起视力下降和眼球表面损伤。配戴含有蛋白质沉淀物的镜片，配戴者常常抱怨眼部和眼睑有刺激感。如果这种情况持续一段较长的时间，患者可出现接触镜性乳头状结膜炎（CLPC）或巨乳头性结膜炎（GPC）。蛋白质沉淀物又可导致戴镜后视物模糊、眼部异物感，并可吸附其他沉淀物如脂质、灰尘、微生物等。当镜片两面都有沉淀物时，通常镜片的前表面更为严重。这是因为暴露的镜片前表面较易干燥。如果镜片的后表面有明显的蛋白沉积，角膜表面可因镜片后表面的机械性作用而受损伤，造成角膜荧光染色着色。

4）处理：每日用清洁剂彻底揉搓和清洁镜片，并可使用含去蛋白成分的护理液，镜片也要及时更换。需要指出的是，因镜片内的蛋白沉淀物很难被彻底清除，换用短周期更换型镜片才是解决蛋白沉淀的最有效方法。

（2）脂质沉淀

1）原因：睑板腺是脂质的主要分泌来源。睑板腺发达、泪液脂质含量过高、镜片材料和护理液成分的亲脂性，都会引起脂质的沉淀。如非离子性材料更易吸附脂质沉淀物。

2）表现：脂质沉淀看上去像油腻、光滑和闪光的薄膜，多不完整，取镜后可在脂质膜上看到指纹。

3）影响：脂质薄膜的厚度和透明度不一，会影响镜片表面泪液层的完整，出现视物模糊和镜片脱水。

4）处理：每日用含有表面活性剂的护理液彻底揉搓和清洁镜片；避免使用含有护肤成分的香皂；及时更换镜片。同样，换用短周期更换型镜片是更加有效的选择。

（二）接触镜的护理概念

接触镜在配戴时会被泪液成分（如蛋白质和脂质）、泪液中的细胞代谢产物或环境污染物污染，有时也会被眼部化妆品污染。在处理和储存镜片时也可能会受到微生物的污染。接触镜护理系统的使用目的即是为了对抗病原微生物污染、尽可能减少镜片沉淀物，又维持镜片表现，为配戴者带来健康、舒适以及清晰的视力。

接触镜的护理是一个综合性的概念，包括：护理产品和护理程序。

护理产品：是指用于对镜片进行清洁、消毒、湿润、去蛋白等处理的化学产品，以及在操作中使用的各种镜盒、镊子、吸棒以及用作消毒的工具等。

护理程序：是指对镜片进行清洁、冲洗、消毒和去蛋白的操作步骤。

硬镜和软镜的护理程序基本一致，但护理液和消毒液的选择有所不同，不能混用。

1. 接触镜护理基本步骤　为了达到对抗病原微生物污染、尽可能减少镜片沉淀物，维持镜片表现的目的，需要对镜片进行护理，其基本步骤包括清洁、冲洗、消毒、去蛋白等步骤。除非镜片抛弃不用，否则取下的镜片都应进行清洁和消毒处理。

(1) 清洁：清洁是指去除镜片表面沉积物和碎屑。通常是将镜片置于手掌中，另一手食指放射状揉搓镜片来完成。可使用能降低表面张力的表面活性剂辅助完成。

清洁步骤不仅能去除镜片表面的碎屑，还能去除镜片表面的微生物，是整个消毒过程中必不可少的重要一环。清洁步骤对于去除硬镜及软镜表面的棘阿米巴原虫的包囊和滋养体尤为重要。

揉搓是接触镜配戴者最容易忽略的步骤。为了提高配戴者的满意度，各厂商致力于对护理液的配方进行改良，希望在没有揉搓步骤的情况下即可达到杀菌的效果。但实际上揉搓是从镜片表面去除污染物的根本步骤，因此，即便是免揉搓护理液，仍然会建议对镜片进行揉搓清洗。

(2) 冲洗：冲洗是清洁和消毒过程中不可缺少的一部分。它可以将揉搓过程中产生的碎屑通过冲洗进行清除，也为消毒成分更好地作用于镜片创造了条件。研究表明，清洁加上冲洗能够去除镜片上超过 99% 的微生物，为微生物的最终去除提供了前期的良好保证（图 8-2）。

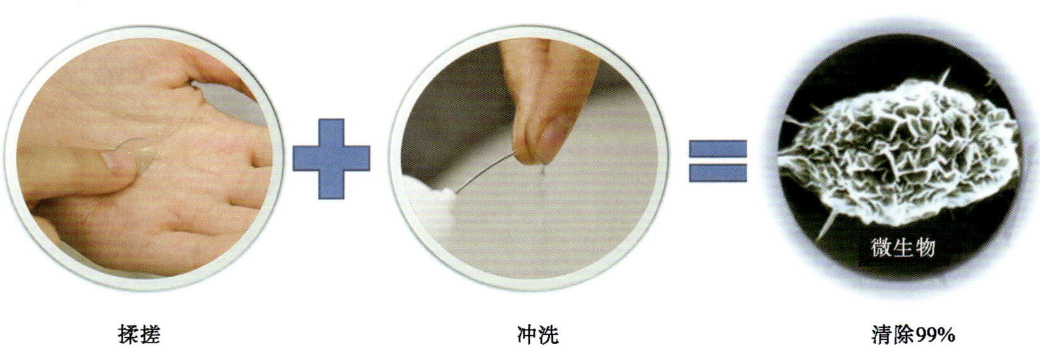

图 8-2　揉搓和冲洗是接触镜护理中的重要步骤

(3) 消毒和储存：消毒指的是破坏病原微生物，但不一定能破坏细菌孢子。消毒不当已被视为发生感染性结膜炎的重要因素之一。因此，接触镜的日常护理中消毒的步骤非常重要。在存放过程中，消毒液还必须保持镜片于无菌状态和湿润状态，一旦消毒液开封，护理液中的消毒成分需有防腐剂的效果以保持溶液的完整。

1) 消毒的概念：医学上将抗微生物活性的效应分为灭菌、消毒和防腐三级。灭菌是指杀灭物体上的所有微生物，包括细菌的芽孢，是所有软性接触镜在出厂前必须达到的标准。消毒是指应用物理、化学、生物的方法杀灭或消除物体上的致病微生物。防腐是选择性地杀灭和阻止某些种类的微生物的生长，以防止产品在使用过程中被微生物污染。接触镜的消毒达不到灭菌的程度，只是通过物理和化学方法对镜片表面清洁，基本杀灭或消除可诱发眼部感染的病原微生物。

根据护理液的消毒效能，国际标准 ISO14729 定义了两种不同的产品类型，一类为接触镜的消毒产品，另一类为接触镜部分消毒产品，不同产品对应于不同检测要求。因此，要求配戴者使用时严格按照产品的护理程序进行消毒。最近有研究者认为应该根据检测标准，在多功能护理液说明书上分类标明是接触镜的消毒产品还是接触镜部分消毒产品，也可分类标明为多功能消毒护理液（multi—purpose disinfect solutions，MPDS）或多功能护理液（multi—purposesolutions，MPS），目的是使视光师和消费者明确产品的性能，针对性选择消毒产品。

2）消毒的分类

Ⅰ. 加热消毒：大多数的细菌、真菌和病毒等微生物在70～80℃下可被杀灭但因多数短周期更换型软性接触镜都不适合热消毒，目前这种消毒方法已很少被使用。

Ⅱ. 化学消毒：又称冷消毒法，利用化学消毒剂作用于致病微生物，使其细胞膜结构破坏、抑制酶的生物活性或使菌体蛋白凝固变性而死亡。护理液中常使用的化学消毒剂包括：醇类消毒剂、多聚化合物消毒剂和片剂消毒剂等，目前的多功能护理液普遍采用多聚化合物以减少消毒剂毒性反应。

化学消毒法的优点：简便、对眼部的刺激比双氧水（过氧化氢溶液）小、对镜片的损伤小。缺点：有些消毒剂与沉淀物结合后聚集在镜片表面，难以清洗；可导致眼部的过敏反应，具有细胞毒性，还可使镜片变色；必须长时间冲洗；所需消毒时间长等。

Ⅲ. 氧化消毒（双氧水消毒）：与热消毒一样，双氧水是最早的软镜消毒方法之一，其代谢产物为水和氧气。过氧化氢是非选择性抗微生物制剂，常用浓度是3%。其消毒的特点为杀菌效能高，能很快产生可与许多细胞成分结合的氧自由基；反应结束后代谢成水和氧气等无害成分；其配方中可以不加防腐剂。作用足够的时间，过氧化物有效地灭活细菌、真菌和棘阿米巴原虫，一般镜片浸泡需要过夜或至少2h。

双氧水残留在镜片上会对眼组织产生严重的损伤，因此消毒后必须进行中和反应。氧化消毒法尤其适用于环境及个人卫生条件较差，或常因配戴接触镜而诱发眼病的配戴者。

这里需要特别强调的是，使用多功能护理液护理时，我们会建议配戴者，尤其是停用一段时间再使用的配戴者在戴入眼之前用护理液冲洗一下再戴。然而，由于双氧护理液需要充分中和之后方能入眼，因此，在使用双氧护理液时，切忌将镜片用双氧水护理液冲洗后入眼，否则会产生角结膜化学损伤的严重后果。

Ⅳ. 去蛋白：泪液中的蛋白质在配戴几分钟后就会附着于软镜和硬镜的表面。随着时间的延长，这些蛋白质的附着会逐渐牢固，甚至发生蛋白质的变性。与硅水凝胶镜片相比，水凝胶镜片更容易沉积蛋白沉淀物。

在过去曾使用特定的蛋白处理方式来去除蛋白质。如蛋白酶片，蛋白酶片中含有蛋白水解酶，可打破蛋白质分子间的链接，将蛋白质长链酶解为短链，短链进一步分解为氨基酸和水，最后通过搓揉清洗使其从镜片上脱落。需要注意的是，蛋白处理的过程仅对活性蛋白有效，一旦蛋白变性，其化学成分将会发生变化，酶将不再能够作用于其链接。因此，去蛋白步骤必须定期进行。

近年来，软性接触镜的多功能护理液中，已逐渐被加入去蛋白成分，如乙二胺四乙酸（EDTA）或柠檬酸盐，在浸泡阶段即可清除蛋白质。目前，频繁更换型镜片的使用和多功能护理液中去蛋白成分的加入使单独去蛋白处理的步骤逐渐弱化，去蛋白酶片在市场上已基本消失。

2. 护理液的特性　无论是直接还是间接接触到眼睛的接触镜护理产品，必须达到理化平衡，以保证配戴者的舒适度和眼部的健康状态。熟悉护理液的整体特性，当配戴者发生问题时，就可以根据具体情况来决定替换的产品。因此，对于护理液的整体特性的掌握非常重要。另外，护理产品的特性和有效性会随时间而变化，因此所有的护理液必须在保存期内使用。

（1）渗透压：人体泪液的渗透压相当于0.9%的氯化钠溶液相似。理想情况下，接触镜的护理液应当具有与泪液相似的渗透压，以避免镜片入眼时残留护理液对眼部造成不适。若护理液渗透压增加，结膜会出现充血，眼部则会表现出不适。

(2) pH 值：这是指护理液的酸碱平衡度，舒适的范围介于 pH6.6～7.8 之间，接近人眼泪液的平均 pH 值（7.45 ± 0.16）更佳。如果 pH 值超过正常范围的护理液进入眼睛，眼睛自身的缓冲剂可发挥作用，将泪液的 pH 值调整至正常范围。不过，在护理液入眼时会造成短暂的不适。因此，护理液应尽量选择接近泪液的中性 pH 值。接触镜中用到的缓冲剂则可起到调整 pH 值的作用。

(3) 黏性：护理液中可以加入黏弹性物质以控制护理液的稠度，以增加与镜片的接触时间。常用的黏度增加剂为甲基纤维素。

(4) 消毒剂 / 防腐剂：任何护理液一旦开封很容易受到病原微生物的污染，因此除双氧水外，所有的护理液都需要防腐保存以消灭外来入侵的微生物。而一些兼具消毒功能的护理液则对消毒有更加严格的要求。

1) 消毒剂的两面性：大多数消毒剂都是通过破坏细菌的细胞壁而起作用的。然而，任何一种可以破坏细菌细胞壁的化合物也同样会破坏角结膜上皮细胞的细胞壁，并会造成蛋白质的变性。因此，在配制消毒液或防腐液时，其所用的处方必须达到平衡。既要有足以杀死细菌的力量，还要温和地不对眼睛造成毒性伤害或造成接触镜表面蛋白质的不可逆变化。

为了达到消毒的效果，早期的护理液曾尝试使用氯己定和硫柳汞，但是它们只能满足作为保存液的防腐剂的作用，却没有办法满足消毒的需要。因为一旦加大浓度，则会导致过敏反应和毒性反应的发生。

于是目前的护理液更倾向于使用诸如盐酸己双胍等双胍类的化合物作为护理液中主要的消毒成分。由于此类物质分子量大，对于眼部的毒性则比传统的消毒剂要低。

某些护理液与镜片联合使用时可能会导致角膜染色，如果出现这样的情况，则需要换用其他产品（图 8-3）。

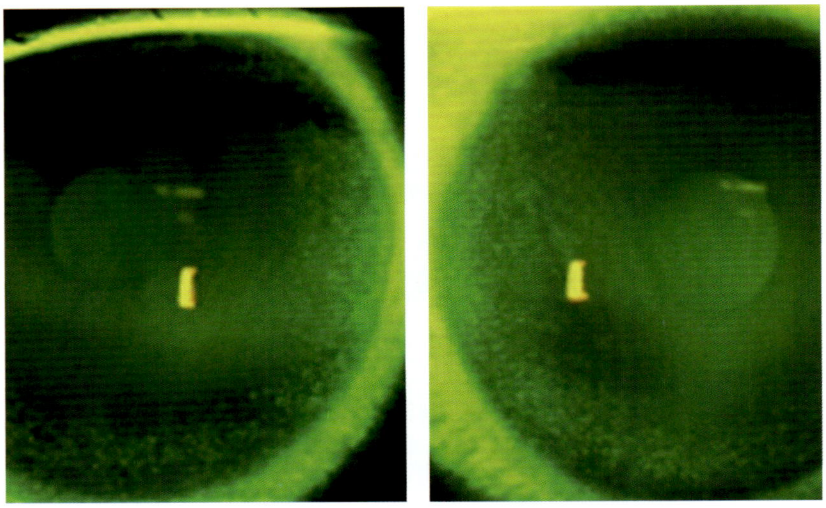

图 8-3　镜片与护理液搭配不当所引起的弥漫性角膜染色

2) 消毒系统的平衡作用：双氧水是一个非常有效的杀菌剂，但它同时也会对角结膜产生很严重的毒性反应，如未中和可引起眼部明显充血和不适。为了克服这个缺点，制造商们想出在消毒反应中加入催化剂中和的方法以保证护理液的安全使用。然而，中和的步骤让整个护理过程变得复杂了。因此，提示我们在考虑护理液的杀菌力和毒性的同时，还要

notes

考虑到另一个因素，即是否容易使用。

综上所述，一般来说，护理系统越容易使用，配戴者的依从性越高。双氧护理系统由于相对复杂，尽管具有良好的消毒效果，但大多数配戴者并不喜欢。而操作简单的多功能护理液受到更多配戴者的欢迎。但是，它的消毒效果则较双氧护理液要弱，同时更易引起过敏和毒性反应。

因此，理想的护理系统需要平衡三方面的关系：镜片的消毒效果、护理系统的毒性和副作用以及配戴者的依从性（图8-4）。

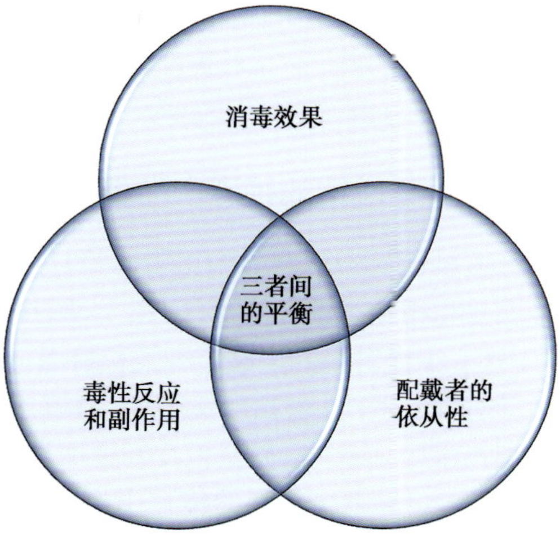

图8-4　理想的护理系统需达到的平衡状态

（5）湿润性：在多功能护理液中加入湿润成分，可增加镜片湿润性从而提高整体的舒适度。

3. 配戴者的依从性　配戴者的依从性是接触镜护理过程中最关键的一环。研究显示，绝大多数配戴者的依从性较差但自己并不觉得，复诊时可通过详细的询问以及让配戴者做示范的方式，来了解依从性的情况。对于依从性较差的配戴者，应及时采取措施。另外，护理的复杂程度也会影响依从性，对于依从性较差又无法通过教育获得改善的配戴者，日抛镜片是保证配戴安全的一个选择。

4. 接触镜护理的其他影响因素

（1）洗手：配戴者在每次戴镜前都应当使用不含润肤成分的肥皂彻底洗手，然后用无屑的毛巾或纸巾擦干。检查者在处理接触镜的问题前在验配室内洗手，对于配戴者则具有良好的示范和教育作用（图8-5）。

（2）镜片盒的卫生：除了保持接触镜和双手的清洁之外，保持镜片盒的清洁也非常重要。镜片盒是细菌污染的一个重要来源（图8-6）。因为当细菌附着于镜片盒时，会形成一层生物膜包裹表面，从而降低护理产品的效能，加剧污染。

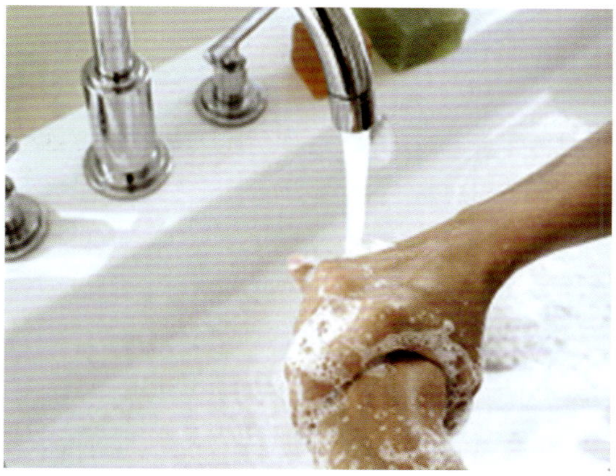

图8-5　在配戴者前示范良好的卫生和习惯有助于传达正确的护理信息

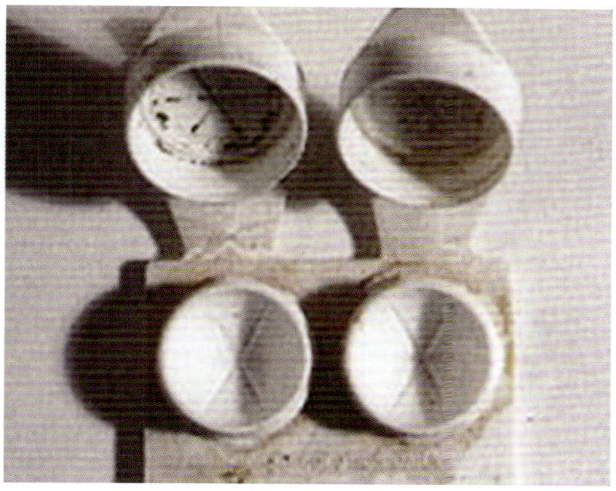

图8-6　配戴者常会忽略镜片盒的卫生

因此每天镜片戴入后应将镜片盒内的护理液倒空，以新鲜的消毒液冲洗并自然风干。保持镜片盒的干燥可以防止病原微生物的滋生。当镜片盒再次需要存放镜片时，应将新鲜的护理液倒入。有些配戴者将新的护理液加入旧的护理液中使用，这种行为会增加感染的风险应加以避免。

镜片盒应定期更换，至少 3 个月更换 1 次。理想的情况下，对于频繁更换型镜片的配戴者来说，镜片盒应与镜片同步更换。

二维码 8-1 软镜的取戴、护理和配戴者教育

二维码 8-2 硬镜的取戴、护理和配戴者教育

（3）自来水：因为自来水中含有大量的病原微生物，尤其是棘阿米巴原虫，应避免自来水接触镜片和镜盒。由于软性接触镜含水，当用自来水清洗时病原微生物会随水分进入接触镜内部，造成接触镜的污染，使感染的风险明显增加。因此，软镜护理中应杜绝使用自来水进行清洗。另一方面，清洗后的镜片盒应风干后再使用也是同样道理。硬性接触镜不含水分，虽然清洗时水分不会进入镜片内部，感染的风险要小很多。但是，为了避免潜在的风险，也不建议用自来水进行冲洗。

二、接触镜的护理产品种类

接触镜的护理产品指用于对镜片进行清洁、消毒、湿润、去蛋白等处理的化学产品，以及在操作中使用的各种镜盒、镊子、吸棒和用作消毒的工具等。

（一）接触镜的护理液种类和特点

目前，对于软性接触镜来说，随着短周期更换型镜片新产品的不断涌现，镜片的更换周期逐渐缩短，其中日抛型镜片则彻底摆脱了镜片护理的麻烦和使用护理液带来的风险。另一方面，短周期更换型的镜片由于可以在镜片沉淀物沉积较少的情况下即被更换，对镜片的护理要求也随之降低，这些都促使镜片的护理向更加方便的方向发展。目前市场上单独的护理产品已逐渐减少和消失，被各种可囊括清洁、冲洗、消毒、保存和去蛋白等多功能为一体的多功能护理液所代替。因此，带给配戴者更多的方便，也在一定程度上增加了配戴者在护理方面的依从性。但是，由于传统型镜片在中国的中小城市还具有广泛的市场，这些镜片的护理则由于护理产品的简单化而受到挑战，在某种意义上说护理的简单化增加了这些传统型镜片使用的风险。

目前市场上的接触镜的护理液产品主要包括三种：多功能护理液、双氧护理液和润眼液。

1. 多功能护理液　多功能护理液将护理镜片各个步骤所需要的成分集合为一体，它包含了清洁、湿润、消毒、除蛋白、冲洗、储存等几乎全部功能。目前，市面上还有免揉搓的接触镜多功能护理液，仅需浸泡，通过护理液中的蛋白分解酶、脂肪分解酶及表面活性剂等成分分解去除镜片上的沉淀物，减少了镜片护理程序。但其清洗效果却不如揉搓彻底，作为镜片护理的重要步骤之一，仍然建议通过揉搓来去除镜片表面的沉积物。

多功能护理液的最大优点是减少了护理液的种类，相应减少了被污染的机会；使护理过程更加简单，从而提高了护理镜片的依从性。但为了减轻刺激性，许多多功能护理液中的消毒剂浓度很低，作用较慢，对真菌与棘阿米巴作用相对较弱。另外，配戴者更容易发生对于护理液的过敏和毒性反应。优质的多功能护理液应具备以下 6 要素：①消毒效果佳：对于细菌和真菌杀灭率高，最好可杀灭棘阿米巴原虫；②有效清除蛋白质和脂质：清洁效果好；③生物相容性好，无毒性反应：对眼表组织温和无刺激；④镜片相容性好：使用后，镜片的物理参数应与使用前一致；⑤舒适性佳：有良好的润滑和保湿作用；⑥有效稳定防腐：在护理液有效期和开封抛弃日期内对微生物杀灭效果好。

目前的多功能护理液其主要成分包括：缓冲剂、渗透压调节剂、螯合剂、清洁剂和消毒剂。

（1）缓冲剂：缓冲剂主要作用是维持护理液的 pH 值在一个稳定的范围，通常在 6～8 之间。护理液 pH 值变化可影响镜片参数，同时带来眼部的不适。如 pH<6 时，可导致镜片含水量下降，镜片变形。常用缓冲剂包括硼酸、硼酸钠或无水磷酸钠、磷酸氢二钠。

（2）渗透压调节剂：渗透压调节剂控制溶液的渗透压。溶液的渗透压可受到其他溶液成分影响发生改变，而溶液渗透压改变可影响接触镜的参数，特别是软镜；溶液渗透压下降

还可带来眼部的不适甚至充血。如果软镜和眼环境之间存在渗透压梯度差，将镜片中的水分吸出，导致镜片参数的改变。常用氯化钠控制护理液的离子浓度，使护理液维持与泪液的渗透压相等的水平，以适应眼环境的渗透压。

（3）螯合剂：螯合剂可以将金属离子结合在其上形成环状结构，以帮助去除镜片污染物，特别是钙化合物。常用的螯合剂（如EDTA）还可以加强溶液中防腐剂的抗微生物作用。

（4）消毒剂：常用聚合双胍类，其灭菌效能远高于常用的防腐剂，有效抗菌浓度较常用防腐剂低，可选择性地与微生物细胞壁的磷脂外膜相结合，不与人眼细胞的蛋白外膜结合，故对配戴眼的毒性较低。因其不与镜片表面的蛋白沉淀物结合，所以不会在镜面上高浓度聚积，减少了毒性反应的发生。它是目前唯一可以直接入眼的消毒防腐剂，可以不用生理盐水冲洗镜片，避免镜片被二次污染。

双胍类常用的有聚季铵盐（polyquarternuim-1）和聚盐酸己基双胍（polyhexametylene biguanide，PHMB）两种。聚盐酸己基双胍是分子量大的阳离子聚合体，长链分子构造使其不易在镜片内部蓄积。聚季铵盐与前者相比分子量略小，但却比高含水软镜的孔径要大许多。其带有较强的阳离子电荷，可与微生物的细胞壁结合，破坏其细胞壁结构从而杀灭细胞。

（5）表面活性剂：最常见的表面活性剂有tetronic或pluronic poloxamers等非离子表面活性剂，可溶解镜片表面的有机污染物，破坏细菌的细胞壁，再通过洗涤达到清除的作用。虽然其含量极微，但敏感配戴者仍可发生过敏，并可增加使用中的干燥感。

2．双氧护理液　多数多功能护理液都可以有效完成镜片的日常清洁护理。但是对付顽固的棘阿米巴原虫及某些有害细菌和真菌，双氧护理液具有更加切实可靠的效果。它能很快产生可与许多细胞成分结合的氧自由基；反应结束后代谢成水和氧气等无害成分；因此，其配方中可以不加防腐剂。对于敏感配戴者来说，双氧护理液可以减少防腐剂引起的过敏反应和毒性反应。

双氧护理液的最大问题是在消毒后必须进行完全中和反应，镜片方可入眼。因为如果双氧水残留在镜片上会对眼组织产生严重的损伤（图8-7）。因此，在操作方面其对于保存镜盒以及浸泡时间都有严格的特殊要求，如初次使用必须配合专用双氧杯一起使用；不可直接将护理液点入眼睛；在配戴镜片前，不可用护理液冲洗等。这样无疑增加了操作的复杂度，对于配戴者的依从性和验配人员的指导也提出了更加严格的要求。

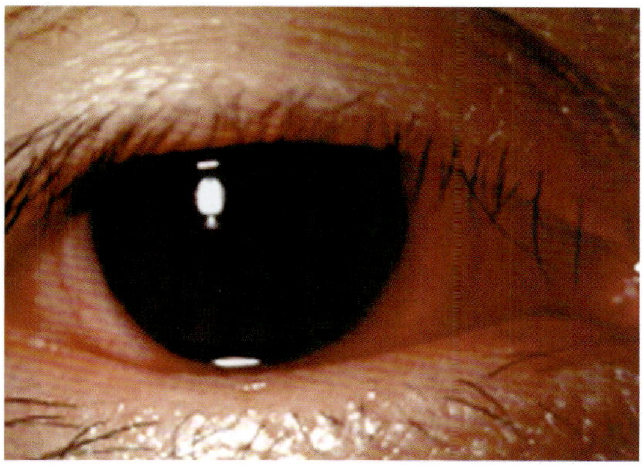
图8-7　使用双氧护理液未中和引起眼部毒性反应

优质的双氧护理液应具备以下6要素：①消毒效果佳：对于细菌和真菌杀灭率高，最好可杀灭棘阿米巴原虫；②生物相容性好，无毒性反应：对眼表组织温和无刺激；③镜片相容性好：使用后，镜片的物理参数应与使用前一致；④有效稳定防腐：在护理液有效期和开封抛弃日期内对微生物杀灭效果好；⑤中和效果好：完全中和后，消毒液的过氧化氢残留量≤30mg/kg；⑥有效清除蛋白质和脂质：清洁效果好，有效去除蛋白质和脂质。

3．润眼液　润眼液又名润滑液、润舒液，有很好的润眼作用。点眼后，可减少沉淀物在镜片上聚集，使眼部感觉舒适，视觉清晰度增加。在摘戴镜片时，润眼液还可以作为角膜和镜片之间的润滑剂，降低初戴镜片时的初始不适感（尤其是RGP镜片）；在摘镜时降低镜片与角膜之间的附着力。在干燥环境中（如有空调、空气中灰尘较多、风大、湿度低等），接触镜配戴者会感到眼部干燥感、烧灼感、异物感，这时使用润眼液还能明显改善症状，增加配戴的舒适感。

但润眼液不可滥用，建议每日点眼的次数不要超过6次，如果眼部没有明显不适，尽量不用。主要原因有两方面：第一，常用润眼液使眼部产生依赖性。因为使用润眼液后产生替代作用，泪液分泌就会减少。当停用润滑液时，眼部会觉得更加干燥不适。第二，绝大部分润眼液中都含有防腐剂，长期使用含防腐剂成分的药物可对于角结膜上皮细胞产生毒性，因此要尽量避免。

目前随着电子产品的广泛使用，接触镜配戴者面临的干眼问题已经成为配戴者弃戴接触镜的主要原因之一。为此，除了要选择具有保湿功能的接触镜以缓解配戴者的眼干症状之外，如何减少长期使用润眼液所引起的眼表毒性问题，也愈发受到重视。近年来已有厂家通过研发出台新技术解决防腐剂毒性的问题。如OcuPure见光分解技术，使用时，在液体被滴出后入眼前，润眼液中的防腐剂见光分解，保证了滴入眼内的润眼液的无防腐剂状态，从而保证了润眼液的安全性和有效性。

润眼液的用法是当配戴接触镜后感到不适（眼干、眼部异物感、烧灼感）时，可将润滑液滴入眼内1～2滴，每日3～5次。戴镜前滴入1～2滴，戴镜后会感到很舒适。

润眼液的主要成分包括：

（1）缓冲剂：硼酸、硼酸钠或无水磷酸氢二钠、磷酸氢二钠。主要作用是维持护理液的pH值在一个稳定的范围，通常在6～8之间。

（2）渗透压调节剂：氯化钠。主要作用是使镜片吸水保持湿润，并可冲洗、稀释眼部代谢产物及其他沉淀物，使配戴眼感觉舒适，但其排泄较快，只能维持1～2min。

（3）防腐剂：山梨酸。

（4）螯合剂：依地酸二钠。

（5）润滑剂：聚乙烯醇、聚乙烯吡酮、甘油、葡聚糖等，主要作用是覆盖在镜片表面，减少瞬目时镜片与角膜、结膜之间的摩擦。

（6）增黏剂：羟丙基纤维素、羟乙基纤维素等，主要作用是增加泪液的黏稠度，使水分蒸发变慢，水分在眼表停留时间延长，同时使润滑液中的渗透压调节剂排泄减慢。

4. 接触镜与护理液的相容性　已有文献报告多功能护理液的使用会引起过敏反应，造成了角结膜上皮的损害和细胞毒性。近年来，更多的研究发现，特定的镜片材料与多功能护理液组合不当也会引起角膜染色，这种染色多不伴有自觉症状，所以，在随访复查时定期进行荧光素染色检查会为安全配戴提供更深一层的安全保证。角膜染色的程度虽然各不相同，但发现FDA Ⅱ类材料（高含水、非离子）的镜片与含有防腐剂聚盐酸己基双胍（PHMA）成分的护理液联合使用时，这种情况更容易出现。具体原因尚不清楚，但考虑可能由于Ⅱ类材料更易吸附脂质，脂质成分与多功能护理液成分结合从而造成了角膜上皮的损伤。

硅水凝胶材料的镜片也被报告与PHMA成分的护理液共同使用时，更容易发生角膜染色。与此相比，双氧护理液出现这种情况的时候要少很多。另外，亲水性表面处理技术的不同也会对镜片和护理液的相容性产生影响，如第一代硅水凝胶镜片更容易发生与护理液尤其是含有PHMA成分的护理液的相容性问题，而新一代的硅水凝胶镜片与市场上现有的护理液相容性良好，未见明显角膜染色现象。

镜片与护理液的相容性除可导致角膜染色外，有些还可引起镜片参数的变化，有些镜片或护理用品则会明确标出与其他产品的相容性情况。

5. 接触镜护理产品的选择　为配戴者挑选护理系统应根据镜片的类型、材质、更换周期、配戴方式和配戴者的特点来综合考虑。了解各种护理系统的优缺点有利于为配戴者选择合适的护理产品（表8-1）。

表 8-1　各种护理系统的优缺点比较

护理液种类	优点	局限性	注意事项
多功能护理液（软镜）	简单方便	消毒作用相对较弱 较易发生过敏和毒性反应	部分敏感配戴者可有毒性或过敏反应
多功能护理液（硬镜）	简单方便	某些防腐剂或酶类对眼部刺激大	需经过冲洗后方可入眼
双氧护理液	消毒作用强 可不含防腐剂	操作不当可引起严重眼部炎症反应	消毒后必须进行中和反应
润眼液	缓解眼部干燥，增加配戴舒适感	长期点用可造成依赖 防腐剂的毒性反应	每天不宜超过 6 次

6．接触镜护理液的发展趋势　近年来接触镜的护理产品较以往有较大发展，在护理过程、消毒性能以及保湿性能等方面有一定的进展，例如免揉搓护理产品的出现，含去蛋白成分的多功能护理液以及具有保湿作用的护理液等，使护理过程越来越简便，也降低了使用者对规范护理的要求。

理想的接触镜护理液应该具备以下特征：①杀菌性好，强效杀灭致病微生物；②毒性小，对眼部刺激轻微；③良好的清洁性，有效地去除镜片沉积物；④持久的湿润性；⑤使用方便；⑥匹配性强，适用于各种材质（图 8-8）。

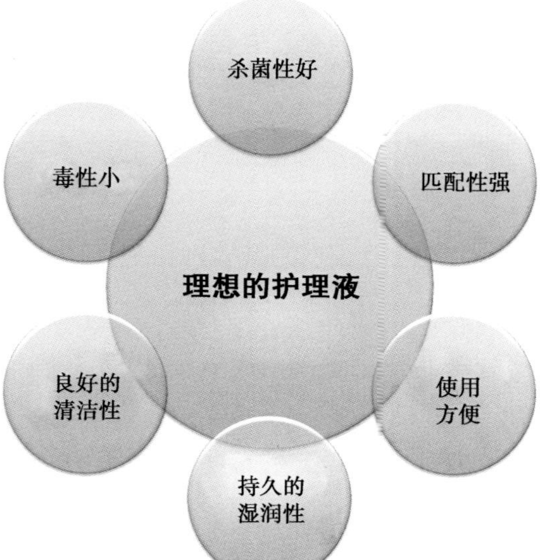

图 8-8　理想的护理液应具备的特征

近年来人们一直致力于开发高效、安全、方便的护理液，为了减轻刺激性，许多护理液中的消毒剂浓度很低，作用较慢，对真菌与棘阿米巴作用相对较弱。而消毒效果较理想的护理液，则又因为操作的复杂烦琐而不易被配戴者接受。

随着科学技术的不断发展和进步，目前已经有一些符合理想护理液应具备的各方面要求的护理液问世，如拥有 OcuTec 技术的多功能护理液，它通过独特的配方保证了对于包括真菌和棘阿米巴原虫在内的病原微生物的有效杀菌作用，同时也有效降低了防腐剂的毒性反应。

综上所述，接触镜护理液在护理过程、清洁及保湿性能等方面有一定的进展，消费者使用的护理液也越来越便利和舒适，但近年来与护理液相关角膜炎的发生也为护理液的规范使用敲响了警钟。接触镜护理液在以上几个方面的性能，包括消费者使用的便利性和舒适性，微生物消毒的有效性，与镜片材料、角膜组织的生物相容性之间如何取得平衡，给护理液研究提出了新的挑战。

（二）接触镜的护理工具

1．清洁工具　机械波清洁器用于软镜的清洁，利用振荡能使镜片上沉淀物分解脱落，振荡频率较低的机械波可使软镜的聚合结构解聚，导致镜片配戴不适及使用寿命缩短，现已较少使用。

超声波清洁器除具有振荡效应外，还有热效应、空化效应、内共振效应等作用，但需要较大规模才能进行，目前较少用于个人护理。

2．消毒工具　微波及紫外线亦用于镜片的消毒。紫外线为低能量电磁波辐射，光波波长在250～265nm之间，杀菌最强，有广谱杀菌作用，但穿透力差，可用于接触镜验配机构的空气消毒。微波必须在有水的条件下进行，实际上是一个加热过程，利用水中的极性分子在高频电流的电磁场中运动产生的高热能来达到灭菌效果，该法主要应用于大量软镜（多达40片）的同时消毒。家用微波炉以前也曾用于软镜、镜盒、镊子及吸棒的消毒。目前由于短周期更换型软镜的普及，诊断镜片多建议使用一次性镜片，用后即弃，减少污染。因此大量诊断软镜镜片的消毒已极少应用。

3．辅助工具 一些配戴者喜欢使用镊子拿取镜片，用吸棒摘镜，这样会增加污染、划伤镜片和损伤角结膜的机会。因此，应提倡用自己清洁的双手操作，避免使用振荡器等工具清洁镜片，不提倡使用镊子、吸棒等辅助工具。

4．镜盒 微生物可通过镜盒污染到镜片，再通过镜片感染到眼睛。因此为了避免污染，每次使用后都应该冲洗镜盒，而且应将镜片储存在新鲜的护理液中。

镜盒的清洁方法：倒掉镜盒中用过的溶液，用专用牙刷刷洗或棉棒擦洗，用热水冲洗后在空气中自然晾干，保持镜盒干燥，防止菌落形成。镜盒应定期更换，如每1～3个月或更短，以减少污染，防止微生物膜的形成。

第二节 软性接触镜的护理

学习目标

掌握：软性接触镜的护理操作基本步骤。

由于软性接触镜含水，镜片总是被泪膜覆盖，每次瞬目后泪液蒸发，表面的湿润性降低会使沉淀加速，而且镜片易受到气候的变化和污染物的影响，其表面容易积聚沉淀物，只有通过对镜片护理，才能最大限度地维持戴镜的舒适度、清晰度和安全性，使镜片或眼睛受到污染的可能性减至最小。需要指出的是，镜片上沉积的蛋白质不管如何清洗都会有部分残留，这些残留的蛋白质在变性后会给眼部带来明显不适，还会造成结膜的过敏反应如巨乳头性结膜炎。因此，使用频繁更换型的短周期镜片可给眼部带来更多的健康舒适体验，短周期镜片也可以降低护理的复杂性，提高配戴者的依从性。

除抛弃型镜片外，其他软镜都要通过一个系统的步骤对于镜片进行护理。软镜护理的基本的步骤包括清洁、冲洗、消毒和储存。附加步骤则是选择性的，如去蛋白、润眼液等。对频繁更换的镜片（每2～4周更换者）一般不用蛋白去除剂；某些戴镜者可能需要备有在戴上镜片后使用的润眼液，是否将这些也包括在处方内，取决于戴镜者对镜片的反应和验配师的评估。镜盒的护理和保养是完整的护理和保养程序的一部分。

一、软性接触镜的护理操作基本步骤

1．洗手 操作前首先应检查指甲是否已剪短磨平，并彻底将手清洗干净，避免用含护肤成分的肥皂、护手霜或乳剂，在擦手时注意不让毛巾上的毛屑或纸屑留在手上，以免污染镜片。

2．揉搓和清洁 将镜片置于左手掌心，滴2、3滴清洁液后，用右食指自镜片的中心向边缘部放射状揉搓，至少10～20s以上，每面揉搓10～20次，镜片的正反面均需揉搓。虽然目前的新型护理液大多标有免揉搓功能。但到目前为止，没有任何其他方法可以替代应用镜片护理液加上手指揉搓来清洁接触镜来得干净和彻底。揉搓是最为有效的物理清洁法，适用于硬镜和软镜。

3. 冲洗　揉搓完毕后，用左手拇指与示指轻轻捏住镜片，然后用护理液冲洗镜片，清除附在镜片表面的沉淀物和微生物。

4. 浸泡消毒　将镜片按左右分别放置在镜片盒内，放入护理液浸泡，注意要让镜片沉在盒底，勿使镜片漂在护理液表面，以免盖盒盖时损伤镜片。

由于护理液种类和厂家的工艺的不同，浸泡消毒的时间也有所不同。如一般的多功能护理液需要将镜片在含消毒剂的护理液中浸泡 4h 以上。

双氧护理液由于对护理液的中和有着严格的要求，市售的洁镜双氧护理液须将镜片至少在双氧杯中浸泡 6h 以上或过夜，否则会因为双氧水的毒性给眼部带来损伤。

5. 软镜的储存　储存镜片时应按左右分别放置，应将镜片沉入镜盒底部，不能漂浮在护理液的上面，以避免镜片被污染及盖盒盖时损伤镜片。镜盒应每日清洗风干，储存液应每日更换。间歇配戴的软镜必须完全浸泡在储存液中，以保持其充分的水合状态，并定期更换护理液、清洗镜盒。间歇配戴的接触镜必须重新消毒后方可使用（图 8-9）。

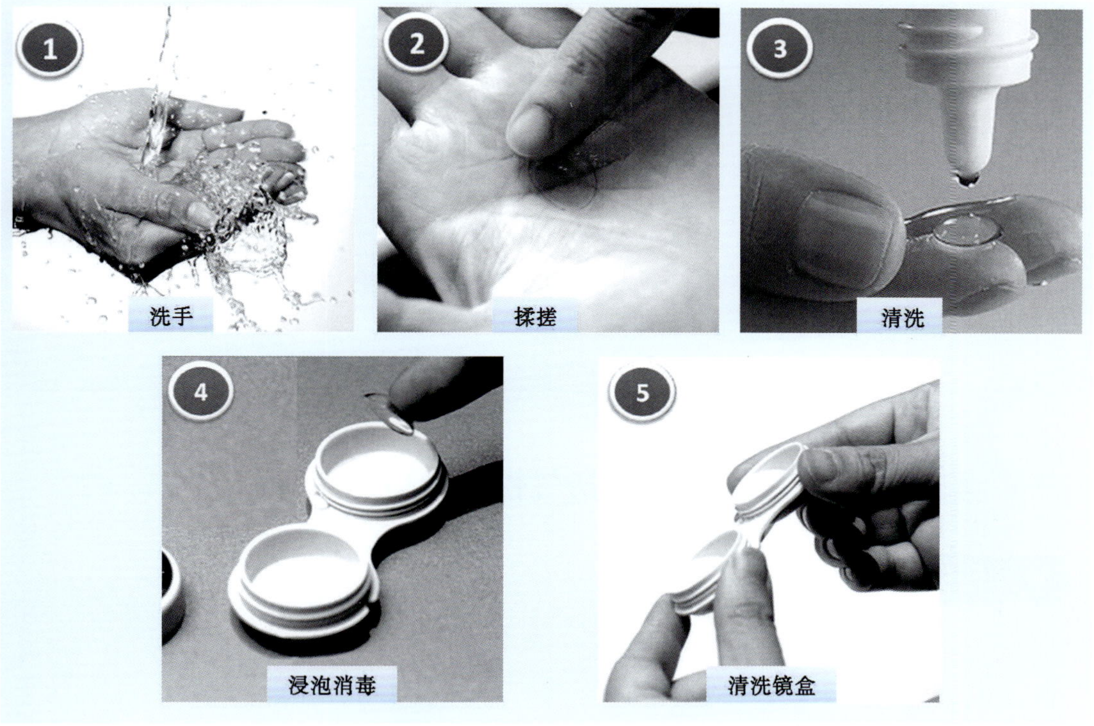

图 8-9　五步轻松护理镜片

二、其他注意事项

1. 软镜的湿润　其目的是改善配戴舒适度及提高视力，增加戴镜时间。它不是一个必需的步骤，应视配戴者症状及经济情况而定。在特殊环境里如低湿度、空调环境或空气中有烟或灰尘造成眼干时，可点润眼液，但过多滴入该类制剂可以产生替代作用，泪液的分泌相应减少；润眼液中的防腐剂长期使用也会引起角结膜上皮的毒性反应。因此，如果无明显不适，尽量不用或少用，最好控制在每日 6 次以内。

2. 不同软镜的护理要求　每日抛弃型镜片每天更换，用后即弃，不需要任何护理；每 2 周和每月更换 1 次的频繁更换型镜片，需要用多功能护理液进行护理，不需使用去蛋白清洁剂。更换周期在 3 个月以上的传统型镜片则需要添加去蛋白步骤，但因目前市场上单独的去蛋白产品已经没有，可使用具有除蛋白功能的护理液，加强揉搓和清洗。然而，因镜片上的蛋白始终难以彻底清除，缩短更换周期或更换为短周期更换型镜片可为配戴者带来更多健康安全的保证。

为避免污染和产生交叉感染，软镜试戴镜片的彻底清洁消毒曾经是每个验配机构必须做到的基本工作之一。目前由于短周期更换型镜片的出现，使试戴的成本大大降低，一些厂家还会提供免费的一次性使用试戴片，所以软镜试戴片的消毒工作已几乎不再需要了，试戴片逐渐被一次性使用的新镜片所代替。

硅水凝胶材料的镜片较普通水凝胶镜片材料结构上更为复杂，对于硅水凝胶镜片的护理系统和要求与普通水凝胶镜片有所不同。因硅水凝胶材料均为非离子材料，因此更容易发生脂质沉淀，一些睑板腺分泌较旺盛者，甚至会因为脂质沉淀影响视力，须在护理时更加注意揉搓和清洗。另外，需考虑护理系统与材料之间的相容性，否则可能导致角膜和眼表结构的损伤。报道第一代硅水凝胶镜片与使用聚六甲基双胍（PHMB）作为防腐剂成分的护理液更容易出现角膜染色的情况。双氧水护理液系统与硅水凝胶镜片的结合使用对于角膜的影响也较低，可作为护理的一个选择。不同软镜的护理要求详见表 8-2。

表 8-2　不同软镜的护理要求

		沉淀物特点	揉搓清洗	去蛋白
材质	水凝胶	蛋白 / 脂质	需要	需要
	硅水凝胶	脂质为主	非常需要	不需要
特性	离子	蛋白为主	需要	取决于更换周期
	非离子	脂质为主	需要	取决于更换周期
更换周期	日抛型	很少	不需要	不需要
	频繁更换型	较少	需要	不需要
	传统型	蛋白 / 脂质	非常需要	非常需要

第三节　硬性透气性接触镜的护理

学习目标

掌握：硬性透气性接触镜的护理操作基本步骤和与软镜护理的不同。

RGP 镜片从材料特征上与软镜有很大区别，需要特别的护理产品，然而两者在镜片的护理步骤方面差别不大。RGP 镜片材料孔径较小，沉淀物一般不易渗透进镜片的基质中，多残留在镜片的表面，而且材料成分往往亲水性弱，常造成镜片表面湿润度降低甚至疏水，增加了镜片与眼睑的机械摩擦作用。RGP 镜片材料中的硅胶氧链基团，更易吸引蛋白质沉积，而氟化合物更易被脂质包裹。由于材料的特性，泪液和污染物中的脂质、蛋白质及其他有机成分容易吸附到镜片表面，同时干燥的表面可加快这些污染物的沉淀速度。

RGP 镜片，基本的护理步骤与软镜基本相同，包括清洁、冲洗、储存、消毒等。有些新的 RGP 镜片在配戴之前，须清洁镜片和浸泡过夜，以保证去除来自制作过程中的残留物和合适的湿润度（定制的 RGP 镜片一般是干性贮存的）。

一、透气性硬镜护理操作流程

1. 洗手（同软镜护理）
2. 清洗　用一只手的拇指、食指和中指夹持住镜片，用护理液认真清洗，或是把镜片凹面朝上，平放在一只手的手掌上，滴 3～5 滴护理液，用另一只手的中指或无名指进行揉搓清洗。揉搓时最好使用无名指或小指的指腹，因为硬镜的直径比软镜小，而且镜片的形状不能受压变形。

3．冲洗　用护理液将镜片冲洗干净。

4．浸泡、消毒和保存　在保存容器中加入护理液至 9 分满，镜片放置 4h 以上。

5．冲洗　戴镜前要再次用护理液将镜片冲洗干净。

6．镜片盒的处理　用护理液将镜片冲洗干净后自然风干。

二、透气性硬镜护理的注意事项

1．冲洗　如果对护理液中的防腐剂过敏，可以用不含防腐剂的生理盐水将镜片冲洗干净之后配戴。

2．双氧护理液的护理　使用双氧护理液时，反应过程中产生的大量气泡可以起到揉搓的作用，所以使用双氧护理液时可以免揉搓。但由于未充分中和可导致严重的角结膜并发症，因此应严格遵守浸泡时间；遵照厂家介绍的方法核实中和的完全性；戴入眼之前切不可让镜片直接接触护理液。

3．RGP 镜片的湿润液　因为 RGP 镜片不亲水，因此相对容易干燥。湿润剂的作用是对正在配戴的镜片进行再湿润和再水合，以提高镜片表面的湿润性、清洁镜片表面、提高舒适度。

4．不同 RGP 镜片的护理

（1）Ortho-K 镜片：其护理基本方法与普通 RGP 相同。但要注意因其材料为高透气性，最好使用含除蛋白成分的多功能护理液，另外，也要定期做除蛋白处理。要求每 1～2 周做一次除蛋白和消毒。

（2）试戴片的护理：试戴镜片在使用后，应彻底冲洗清洁，然后放在保存镜盒中。试戴镜片不用时，可浸泡在能消毒和湿润镜片的贮存液中，作湿性储存，但必须定期更换贮存液；或作干性储存，不必更换贮存液，也避免了微生物生长的条件，但再次使用前需浸泡以恢复镜片的湿润度。试戴镜片再次使用前，必须再次清洁镜片。

综上所述，不论是硬性还是软性接触镜，在护理过程中都应注意为配戴者选择合适的护理产品；教育配戴者严格按照护理程序操作；不管是否出现眼部的问题，都应定期进行随访复查，以保证安全健康配戴。

（田　欣　任凤英）

参考文献

1. 谢培英，齐备．临床接触镜学．北京：北京大学医学出版社，2004.

2. Kilvington S. Antimicrobial efficacy of multi-purpose contact lens disinfectant solutions following evaporation.Contact Lens Anterior Eye，2011，34（4）：183-187.

3. 谢培英，迟蕙．实用角膜塑形镜学．北京：人民卫生出版社，2012.

8-3扫一扫测一测

实训 8-1　软性接触镜的护理及宣教

一、实训目的

掌握软镜的日常护理和特殊护理的方法。

二、实训设备及材料

软镜的护理系统、多功能护理液、润滑液、蛋白酶片、镜盒、洗手液、纸巾或烘干机、洗手池。

notes

三、实训步骤

1. 清洁手

（1）剪短指甲并进行指甲打磨，防止刮花镜片。

（2）用温性，不含香精成分，不含护肤物质的中性洗手液或肥皂清洗双手，并用流水冲洗干净。

（3）用纸巾擦干双手或烘干机干燥双手。

2. 清洁镜片

（1）将镜片放在一手掌心，滴上清洁液或多功能护理液。

（2）用手指指腹做放射状从中心向外摩擦镜片 20s，翻过镜片，继续摩擦 20s；或用大拇指指腹，放射状摩擦镜片 20s。

3. 冲洗　清洁后冲洗镜片上面黏附在镜片表面的不牢固的物质。冲洗液只能是生理盐水或者多功能护理液。

4. 消毒

（1）日常镜片消毒：镜片在清洁冲洗后，将镜片浸泡在多功能护理液中，日常护理消毒时间至少 4h 以上。

（2）双氧水消毒：将镜片放在镜盒中，注入过氧化氢溶液，根据厂家要求，浸泡 15min 到过夜，镜片戴入前需要使用药片或白金接触环中和。

5. 讨论——蛋白酶片和润滑液的使用

（1）传统型镜片需要进行去蛋白护理，根据蛋白酶片品牌要求，按照说明书操作，由于目前使用抛弃型和频繁更换型镜片越来越多，软镜使用蛋白酶片的比例逐渐减少。注意：镜片经过去蛋白酶片浸泡后，需要再次彻底清洁，冲洗，消毒后才能使用。

（2）润滑液主要能湿润镜片，减少戴镜过程中轻度干燥等不适。润滑液可以在戴镜时滴入结膜囊。

6. 讨论——其他注意事项

（1）镜片没有配戴时，需要每隔 2～3 天更换护理液，至少也要 7 天更换一次。

（2）镜盒容易污染，可以用热水冲洗，牙刷刷干净晾干，每 3 个月更换一次。

（3）多功能护理液打开后，保质期为 3 个月内。

四、试验记录

护理者：__________________　观察记录者：________________

检查日期：________________　指导教师：________________

评价项目	记录项目	
洗手	合格□	存在问题：
清洁	合格□	存在问题：
冲洗	合格□	存在问题：
消毒	合格□	存在问题：

实训 8-2　硬性透气性接触镜的护理及宣教

一、实训目的

掌握硬镜的日常护理和特殊护理的方法。

二、实训设备及材料

硬镜护理液、润滑液、蛋白酶片、镜盒、洗手液、纸巾或烘干机、洗手池。

三、实训步骤

1. 清洁手

(1) 剪短指甲并进行指甲打磨，防止刮花镜片。

(2) 用温性，不含香精成分，不含护肤物质的中性洗手液或肥皂清洗双手，并用流水冲洗干净。

(3) 用纸巾擦干双手或烘干机干燥双手。

2. 日清洁镜片

(1) 将镜片放在一手掌心，滴上2～3滴硬镜护理液。

(2) 用拇指和示指轻轻揉搓镜片前后表面20~40s。

3. 冲洗　用消毒过的生理盐水或纯净水冲洗镜片，一定要冲洗干净，否则配戴后刺激眼睛，造成不适感或眼睛充血。

4. 消毒

(1) 日常镜片消毒：镜片在清洁冲洗后，将镜片浸泡在硬镜护理液中，日常护理消毒时间至少4h以上；

(2) 双氧水消毒：将镜片放在镜盒中，注入过氧化氢溶液，根据厂家要求，浸泡15min到过夜，镜片戴入前需要使用药片或白金接触环中和。

5. 保存　每日配戴后的镜片需要保存在硬镜护理液中保存过夜，如果长期不戴，可以进行干燥保存。

6. 讨论——蛋白酶片和润滑液的使用

(1) 传统型镜片需要进行去蛋白护理，根据蛋白酶片品牌要求，按照说明书操作，可每周使用一次。注意：镜片经过去蛋白酶片浸泡后，需要再次彻底清洁，冲洗，消毒后才能使用。

(2) 润滑液：在镜片配戴前，润滑液滴入镜片内表面，可以增加舒适度，眼睛不适时，可以直接滴入结膜囊内，镜片吸附在角膜上时，也可以滴入眼内，待镜片活动后，再取出镜片。

四、试验记录

护理者：__________　观察记录者：__________

检查日期：__________　指导教师：__________

评价项目	记录项目	
洗手	合格□	存在问题：
清洁	合格□	存在问题：
冲洗	合格□	存在问题：
消毒	合格□	存在问题：

第九章　接触镜相关并发症及其处理

配戴接触镜引起的并发症从病因病理学的角度可以分为机械损伤相关、缺氧相关、炎症反应相关、病原微生物相关并发症，以累及结膜、泪膜、角膜为主。需要正确鉴别这些并发症，掌握处理原则。

学习目标

1. 掌握：接触镜对结膜和泪液膜的影响，掌握相关的角膜并发症。
2. 熟悉：角膜塑形镜的并发症。
3. 了解：接触镜引起的视觉质量变化。

第一节　接触镜对结膜的影响

一、影响因素

（一）物理因素

镜片材料较硬、镜片加工不良、镜片破损、镜片配适不良、配戴者操作不当等，导致机械刺激造成结膜的不良反应。

（二）化学因素

镜片沉淀物形成变性蛋白、护理液化学成分等，导致化学刺激引起结膜的不良反应。

（三）微生物因素

配戴者的不良卫生习惯，镜片的过度使用，镜片选择不当等均可导致病原微生物的污染，同时配戴者身体抵抗力下降时，可出现微生物性的结膜感染。

二、常见结膜不良反应的表现

（一）充血

配戴接触镜后，上述的各种物理因素、化学因素、微生物因素等，均可刺激结膜下的血管，导致结膜血管扩张，表现为不同程度的睑结膜、球结膜充血和睫状充血。睫状充血常见于虹膜睫状体炎和角膜炎，接触镜导致的睫状充血为角膜缺氧或镜片的配适过紧所致。结膜充血与睫状充血（角膜缘充血）的鉴别见表 9-1，图 9-1～图 9-2。

（二）结膜水肿

较少见，由于中重度的护理液过敏反应或者病原微生物引起的感染可能诱发血管扩张，导致睑球结膜水肿（二维码 9-1）。

表 9-1　结膜充血和睫状充血的鉴别

	结膜充血	睫状充血
性质	浅层结膜血管充血状态	深层前睫状血管充血状态
部位	以穹窿部最显著	以角膜周围最显著
颜色	鲜红	暗红
形态	血管呈网状，压迫可褪色，可随结膜移动	血管细直，压迫不褪色，不随结膜移动

二维码 9-1
动画　接触镜引起的新生血管

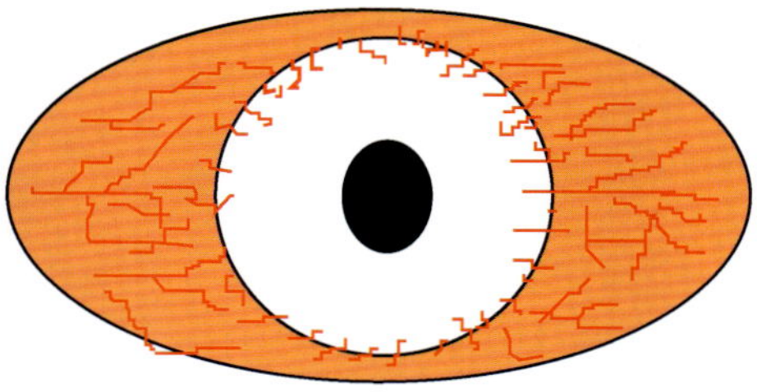

图 9-1　球结膜充血

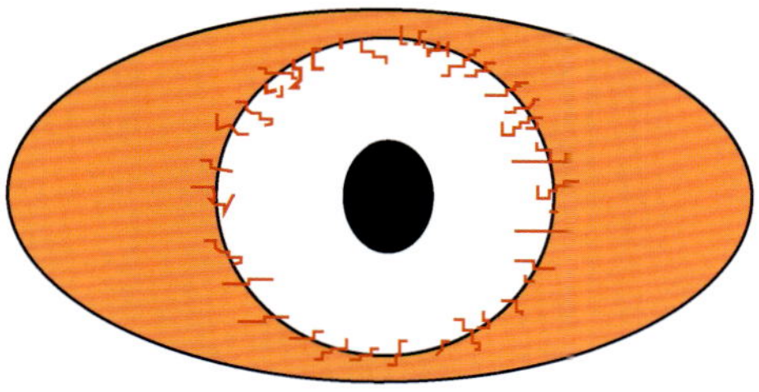

图 9-2　睫状充血

（三）睑结膜乳头增生及滤泡形成

配戴接触镜如果存在长期慢性炎症反应，可导致睑结膜上皮细胞变性增生，引起乳头增生肥大，如果上皮下淋巴细胞聚集，则形成滤泡。

（四）结膜染色

结膜上皮受损，表现为荧光素染色阳性。

（五）分泌物增加

包括脓性分泌物，黏丝状分泌物，水样分泌物等。

三、结膜急慢性炎症反应

（一）巨乳头性结膜炎（giant papillary conjunctivitis，GPC）

【病因和病理】

巨乳头性结膜炎是接触镜配戴者中特征性的结膜疾病之一。GPC 的发生原因与接触镜镜片表面沉淀物刺激直接相关，与镜片类型、戴镜时间、镜片清洁以及镜片边缘机械刺激有一定关系。

巨乳头性结膜炎的病理机制为接触镜表面的变性蛋白沉淀作为免疫抗原，引起免疫变态反应。变态反应中的炎症活性介质和淋巴因子可以促使结膜充血水肿，睑结膜细胞增生形成巨大乳头，刺激睑结膜感觉神经，发生痒感，使杯状细胞激活，大量分泌黏液，黏稠的分泌物增加了镜片与角膜间距，使镜片附着的稳定性下降，移动度增加。同时镜片表面变性蛋白沉淀导致镜片混浊，引起戴镜后视物模糊。

【症状】

- 戴镜数周或者数年后出现，双眼多见。
- 不同程度眼痒、烧灼感。
- 黏液分泌物增加。
- 镜片移动增大。
- 早期异物感增强，后期失去对镜片的耐受。
- 视物模糊。

【体征】

- 乳头增生：睑结膜乳头增生肥厚，乳头增生程度和分布区域反映病变的程度，经此分期。具体表现见表 9-2，图 9-3～图 9-7。

notes

表 9-2　GPC 分期

分期	症状	体征	处理
Ⅰ极轻度	微痒 少量黏性分泌物	睑结膜轻度充血 细小乳头增生	加强清洗，酶剂 选择频繁更换型或抛弃型镜片
Ⅱ轻度	痒，异物感 黏性分泌物较多	轻度充血 局限性乳头增生 乳头增生直径大于 1/3mm 镜片沉淀膜轻	加强清洗，酶剂 选择频繁更换型或抛弃型镜片，眼部抗过敏治疗
Ⅲ中度	配戴不适 中重度眼痒 视物可模糊 黏性分泌物增多	镜片移动增大 睑结膜充血 乳头增生直径大于 1mm 镜片沉淀膜中度	停戴至症状消失 眼部抗过敏治疗 换双氧护理液消毒 选择频繁更换型、抛弃型镜片或硬性透气性接触镜，加强镜片清洁卫生
Ⅳ重度	戴镜异物感重 难耐受镜片疼痛 极痒，大量分泌物	球结膜充血， 睑结膜充血重， 乳头增生直径大于 1mm，有些呈蘑菇状，伴有明显黏性分泌物坏死和瘢痕不常见 镜片沉淀膜严重， 镜片移动过度	同Ⅲ期处理

- 睑结膜乳头间隙可见黏稠分泌物。
- 镜片不同程度混浊沉淀物。

【处理原则】

- 不同分期处理有所不同。
- 极轻度和轻度选择频繁更换型（frequent replacement）或抛弃型（disposable）镜片。
- 中重度的 GPC 停戴至充血消退，乳头增生基本平复，再次戴镜须频繁更换型或抛弃型软镜。
- 加强镜片的清洁。

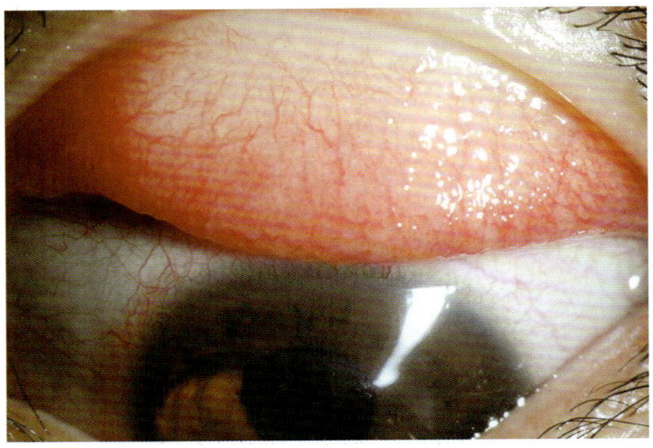

图 9-3　巨结膜乳头结膜炎

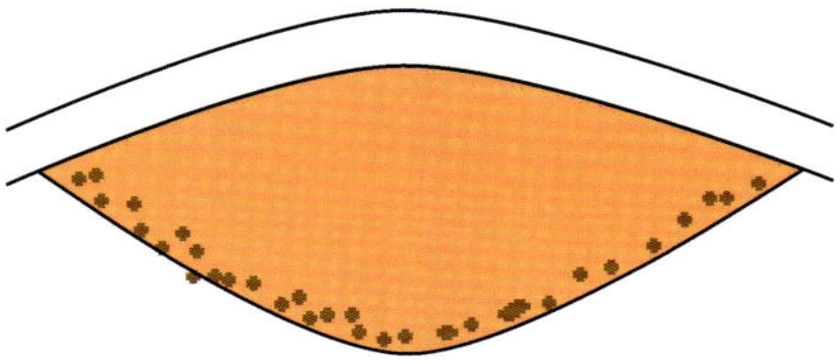

图 9-4　GPC Ⅰ临床前期

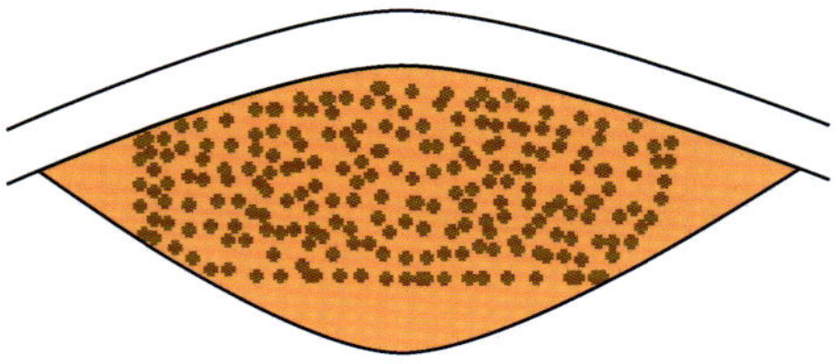

图 9-5　PC Ⅱ期 轻度

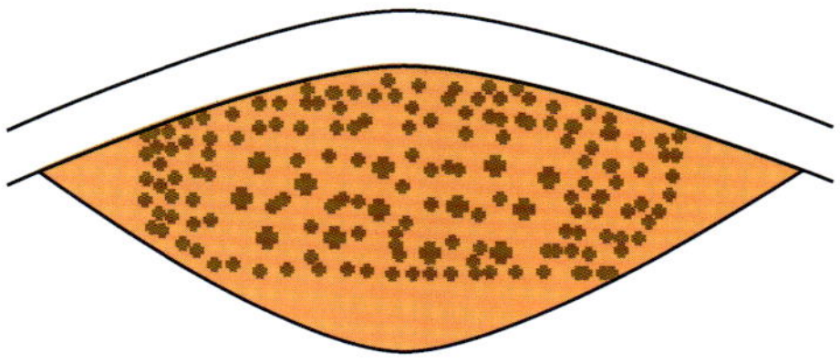

图 9-6　GPC Ⅲ期 中度

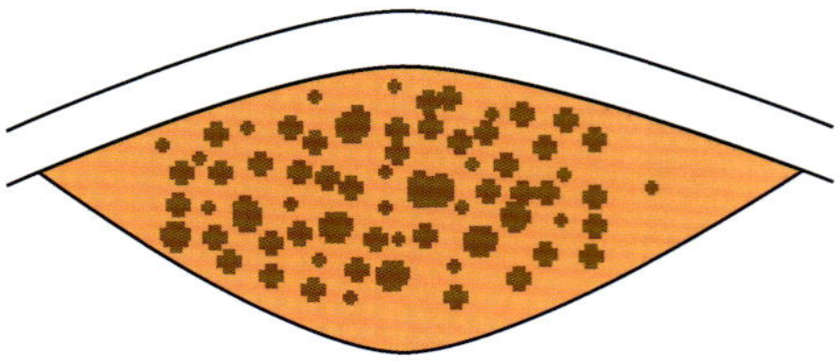

图 9-7　GPC Ⅳ期 重度

- 非甾体抗炎滴眼液治疗，严重者可用糖皮质激素滴眼液治疗，但须注意药物副作用。

【预防】

- 选择频繁更换型或抛弃型镜片。
- 加强镜片的清洁护理，定期更换镜片。
- 强调定期复查。

（二）护理液过敏症

【病因和病理】

护理液过敏症与配戴者的易感性、护理液中防腐剂类型以及镜片的类型有关。最易诱发过敏反应的防腐剂成分为硫柳汞。

【症状和体征】

- 眼痒、烧灼感。
- 镜片耐受性降低、配戴时间减少。
- 严重者畏光疼痛、睁眼困难。
- 检查发现球结膜充血中重度，呈弥漫性。
- 严重者伴有角膜损伤。

【处理原则】

- 停戴至充血消退。
- 换用另一种含有不同防腐剂的护理系统或换用双氧水护理液。
- 眼部抗过敏治疗，严重者可用糖皮质激素滴眼液治疗，但须注意药物副作用。

（三）急性红眼（contact lens acute red eye，CLARE）

【病因和病理】

各种原因导致的眼部急性刺激症状，包括急性缺氧、干燥、镜片过紧，护理液毒性反应、镜片沉淀物、病原微生物毒素、镜片破损等均可导致急性红眼。干燥或外界环境中的刺激因子所致急性红眼表现为睑裂区明显充血，毒性反应表现为弥漫性或混合充血。

【症状和体征】

- 配戴者不同程度的眼痛、畏光流泪、视力下降。
- 少许的黏液性或者水液性分泌物。
- 检查发现球结膜充血或者角膜缘充血，可位于睑裂区局部或者球结膜弥散性充血。

【处理原则】

- 对因治疗。
- 如因护理液毒性反应应立即摘镜，冲洗结膜囊，之后更换镜片和护理液。
- 配适过紧导致的应改善镜片配适。
- 改善角膜缺氧。

（四）滤泡性结膜炎（follicular conjunctivitis）

【病因和病理】

病因不明确，多见于有腺体增生的儿童和青壮年具有淋巴体质，其他因素包括营养缺乏，外界环境不良如气候干燥、空气污染以及眼局部的刺激等，其中配戴接触镜可成为一种外在刺激，特别是护理清洁不足和镜片污染等可能诱发淋巴细胞增生，结膜滤泡形成。

【症状和体征】

- 眼干涩、刺痛或者眼痒。
- 检查发现结膜充血。
- 睑结膜面和穹窿结膜面滤泡形成，以下睑结膜明显（图 9-8）。

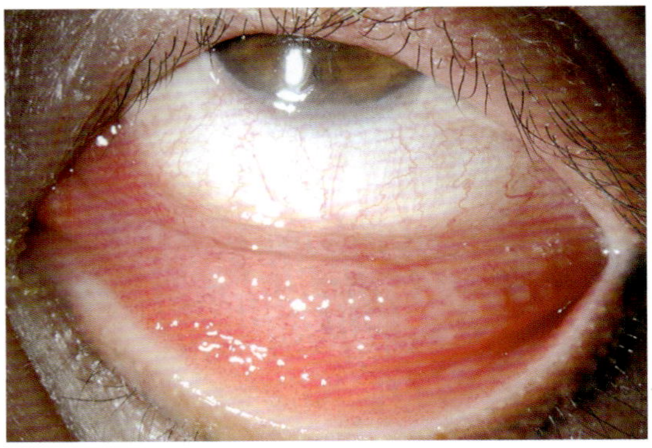

图 9-8 滤泡性结膜炎

【处理原则】

- 无症状者或轻度病变者建议使用频繁更换型或抛弃型镜片。
- 中重度者暂时停戴接触镜治愈后选用频繁更换型或抛弃型镜片。
- 药物可以用非甾体滴眼液治疗，严重者可用糖皮质激素滴眼液但须注意药物副作用。

（五）急性感染性结膜炎

【病因和病理】

在春夏季节发生率较高，常因镜片或护理液污染，戴接触镜游泳，摘取与配戴镜片时洗手操作不干净，试戴镜片消毒不彻底等可引起接触镜配戴者交叉感染，导致急性感染性结膜炎。在大多数情况下，并非由于接触镜诱发。病原体可为细菌性或者病毒性，由肺炎球菌、葡萄球菌、流感杆菌等引起的为急性卡他性结膜炎。由病毒感染引起的为急性出血性结膜炎。

1. 急性卡他性结膜炎（acute catarrhal conjunctivitis）

【症状和体征】

- 多双眼同时发病。
- 异物感、烧灼感、畏光。
- 结膜囊较多黄色的卡他状脓性分泌物。
- 检查眼睑红肿，结膜充血，以穹窿部结膜充血明显，其次为睑结膜与球结膜（图 9-9）。
- 可伴有轻度球结膜水肿或少许球结膜下出血。

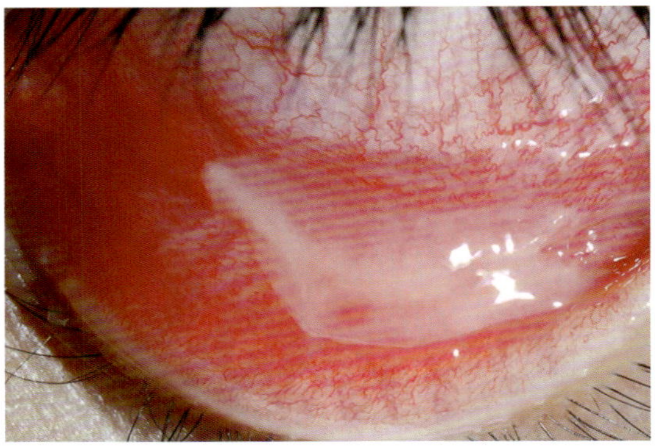

图 9-9 急性卡他性结膜炎

【处理原则】

- 立即停戴接触镜。
- 分泌物较多者，每日用生理盐水冲洗结膜囊。
- 局部使用抗生素液滴眼和眼膏。
- 痊愈后可更换新的接触镜和护理用品继续戴镜。

2. 急性出血性结膜炎（acute hemorrhagic conjunctivitis） 又称为流行性出血性结膜炎，由一种微小核酸型病毒感染所致。特点是潜伏期短，传染性强，常暴发流行。临床表现较急性卡他性结膜炎重。

【症状和体征】

- 异物感、烧灼感、畏光流泪。
- 结膜囊较多的浆液性水样分泌物。
- 眼睑红肿明显，结膜充血水肿。
- 球结膜下呈点状或片状出血，严重者可遍及整个球结膜（图 9-10）。
- 伴有结膜浅层点状上皮剥脱或上皮下浸润。
- 可伴视力下降。

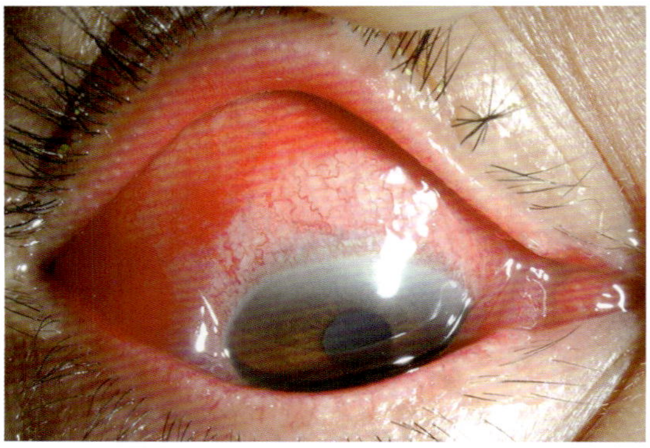

图 9-10 急性出血性结膜炎

- 全身可表现为发热咽痛，耳前及颌下淋巴结肿大等。

【处理原则】

- 立即停戴接触镜。
- 分泌物较多者，每日用生理盐水冲洗结膜囊。
- 抗病毒治疗。
- 痊愈后可更换新的接触镜和护理用品继续戴镜。

第二节　接触镜对泪液膜的影响

配戴接触镜后泪液膜量、泪液膜的结构、成分和物理性质等可能发生变化，引起泪液膜相关的并发症。

一、配戴接触镜后泪液膜的变化

（一）配戴接触镜对泪液量的影响

配戴接触镜后泪膜重新分布，在镜片前和镜片后各形成一层泪液膜，称为镜片前泪液膜和镜片后泪液膜。因此使得泪液的需求量增加。

1. 接触镜的初戴适应阶段，泪液量刺激性分泌增加。

2. 适应期后泪液量减少，虽然泪液分泌速率是正常的，但由于泪液蒸发增加导致总体泪液量减少。

（二）配戴接触镜对泪液膜结构的影响

1. 配戴接触镜干扰脂质层的完整性，影响泪膜的稳定性。

2. 配戴接触镜后泪液膜的黏液层变薄，不同程度影响泪液膜的稳定性。

3. 脂质层和黏液层的不完整均导致泪液膜的不稳定，使得泪液膜水层的蒸发增加。

（三）配戴接触镜后泪液成分变化

初戴者接触镜会刺激泪液量增加，因此泪液各成分的浓度降低。长期配戴接触镜，泪液成分主要是蛋白质和葡萄糖苷会变化。

1. 泪液中含有丰富的蛋白质，包括乳铁蛋白、溶菌酶、乳酸脱氢酶和各种免疫球蛋白。长期配戴接触镜后泪液中的乳铁蛋白、溶菌酶和白蛋白的浓度没有改变。但在接触镜引起的巨乳头型结膜炎配戴者中免疫球蛋白和补体水平会发生改变，与巨乳头型结膜炎的免疫炎症反应有关。乳酸脱氢酶水平与接触镜透氧性呈反比关系，接触镜透氧性低则泪液中的乳酸脱氢酶浓度增高。

2. 黏液　接触镜配戴者泪液膜中的黏液层成分中葡萄糖苷会增加，可能会影响镜片的活动度。

（四）配戴接触镜后泪液物理性质的变化

1. pH 值　配戴接触镜会降低泪液 pH 值，原因是配戴接触镜相对缺氧状态导致泪液呈相对酸性状态，因此 pH 值降低。如不存在缺氧，则泪液膜的 pH 值无明显变化。

2. 渗透压　接触镜改变了泪液膜的正常结构，影响泪液的蒸发率，使泪液膜的渗透压增高，泪液膜表现出高张力的变化。

二、接触镜配戴后泪膜相关并发症

干眼是配戴接触镜常见的并发症，原因包括：接触镜降低脂质层的稳定性，使泪液膜蒸发加快，泪液量不足。镜片磨损、沉淀物过多和配适不良等镜片机械因素导致泪液膜结构异常。镜片透氧性低、配戴时间超时等使得眼表的无氧酵解增加，同时护理液等的刺激可能导致免疫反应等而改变泪液膜的成分和物理性质。

配戴接触镜后与泪膜相关的并发症包括：结膜干燥症，干燥性角膜着色症，角膜3点9点着色症，镜片表面泪膜不稳定，睑板腺功能障碍（meibomian gland dysfunction，MGD）。配戴者通常有配戴薄，高含水接触镜的病史，存在瞬目不完全或者瞬目的频率降低，环境干燥等因素或者镜片沉淀物严重。

临床表现最常见的症状为眼部干涩和异物感，其他症状包括烧灼感、痒感、畏光、眼红、视物模糊、易疲劳和黏丝状分泌物等，检查可见球结膜荧光素染色、位于瞳孔缘下方出现一笑口形角膜上皮染色、角膜3点与9点部位的角膜染色。

总的处理原则：

- 更换合适的镜片，软镜建议选择含有保湿因子的镜片，低含水的硅水凝胶镜片。
- 在空调、多烟、风吹的环境，加强保湿。
- 长期使用电子屏的患者，加强瞬目，可做瞬目训练。
- 加强对镜片的保养，选用低毒性防腐剂的护理液。
- 使用润眼液，尽量选用含低毒性防腐剂或者无防腐剂的人工泪液。

（一）结膜干燥症（xerosis of conjunctiva）

【病因和病理】

戴镜时瞬目减少，使睑裂区暴露于镜片覆盖面以外的球结膜发生干燥。另外，配戴接触镜后镜片边缘配适不良者破坏泪液完整性，使泪液蒸发过多，镜片边缘区域发生结膜干燥。

【症状和体征】

- 可有或无干燥感。
- 表现为球结膜干燥失去光泽，透明度下降。
- 向侧方转动眼球，可见与角膜缘平行的皱褶。
- 睑裂区球结膜充血，虎红染色着色。

【处理原则】

- 更换合适的镜片，软镜建议选择含有保湿因子的镜片，低含水的硅水凝胶镜片。
- 戴镜时滴用润眼液。
- 增加瞬目训练，每30次完全性瞬目为一组。

（二）干燥性角膜染色症（drying corneal staining）

【病因和病理】

- 接触镜表面泪液膜不稳定。
- 配戴接触镜后瞬目不完全或者瞬目的频率降低，导致角膜下方泪液容易蒸发。
- 下方角膜上皮容易脱落。

【症状和体征】

- 干燥感、异物感或者轻度刺激征。
- 角膜中央偏下方（瞳孔缘下方）可见弧形的角膜点状荧光素染色，称为"笑脸"。可伴轻度球结膜充血（图9-11）。

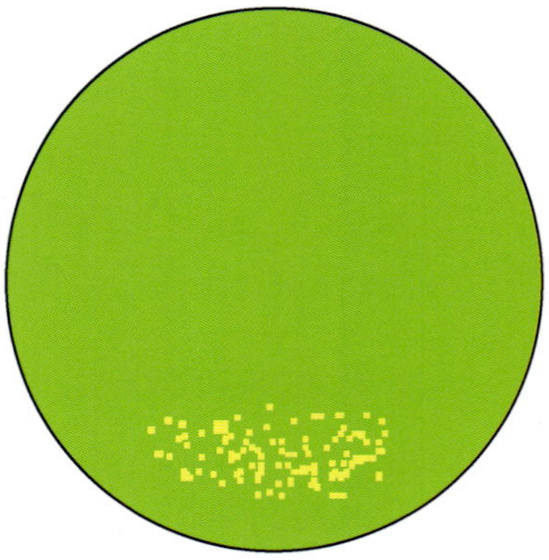

图9-11 角膜染色"笑脸"

【处理原则】

- 停戴镜片至角膜上皮恢复。
- 使用润眼液或上皮生长因子滴眼液。
- 选择含有保湿因子的镜片，低含水的硅水凝胶镜片。

（三）角膜 3 点和 9 点染色

【病因和病理】

多发生于配戴硬性接触镜者，可能因为镜片两侧的泪膜分布受影响，泪液膜脂质层不完整，泪液膜不稳定而导致泪液膜蒸发增加，引起睑裂区镜片边缘部的角膜上皮损伤。镜片配适不良和眼睑瞬目不良可加重损伤程度。

【症状和体征】

- 有干燥感或者异物感。
- 角膜鼻侧和颞侧镜片覆盖区以外的角膜可见点状或者斑片状荧光素染色，称为角膜 3 点 &9 点角膜染色（图 9-12），可伴睑裂区结膜充血（图 9-13）。

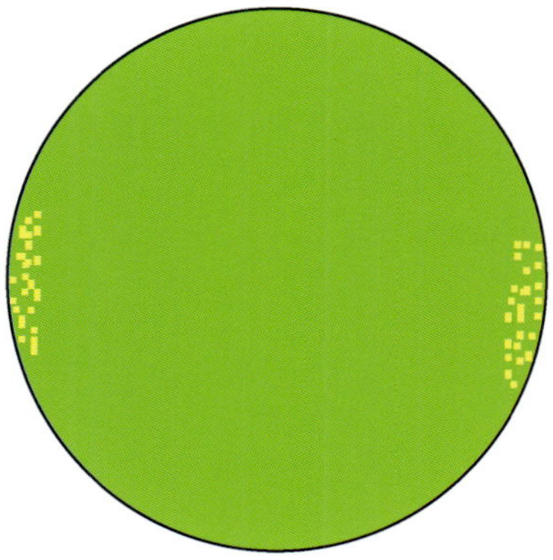

图 9-12　角膜 3 点 &9 点角膜染色

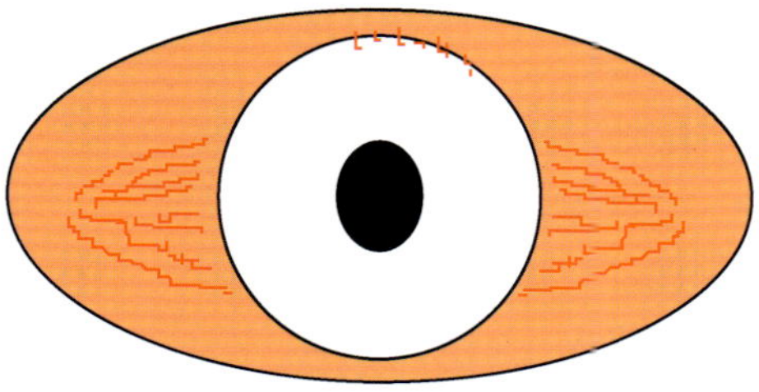

图 9-13　睑裂区结膜充血

【处理原则】

- 停戴镜片至角膜上皮恢复。
- 润眼液滴眼或适当使用上皮生长因子滴眼液。
- 改善配适或调整镜片边缘设计。

（四）镜片表面泪膜不稳定

【病因和病理】

- 镜片表面干燥，瞬目后镜片表面仍不能湿润。
- 有沉淀物和污物沉在镜片表面。
- 多与镜片材料和生产工艺不良有关。
- 与泪膜的质量异常有关。

【症状和体征】

- 无症状或戴镜后有轻度干燥不适。
- 镜片表面湿润度欠佳。

【处理原则】

- 选择具有内外保湿因子的软镜。
- 采用氧化型清洁剂处理镜片表面。

（五）接触镜相关睑板腺功能障碍（contact lens associated meibomian gland dysfunction（CL-MGD））

【病因和病理】

- 接触镜与眼睛摩擦导致睑板腺的慢性损伤。
- 继发于乳头状结膜炎。
- 睑板腺导管上皮壁的角化增加，形成角化上皮栓，阻塞睑板腺分泌物的流出。
- 常伴随脂溢性皮炎和痤疮酒渣鼻。

- CL-MGD 的患病率与性别无关，但随年龄增长而增加。
- 隐形眼镜配戴与功能性睑板腺的数量减少有关，并且这种减少与镜片配戴的持续时间成比例。

【症状和体征】

- 睑板腺分泌物由清亮的油性外观转变为混浊的乳黄色外观（图 9-14）。
- 下睑泪河处起泡，外眦处明显（图 9-15）。
- 伴有视物模糊，镜片油腻，干眼和对镜片不耐受。
- 伴有眼睑睑缘不规则，变形和增厚，睑板腺开口轻微扩张，轻度至中度乳头状肥大，血管改变和慢性睑板腺囊肿（霰粒肿）。
- 脂质层变化：泪液破裂时间缩短，泪液层出现污浊的脂质图案，使用眼部化妆品可加重。
- 睑板油脂黏附到隐形眼镜表面导致视物模糊，镜片表面干燥，镜片脱水和干眼症状。

【处理原则】

- 热敷。
- 睑缘清洁。
- 睑板腺按摩。
- 局部应用抗生素。
- 使用人工泪液。
- Omega-3 膳食补充剂。
- 使用表面活性剂清洁镜片。

第三节　接触镜配戴相关的角膜并发症

一、与机械损伤相关的角膜并发症

（一）角膜擦伤（corneal abrasion）

【病因和病理】

- 镜片破损、锐性沉淀物、配戴者操作时指甲或外来异物的机械损伤。
- 一般见于硬镜配戴者。

【症状和体征】

- 角膜浅表擦伤无症状，伤及上皮深层可有角膜刺激症状。
- 角膜可见点条状、排列不整齐的荧光素染色，异物擦伤者可见线状异物擦伤痕迹（图 9-14）。
- 对应的球结膜充血。

【处理原则】

- 浅表擦伤可不需用药，停戴 2～3 天可痊愈。
- 严重者停戴，使用上皮生长因子促进角膜上皮愈合，必要时局部使用抗生素预防感染。
- 对因治疗，根据擦伤的原因更改镜片，改善配适或者加强操作练习。

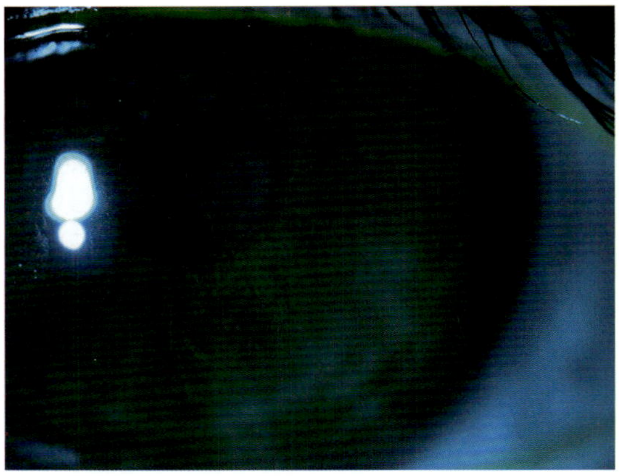

图 9-14　角膜异物划痕

（二）角膜隐窝（Corneal dimple）

【病因和病理】

当硬性接触镜的配适存在矢深较高，镜片下存在间隙可导致空气进入时，气泡在眼睑的压迫下，分解成大量细小的气泡，细小气泡存在表面张力对角膜上皮会产生压迫作用，导致角膜上皮细胞的排列改变形成隐窝。

【症状和体征】

- 无症状。当隐窝弥散位于角膜中央可影响视力。
- 角膜散在圆形荧光素染色点，裂隙灯下高倍镜观察，见染色点为环形隐窝，中央荧光素积聚。此类型荧光素染色并非角膜上皮损伤，用人工泪液冲洗后，可见荧光素染色减轻或者消失（图 9-15）。
- 不伴有球结膜充血。

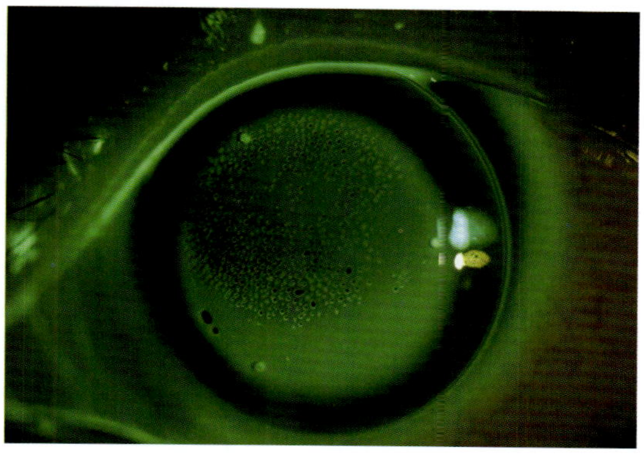

图 9-15 角膜隐窝

【处理原则】

- 停戴 1～2 天，隐窝可消失。
- 调整镜片的配适，降低镜片的矢深，可加大镜片基弧或者减少镜片的直径。

（三）角膜上皮剥脱（Corneal epithelial exfoliation）

【病因和病理】

发生于软性接触镜长戴，特别是高含水镜片，长戴后角膜上皮往往存在缺氧水肿，镜片与角膜的张力增大，容易黏附于角膜。当摘取镜片时，摘镜的牵拉力可撕脱局部角膜上皮组织。

【症状和体征】

- 症状与角膜上皮剥脱的程度相关，可表现为持续性的异物感和角膜刺激征。当发生大面积的角膜上皮剥脱时，表现为严重的疼痛、流泪和眼睑痉挛等刺激症状。
- 球结膜充血或者睫状充血。
- 角膜较大面积的荧光素染色（图 9-16）。临床上将角膜荧光素染色分为五个区域，并根据荧光素染色的类型、面积和深度进行分级（表 9-3）。

表 9-3 角膜荧光素染色分级

0 级	正常	无染色
1 级	微度	仅限于浅表上皮的点状染色，范围≤15%
2 级	轻度	局部或散在中央的点状染色，或聚集的周边染色，包括 3、9 点范围内的染色或大点状，16%～30%，可波及深层上皮
3 级	中度	最大直径超过 2mm 的密集团块状染色。包括角膜擦伤和大点融合状 31%～45%，深层上皮，局限性基质着色，明亮
4 级	重度	直径超过 2mm 的密集团块状染色。片状，>45%，深层上皮，弥漫性基质着色，明亮

观察到的染色位置应以下述方式记录（图 9-17），记录位置的优选方式是使用数字标定。1 或 C 代表中心，2 或 S 代表上方，3 或 N 代表鼻侧，5 或 T 代表颞侧，4 或 I 代表下方。

【处理原则】

- 停戴接触镜。

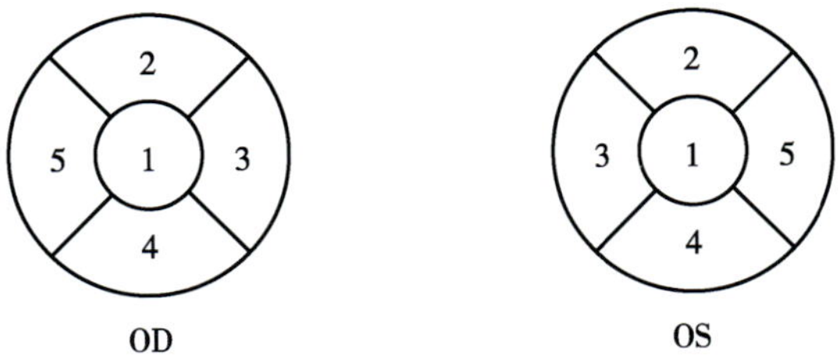

图 9-16　角膜上皮剥脱

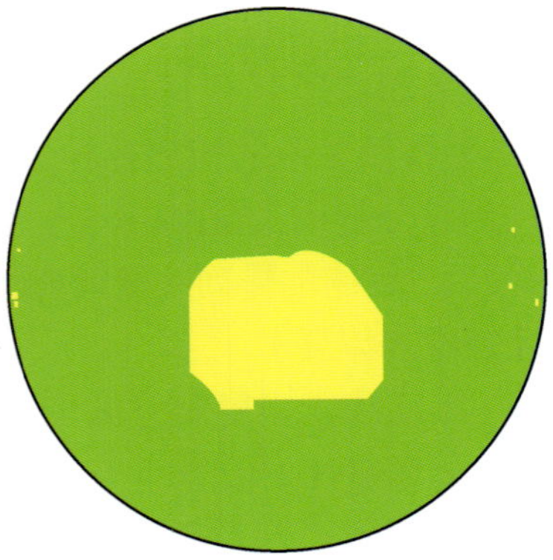

图 9-17　记录染色位置方法的示例

- 绷带镜片结合抗生素点眼液预防感染。
- 或者涂抗生素眼膏并用绷带包扎患眼至上皮痊愈。
- 用表皮生长因子促进角膜上皮损伤恢复。
- 重新戴镜时避免长时间戴镜。

二、与缺氧相关的角膜并发症

配戴接触镜会不同程度减少角膜氧气的供应。其中镜片材料，镜片厚度，含水量，镜片的配戴时间长短，镜片的配适状态等因素均会影响角膜的氧供。缺氧状态导致乳酸聚积等，导致泪液膜、角膜等组织新陈代谢的改变，持续的缺氧将导致组织器质性的改变，产生缺氧相关的并发症。

缺氧相关的并发症包括角膜上皮微泡和微囊，角膜上皮水肿，角膜基质皱褶和条纹，角膜新生血管，角膜内皮变化，角膜知觉减退等。

缺氧相关角膜并发症总的处理原则：

（1）硬性接触镜

- 选择氧传导性（Dk/t）更高的镜片：材料的透氧性高（Dk 值），镜片厚度低的镜片，可增加镜片的氧传导性（Dk/t）。
- 对于配适过紧的镜片放松镜片的配适状态，促进镜片下泪液交换，使得角膜获得更多的氧气。
- 避免选择镜片直径过大的镜片：可增加镜片移动度，同时让更多的角膜可直接吸收大气中的氧气。

（2）软性接触镜

- 提高材料的透氧性：由于软性材料为水凝胶材料，提高镜片材料的透氧性可通过提高水凝胶镜片材料的含水量，但太高含水的水凝胶镜片成型性较差，同时太高含水镜片配戴时泪液的蒸发较多，容易加剧眼的干燥症状。提高软镜材料透氧性的方法尚可通过使用硅水凝胶材料的镜片，可明显高于水凝胶材料。
- 避免选择镜片厚度过厚的镜片。
- 如与配适过紧有关选择更平坦的基弧。

（3）改善角膜缺氧的其他方法

- 改变配戴方式：避免长戴方式，采用日戴方式。
- 避免超长时间配戴。
- 发生急性角膜水肿或者中重度缺氧并发症时需停戴镜片。

（一）角膜上皮微泡和微囊（corneal epithelial microbubbles and microcapsule）

【病因和病理】

配戴接触镜后的缺氧状态使得角膜的能量代谢受到影响，内皮细胞的泵功能下降，不能将角膜过多的水分泵出，因此在角膜上皮细胞的基底层，过多的水分积聚形成微泡。微囊是一些分化不全的基底细胞，积聚成团，出现在角膜上皮的深层，随着上皮向前移行而逐渐出现在角膜上皮的浅层。

【症状和体征】

- 无明显症状。不影响视力。
- 在裂隙灯下，微囊和微泡都表现为散在圆形小点状物，大小不等，直径为15～50μm。通常微泡为较大圆形，边界清晰。微囊表现为反光明亮的实质性团块，可有荧光素染色。
- 微囊和微泡的鉴别可通过间接照明来确定，微囊中的物质折射指数大于周围组织，裂隙灯下显示为反转照明，反光明亮。微泡的折射指数低于周围角膜上皮的物质，反光较弱。

【处理原则】

- 上皮微囊和微泡的数量反映缺氧的程度，当微泡数量多于50个，需要停戴。但需留意停戴后，微囊或微泡的数量在早期可能有增加的表现，原因是已经形成的微囊和微泡从上皮的深层逐渐向表层移行需要一定时间，所以停戴早期存在数量增加的表现。
- 继续戴镜者需减少戴镜时间，改长戴为日戴，改用高透氧的接触镜。

（二）角膜上皮水肿（corneal epithelial edema）

【病因和病理】

配戴接触镜后氧气不足，角膜无氧代谢增加，乳酸积聚，二氧化碳堆积（高碳酸症），角膜内皮泵细胞功能代偿不全等可引起角膜上皮水肿。

【症状和体征】

- 无症状或者有雾视感。部分配戴者有虹视、畏光等症状。
- 用裂隙灯后照明法观察，可见角膜上皮混浊粗糙，角膜出现雾状混浊（图9-18）。

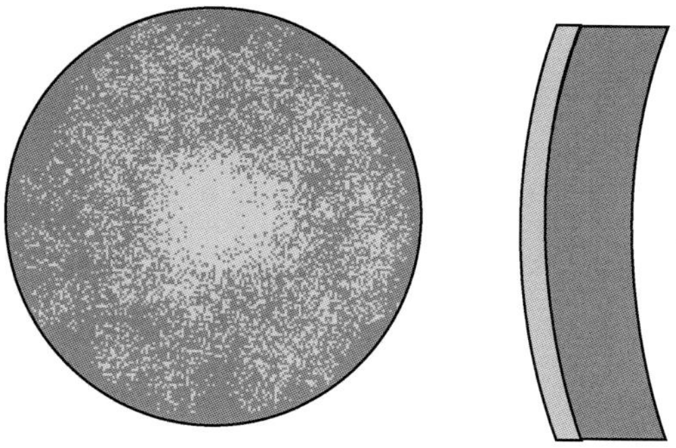

图9-18　角膜上皮水肿

【处理原则】

- 按上述缺氧并发症的治疗原则。

（三）角膜基质皱褶和条纹（corneal stroma wrinkling and stripes）

【病因和病理】

配戴接触镜缺氧时角膜无氧代谢增加，乳酸积聚，角膜内皮泵细胞功能代偿不全等导致角膜基质层水肿。水肿液使基质深层的胶原板层排列紊乱。基质板层的重叠使得反光增强，形成白色条纹。板层扭曲和分离形成白色皱褶和黑色条纹。

【症状和体征】

- 无症状或者有雾视感。部分配戴者有虹视等症状。
- 用裂隙灯后照法观察，可见角膜基质深层白色、细长垂直走向的条纹（图9-19）。皱褶靠近内皮层，用镜面反射法可见

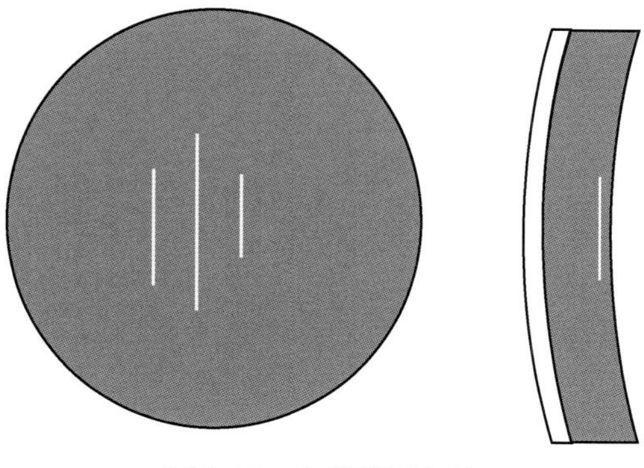

图9-19　角膜基质条纹

皱褶呈槽沟状或抬高的脊状。

- 基质皱褶和条纹数量与水肿程度成正比。

【处理原则】

- 按上述缺氧并发症的治疗原则。

（四）角膜内皮空泡（corneal endothelial cell vacuoles）

【病因和病理】

配戴接触镜缺氧导致后弹力层弥漫性增厚，并形成疣状物，可扩张于后弹力层和内皮细胞之间，亦可凸入前房，表面无内皮细胞覆盖。

【症状和体征】

- 无症状。
- 用裂隙灯镜面反射法观察，可见内皮细胞层密集排列的细胞群中出现一些黑色无反光区，看似内皮细胞缺如留下的黑洞（图 9-20）。

【处理原则】

- 按上述缺氧并发症的治疗原则。

（五）角膜内皮细胞多形化

【病因和病理】

配戴接触镜长期缺氧时，角膜内皮出现成纤维细胞样改变，细胞面积变大变扁，数量减少，并出现移行和再排列。

【症状和体征】

- 无症状。
- 用角膜内皮显微镜观察，可见内皮细胞失去正六边形，呈现大小不等的多形化改变（图 9-21）。

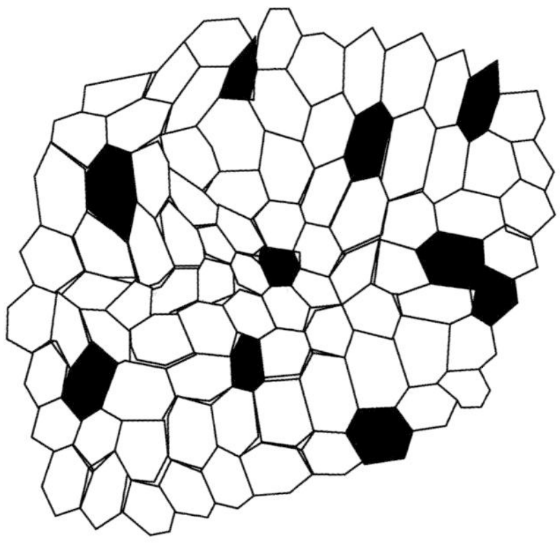

图 9-20　角膜内皮空泡

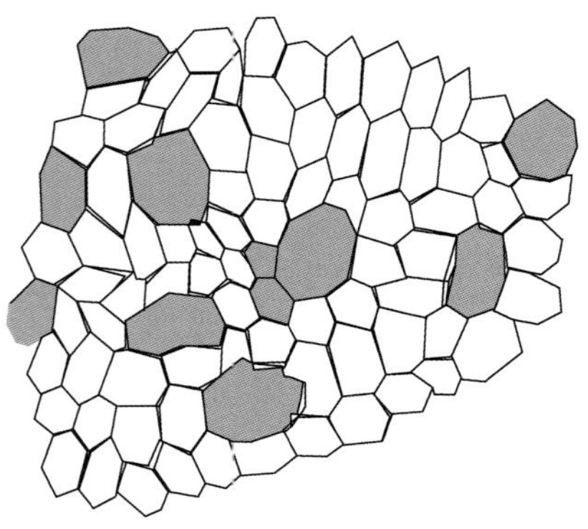

图 9-21　膜内皮细胞多形化

【处理原则】

- 按上述缺氧并发症的治疗原则。

（六）角膜新生血管（corneal neovascularization）

【病因和病理】

配戴接触镜长期缺氧时，角膜组织乳酸增加可诱发角膜水肿，使得板层间隙变得疏松，降低了角膜的物理屏障作用，为血管的长入提供了条件。缺氧和镜片的机械刺激使得角膜血管的活性物质增加，血管生长因子刺激角膜缘新生血管的形成。同时缺氧导致角膜的血管抑制因子的水平下降也是血管新生的诱因。

【症状和体征】

- 无症状。血管侵入瞳孔区时损及视力。
- 裂隙灯检查可见分支状血管自角膜缘伸入角膜，多发生于角膜上缘，因此检查时需留意拉开上睑检查角膜缘上部的情况。角膜新生血管按血管伸入角膜透明区的范围分级（图 9-22，图 9-23）：

  0 = 无　　无血管延伸

  1 = 微度　　<1mm 血管延伸

  2 = 轻度　　≥1mm 至≤1.5mm 血管延伸

  3 = 中度　　>1.5mm 至≤2mm 血管延伸

  4 = 重度　　血管延伸 >2mm

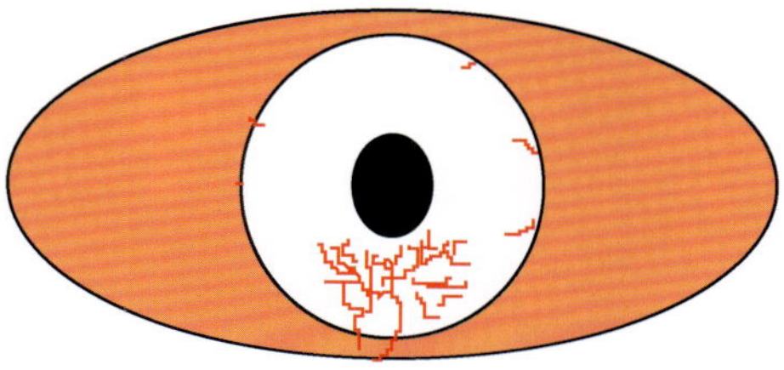

图 9-22　角膜新生血管

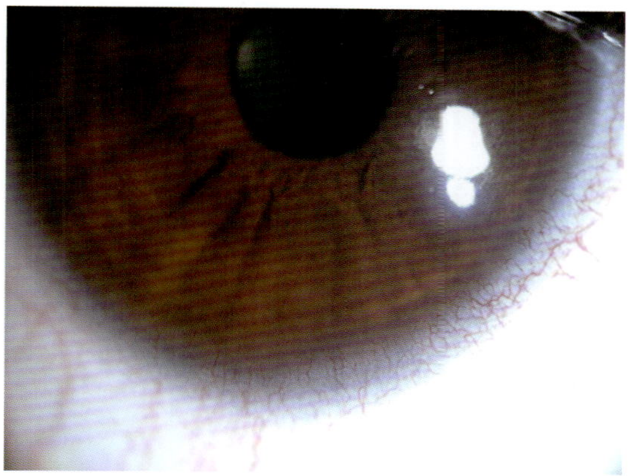

图 9-23　角膜新生血管

【处理原则】

- 按上述缺氧并发症的治疗原则处理。
- 停戴接触镜：当新生血管 3～4 级时需要停戴接触镜，避免新生血管对视力的影响。停戴后新生血管会在 2～8 周内自行闭合，闭合后的新生血管表现为灰白色的树枝状血管翳。
- 定期随访。

（七）角膜知觉减退

【病因和病理】

配戴接触镜所致的缺氧和镜片的持续性机械摩擦，使神经中枢产生负反馈性抑制调节，对角膜上皮层感觉神经末梢产生抑制，传入神经的兴奋性递质释放减少或停止，达到适应性抑制，造成角膜知觉刺激阈值升高，角膜知觉减退。

戴镜时间短者，停戴数天后角膜知觉可以恢复正常。戴镜时间较长者，特别是配戴硬性接触镜材料镜片者或者连续过夜配戴者，角膜知觉可严重下降，需停戴数月，角膜知觉才能逐渐恢复。角膜知觉下降可掩盖角膜损害的眼部刺激症状，延误诊治，导致角膜感染等严重并发症的发生。因此长期配戴接触镜者需要定期复查，减少严重知觉下降的潜在危险。

【症状和体征】

- 角膜感觉减退可导致瞬目减少而发生泪膜的改变，配戴者表现为眼干，但有时因感觉钝化可能无症状，或者因为不能及时察觉角膜的损伤导致感染等病变。
- 用角膜感觉计测定的压力值增高。

【处理原则】

- 如为缺氧所致，按上述缺氧并发症的治疗原则处理，减少缺氧的发生。

- 选用表面光滑镜片，改善镜片的配适，减少机械刺激。

三、与护理液相关的角膜并发症

【病因和病理】

护理液某些成分，镜片沉淀物或其他变性物质，未彻底中和的双氧水护理液均可引起角膜毒性反应。

【症状和体征】

- 配戴者出现畏光流泪，眼痛等刺激症状。
- 伴不同程度视力下降。
- 裂隙灯检查可见角膜上皮呈弥散性点状(图9-24)或者片状染色(图9-25)。
- 球结膜混合型充血。

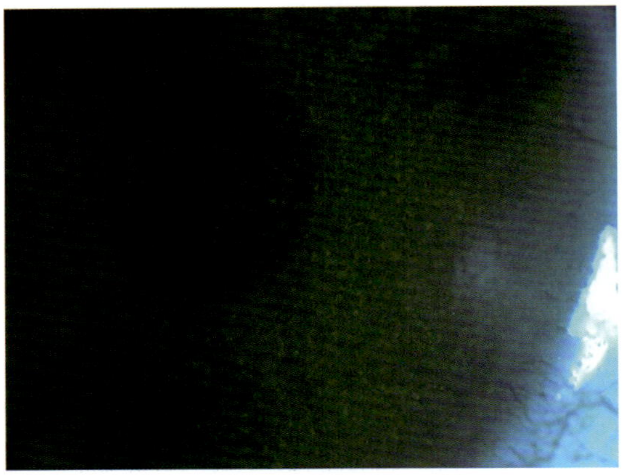

图9-24 角膜新生血管

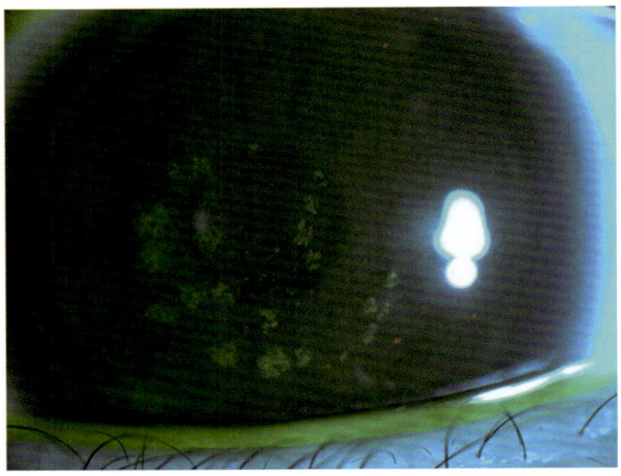

图9-25 角膜片状染色

【处理原则】

- 停戴接触镜至角膜上皮痊愈。
- 局部适当使用角膜上皮保护剂和抗生素。
- 根据病因更换护理液和更换镜片。

四、与炎症反应相关的角膜并发症

(一)上方角膜缘角结膜炎(superior limbic keratoconjunctivitis，SLK)

【病因和病理】

与接触镜镜片边缘的机械摩擦，镜片配适不良，护理液防腐剂毒性，缺氧，沉积在镜片表面的变性蛋白质引起的过敏反应等有关。局部的角膜缘血管扩张，通透性增加，炎症细胞和增生的上皮构成炎症结节。多见于材质较硬的硅水凝胶软性接触镜。双眼均可受累。

【症状和体征】

- 配戴者可出现轻度的眼痛、异物感和畏光流泪等刺激症状。
- 裂隙灯检查见上方角膜缘部数个圆形，灰白色小结节浸润，结节破溃后荧光素染色阳性，也可形成角膜上皮下浸润和浅层新生血管(图9-26)。

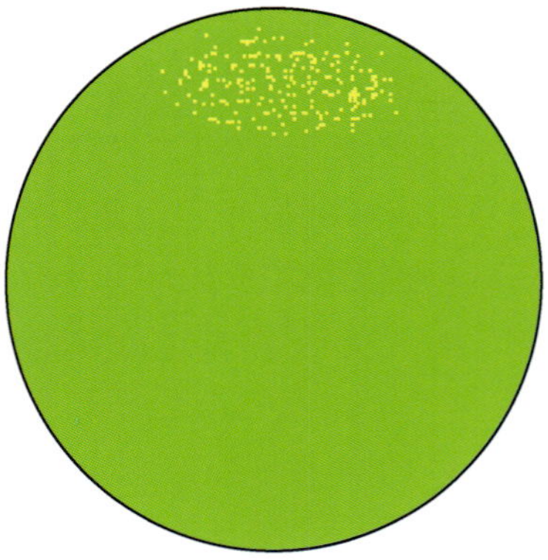

图9-26 上缘性角膜炎

【处理原则】

- 停戴接触镜至角膜荧光素染色消失，基质浸润吸收。
- 角膜上皮荧光素染色消失，如果仍然有基质浸润可用类固醇激素。
- 改用低毒性防腐剂的护理液。
- 改用材质更柔软的硅水凝胶镜片。
- 必要时改变镜片设计和配适。

（二）基质浸润性角膜炎（Infiltrative keratitis）

【病因和病理】

配戴接触镜后各种诱因可引起角膜基质的炎症反应，其病理过程为角膜缘血管扩张，组胺等血管活性介质诱使血管内皮细胞收缩，血管内容物自血管壁渗出，导致基质层局部炎症细胞浸润。

病因如下：

1. 机械性　镜片破损刺激炎症反应。镜片配适偏紧导致代谢产物堆积或者细菌持久附着于角膜表面的某一固定位置，刺激炎症细胞的浸润。

2. 护理液毒性　护理液中防腐剂的毒性较高，刺激角膜缘局部或者弥漫性的浸润是护理液毒性反应的典型表现。

3. 缺氧相关性　缺氧导致无氧代谢产物增加，局部微环境的改变可刺激炎症反应的发生。

4. 生物性　配戴接触镜可改变眼表的微生物菌群分布，部分微生物的毒素和酶可刺激炎症细胞浸润。

【症状和体征】

- 轻症可出现轻度的眼痛、异物感和畏光流泪等刺激症状。重症者表现为不可耐受镜片刺激，自发性疼痛。
- 裂隙灯检查表现为周边部距角膜缘 1～2mm 处，可见灰白色圆形或椭圆形病灶，深及角膜基质层。角膜上皮可出现荧光素染色。相应的球结膜混合充血或睫状充血。
- 需与微生物性角膜炎鉴别（表 9-4）。

【处理原则】

1. 根据病因处理

（1）改变镜片设计和配适。

（2）改用高透氧镜片：硅水凝胶软性接触镜或者 RGP 镜片。

（3）改变配戴方式：长戴转为日戴。

（4）使用低毒性防腐剂的护理液或者双氧水护理液。

（5）如果是镜片破损应及时更换镜片。

2. 停戴接触镜至基质浸润吸收。

3. 如存在角膜上皮荧光素染色阳性者，可进行角膜刮片微生物培养。在培养结果出来之前使用广谱抗生素预防感染。

4. 角膜上皮荧光素染色阴性且有基质浸润可局部使用类固醇激素。

5. 严重眼部不适一般在摘镜停戴后迅速缓解，如果经药物治疗后刺激征持续无缓解需按照微生物性角膜炎治疗。

五、与病原微生物相关的角膜并发症

与病原微生物相关的角膜并发症称为微生物性角膜炎（microbial keratitis），虽然发生率很低，但是接触镜配戴者最严重的并发症。临床上以配戴软性接触镜，特别是长戴型多见。

notes

对角膜破坏力大，严重者可造成角膜溃疡，治愈后可能形成角膜白斑。与接触镜相关的病原微生物包括细菌、真菌、病毒和原虫等。

与配戴接触镜相关的角膜无菌性溃疡和感染性角膜溃疡之间的鉴别诊断如下：

表 9-4　角膜无菌性溃疡和微生物性角膜溃疡的鉴别

特点	无菌性	微生物性
位置	周边	中央
大小	小	大
眼红	局部	弥散
眼痛畏光	无/轻度	严重
分泌物	黏液性	脓性
前房反应	无/轻度	存在

（一）细菌性角膜炎（Bacterial keratitis）

【病因和病理】

细菌感染以铜绿假单胞菌最常见，其次为金黄色葡萄球菌。接触镜配戴发生细菌性角膜炎的诱因如下：

1. 软性接触镜镜片黏性沉淀物，容易吸附细菌，特别是铜绿假单胞菌。
2. 一些软性接触镜的多功能护理液的消毒清洁不充分，容易污染细菌。
3. 贮存接触镜的镜盒或者贮存液被污染。
4. 护理操作不规范。
5. 配戴者过夜配戴或连续长戴，同时镜片材料透氧性不足，缺氧导致角膜上皮细胞上皮损伤，降低角膜屏障的防御作用。
6. 镜片配适不良，镜片破损，异物划伤等机械性损伤角膜，降低角膜屏障作用，导致细菌的侵入和繁殖。

【症状和体征】

- 由假单胞菌（铜绿假单胞菌）、葡萄球菌、肺炎双球菌、链球菌等感染引起。多发生在眼部外伤或戴接触镜后。不及时治疗，病情发展较快，可危及全角膜，甚至发生角膜坏死穿孔。
- 起病急，眼部刺激症状较重，脓性分泌物较多，结膜不同程度水肿，睫状或混合性充血。
- 早期角膜出现灰白色或黄白色圆形或椭圆形浸润灶（图 9-27），数日内浸润灶扩大，化脓坏死形成溃疡。其中绿脓杆菌感染表现极凶险，不及时治疗，角膜浸润化脓坏死，几日内可扩展至全角膜，甚至角膜穿孔。
- 常因虹膜睫状体炎症反应，炎症渗出形成前房积脓。
- 病灶刮取物涂片检查或细菌培养，可确诊致病菌。

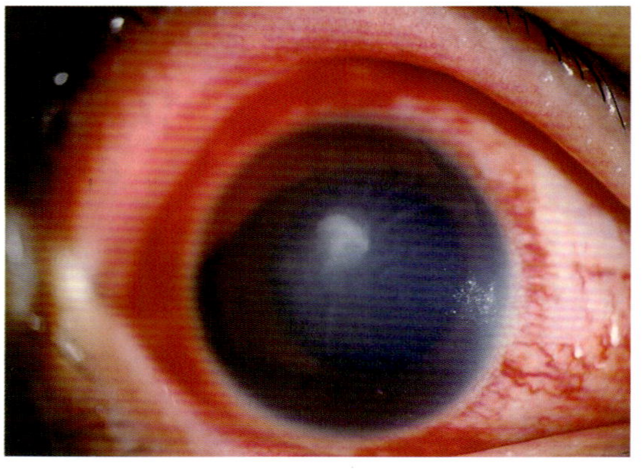

图 9-27　细菌性角膜炎

【处理原则】

1. 初诊病例应常规从溃疡灶取材涂片作革兰氏染色、细菌培养和细菌药敏试验。

2. 控制感染，首先应根据临床判断，及时选用广谱抗生素，待细菌培养报告结果再作调整。

（1）局部滴用抗生素是治疗角膜溃疡的

最重要措施。

1）频繁滴用抗生素眼药水，可每15～30分钟滴眼一次。晚上睡前涂抗生素眼膏。

2）严重者结膜下注射抗生素，每日一次，一般连注3天。

（2）全身应用抗生素较少，但对合并前房积脓重症角膜溃疡，可静脉滴注抗生素。

3．散瞳　一般用1%阿托品眼膏，每晚睡前一次。

4．其他疗法　维生素B_2与维生素C等支持疗法有助于角膜代谢，增强体质；必要时服用解热镇痛类抗炎药。

5．药物治疗无效，角膜穿孔者，可考虑治疗性角膜移植术。

（二）真菌性角膜炎（fungal keratitis）

【病因和病理】

植物性外伤是我国真菌性角膜炎最主要的诱发因素。接触镜配戴发生真菌性角膜炎较少见，与持续不规范的配戴有关。相关的诱因与接触镜配戴引起细菌性角膜炎的诱因类似。常有植物性外伤史，常见的致病菌有镰刀菌、曲霉菌、青霉菌等。

【症状和体征】

1．刺激症状较细菌性感染轻，病程较长，发展较缓慢。

2．角膜病灶形态多为不规则，边缘模糊，呈灰白色浸润，表面粗糙并较干燥，无光泽，可为牙膏状或羊脂状，呈轻度隆起，又称菌丝苔被。病灶周围可见环形沟，沟外或有浸润环、伪足及较小卫星灶；角膜可见片状内皮斑（图9-28）。

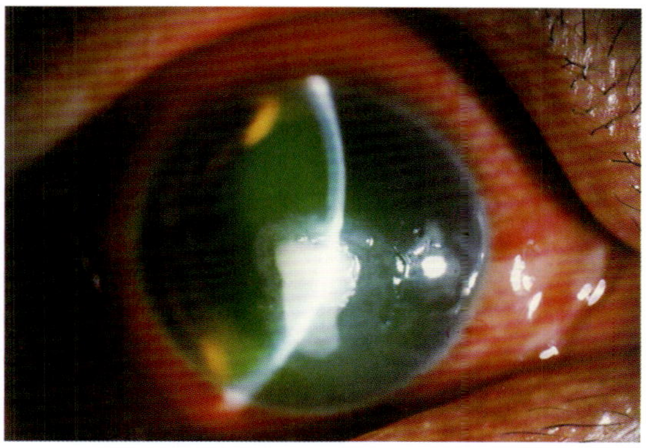

图9-28　真菌性角膜炎

3．常伴有浓稠的前房积脓。

【处理原则】

1．疑为真菌感染者，常规从溃疡灶刮取病变坏死组织，涂片找真菌丝及做真菌培养。

2．抗真菌治疗

（1）局部抗真菌药滴眼液。

（2）全身应用抗真菌药。

3．散瞳，需用1%阿托品眼膏或凝胶每日1～2次。

4．其他处理，全身支持疗法，角膜穿孔病例，可考虑行治疗性角膜移植。

（三）单纯疱疹病毒性角膜炎（herpes simplex keratitis，HSK）

【病因和病理】

接触镜相关的角膜病毒感染较少见，部分配戴者在抵抗力下降时可诱发单纯疱疹病毒性角膜炎，但不一定与接触镜配戴有关。

【症状和体征】

典型的树枝状角膜上皮浸润，荧光素着色阳性，树枝末端较膨大。病情恶化扩展成不规则地图状角膜上皮损害及荧光素着色，常伴有浅层基质的浸润混浊，其边缘较为混浊隆起（图9-29）。

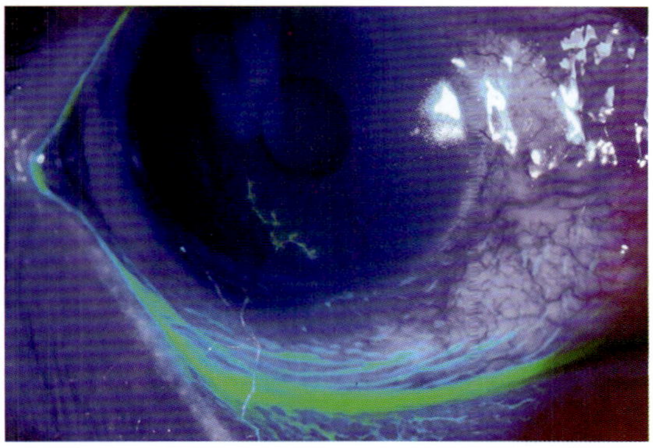

图9-29　单纯疱疹病毒性角膜炎

【处理原则】

1. 局部滴用敏感的抗病毒药物。

2. 干扰素或干扰素诱导剂（聚肌胞）滴眼液常与抗病毒素药联用。

3. 树枝状、地图状角膜炎禁用糖皮质激素。

（四）棘阿米巴角膜炎（acanthamoeba keratitis）

【病因和病理】

棘阿米巴原虫存在于包括自来水、瓶装水、游泳池、热水管、接触镜护理液等自然环境中。配戴者如果接触棘阿米巴原虫污染的水源、泥土或被污染的接触镜护理液等可能引起角膜感染。

【症状和体征】

- 早期临床症状类似单纯疱疹病毒性角膜炎，畏光流泪、异物感，视力减退，但眼痛较剧烈。上皮浸润混浊粗糙，出现假树枝状甚至扩展为地图状角膜炎。
- 病情逐渐发展，出现基质环形浸润，形成盘状溃疡（图 9-30）或基质脓肿，病程较长，后期可有新生血管形成。
- 前房积脓常见。

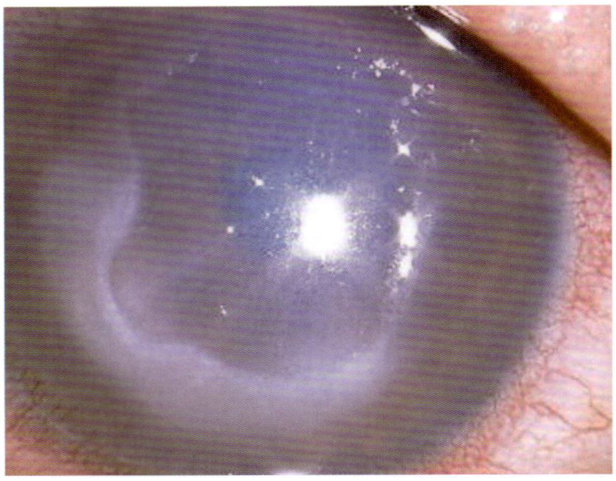

图 9-30　棘阿米巴性角膜炎

【处理原则】

1. 临床上仍然缺乏针对棘阿米巴病原的特异性药物。下列药物可供选用作为抗棘阿米巴药物治疗。

（1）局部用药：0.2% 甲硝唑、0.02% 氯己定、0.1%～0.15% 羟乙磺酸丙氧苯脒，1% 克霉唑，0.2mg/ml 聚六亚甲双胍与 5% 那他霉素等眼药水均可选用，坚持治疗 2～3 个月以上，以防复发。

（2）全身口服：甲硝唑，酮康唑或克霉唑等片剂。

2. 散瞳，1% 阿托品眼膏涂眼每晚睡前一次。

3. 全身支持疗法。

4. 药物治疗无效者，角膜有穿孔倾向或已穿孔者可选择治疗性穿透角膜移植术。

第四节　接触镜引起的视觉质量变化

接触镜由于直接与角膜接触，光学上与框架镜存在差异，配戴接触镜后视觉质量与框架镜比较各有优缺点。同时接触镜材料、设计、加工、验配和护理等均可能对接触镜的视觉质量产生一定的影响。

一、配戴接触镜后视觉质量的影响

（一）接触镜的光学优点

1. 接触镜放大率较框架眼镜放大率小，特别是在高度数情况下其优势更明显，例如无晶状体眼配戴者接触镜矫正的放大作用明显较框架眼镜小。

2. 高度角膜散光用接触镜矫正可避免两条子午线上视网膜成像不等的问题。

3. 远视眼配戴接触镜较配戴框架镜付出的调节少。

4. 配戴接触镜视近集合不受影响。
5. 配戴接触镜的视野不受影响，无视野限制。
6. 接触镜的像差较框架眼镜减少，减少像畸变。

（二）接触镜的光学缺点

1. 当接触镜镜片偏位时易产生眩光或者重影。
2. 当环曲面接触镜旋转时，形成镜片性散光或视力减低。
3. 近视眼配戴接触镜较配戴框架镜付出的调节多。

二、配戴接触镜视觉模糊原因和处理

配戴接触镜后视觉模糊有多种原因，镜片材料、镜片设计、配适状态以及屈光度变化等均可能导致视觉模糊，按照视觉模糊的性质可分为持续性和波动性。视物模糊常见的原因和处理建议见表 9-5。

表 9-5　配戴接触镜视觉模糊原因和处理

性质		原因	处理建议
持续性		镜片戴反	重新配戴
		屈光度错误	重新验光；更换屈光度合适的镜片
		散光纠正不足	改戴厚镜片、选择环曲面镜片或 RGP 镜
		镜片光学失真	更换新镜片
		镜片光学区沉淀物影响	更换新镜片
波动性	眨眼有关	表面干燥	使用润眼液；更换新镜片
		表面破损	更换新镜片
		瞬目后立即模糊者，镜片配适过松	减小镜片基弧或者增加镜片直径
		瞬目后立即好转者为镜片配适太紧	增大镜片基弧或者减小镜片直径
		镜片定位不良	更换镜片类型
	眨眼无关	巨乳头结膜炎	停戴；选配抛弃型镜片；改变不良护理习惯
		下午或晚上加重，可能为角膜水肿或者镜片陈旧脱水	角膜水肿者，更换透氧性好的镜片 镜片陈旧脱水者，更换新镜片

第五节　角膜塑形镜的并发症及处理

角膜塑形镜为逆几何多弧设计，配适要求较一般接触镜高，部分镜片无法达到定位居中，舒适感好的效果。角膜塑形镜的配戴与护理操作技巧，摘戴熟练程度，及配戴者对医嘱和规定的依从性人各有异，这些原因将可导致某些并发症的发生。配戴角膜塑形镜除了现有接触镜一般的并发症外，还有其较为特有的一些临床异常的问题，以下将分别描述。

一、视觉功能性异常

（一）视力波动

【病因和病理】

在角膜塑形镜治疗初期（1 周～2 个月），由于角膜形态尚未稳定，晨起摘镜后角膜形态存在部分回退，而导致日间视力波动。

【症状和体征】

配戴者晨起取下镜片时裸眼视力较好，但到下午或傍晚视力逐渐有所下降，随着治疗

时间的延长，视力波动情况可逐渐好转，达到白天不戴镜，裸眼视力稳定清晰。

【处理原则】

如果目标矫正度数较高，达到正常裸眼视力所需时间较长，可在此期间配戴日抛型软性接触镜或低度数的框架眼镜以保持较好的日间矫正视力，直至日间裸眼视力达到正常。

（二）鬼影（ghost）

【病因和病理】

由于镜片配戴明显偏移中心，镜片第二弧区（反转弧区）部分或全部移至瞳孔区的一侧，导致瞳孔区角膜表面部分受压（来自镜片基弧区的正压力），和部分区域不受压（与反转弧区相应的区），以致治疗后瞳孔区角膜表面出现两种相差较远的屈光状态，即K值变小（变平）区和K值变大（变突）区。因此看一个物体会出现两个影像，往往是一个较为清晰，另一个较模糊，两个像重叠在一起，称为鬼影。这种视觉异常多发生于治疗初期近视度较高者，或者由于镜片的偏中心所致。

【症状和体征】

出现单眼视物重影，一个较为清晰，另一个较模糊。

【处理原则】

经一段时间治疗，治疗面积完全覆盖瞳孔区时鬼影即可缓解或消失。如果是镜片偏心所致，须重新调整镜片改善镜片的中心定位，鬼影的症状可以逆转。

（三）眩光（glare）

【病因和病理】

在视野的周边如有强光存在，使视力下降和后像的时间延长，降低视效率，这种在视野中出现的过强的光称为眩光。耀眼眩光是最常见的一种，典型的例子是黑夜中看迎面而来的汽车灯光，造成强烈的耀眼眩光；镜面反光、阳光下看书的书面反光，也可造成眩光（幕式眩光）。配戴塑形镜后眩光与近视度较高或镜片配戴偏心有关。

【症状和体征】

治疗初期可能被注意到，夜间瞳孔放大时容易发生，影响夜间视力，引起夜间司机驾驶困难等。

【处理原则】

改善镜片定位，治疗面积增大后，眩光可消失。对于经过一定的适应阶段仍不能缓解者，应纠正镜片的偏心配戴或增大镜片光学区直径来解决。

二、角膜散光

角膜塑形镜配戴偏心明显时，由于角膜中央光学区受压不均，可引起角膜散光增大，用角膜曲率计与角膜地形图检查可发现角膜散光增大、角膜地形的不规则改变，但多数不影响最佳矫正视力。有少数角膜地形图甚至出现类似圆锥角膜的改变，但这种改变在停戴角膜塑形镜后可完全逆转，恢复到原来的形状，因此其本质不是圆锥角膜。处理：可参考“鬼影”与“镜片偏心”部分。

三、镜片偏心

镜片配戴后偏位，以镜片偏下方多见，多发生在初戴时。如果镜片边缘未超过角巩膜缘，属于可接受的偏位，可以继续配戴。如果边缘超出角巩膜缘，则会使角膜中央光学区受到不均匀的压迫，产生异常的视觉症状，影响治疗效果。通常水平方向的镜片偏中心可通过调整镜片直径来矫正，而垂直方向的镜片偏中心则可通过调整镜片平行弧来改善。镜片偏心的原因和处理见角膜塑形镜章节。

四、镜片黏着或者镜片轮廓压痕

【病因和病理】

镜片黏附于角膜上不能移动，或者镜片轮廓在角膜或者结膜出现压痕者，这种情况必须处理，否则会阻碍角膜表面的泪液交换，影响角膜的生理健康。镜片黏着或者压痕的原因可能为：

- 配适过紧。
- 镜片偏离中心。
- 过夜配戴睡眠时泪液分泌较少。

【症状和体征】

- 无症状或者诉轻度刺激征。
- 镜片贴于角膜上不能移动或者镜片轮廓在角膜或者结膜出现压痕，相应部位角膜染色或者结膜染色。

【处理原则】

针对不同原因可采取以下方式处理：

- 过紧配戴者，可适当修改平行弧，增加镜片的边缘翘起，再观察配适情况；或重新订制平行弧较平坦些的镜片。
- 镜片偏离中心的处理见于第六章。
- 泪液过少者适当补充润眼液，同时需指导配戴者晨起如何处理镜片黏着，见于第六章。

五、微生物性角膜炎

【病因和病理】

配戴角膜塑形镜后出现的角膜感染与配戴者采用过夜配戴有关，过夜配戴存在泪液分泌减少，泪液交换缺乏，代谢产物堆积，同时角膜的相对低氧状态导致免疫力下降。但角膜塑形镜采用的过夜配戴方式与传统长戴的概念不同，在日间角膜可以保持充足的氧气代谢，避免低氧所致的并发症。需要注意的是东亚地区在早期验配角膜塑形镜缺乏经验，且许多验配者缺乏专业的接触镜验配的知识，镜片的来源不明确，不能对配戴者进行专业的教育，导致严重的并发症出现。目前在我国已由政府制定相应的制度，限于专业的医疗验配机构验配角膜塑形镜，因此相信在专业指导下的角膜塑形镜的验配将更为安全和有效。

【症状和体征】

微生物性角膜炎临床表现与一般接触镜相关的微生物性角膜炎的相同，见本章第三节。

六、角膜色素环

【病因和病理】

角膜色素环（pigmented ring）可出现在圆锥角膜、翼状胬肉头部边缘、角膜屈光手术后等，通常被认为是角膜弯曲度的变化以及泪液积聚导致上皮细胞基底层铁的沉积。过夜配戴角膜塑形镜后出现的角膜色素环位于反转弧位置，由于配戴角膜塑形镜后角膜形状发生“牛眼”改变，从中央光学区至反转弧区角膜曲率改变明显，同时反转弧区镜下泪液积聚，推测上述条件导致部分配戴者角膜上皮细胞基底层铁的沉积，形成色素环。

【症状和体征】

- 配戴者无任何症状，出现时间不等，从 2 周至 20 周均可出现，近视度较高者出现色素环的时间较早。配戴者停戴镜片后色素环可消失。

- 配戴角膜塑形镜一段时间后在角膜旁中心出现的环状上皮色素环，边界清楚，呈铁锈棕色，因此也称为铁环，通常先出现在下方，逐渐形成全周，形态与圆锥角膜的Fleischer环的铁沉着类似，但不伴有角膜扩张，顶点瘢痕及变薄等（图9-31）。
- 角膜地形图以及配戴镜片后显示角膜色素环位置为角膜塑形镜的反转弧位置。

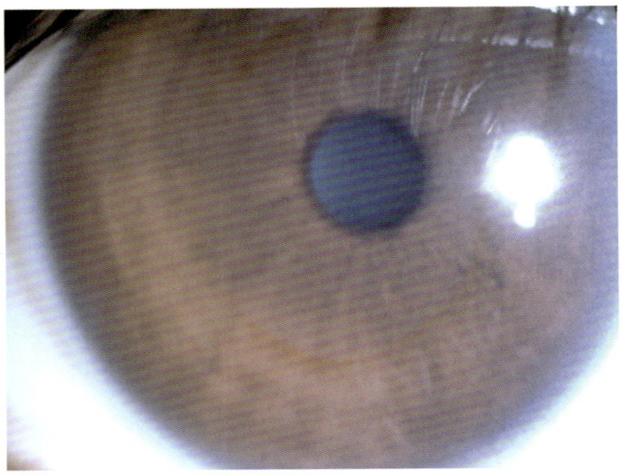

图9-31　角膜色素环

【处理原则】

无特殊处理，停戴后可消失。

第六节　接触镜相关并发症的预防

接触镜给配戴者带来了美观和方便，但接触镜与眼表直接接触，不同于一般框架眼镜，因此需要注意预防并发症的发生。

一、重视配戴前检查

配戴前为配戴者做相应的眼科检查，如查视力、验光、裂隙灯、眼压、眼底检查等，验配者要严格掌握适应证与禁忌证（具体参考本书不同章节）。

二、选择合适的接触镜镜片和护理产品

认真全面检查，排除接触镜的配戴禁忌证后，在充分考虑宿主因素的基础上，结合考虑使用目的，用眼习惯，选择合适的接触镜材料、设计及护理方式，尽量减少眼表面的各种不良反应。具体参考本书不同章节。

三、专业验配，配适状态理想

接触镜的配适状态可直接影响泪液循环，氧的供给，角膜上皮的健康，无论硬性接触镜还是软性接触镜，保持最佳配适状态是减少并发症的先决条件。不同类型的镜片配适要求不同，具体参考本书不同章节。

四、重视专业知识的宣教工作

验配技术人员应做好专业知识的宣传教育工作，使配戴者既了解角膜接触镜的优点，也要了解配戴接触镜可能会发生的并发症，从而促使配戴者形成良好的依从性，以确保配戴者眼部的安全与健康。

五、配戴者严格遵循镜片护理规程

除了对配戴者进行全面眼部检查和专业咨询，发放镜片的配戴教育也是影响接触镜使用安全的关键影响因素，应教会配戴者正确的戴、摘、清洗和消毒方法，并监督指导配戴者在其配戴过程中注意护理要求。

六、重视定期复查

戴镜过程中，各种各样的原因，有可能出现结膜、角膜、泪液的不同变化，严格施行定期复查，及时发现有无异常情况，及时纠正问题，提出预防、治疗措施，对防止各种并发症十分重要。

1. 定期随访，不同类型的接触镜要求的随访时间不同，具体参考本书不同章节。

2. 复查时，常规检查视力、验光、角膜曲率、眼部健康情况，镜片配适状态、检查镜片等问题。

3. 确认护理用品使用和护理程序是否规范，给予进一步指导和训练，酌情建议配戴者更换镜片。

（杨 晓 董 毅）

参考文献

1. Hans-Walter Roth（2003）Contact Lens Cpmplications，Kindle Edition. New York：Thieme：193-202.
2. Nathan Efron（2012）Contact Lens Complications，3rd ed，. GA：Elsevier：113-121.
3. Alipour，F，Khaheshi S，Soleimanzadeh M. et al. Contact Lens-related Complications：A Review. J Ophthalmic Vis Res.2017，12（2）：193-204.
4. Arita R，Itoh K，Inoue K. *et al*. Contact lens wear is associated with decrease of meibomian glands. *Ophthalmology*，2009，116：379-384.

9-2 扫一扫，测一测

索　引

L

M

N

P

Q

R

S